W0257128

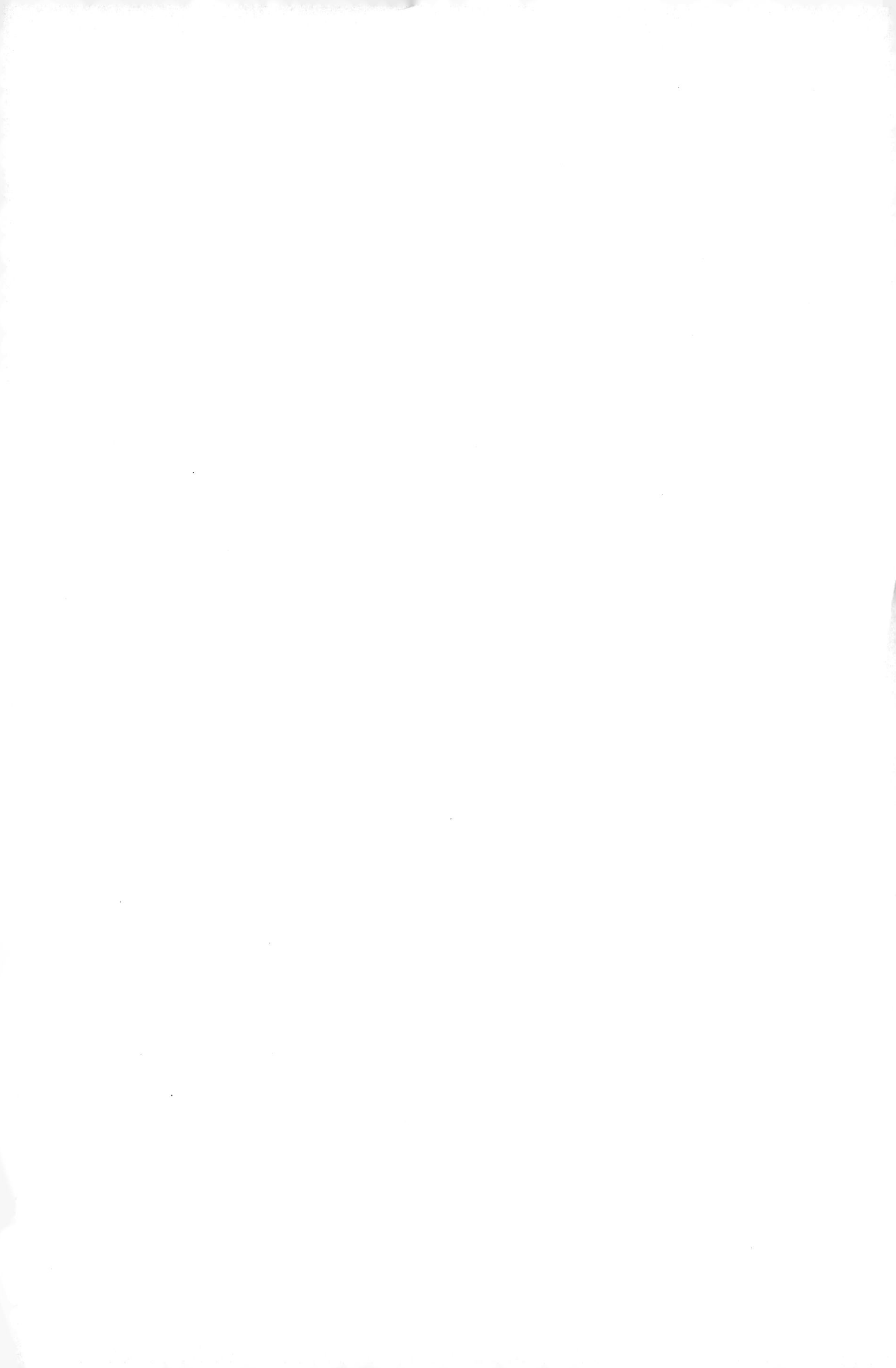

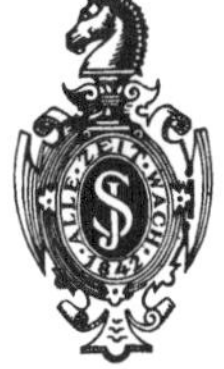

Die Milz

*Struktur, Funktion
Pathologie, Klinik, Therapie*

The Spleen

*Structure, Function, Pathology
Clinical Aspects, Therapy*

Editores: Karl Lennert · Dieter Harms

Mit 176 Abbildungen

Springer-Verlag
Berlin · Heidelberg · New York 1970

Karl Lennert, o. Prof. Dr., Direktor des Pathologischen Instituts der Universität Kiel, Präsident des 14. Deutschen Hämatologenkongresses Kiel, 11.—13. 9. 1969.

Dieter Harms, Dr., Wissenschaftlicher Assistent am Pathologischen Institut der Universität Kiel, Sekretär des 14. Deutschen Hämatologenkongresses.

ISBN-13: 978-3-642-92999-1   e-ISBN-13: 978-3-642-92998-4
DOI: 10.1007/978-3-642-92998-4

Vorwort

Gerne nennt man auch heute noch die Milz ein „organon plenum mysterii"
(GALEN). Man gibt damit zu, daß die naturwissenschaftliche Durchdringung des
Phänomens Milz noch sehr unvollkommen ist. Mysterien lassen allzu leicht Mythen
aufsprießen, die sich bei Gutgläubigen bisweilen als Spiegel der Wirklichkeit aus-
nehmen und zu handfesten Theorien verdichten. Hier tut dann eine unerbittliche
Entmythologisierung not.

Das vorgelegte Werk hat solche Hintergedanken: Es will den Schleier des Ge-
heimnisses, welches das Organ Milz umwittert, lüften. Es will außerdem liebge-
wordene Theorien und geniale Impressionen großer Kliniker mit naturwissenschaft-
lichen, insbesondere morphologischen und physikalischen Methoden auf ihre Trag-
fähigkeit prüfen.

In diesem Bemühen haben sich Fachkenner aus allen Gebieten der Medizin und
aus zahlreichen Ländern zusammengefunden, um — im Rahmen des 14. Deutschen
Hämatologenkongresses vom 11.—13. 9. 1969 in Kiel — die Aspekte ihrer speziellen
Arbeitsrichtung mit den Bemühungen anderer Disziplinen zu konfrontieren. Dieser
Dialog ist in den folgenden Seiten festgehalten. Er wurde freilich an manchen Stellen
erweitert, an anderen Stellen gestrafft. Auch wurden kleine Beiträge, die aus äußeren
Gründen während der Tagung nicht vorgetragen werden konnten, eingefügt. So
entstand eine aktuelle synoptische Darstellung der Milz und ihrer Erkrankungen.

Den Herren Referenten schulden die Unterzeichner großen Dank für die un-
eigennützige Übernahme ihrer Aufgabe und deren brilliante Lösungen, ebenso
danken sie allen Vortragenden und Teilnehmern für zahlreiche Bereicherungen und
Anregungen. Besonderer Dank gebührt unseren skandinavischen, speziell unseren
norwegischen Freunden mit Prof. Dr. H. HJORT an der Spitze, für ihre Bereitschaft
zu diesem gemeinschaftlichen Unternehmen.

Daß diese Tagung in solcher Breite durchgeführt werden konnte, verdanken wir
der großzügigen Unterstützung durch das Bundesgesundheitsministerium und durch
den Ministerpräsidenten des Landes Schleswig-Holstein, Herrn Dr. LEMKE.

Zur technischen Ausgestaltung dieses Buches haben unsere Photographin, Fräulein ROSEL WEYER, und unser wissenschaftlicher Zeichner, Herr WOLFGANG VATER,
wesentlich beigetragen.

Dem Springer-Verlag, voran Herrn Dr. GÖTZE und seinen Mitarbeitern Herrn
BERGSTEDT und Frau DEIGMÖLLER, ist es hoch anzurechnen, daß der Band in treff-
licher Ausstattung und in kürzester Frist (6 Monate) erscheint.

Kiel, März 1970
KARL LENNERT
DIETER HARMS

Preface

Even today many are inclined to echo GALEN in calling the spleen "organon plenum mysterii". This is tantamount to admitting that our scientific understanding of the function of the spleen is still very imperfect. Mysteries all too readily give birth to myths, accepted by the uncritical as reflecting reality, and finally petrifying into accepted theories. The only cure for this is a course of ruthless demythologization.

This is one of the underlying purposes of the present work. It seeks to draw aside the veil of mystery surrounding the spleen and, by applying scientific methods, in particular morphological and physical methods, to test the soundness of cherished theories or the inspired guesses of famous clinicians.

To this end, experts from many countries, representing all branches of medicine, assembled at the 14th Congress of the German Society of Hematology, held in Kiel from 11—13 September, 1969. The objective was to compare certain aspects of their specialized work with the findings of other disciplines. Their dialogue is preserved in the pages of this book. True, it has been extended here and abridged there and it includes some short papers which, for technical reasons, could not be read at the meetings. The final product is a condensed account of what is now known about the spleen and its diseases.

The undersigned owe a great debt to the contributors for unselfishly allowing their work and their brilliant conclusions to be pre-empted for this purpose, and they wish to thank all contributors and participants for their many helpful suggestions and additions. A special word of thanks is due to our Scandinavian friends, particularly the Norwegian delegation led by Prof. H. HJORT, for their willing help in this common undertaking.

Only generous support from the Bundesgesundheitsministerium and the Ministerpräsident of Schleswig-Holstein, Dr. LEMKE, enabled this meeting to be held on such a grand scale.

The technical value of the book has been much enhanced by the work of our photographer, Miss ROSEL WEYER, and our medical draughtsman, Mr. WOLFGANG VATER.

To Springer-Verlag, and in particular to Dr. GÖTZE and his colleagues, Mr. BERGSTEDT and Mrs. DEIGMÖLLER, goes full credit for producing this volume in worthy style in the commendably short time of 6 months.

Kiel, March 1970

KARL LENNERT
DIETER HARMS

Inhaltsverzeichnis — Table of Contents

Autoren und Diskussionsteilnehmer

ADAM, W., Dr., Zentrum für Innere Medizin, 7900 Ulm, Steinhövelstr. 9

BÄCK, O., Dr., Histological Department, University of Uppsala, Uppsala/Schweden

BALK, O., Dr., Institut für Biologie der Gesellschaft für Strahlenforschung, 8000 München-Neuherberg, Ingolstädter Landstraße 1

BARKVE, H., Dr., Rikshospitalet, Medisinsk Avdeling A, Universitetsklinikk, Oslo/Norwegen, Pilestredet 32

BATZ, K., Dr., Hämatologisches Zentrallabor, Inselspital, Bern/Schweiz

BERGE, Th., Dozent Dr., Universitetsinstituionen för Patologi, Allmänna Sjukhuset, Malmö/Schweden

BLÄKER, F., Dr., Universitäts-Kinderklinik, 2000 Hamburg-Eppendorf

BLANK, H., Dr., I. Medizinische Universitäts-Klinik, 6500 Mainz

BOLL, IRENE, Priv.-Doz. Dr., Städt. Krankenhaus Neukölln, I. Inn. Abteilung, 1000 Berlin 47, Rudower Str. 56

BREDDIN, K., Priv.-Doz. Dr., Zentrum der Inneren Medizin der J. W. Goethe Universität, Sektion Angiologie, 6000 Frankfurt/M., Ludwig-Rehn-Str. 14

BRÜCHER, H., Prof. Dr., Klinikum der Freien Universität, Hämatologische Abteilung, 1000 Berlin 45, Hindenburgdamm 30

BUCHER, U., Prof. Dr., Hämatologisches Zentrallaboratorium, Inselspital, Bern/Schweiz

BURKHARDT, R., Priv.-Doz. Dr., I. Medizinische Klinik der Univ., 8000 München, Ziemssenstr. 1

CREMER, J., Prof. Dr., Medizinische Klinik, Stadtkrankenhaus, 605 Offenbach/M.

DEMMLER, K., Dr., Institut für Hämatologie der Gesellschaft für Strahlenkunde, 8000 München, Ziemssenstr. 1a

DIERKES, G., Dr., Chirurg. Univ.-Klinik, 355 Marburg/Lahn

DULLIEN, K., Dr., I. Med. Univ.-Klinik, 6500 Mainz, Langenbeckstr. 1

FICHTELIUS, K. E., Prof. Dr., Histological Department, University of Uppsala, Uppsala/Schweden

FINGER, H., Priv.-Doz. Dr., Institut für Hygiene und Mikrobiologie der Universität, 8700 Würzburg

FISCHER, J., Prof. Dr., I. Medizinische Klinik und Poliklinik der Joh. Gutenberg-Universität, 6500 Mainz, Langenbeckstr. 1

FISCHER, R., Priv.-Doz. Dr., Pathologisches Institut der Universität, 5000 Köln-Lindenthal, Joseph-Stelzmann-Str. 9

FUCHS, M., Dr., Pharmakologisches Institut der Universität, 355 Marburg/Lahn

GANDERT, GUNDULA, Dr., Städt. Rudolf-Virchow-Krankenhaus, I. Innere Abteilung, 1000 Berlin 65, Augustenburger Platz 1

GANZONI, A., Dr., Medizinische Poliklinik der Universität, Kantonsspital, Zürich/Schweiz

GEHRMANN, G., Prof. Dr., Städtische Krankenanstalten, Medizinische Klinik, 5600 Wuppertal-Barmen, Heusnerstr. 40

GEORGII, A., Prof. Dr., Pathologisches Institut, Medizinische Hochschule, 3000 Hannover, Krankenhaus Oststadt

GERECKE, D., Dr., Institut für Med. Strahlenkunde der Universität, 8700 Würzburg, Versbacher Landstr. 5

GINGOLD, N., Prof. Dr., Haematological and Surgical Department, District Hospital „Dr. Stefan Stinca“, Bukarest/Rumänien

GÖSSNER, W., Prof. Dr., Pathologisches Institut der Technischen Hochschule (Klinikum rechts der Isar), 8000 München 80, Ismaninger Str. 22

GRAMLICH, F., Prof. Dr., Rudolf Virchow-Krankenhaus, 1000 Berlin 65, Augustenburger Platz 1

GROSS, R., Prof. Dr., Medizinische Universitäts-Klinik, 5000 Köln-Lindenthal

GUGLER, E., Dr., Medizinische Klinik der Universität, Bern/Schweiz

GRUNZE, H., Prof. Dr., Innere Abteilung der Städt. Krankenanstalten, 516 Düren, Roonstr. 30

HADNAGY, Cs., Prof. Dr., Physiologisches Institut der Universität, Tirgo Mures/ Rumänien

HARMS, D., Dr., Pathologisches Institut der Universität, 2300 Kiel, Hospitalstr. 42

HARTUNG, H., Dr., Chirurgische Universitäts-Klinik, 7800 Freiburg, Hugstetter Str. 55

HAUSMANN, K., Dr., Hämatolog. Abt. des Allgemeinen Krankenhauses St. Georg, 2000 Hamburg 1, Lohmühlenstr. 5

HECKNER, F., Prof. Dr., Zweckverband-Krankenhaus, Innere Abt., 3352 Einbeck

HEIMPEL, H., Prof. Dr., Zentrum für Innere Medizin und Kinderheilkunde der Universität, 7900 Ulm, Steinhövelstr. 9

HENNEKEUSER, H.-H., Dr., Medizinische Universitäts-Klinik, 7800 Freiburg, Hugstetter Str. 55

HENNEMANN, H. H., Prof. Dr., III. Med. Klinik der Städt. Krankenanstalten, 6800 Mannheim-Waldhof, Marburger Straße

HERZOG, K., Dr., I. Medizinische Klinik der Univ., 8000 München, Ziemssenstr. 1

HITTMAIR, A., Prof. Dr., Med. Univ.-Klinik, Innsbruck/Österreich, Anichstr. 35

HOLTZ, G., Dr., Zentrum der Inneren Medizin der Universität, 6000 Frankfurt/M., Ludwig-Rehn-Str. 14

HORN, I., Dr., I. Medizinische Klinik der Univ., 8000 München, Ziemssenstr. 1

HROMEC, A., Dr., I. Medizinische Klinik, Komenski Universität, Bratislava/CSSR

HÜBNER, K., Priv.-Doz. Dr., Senckenberg. Pathologisches Institut, 6000 Frankfurt/M., Ludwig-Rehn-Str. 14

JÄGER, W., Dr., Zentrum der Inneren Medizin der Universität, 6000 Frankfurt/M., Ludwig-Rehn-Str. 14

JOIST, H., Dr., Med. Univ.-Klinik, 5000 Köln-Lindenthal, Joseph-Stelzmann-Str.

KÖBLER, H., Dr., Chirurg. Univ.-Klinik u. -Poliklinik, 355 Marburg/Lahn, Robert-Koch-Str. 8

KOLLMAR, M., Dr., Chirurg. Univ.-Klinik, 6000 Frankfurt/M., Ludwig-Rehn-Str. 14

KUMMER, H., Dr., Zollikofen/Schweiz, Alpenblickstr. 35

KUNZ, H. W., Dr., Pharmakologisches Institut der Universität, 355 Marburg/Lahn

LASCHTOWITZ, P., Dr., I. Med. Klinik u. Poliklinik der Joh. Gutenberg-Universität, 6500 Mainz, Langenbeckstr. 1

LENNARTZ, K. J., Dr., Pathologisches Institut der Univ., 5000 Köln-Lindenthal, Joseph-Stelzmann-Str. 9

LENNERT, K., Prof. Dr., Pathologisches Institut der Univ., 2300 Kiel, Hospitalstr. 42

LENNERT, K. A., Dr., Chirurg. Univ.-Klinik, 6000 Frankfurt/M., Ludwig-Rehn-Str. 14

LÉON, A., Dr., I. Med. Klinik u. Poliklinik der Joh. Gutenberg-Universität, 6500 Mainz, Langenbeckstr. 1

LIEBERMANN-MEFFERT, DOROTHEA, Dr., 7801 Opfingen/Freiburg i. Br., Krautgärten 26

LÖFFLER, H., Priv.-Doz. Dr., Medizinische Kliniken u. Polikliniken der Justus Liebig-Universität, 6300 Gießen, Klinikstr. 32b

LUKES, R. J., M. D., Prof. of Pathology, University of Southern California, School of Medicine, Department of Pathology, Los Angeles, Calif./USA, 2025 Zonal Avenue

MAPPES, G., Priv.-Doz. Dr., Chirurg. Univ.-Klinik, 6500 Mainz, Langenbeckstr. 1

MARTIN, H., Prof. Dr., Zentrum der Inneren Medizin, Abteilung für Hämatologie, 6000 Frankfurt/M., Ludwig-Rehn-Str. 14

MELLBYE, O. J., Dr., Rikshospitalets Revmatologiske Forskningsinstitutt, Oslo Sanitetsforenings Revmatismesykehus, Oslo/Norwegen

MEMPEL, W., Dr., Institut für Hämatologie der GSF, Assoziation Euratom, 8000 München 15, Landwehrstr. 61

MONDORF, W., Dr., Zentrum der Inneren Medizin der Universität, 6000 Frankfurt/M., Ludwig-Rehn-Str. 14

NETH, F., Priv.-Doz. Dr., Univ.-Kinderklinik, 2000 Hamburg-Eppendorf, Martinistraße

NOLTENIUS, H., Prof. Dr., Ludwig-Aschoff-Haus, Pathologisches Institut der Universität, 7800 Freiburg i. Br., Albertstr. 19

NORDØY, A., Dr., Rikshospitalet, Medisinsk Avdeling A, Universitetsklinikk, Oslo/Norwegen, Pilestredet 32

NOWICKI, L., Priv.-Doz. Dr., 6051 Nieder Roden/über Offenbach, Görlitzer Str. 13

OERKERMANN, H., Dr., Med. Univ.-Klinik, 5000 Köln-Lindenthal, Joseph-Stelzmann-Str. 9

ÖZGE, N., Dr., Nişantaşi Emlâk caddesi, Halil Kâmil apt. No. 34/5, Istanbul/Türkei

PAMFIL, AL., Dr., Haematological and Surgical Department, District Hospital „Dr. Stefan Stinca", Bukarest/Rumänien

PARWARESCH, M. R., Dr., Pathologisches Institut der Universität, 2300 Kiel, Hospitalstr. 42

PETERS, H., Dr., Max-Planck-Institut für Biologie, 7400 Tübingen, Spemannstr. 34

PIETSCHMANN, H., Univ.-Doz. Dr., II. Med. Univ.-Klinik, Wien/Österreich, Garnisong 13

PRIBILLA, W., Prof. Dr., Städt. Krankenhaus Moabit, II. Innere Klinik, 1000 Berlin 21, Turmstr. 21

RAPPAPORT, H., M. D., Prof. of Pathology, University of Chicago, Department of Pathology, Chicago 60637/USA, 950 East 59th Street

REIMANN, F., Prof. Dr., Institute for Medical Research, University of Istanbul, Istanbul-Capa/Türkei

RICHTER, H., Dr., Chirurg. Univ.-Klinik, 355 Marburg/Lahn

RODRIGUEZ-PARADISI, E., Dr., Institut für Hämatologie der GSF, Assoziation Euratom, 8000 München, Landwehrstr. 61

RÖTTGER, P., Dr., Senckenbergisches Pathologisches Institut der Universität, 6000 Frankfurt/M., Ludwig-Rehn-Str. 14

ROGAUSCH, H., Dr., Chirurg. Univ.-Klinik u. -Poliklinik, 355 Marburg/Lahn, Robert-Koch-Str. 8

ROUX, A., Dr., I. Med. Klinik u. Poliklinik der Joh. Gutenberg-Universität, 6500 Mainz, Langenbeckstr. 1

RUBERG, R., Dr., I. Med. Klinik u. Poliklinik der Joh. Gutenberg-Universität, 6500 Mainz, Langenbeckstr. 1

RUHENSTROTH-BAUER, G., Prof. Dr., Max-Planck-Institut für Biochemie, 8000 München, Goethestraße 31

SACKEY, A., Dr., Univ.-Kinderklinik, 2000 Hamburg-Eppendorf

SCHAEFER, H.-E., Dr., Pathologisches Institut der Univ., 5000 Köln-Lindenthal, Joseph-Stelzmann-Str. 9

SCHEURLEN, P. G., Prof. Dr., Med. Univ.-Klinik, 5000 Köln-Lindenthal, Joseph-Stelzmann-Str. 9

SCHIEBEL, W., Dr., Max-Planck-Institut für Biochemie, 8000 München, Goethestr. 31

SCHMID-SCHÖNBEIN, H., Dr., Physiologisches Institut der Universität, 8000 München, Pettenkoferstr. 12

SCHMIDT, C. G., Prof. Dr., Innere Klinik und Poliklinik (Tumorforschung) der Ruhruniversität, Städt. Krankenanstalten, Klinikum Essen, 4300 Essen-Holsterhausen, Hufelandstr. 55

SCHMIDTKE, H., Dr., Univ.-Kinderklinik, 2000 Hamburg-Eppendorf

SCHRUMPF, A., Dr., Porsgrunn Sykehusene, Porsgrunn/Norwegen

SCHUBERT, HELGA, Dr., Zentrum der Inneren Medizin der Johann Wolfgang Goethe-Universität, Abt. f. Hämatologie, 6000 Frankfurt/M., Ludwig-Rehn-Str. 14

SCHUBERT, J. C. F., Priv.-Doz. Dr., Zentrum der Inneren Medizin der Johann Wolfgang Goethe-Universität, 6000 Frankfurt/M., Ludwig-Rehn-Str. 14

SEIDL, S., Priv.-Doz. Dr., Klinische Arbeitsgruppe für Immunhämatologie und Transfusionskunde der Universität, 6000 Frankfurt/M., Ludwig-Rehn-Str. 14

SÖDERSTRÖM, N., Prof. Dr., Medizinische Univ.-Klinik, Lasarettet, Lund/Schweden

STACHER, A., Univ.-Doz. Dr., Ludwig-Boltzmann-Institut, Hanusch-Krankenhaus, Wien/Österreich, Matznergasse 21/7

STICH, W., Prof. Dr., Abteilung für Hämatologie, I. Med. Universitätsklinik u. Institut für Hämatologie der GSF, Assoziation mit Euratom, 8000 München, Ziemssenstr. 1

STRÄULI, P., Priv.-Doz. Dr., Pathologisches Institut der Universität, Abteilung für Krebsforschung und experimentelle Pathologie, Zürich/Schweiz, Schmelzbergstr. 12

STREICHER, H. J., Prof. Dr., Städt. Ferd.-Sauerbruch-Krankenanstalten, 5600 Wuppertal-Elberfeld

STUTTE, H. J., Dr., Pathologisches Institut der Univ., 2300 Kiel, Hospitalstraße 42

SZABÓ, I., Dr., Physiologisches Institut der Univ., Tirgo Mures/Rumänien

TEIR, H., Prof. Dr., Haartmanink. 3, II. Pathologisches Institut der Universität, Helsinki/Finnland

THIERFELDER, S., Dr., Institut für Hämatologie, Abt. Immunhämatologie, 8000 München, Landwehrstr. 61

TSIRIMBAS, A., Dr., I. Medizinische Klinik der Univ., Abteilung für Hämatologie, Klinisch-Hämatologisches Labor, 8000 München, Ziemssenstr. 1

WALLER, H. D., Prof. Dr., Medizinische Univ.-Klinik, 7400 Tübingen, Otfried-Müller-Str.

WEINREICH, J., Prof. Dr., Innere Abteilung des Diakonissenhauses, 7800 Freiburg, Hauptstr. 8

WETZEL, H.-P., Dr., Zentrum für Innere Medizin und Kinderheilkunde, 7900 Ulm, Steinhövelstr. 9

WIKSTRÖM, S., Dr., Haartmanink. 3, II. Pathologisches Institut der Universität, Helsinki/Finnland

WOHLENBERG, H., Dr., Medizinische Universitätsklinik (Ludolf-Krehl-Klinik), 6900 Heidelberg, Bergheimer Str. 58

WOLF, R., Priv.-Doz. Dr., Institut für Klinische Strahlenkunde der Universitätskliniken, 6500 Mainz, Langenbeckstr. 1

ZACH, J., Prof. Dr., Medizinische Poliklinik der Universität, 5000 Köln-Lindenthal

I. Klinische Verfahren der Milzdiagnostik
Clinical Methods in the Diagnosis of Splenic Disorders

Cytologie der Milz in Punktaten
Cytology of the Spleen in Fine-Needle Aspirates

N. Söderström*

Summary

Using very fine needles and a one-hand syringe permitting a very rapid procedure, the author
has used fine-needle spleen biopsy as a routine clinical method without complications in a
total material of more than 800 punctures. Overt hemorrhagic diathesis was regarded as an
absolute contraindication, thrombocytosis and polycythemia were considered relative contraindications. The specimen obtained can be used only for smear preparations, not for histology.

A brief survey is given of the cell types to be expected in the smears and of the main
cytologic patterns, which are of practical diagnostic importance. Such patterns are: myeloid
metaplasia of different types, plasma cell reactions in immunopathic diseases including the
rather specific cell formula of hemolytic anemias, the myeloma picture, the Hodgkin picture,
the epitheloid cell granulomas and others. The label *lymphocytic plethora* was used for conditions with extremely high yields of lymphocytic cells. This concept embraces well-known
neoplastic lymphoproliferative disorders such as chronic lymphatic leukemia and lymphosarcoma, some interesting specific types of *splenic lymphoma* and non-neoplastic lympho-
proliferative reactions in many diseases. In splenic aspirates lymphocytic plethora represents
a difficult but interesting diagnostic challenge.

Die Punktionsbiopsie der Milz wurde schon in den zwanziger Jahren angewendet.
Die Grundlagen der cytologischen Milzdiagnostik erbrachte Sven Moeschlin aber
erst in seiner klassischen Monographie von 1947. Trotz allem ist die Methode
offenbar noch wenig üblich, und die Literatur ist auf diesem Gebiet auffallend mager.
Hierfür sind drei Gründe zu diskutieren: 1. die Milzpunktion hat den Ruf, sehr gefährlich zu sein; 2. die Punktate sind schwer zu beurteilen, und 3. auch eine sach-
kundige Analyse hilft dem Kliniker nur wenig. Danach wäre die Milzpunktion in der
Klinik also entbehrlich.

In den Kliniken, in denen ich gearbeitet habe, war jede Splenomegalie an sich eine
Punktionsindikation, und normalgroße Milzen wurden bei besonderem Anlaß punktiert (z.B. Myelomverdacht). Die einzigen absoluten Kontraindikationen waren
manifeste hämorrhagische Diathesen, als relative Kontraindikationen galten Thrombocytose, Thrombocytopenie ohne hämorrhagische Symptome und Polycythämie.
Wir punktieren mit sehr dünner Nadel ohne Mandrine und aspirieren mit der
Franzenschen Einhandspritze. Mit dieser Technik kann die Punktion sehr *schnell*
ausgeführt werden; das ist für die Vermeidung von Komplikationen wichtig. In der
Tat habe ich in einem Beobachtungsgut von rund 800 Punktionen keine Komplikationen erlebt.

Das Material kann nur an hämatologischen Ausstrichen studiert werden; unsere
Routinefärbungen waren immer May-Grünwald-Giemsa- (MGG) und Eisenfärbung.

---

* Medizinische Universitätsklinik Lund (Schweden).

Gut eignet sich das Material auch für andere Färbungen und Inkubationsversuche, schlechter für Zellkultur und leider gar nicht für Histologie.

Die nachfolgenden Kommentare zur Punktionscytologie der Milz basieren auf dem Material der Medizinischen Klinik A in Lund (Tabelle 1). Es umfaßt 521 Punktate von 427 Patienten aus den Jahren 1963—1968. Das Krankheitsspektrum ist breit -- doch sind z.B. die Zahlen für Infektionen und Speicherungskrankheiten sicher nicht repräsentativ. Ein Normalmaterial besitzen wir nicht, doch war die Cytologie in zahlreichen Fällen so einheitlich und diagnostisch „uninteressant", daß wir dann von einer Basalcytologie sprechen können. Derartige Normbefunde kommen wahrscheinlich oft in Stauungsmilzen vor.

Tabelle 1. *Befundkategorien unter 511 Milzpunktaten aus der Med. Klin. A, Universitätskrankenhaus Lund (Die Zahlen meinen Punktate, nicht Fälle!)*

1. Keine Milz-Zellen	50		Milz meistens nicht palpabel
davon mit Carcinomzellen		10	
2. „Belanglose" Befunde	135		
davon mit geringer Abnormität		54	
davon mit „basaler Cytologie"		81	
3. Myeloische Metaplasie	122		
davon massiv, CML		34	
Myelosklerose		34	bei 16 Patienten!
davon mäßig, gemischt		32	
erythropoetisch		30	meistens = Hämolyse
4. Lymphocytäre Plethora	97		
davon mit CLL		34	klinische Diagnose!
Lymphoma splenicum		30	
„reaktiver Plethora"		33	
5. Plasmocytäre Reaktion	57		
davon mit Hämolysekonstellation		33	Plasmazellen, Phagocytose, erythropoetische Metaplasie
6. Myelomzellen	13		
7. M. Hodgkin	10		
8. Nicht klassifiziert (inkl. Speicherungsbilder)	27		

Sowohl die weiße als auch die rote Pulpa sind in allen Milzpunktaten nicht nur vorhanden, sondern in vielen Punktaten auch deutlich getrennt nebeneinander nachweisbar. Die Unterscheidung zwischen lymphoglandulärem (LGA) und sinuchordalem (SCA) Zellmaterial kann unter Umständen wichtig sein.

Die *weiße Pulpa* scheint auf den ersten Blick oft nur spärlich repräsentiert zu sein; doch findet man größere LGA-Fragmente häufig am Ende der Ausstriche als dicke, undurchsichtige Zellmassen. Diese sollte man immer im feuchten Ausstrich aufsuchen und zerquetschen. Losgerissene, freie LGA-Zellen bilden oft zellreiche Streifen innerhalb der Ausstriche. Sie enthalten außer Lymphocyten und Immunoblasten oft *Lymphocytophagocyten.* Die letzteren sind große Zellen, die reichlich „tingible Körperchen" (Flemming) enthalten. Sie sind typische Bestandteile des lymphatischen Apparates und von den Phagocyten der roten Pulpa prinzipiell zu trennen.

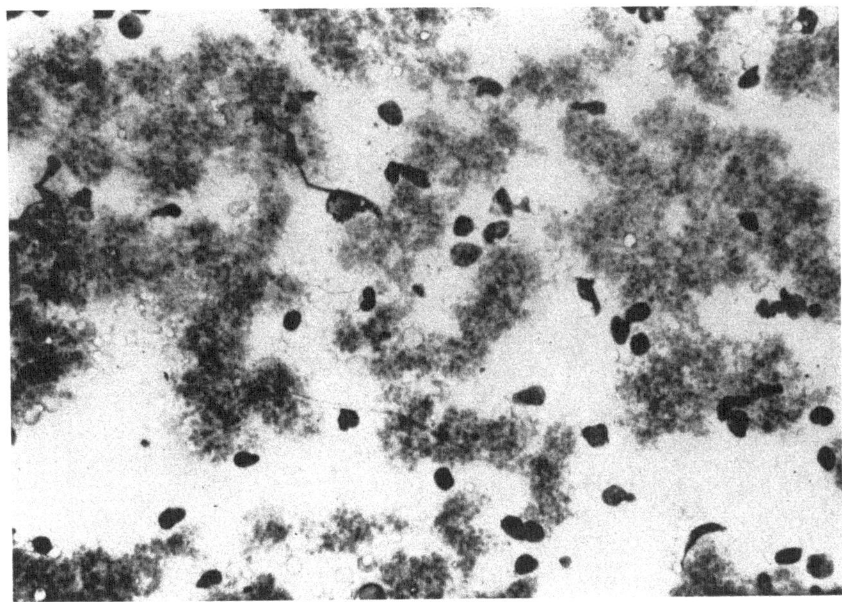

Abb. 1. Milzpunktat bei Thrombocythämie. Plättchenzahl im peripheren Blute 1 300 000/mm³. Später entwickelte sich in diesem Falle eine typische Myelosklerose. 480 ×

Die *rote Pulpa* liefert die Hauptmenge des Volumens eines Milzpunktates. In der Praxis findet man sie in den roten, relativ lymphocytenarmen Regionen der Punktate. Quantitativ überwiegen hier Erythrocyten und Thrombocyten, außerdem findet man als typische Vertreter des SCA Sinusendothelien und Pulpazellen. Nur einige wichtige Zellbefunde der Milzpunktate werden hier kurz diskutiert.

Lymphocyten sind hier ein Sammelbegriff, der verschiedene lymphocytenähnliche Zellen mit einschließt (z.B. Lymphoblasten, „kleine Reticulumzellen" usw.). Auf eine nähere morphologische Klassifizierung muß hier ganz verzichtet werden. Als lymphatisches Organ liefert die Milz immer sehr lymphocytenreiche Punktate. Nur bei myeloischer Metaplasie können die Lymphocyten aus ihrer Dominanz verdrängt werden. In den roten Ausstrichregionen ist aber dieser Lymphocytenreichtum meist wenig auffällig. Wenn Lymphocyten trotzdem über den ganzen Ausstrich wie in einem Lymphknotenpunktat dicht gedrängt liegen (z.B. bei lymphatischer Leukämie), entspricht das wohl einer Lymphocyteninfiltration der roten Pulpa; wir nennen es lymphocytäre Plethora.

Die *Erythrocyten* bieten im Milzpunktat keine auffallenden Befunde (das hängt wohl mit der Untersuchungstechnik zusammen).

Thrombocyten sind im Milzpunktat viel reichlicher vorhanden als im Blut, und in Zweifelsfällen sind Milzpunktate gerade aufgrund der großen Plättchenhaufen zweifelsfrei zu identifizieren. Bei Thrombocytosen kann die Punktatmasse ganz überwiegend aus Thrombocyten bestehen (Abb. 1)! Demgegenüber waren die Punktate bei Thrombocytopenie regelmäßig thrombocytenarm. Das überraschte uns angesichts der Beobachtung von PENNY et al., nach der auch bei Thrombocytopenie das Perfusat ektomierter Milzen noch viele Plättchen enthält. Das Plättchendepot der Milz muß

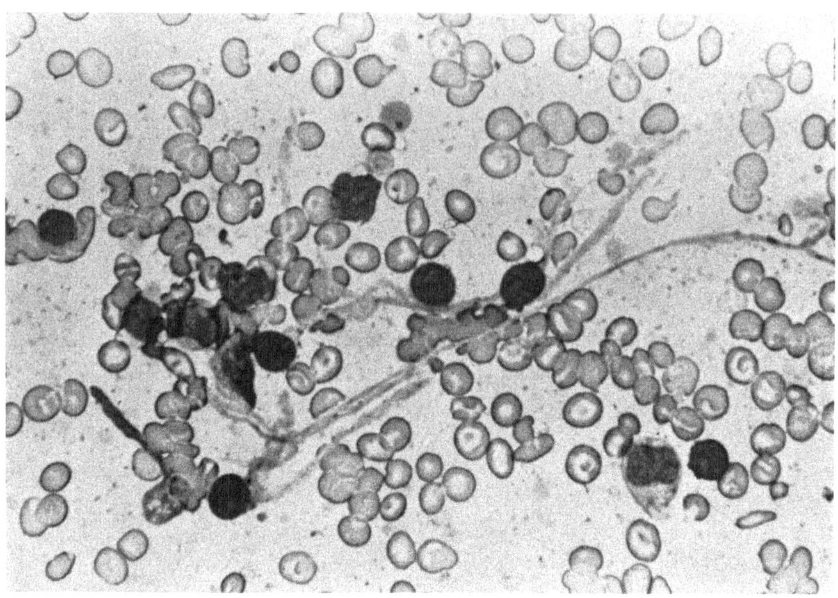

Abb. 2. Sinusendothelzellen im Milzpunktat. 720×

also bereits im Normalfall sehr groß sein. Eine Plättchenphagocytose sieht man recht selten, am ehesten bei Thrombocytopenie. In Milzpunktaten sind die Thrombocyten oft gut erhalten und dabei paketartig zusammengeballt. Die Plättchenhaufen des Blutes sind viel unregelmäßiger strukturiert.

Sinusendothelzellen sind für Milzpunktate spezifisch (Abb. 2). Die sehr langen und schmalen Zellkörper imponieren als zwei „Schwänze", die von den Polen des meist elliptischen Kerns ausgehen. Das Cytoplasma wird normalerweise kaum mit MGG gefärbt, und ohne starke Abblendung entdeckt man „Schwänze" oft nur, wenn sie phagocytiertes Material enthalten (Eisenfärbung!). Sinusendothelzellen sind fast immer reichlich vorhanden, ohne besondere Aufmerksamkeit werden sie aber leicht verkannt und mit Lymphocyten verwechselt. Sie sind für die Identifikation eines Milzpunktates wichtig (in Bauchlymphomen sind sie, weil milzspezifisch, *nicht* zu finden); spezielle diagnostische Bedeutung haben sie kaum.

Die *Pulpazellen* Moeschlins sind durch ihr dichtes, mit MGG stark graublau bis violett gefärbtes Cytoplasma um so mehr auffällig (Abb. 3). Der unregelmäßig geformte Zellkörper hat oft mehrere breite Ausläufer, der Kern ist typischerweise oft geknickt oder zweilappig. Moeschlin identifizierte sie mit Sinusendothelien, meines Erachtens entsprechen sie eher den fixen Zellen der Billrothschen Stränge. Sie sind sehr aktive Phagocyten; bei Zuständen gesteigerter Phagocytose wird das Idealbild der Pulpazellen oft verwischt und die Zellen werden summarisch als „Makrophagen" registriert. Milzspezifisch sind sie nicht, ähnliche Zellen kommen u. a. in Leberpunktaten vor (Kupffer-Zellen). Typische Pulpazellen sind meist nur spärlich zu finden, auffallend vermehrt sind sie vor allem bei hämolytischen Anämien und „Konsumptionsthrombocytopenien". Die Speicherzellen bei Niemann-Pick- und Letterer-Siwescher Erkrankung gehören morphologisch zu der Kategorie der Pulpazellen.

„Hyperbasophile" Zellen sind in dem Milzpunktat durch 3 Haupttypen repräsentiert: Immunoblasten (DAMESHEK), Plasmoblasten und Plasmazellen.

Immunoblasten sind große Zellen mit „vesiculärem" Kern und dünner, intensiv basophiler Cytoplasmaschicht. Sie sind mit den großen „lymphatischen Reticulumzellen" MOESCHLINS identisch und wurden von ihm, sicher mit Recht, den Keimzentren zugeordnet. Sie sind also typische Follikelzellen und bei akuten immunologischen Reaktionen vermehrt. Maligne Lymphome, die von ähnlichen Zellen aufgebaut sind, nennen wir *Reticulumzellsarkome.* Bei diesem Befund in Milzpunktaten wird oft im Blut eine Blastenleukämie diagnostiziert.

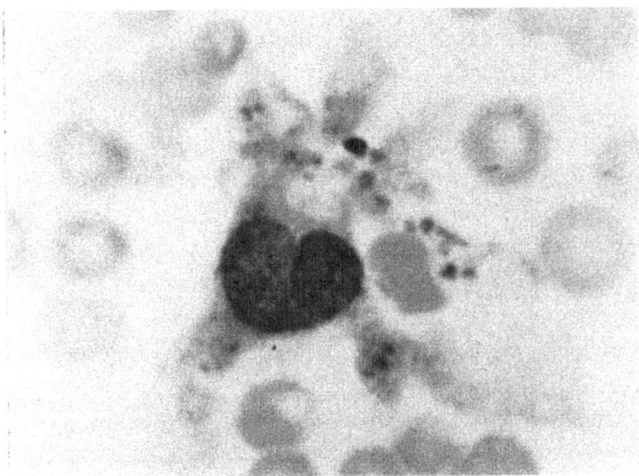

Abb. 3. Pulpazelle im Milzpunktat. 1440 ×

Plasmoblasten („Übergangszellen") unterscheiden sich von Immunoblasten durch den breiten Cytoplasmahof, von den Plasmazellen durch größeren, lockereren Kern mit distinkten Nucleolen. Sie gehören zu den SCA-Zellen und sind fast immer zusammen mit Plasmazellen vermehrt.

Plasmazellen mit typischen, dichten, exzentrisch liegenden Kernen sind in den „roten" Teilen der Punktate immer zu finden — meist in geringer Zahl. Bei einer Reihe von Krankheiten, die meist zu den Immunopathien gerechnet werden (z.B. chronische Polyarthritis, speziell das Felty-Syndrom, disseminierter Lupus erythematodes, chronische Hepatitis usw.) sind sie auffallend vermehrt. Unter diesen recht unspezifischen Befunden hebt sich das Punktatbild bei immunopathischen *hämolytischen Anämien* deutlich ab: Die Kombination einer oft beträchtlichen Plasmocytose mit gesteigerter Phagocytose und leichter *erythroblastischer* Metaplasie weist eindeutig auf eine hämolytische Krankheit hin. Kommen an Phagocyten gebundene Erythroblastenherde hinzu, sind interessante Spekulationen möglich („intramedulläre" Hämolyse).

Bei *Myelomatose* sind Myelomzellen meist auch in Milzpunktaten zu finden, wenn auch nur ausnahmsweise reichlich. Bei Verdacht auf Myelom ohne positiven Knochenmarksbefund nehmen wir daher oft eine Milzpunktion vor und konnten dadurch mehrmals die Diagnose bestätigen. Früher oder später zeigte sich in diesen Fällen auch das Knochenmark beteiligt.

Im Milzpunktat kommt schließlich eine Reihe anderer Zellen vor. Diese Zellen sind mitunter beträchtlich vermehrt (neutrophile, eosinophile, basophile Leukocyten, Monocyten, Gewebsmastzellen usw.). Diese Befunde sind aber schwer konkret zu bewerten und werden daher hier nur erwähnt. Statt dessen werde ich einige klinisch wichtige Spezialbefunde im Milzpunktat kommentieren.

Myeloische Metaplasie. Eine geringe Beimischung myeloischer Zellen ist ein gewöhnlicher und unspezifischer Befund bei Infektionen, Immunopathien, Granulomatosen usw. Mittelstarke Grade einer myeloischen Metaplasie kann man bei Skeletcarcinose, Myelomatose und gewissen Milzlymphomen finden (die *rein* erythroblastische Metaplasie gehört zu den hämolytischen Anämien). Eine *massive,* myeloische Metaplasie, die das Blickfeld ganz einnimmt, ist bei chronischer myeloischer Leukämie und bei Myelosklerose ein typischer Befund.

Sowohl bei Leukämie als auch bei Myelosklerose sind alle drei Systeme der Knochenmarkhämopoese im Milzpunktat vertreten. Bei Leukämie besteht aber doch meist eine massive Dominanz der Leukopoiese, während bei Myelosklerose Erythroblasten (oft mit megaloblastischen Zügen) und vor allem Megakaryocyten das Bild beherrschen. Im Endstadium chronischer Myelosklerosen sind zuweilen nur Megakaryocyten zu finden. Eine Differentialdiagnose zwischen Leukämie und Myelosklerose ist also aus dem Milzpunktat prinzipiell möglich, aber gerade in klinischen Zweifelsfällen schwierig, besonders wenn der Punktion eine cytostatische Behandlung vorausging.

Für die Diagnose der Myelosklerose ist die Milzpunktion oft entscheidend und kann „Vermutungen" sichern. Unsere 17 Myelosklerosefälle repräsentieren ein sehr einheitliches Krankheitsbild mit chronischem Verlauf. Eine initiale Polycythämie wurde nur in drei Fällen verzeichnet. Thrombocytose war in dem Frühstadium ein regelmäßiger Befund. In drei Fällen bestanden mehrere Jahre lang neben massiver myeloischer Metaplasie der Milz ziemlich normale Knochenmarksbefunde. In einem Fall ist noch nach drei Jahren das Knochenmark eher hyperplastisch. Die Knochenmarkshypoplasie tritt also oft viel *später* als die myeloische Metaplasie der Milz auf.

Es ist im Vergleich zur Myelosklerose von Interesse, daß wir 9 Milzpunktate von unbehandelter Polycythämie besitzen. In vier dieser Fälle war der Milzbefund belanglos, in 4 weiteren Fällen bestand eine „lymphocytäre Plethora", und nur einmal war eine geringfügige myeloische Metaplasie zu beobachten.

„Lymphocytäre Plethora" ist ein Sammelbegriff, der Zustände mit massiver SCA-Lymphocytose umfaßt, wobei die Abgrenzung zwischen echten Lymphomen und reaktiven Vorgängen fließend ist, so daß eine Differentialdiagnose nicht immer möglich ist.

Am Lymphom-Ende der Skala kann man mit *chronischen lymphatischen Leukämien* (CLL) beginnen. Oft kann man diese Diagnose aus dem Milzpunktat allein stellen, d.h. wenn eine monomorphe Population von kleinen Lymphocyten mit typisch gefelderten Kernen vorliegt (cellules grumelées, Abb. 4). Im Blut herrscht dann gewöhnlich eine kleinzellige Lymphocytenpopulation vor, die aber nie den grumelé-Typus des Kerns erkennen läßt.

In anderen Fällen sieht man in den Punktaten Ansammlungen von ebenfalls monomorphen, doch größeren neoplastischen lymphocytoiden Zellen. Nach Kernstruktur und Cytoplasmabasophilie kann man verschiedene Typen unterscheiden.

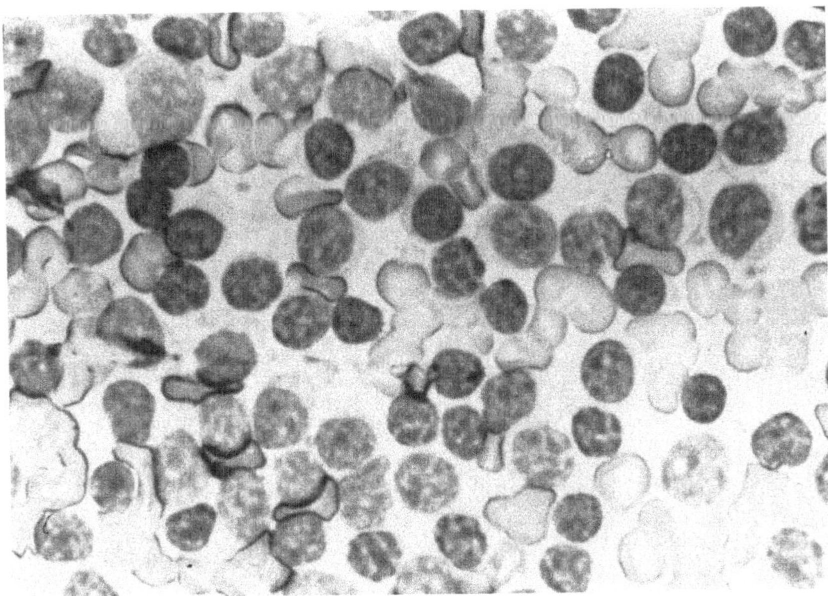

Abb. 4. „Lymphocytäre Plethora" bei chronischer lymphatischer Leukämie. 960 ×

Klinisch findet man in einigen Fällen eine typische CLL mit massiver Vermehrung der Lymphocyten in Blut und Knochenmark sowie vergrößerten Lymphknoten. In anderen Fällen — mit identischer Milzcytologie — ist die Zahl der Blutleukocyten normal, meist aber mit relativer Lymphocytose (40—50%) verknüpft; die Lymphknoten sind nicht oder erst im späteren Verlauf leicht vergrößert; im Knochenmark sind Lymphocyten des „Milz-Typus" mäßig vermehrt. Man könnte hier einfach von aleukämischer CLL sprechen. Vom Gesichtspunkt der Milzcytologie aus liegt hier aber eine besondere Gruppe von Zuständen vor, die wir *splenische Lymphome* nennen. Sie haben interessante Besonderheiten im klinischen Verlauf, der häufig langsam und recht benigne ist. Oft entwickelt sich eine mäßige myeloische Metaplasie in der Milz, später in der Leber und sogar in den Lymphknoten. Gleichzeitig nimmt die spezifische Hämopoiese des Knochenmarks langsam ab, und es entwickelt sich eine Myelophthise, die oft das Spätstadium beherrscht. Die Lymphomkomponente in der Milz und in dem Knochenmark bleibt indessen in der Regel oft unverkennbar. Eine Thrombocytose kommt selten allein vor, dagegen entwickelt sich oft eine Thrombocytopenie, die eine Splenektomie indiziert. Unreife myeloische Zellen sind im Blut nur spärlich zu sehen. Die Lymphomzellen können relativ unauffällige, große Lymphocyten oder Lymphoblasten sein, oft haben sie aber so spezifische morphologische Merkmale, daß man sie, wo überall man sie findet, rasch erkennt (besser im Ausstrich als im Schnitt). Ich will hier als Beispiel die „bohnenkernigen" Zellen abbilden, die wir in 3 Fällen mit verblüffend identischen Krankheitsbildern sahen (Abb. 5). In anderen Fällen sind die Zellen mehr oder weniger plasmazellähnlich, und man kann von Milzplasmocytomen, die nicht Myelome sind, sprechen. Splenische Lymphome dieser Gruppe sind unter verschiedenen Bezeichnungen beschrieben, ich nenne hier „leukämische Retikulose", „hairy cell disease", Lymphoretikulose usw. Die Milzbeteiligung ist selten berücksichtigt worden.

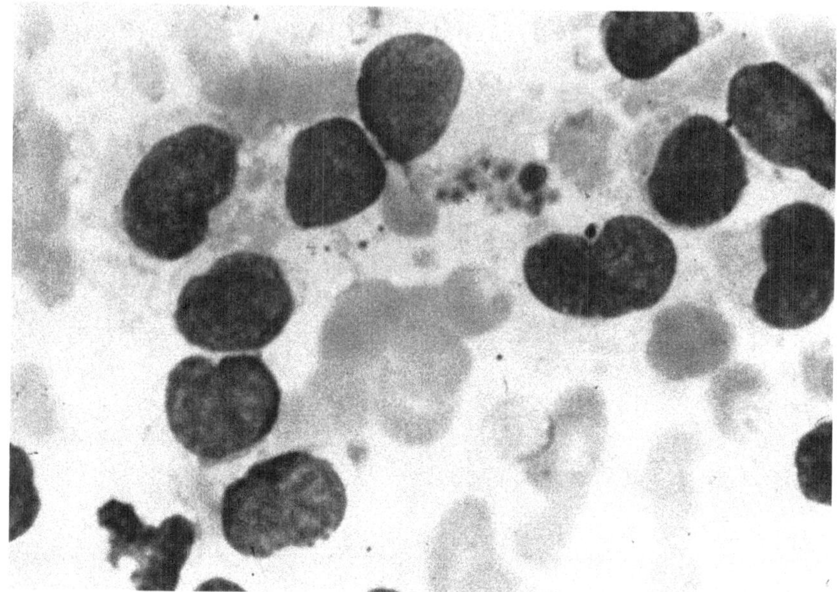

Abb. 5. „Bohnenkernige Zellen" bilden eine einheitliche Tumorzellenpopulation in einem Falle von splenischem Lymphom. 1800 ×

Die lymphocytäre Plethora entsprach in 4 Fällen einer Makroglobulinämie WALDENSTRÖM. Die abnorme Zellpopulation zeigt hier in typischer Weise ein kontinuierliches Spektrum zwischen mehr oder weniger basophilen Lymphocyten und kleinen Plasmazellen. Auffallend oft waren richtige Peripoleseherde der Lymphocyten zu sehen. Das differenzierte Zellbild ohne die typische neoplastische Monomorphie stellt die Makroglobulinämie in das Grenzgebiet zwischen Lymphom und reaktiver lymphocytärer Plethora. Doch wurden alle diese Fälle bei „blinder" Nachuntersuchung richtig klassifiziert.

Als *reaktive lymphocytäre Plethora* habe ich bei der Nachuntersuchung 33 Punktate klassifiziert. Das wichtigste Argument gegen ein Lymphom war das reichere Typenregister der lymphocytären Zellen. Peripolesebilder mit handspiegelartigen Lymphocyten waren oft zu finden. Unter den klinischen Diagnosen in diesen unscharf begrenzten Gruppen nenne ich als interessant: 4 von ingesamt 9 Fällen von Polycythämie, 3 Fälle von chronischer Polyarthritis, 2 als Hypogammaglobulinämie registrierte Fälle und endlich 2 Fälle von „pure red cell aplasia".

Morbus Hodgkin. Verdacht auf *M. Hodgkin* ist eine starke Indikation zur Milzpunktion; Reed-Sternberg-Zellen im Punktat entscheiden die Diagnose. Unser Material enthält 16 Punktate von Milzen, die wahrscheinlich Gewebsveränderungen vom Hodgkin-Typus enthielten. In 6 dieser Fälle war die Diagnose aus dem Milzpunktat nicht möglich, obwohl die Hodgkin-Diagnose dem Untersucher in 3 Fällen bekannt war. In 2 Fällen war das Milzpunktat die einzige Dokumentation der Hodgkin-Krankheit und also diagnosebestimmend; in einem Fall wurden Sternberg-Zellen bei der Nachmusterung gefunden, die dem Voruntersucher entgangen waren. Die Hodgkin-Diagnose im Milzpunktat ist also schwer. Liegt kein Verdacht vor, kann man die vereinzelt am Ausstrichrande liegenden Sternberg-Zellen leicht übersehen oder sie mit Megakaryocyten verwechseln.

Epitheloide Granulomzellen, heutzutage meist mit der Diagnose Sarkoidose gleichzusetzen, wurden in diesem Material achtmal gefunden. In drei dieser Fälle führte dieser Befund zur Diagnose; in 3 Fällen war die Sarkoidose schon bekannt, und in den übrigen Fällen ist die endgültige Diagnose noch offen (ein Fall ist als Felty-Syndrom registriert). Früher waren epitheloidzellige Splenomegalien bei uns etwas häufiger, ich habe sogar eine epitheloidzellige Miliartuberkulose mit positivem Bacillenbefund erlebt.

Speicherungskrankheiten waren in diesem Material selten; auffallende Bilder solcher Art fordern immer Spezialstudien. Dasselbe gilt für das reiche Feld der Tropeninfektionen. Das Punktatbild bei septischen Infektionen war in unserem Untersuchungsgut wenig aufschlußreich: Neutrophilie, später Plasmocytose und oft auffällige Vermehrung der Pulpazellen. Krebsmetastasen in der Milz sahen wir nie, dagegen nicht selten reine Krebszellpopulationen: die „palpable Milz" war dann tatsächlich ein Carcinom, meist ein Nierencarcinom (10 Fälle). Ich sollte auch erwähnen, daß nicht selten auch anderes unerwünschtes Material zu sehen war (Nierenepithel, Coloninhalt), doch hatten die Punktionen für die Patienten keine nachteiligen Folgen.

Die Milzpunktion ist also nicht gefährlich; bei richtiger Technik ist sie aus vielen Indikationen erlaubt. Die Punktatanalyse ist leider eine schwere und oft mühsame Aufgabe, die Geduld und große Erfahrung fordert. Wie steht es aber mit den praktisch-diagnostischen Leistungen, die von der Milzpunktion zu erwarten sind? Stellt man dabei die Milzpunktion z. B. der Leberpunktion gegenüber, scheint dieser Vergleich sehr zu ungunsten der Milzpunktion auszufallen. Die Leberpunktion gibt einfache und klare Diagnosen von malignen Tumoren, Cirrhosen usw., die für jeden Kliniker begreifbar und entscheidend sind. Die Milzpunktion gibt meist relative Aussagen über Metaplasien, Reaktionen usw., die schwer auszuwerten sind, wenn man nicht selbst ein wenig Milzspezialist ist.

Eigentlich wundert das nicht. Eine Milzsucht gibt es nur im Volksmund und in der Poesie, in der Medizin aber nicht. Wie kein anderes Organ spiegelt die abnorme Milz nur wider, was anderswo im Körper vorgeht, und zwar in einer Weise, die noch sehr unklar verstanden wird. Die meisten Kollegen schließen daraus, daß die Milzpunktion in der Klinik entbehrlich ist. Zu einer Diagnose kommt man auch ohne Milzpunktion und akzeptiert die Tatsache als unvermeidlich, daß auch in den besten Familien ein Drittel der Splenomegalien ungeklärt bleibt.

Persönlich kann ich bei Splenomegalie keine Diagnose stellen, ohne die Milzcytologie zu kennen. Die Befunde sind nur selten *allein* für die Diagnose entscheidend; aber solange man nur vermuten kann, ob die große Milz Knochenmarkzellen, Lymphomzellen oder für die Hämolyse verantwortliche Zellen enthält, wäre es wohl besser, die Milz im Bewußtsein ganz zu unterdrücken, um die Diagnose nicht unnötigerweise zu komplizieren. Tatsächlich aber hat die Milzcytologie immer etwas Wichtiges zu sagen.

Literatur

Moeschlin, S.: Spleen puncture. London: William Heinemann 1951.
Penny, R., Rozenberg, M. D., Firkin, B. G.: The splenic platelet pool. Blood **27**, 1 (1966).
Söderström, N.: Fine-needle aspiration biopsy. Stockholm: Almqvist & Wiksell 1966.

Diskussion

A. Hromec: Bei einem Patienten mit einer Pancytopenie, Splenomegalie und Sepsis wurden im Milzpunktat Leishmania Donovani und die „Leishman-Donovan"-Körperchen nachgewiesen. Im Knochenmarkspunktat und im peripheren Blut waren keine Parasiten gefunden worden. Das Milzpunktat war also ausschlaggebend für die Diagnosestellung.

K. Lennert: Wie viele Zwischenfälle haben Sie bei Milzpunktionen gesehen? Leistet die — zusätzliche — histologische Verarbeitung des Milzpunktates mehr als die rein cytologische Untersuchung?

H. Grunze: Zwei eigene Beobachtungen von Nierenvergrößerung (hydronephrotische Stauungsniere und Cystenniere) wurden fälschlich als Milztumoren punktiert. Würden Sie vor einer Milzpunktion daher die röntgenologische Nierendarstellung für indiziert halten?

F. Heckner: Zweifellos ist die Milzpunktion für die hämatologische Diagnostik in manchen Fällen eine echte Bereicherung, jedoch steht sie in der Rangordnung ein ganzes Stück unter der Knochenmark-, Leber- und Lymphknotenbiopsie. Die Durchführung der Punktion mit Menghini-Nadel ermöglicht die parallele cyto-histologische Untersuchung der Punktate.

Bei 8 Fällen von akuter Paralymphoblastenleukose, die durch moderne Chemotherapie in eine sog. Vollremission gelangt waren, wurde die Punktion der noch gering vergrößerten Milz vorgenommen. In allen Fällen ergaben sich zahlreiche Nester von typischen Paralymphoblasten mit groben PAS-positiven Granula, so daß es sich nur um eine scheinbare Vollremission dieser akuten Leukosen gehandelt hat.

H. Heimpel: Ist die portale Hypertension nicht ebenfalls eine Kontraindikation zur Milzpunktion?

Semiquantitative Aussagen wie z.B. über das Verhältnis weißer Pulpa zu roter Pulpa können m.E. aus dem mit einer kleinen Nadel gewonnenen Punktionsmaterial nicht gezogen werden. Da der Durchmesser der Nadel nur einen geringen Teil des durchschnittlichen Abstandes der Malpighischen Körperchen ausmacht, muß die Relation von Zellen der weißen Pulpa zu Zellen der roten Pulpa weitgehend zufällig sein.

H. J. Streicher: Bei der Splenoportographie wird die Milz mit wesentlich dickeren Nadeln punktiert als bei der diagnostischen Punktion, die Nadel verbleibt länger in situ und durch die Nadel wird ein Kontrastmittel in die Milz injiziert. Als Komplikation können Blutungen aus dem Stichkanal (100—800 cm³) und Milzrupturen — die jedoch extrem selten sind — vorkommen. Todesfälle können nur Folge ungenügender Überwachung nach der Punktion sein, denn die rechtzeitig erkannte und sofort operierte Milzruptur ist in den meisten Statistiken praktisch ohne Letalität. Ich habe bisher keine Milzruptur nach Punktion und Splenoportographie beobachtet. Die Milzpunktion ist kein Routineverfahren, sondern die letzte Maßnahme nach Ausschöpfen der übrigen Diagnostik. Bei Beachtung der Kontraindikationen scheint mir ihr Risiko zur morphologischen Abklärung anders nicht zu klärender Splenomegalien tragbar.

N. Söderström (Schlußwort): Unter 800 Punktionen sah ich keine Komplikation, da ich mit einer sehr dünnen Nadel (0,6 mm äußerer DM) und sehr schnell (Bruchteile einer Sekunde) arbeite. Leider läßt sich das aspirierte Material nur cytologisch, nicht dagegen histologisch verarbeiten. Es ist zwar bedauerlich, doch lassen sich die meisten Milzveränderungen rein cytologisch erkennen.

Absolute Gegenindikationen sind allein hämorrhagische Diathesen, relative Gegenindikationen sind Thrombocytose und Polycythämie, weil bei einem etwa erforderlichen, durch einen Punktionszwischenfall bedingten operativen Eingriff, die Thromboseneigung das Operationsrisiko stark vergrößern würde. Dagegen stellt die portale Hypertension keine Kontraindikation dar, weil hier wegen der verwendeten kleinen Nadel nie Zwischenfälle auftreten.

Röntgenologische Nierendarstellungen führen wir routinemäßig nicht durch, sind aber wohl zweckmäßig.

Die Milzszintigraphie als Methode zur funktionellen Milzanalyse*

Spleen Scanning as a Method of Functional Analysis of the Spleen

J. Fischer**

Summary

1. Percussion and palpation are only a superfical and subjective measure for the determination of a splenic tumor. Comparative scintigraphic and clinical investigations in more than 4,000 patients have shown that about 50% of spleens weighing between 600 and 750 g are not palpable. Considering the widespread use of radioisotope scanning it seems justified to claim that the size of the spleen during clinical investigation should be determined by a scan. In scientific problems one has to insist on the use of this method in any case.

2. Depending on the fact that until now no functional test for the spleen is available, it is of great importance that it is now possible to carry out a highly accurate test of the integrity of the microstructure of the spleen using heat denatured erythrocytes. Due to the selective accumulation of heat denatured erythrocytes in the spleen these cells can also be used for the estimation of splenic blood flow.

3. Our investigations have shown that in a number of diseases there are detectable alterations of the filter function of the spleen in a very early stage. The differences in function are so remarkable in several diseases that they can be used as criteria for a differential diagnosis. As an example cases of untreated chronic myeloid leukemia and of osteomyelofibrosis are discussed. This functional test allows at the same time to detect variations of the structure of the reticuloendothelial system and to evaluate them numerically.

Die Geschichte der Milzszintigraphie ist noch jung. Die ersten Mitteilungen über die szintigraphische Darstellbarkeit dieses Organs erfolgten 1960 durch Johnson sowie Winkelman in den USA. Bei uns wurden die ersten Milzszintigramme 1962 auf der Gründungstagung der Gesellschaft für Nuclearmedizin in Freiburg gezeigt (Fischer, 1963a; Horst et al.; Zum Winkel u. Kluge). Über die Entwicklung und Ausweitung dieser Methode zu einer funktionellen Milzanalyse soll in diesem Referat berichtet werden.

Die Milzszintigraphie hat sich, im Vergleich zur Szintigraphie anderer Organe, nur zögernd durchgesetzt. Ein Grund dafür ist die häufig anzutreffende Überzeugung, daß eine Milz, die nennenswert vergrößert ist, von dem Erfahrenen stets getastet werden kann. Zusätzliche Diagnostik mit einer relativ aufwendigen Methode erscheint vielen deshalb überflüssig oder entbehrlich.

Im gleichen Maß trifft dies auch für die Funktionsprüfung dieses Organs zu, kann man doch die Milz entfernen anscheinend ohne nachhaltige Auswirkung für den Gesamtorganismus.

* Mit Unterstützung der Deutschen Forschungsgemeinschaft.
** I. Medizinische Klinik und Poliklinik der Universität Mainz.

Hierbei wird übersehen, daß Veränderungen in der Milz in einem bestimmten Umfange Rückschlüsse auf den Zustand des gesamten reticulohistiocytären Systems zulassen und daß die Milz eine der wenigen Stellen ist, die uns für kinetische Untersuchungen des RHS zur Verfügung stehen.

I. Die Milzszintigraphie

Zur szintigraphischen Darstellung eines Organs ist die möglichst selektive Anreicherung einer radioaktiven Substanz notwendig (Fischer, 1965). Eine Verbindung, die sich spezifisch in der Milz anreichert, ist noch nicht bekannt. Die Milzszintigraphie erfolgt deshalb auch heute noch auf einem Umwege mit Hilfe von Erythrocyten, die durch physikalische oder chemische Einwirkungen künstlich geschädigt worden sind, dadurch ihre normale plastisch-elastische Eigenschaft verloren haben und nach Injektion in die Blutbahn im retikulären Maschenwerk der roten Pulpa festgehalten werden. Zur Markierung der Erythrocyten kann neben radioaktivem Chrom auch radioaktives Technetium (Fischer, Wolf u. León, 1967a, b), radioaktives Queck-

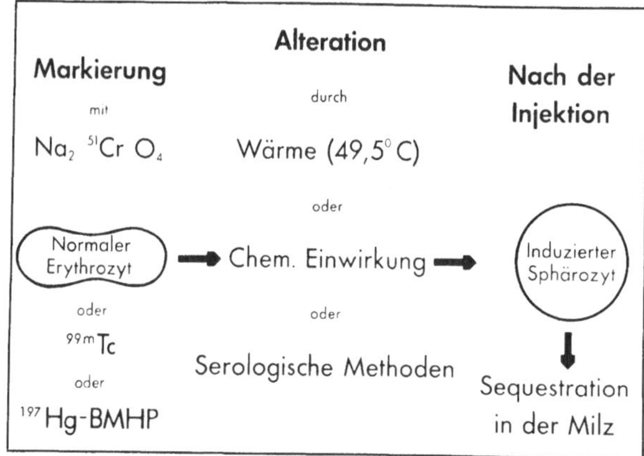

Abb. 1. Schema der Präparation von Erythrocyten zur Milzszintigraphie

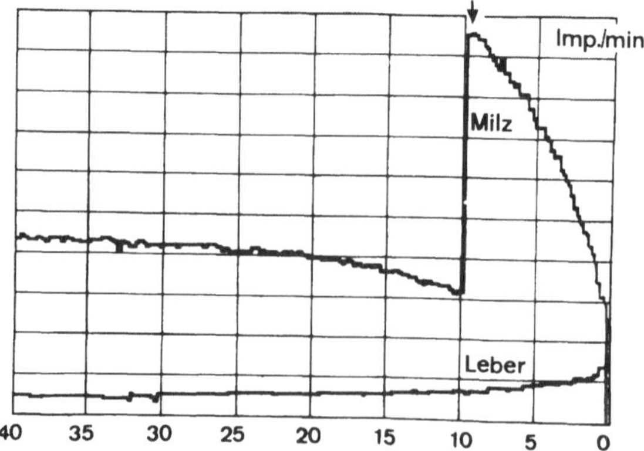

Abb. 2. Anstieg der Radioaktivität in der Milz und Leber nach Injektion von ^{51}Cr-markierten, wärmealterierten Erythrocyten. Ordinate: Impulsrate. Abszisse: Zeit (↓ = Umschaltung des Meßbereiches)

silber (Fischer, 1965) oder neuerdings radioaktives Rubidium (Lewis u. Szur) verwendet werden. Die Alteration, d.h. die künstliche Schädigung der Erythrocyten erfolgt durch Erwärmen der Erythrocyten auf 49,5° C während 20 min. Diese wärmealterierten Erythrocyten werden sehr schnell aus der Blutbahn entfernt und ebenso schnell in der Milz angereichert (Abb. 1). Die Leber partizipiert an der Extraktion der wärmealterierten Erythrocyten aus dem Blut nicht (Abb. 2).

Quantitative Abschätzung der Milzgröße

Der wesentlichste Beitrag der Milzszintigraphie für die Klinik dürfte darin gesehen werden, daß eine Methode zur Verfügung steht, mit deren Hilfe die Milzgröße in vivo quantitativ bestimmt werden kann. Führt man die Szintigraphie der Milz unter Standardbedingungen aus, so kann durch die planimetrische Bestimmung des Flächeninhalts des Szintigramms ein quantitatives Maß für die Größe der Milz gewonnen werden.

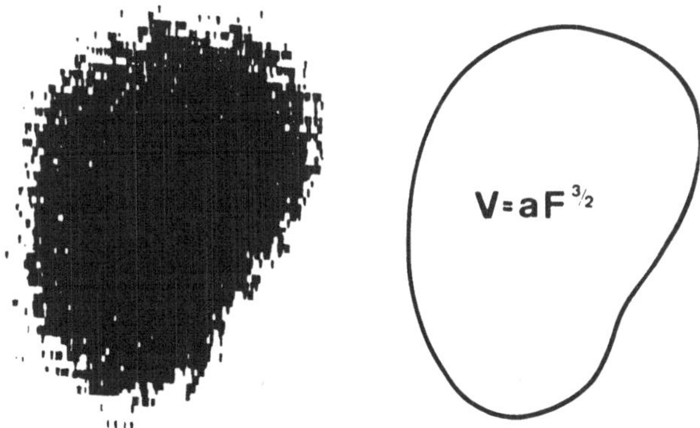

Abb. 3. Links: Milzszintigramm, rechts: die planimetrisch erfaßte Fläche des Szintigramms

Zwischen dem Querschnitt des Organs, der sich im Seitenlagenszintigramm manifestiert, und dem Volumen der Milz bestehen die in der Abb. 3 wiedergegebenen Zusammenhänge. Das Volumen ergibt sich aus der Quadratwurzel der 3. Potenz des Flächeninhalts des Szintigramms multipliziert mit dem Proportionalitätsfaktor a. Dieser wurde von uns aufgrund von Splenektomien und Autopsien ermittelt und hat einen Zahlenwert von 0,30. Mit dieser Formel läßt sich aus dem Milz*szintigramm* das Milz*gewicht* in vivo bestimmen. Die Überprüfung der Korrelation zwischen dem szintigraphisch ermittelten und dem tatsächlichen Milzgewicht bei splenektomierten Patienten ergab eine gute Übereinstimmung (Holzbach et al., Fischer u. Wolf, 1963; Wolf u. Fischer, 1965). Dies trifft auch für stark vergrößerte Milzen (Abb. 4) zu (Schmitt).

Die quantitative Bestimmung der Milzgröße hat eine praktische Bedeutung. Mit Hilfe der Szintigraphie war es erstmalig möglich, objektiv festzustellen, in welchem Umfange mit der Palpation eine Vergrößerung der Milz überhaupt aufgedeckt werden kann. In den Abb. 5—7 wird graphisch wiedergegeben, in welchem Umfange die Milz in Abhängigkeit von ihrem Gewicht getastet werden kann.

Bei der Untersuchung von 30 Patienten mit akuter Leukose zeigt sich, daß Milzen mit einem Gewicht von 450—750 g nur in 38% der Fälle getastet wurden. Ein

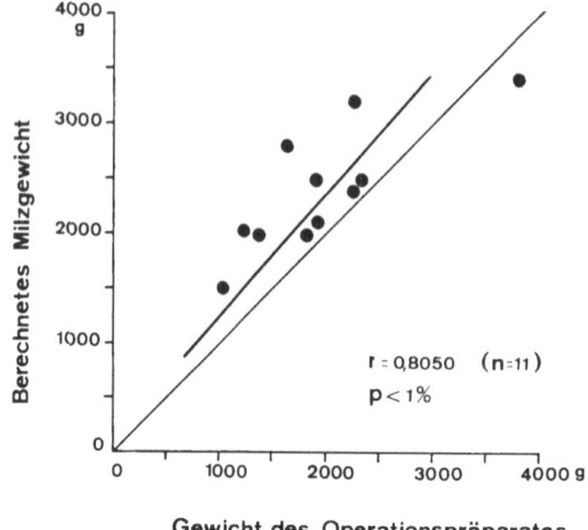

Abb. 4. Gegenüberstellung des aufgrund der Szintigraphie errechneten Milzgewichts und des Gewichts des Operationspräparates von 11 Patienten mit Myelofibrose (nach Schmitt)

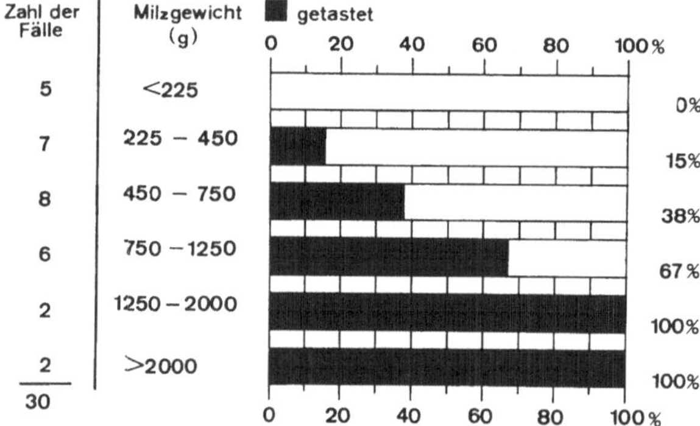

Abb. 5. Gewicht und Tastbarkeit der Milz bei akuter Leukose

Drittel der Milzen zwischen 750 und 1250 g konnten klinisch nicht aufgedeckt werden (Abb. 5).

Ähnliche Verhältnisse fanden wir bei einer vergleichenden szintigraphischen und klinischen Untersuchung von 50 Patienten mit Polycythaemia vera. $^2/_3$ der Milzen mit einem Gewicht von 450—750 g entzogen sich in dieser Gruppe dem klinischen Nachweis (Abb. 6).

Bei der Untersuchung von über 4000 Patienten eines unausgewählten, vorwiegend internen Krankengutes aus den letzten 5 Jahren ergab ein Vergleich der Milzgröße aufgrund der Palpation einerseits und der Szintigraphie andererseits folgendes:

50% der Milzen zwischen 600 und 750 g konnten nicht getastet werden und immerhin noch 20% der Milzen zwischen 900 und 1600 g entziehen sich dem klinischen Nachweis (Abb. 7).

Daraus ergibt sich eine Folgerung zwangsläufig: Wenn die Milz als ein relevanter Parameter registriert werden soll, kann man auf die szintigraphische Größenbestimmung nicht verzichten. Tut man es dennoch, so muß man wissen, daß man auf eine wesentliche klinische Information bewußt verzichtet.

14

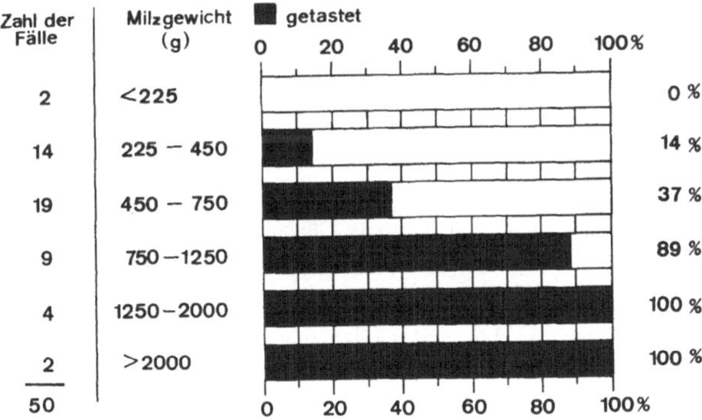

Abb. 6. Gewicht und Tastbarkeit der Milz bei primärer Polycythämie

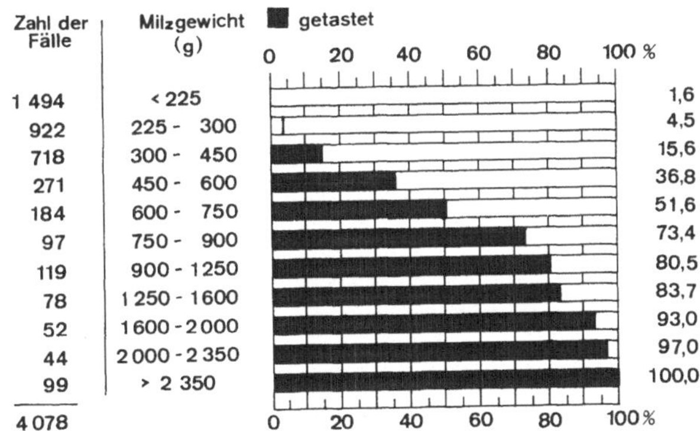

Abb. 7. Gewicht und Tastbarkeit der Milz bei unausgewähltem Krankengut

II. Die Funktionsanalyse

Die Anwendung von ^{51}Cr-markierten, wärmealterierten Erythrocyten bei der Szintigraphie gestattet, neben der Darstellung der Milz auch ein bestimmtes funktionelles Verhalten dieses Organs zu prüfen und quantitativ zu erfassen (DUESBERG u. FISCHER; FISCHER, 1963b, 1965, 1968; FISCHER, LEÓN u. WOLF; FISCHER u. WOLF, 1963—1967c; HOLZBACH et al., 1964). Mißt man nach der Injektion in geeigneter Weise den zeitlichen Verlauf der Konzentration der Radioaktivität im Blut, so zeigt sich folgendes (Abb. 8):

Beim Gesunden erfolgt ein rascher Abfall der Radioaktivität; schon nach 5 bis 10 min werden 50% des Ausgangswertes erreicht. Durch Auftragen der Meßergebnisse in halblogarithmischem Maßstab, wie es in der Abb. 8 der Fall ist, ergibt sich eine biphasische Kurve, die aus zwei Exponentialfunktionen zusammengesetzt ist. Etwa 70% der injizierten Aktivität werden mit einer kurzen Halbwertzeit von etwa 3—5 min aus dem Blut extrahiert und mit gleicher Halbwertzeit in der Milz angereichert. Die übrigen 30% werden sehr viel langsamer aus dem Blut entfernt.

Wärmealterierte Erythrocyten sind biologisch denaturierte Zellen (NITSCHKE et al.; TEITEL, ZEIGER et al.). Bei der Geschwindigkeit der Elimination besteht praktisch kein Unterschied zwischen wärmealterierten Eigen- und Fremderythrocyten. Die Geschwindigkeit der Extraktion aus dem Blut und der Umfang der Anreicherung in der Milz hängen von der Durchblutung der Milz (Fischer u. Wolf, 1967b; s. S. 113) und von der Beschaffenheit der Filtrationsräume ab. Unter Filtrationsräumen verstehen wir die Gesamtheit des perisinuösen und interfollikulären retikulären Maschenwerks der roten Pulpa.

Zum besseren Verständnis sei auf ein Kreislaufschema der menschlichen Milz hingewiesen, das in einer neueren Arbeit von Lennert und Stutte enthalten ist (Lennert u. Stutte). Nach Aufzweigung der Arterie gelangt ein Teil der roten Blutkörperchen in die Pulpastränge. Bekanntlich besteht von hier aus kein direkter Zugang zum venösen Schenkel des Milzkreislaufes. Die Erythrocyten müssen, um in

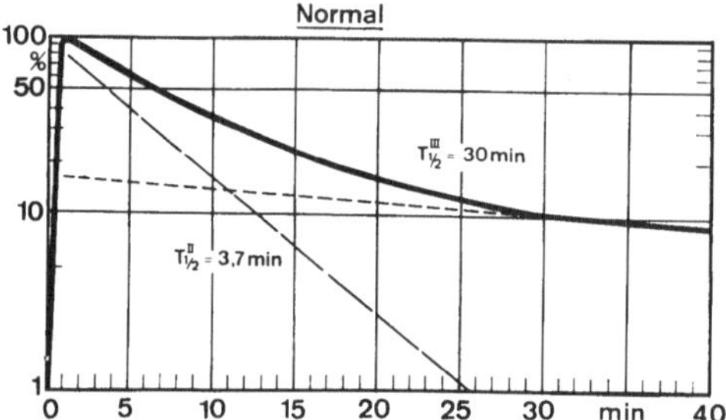

Abb. 8. Radioaktivität im Blut nach Injektion von ^{51}Cr-markierten, wärmealterierten Erythrocyten. Zerlegung der Kurve in ihre Komponenten. Ordinate: Radioaktivität. Abszisse: Zeit in min

die Sinus zu gelangen, Öffnungen der Sinuswand passieren, deren Durchmesser kleiner ist als ihr eigener Durchmesser. Die Passage ist nur durch eine starke Formveränderung der Erythrocyten möglich (Thomas, Weis).

Für den wärmealterierten Erythrocyten, der seine Verformbarkeit *völlig* verloren hat (Teitel), stellen die Öffnungen in den Sinuswänden ein *unüberwindliches Hindernis* dar. Er bleibt im retikulären Maschenwerk hängen, d. h. er wird *sequestriert*.

Dagegen können die bei der Wärmealteration entstehenden Erythrocytenfragmente mit einem Durchmesser von weniger als 2,5 μ die Stomata passieren. Sie gelangen in den allgemeinen Kreislauf und werden dann unspezifisch von den Zellen des reticulo-histiocytären Systems *phagocytiert*. Da der Anteil der Erythrocytenfragmente, die bei der Wärmealteration entstehen, etwa 20—30% beträgt, erklärt sich, warum nur etwa 70% der wärmealterierten Erythrocyten in der Milz sequestriert werden. Nur für diese ist die Milz das kompetente Sequestrationsorgan.

Die Größe der Geschwindigkeit der Abfilterung der wärmeinduzierten Sphärocyten aus dem Blut zeigt, daß sie mit hohem Geschwindigkeitsgrad durch die Milz sequestriert werden. Das bedeutet aber, daß normalerweise, in Ruhe, fast das gesamte Blut, das die Milz durchströmt, den Weg über das Maschenwerk der roten Pulpa nehmen muß. Diese Auffassung steht im Gegensatz zu der von Jandl und Aster geäußerten Ansicht, daß im allgemeinen 98—99% des Milzblutes den direkten Weg durch die Sinus nimmt (Jandl u. Aster).

Es kann jedenfalls festgehalten werden, daß die normale Milz ein mehrfaches akutes Angebot von 3—5 ml wärmealterierter Erythrocyten schnell aus dem Kreislauf extrahieren und sequestrieren kann.

Dieser Sequestrationsmechanismus kann aus verschiedenen Gründen gestört sein, z.B. dadurch, daß das Maschenwerk durch Erythrocyten verstopft ist. Dabei ist es gleichgültig, ob eine übermäßige Produktion oder eine verstärkte Destruktion der Zellen die Ursache ist. Das zusätzliche akute Angebot obligat eliminationspflichtiger Erythrocyten kann dann nicht mehr mit der üblichen Geschwindigkeit abgefiltert werden. Wir finden daher regelmäßig eine starke Verzögerung der Extraktion der wärmealterierten Erythrocyten aus dem Blut bei der unbehandelten Polycythämie (Roux et al., s. S. 270).

Im gleichen Sinne wirken sich histologische Umbauprozesse aus, sofern sie die Gesamtheit der Filtrationsräume reduzieren. Etwa dadurch, daß die weiße Pulpa an Volumen zunimmt, wie es bei der idiopathischen thrombocytopenischen Purpura der Fall ist oder durch leukämische Proliferation. Bei zahlreichen Lebererkrankungen ist das nachweislich auch der Fall (Gramlich et al., s. S. 336). Schließlich kann die Möglichkeit nicht ausgeschlossen werden, daß unter der Einwirkung von Faktoren, die noch nicht näher zu charakterisieren sind, eine Umschaltung des intralienalen Kreislaufs stattfindet, so daß der Hauptstrom jetzt direkt in das venöse System führt. Das Ergebnis ist in allen Fällen das gleiche:

Eine erhebliche Verminderung der Sequestrationsleistung für wärmeinduzierte Sphärocyten. Umgekehrt kann aus der Besserung der Sequestrationsleistung auf den Rückgang der einer bestimmten Erkrankung zugrunde liegenden Veränderungen in der Milz geschlossen werden, wie wir es häufig nach Behandlungsmaßnahmen sehen. Die numerisch erfaßbare Sequestrationsleistung widerspiegelt somit die Intensität der Veränderungen in der Mikroarchitektur der Milz. Hierbei kann aber die Größe der Milz nicht außer Betracht bleiben. Bei erheblicher Vergrößerung der Milz kann bei Applikation einer kleinen Menge wärmealterierter Erythrocyten noch eine relativ gute Funktion bestehen; absolut ist sie aber immer stark reduziert. Häufig jedoch ist auch die stark vergrößerte Milz nicht mehr in der Lage, diese Funktion zu bewältigen. Der Grad der Verzögerung der Clearance der wärmealterierten Erythrocyten aus dem Blut ist dann ein Maß für die feingeweblichen Umbauprozesse in der Milz.

III. Die kombinierte Szintigraphie und Funktionsprüfung der Milz

Die Kombination der Szintigraphie mit der Funktionsprüfung und die wiederholten Untersuchungen bei demselben Patienten sind geeignet, die Entwicklung der Größe der Milz und deren Funktion während des Krankheitsverlaufes aufzuzeigen. Bei erheblicher Splenomegalie sind die Funktionsparameter während des Vollbildes der Erkrankung meist hochgradig gestört. Es vergehen Wochen, meist Monate, bis die Normalisierung wieder eintritt.

Wir haben Fälle beobachtet, bei denen es über ein Jahr dauerte, bis die Milz zu ihrer normalen Größe und ihrer normalen Sequestrationsleistung zurückkehrte.

Unter geeigneten therapeutischen Maßnahmen kann die Normalisierung dieser Werte mitunter aber auch sehr rasch erfolgen. In der Tabelle 1 sind die Ergebnisse der Milzszintigraphien und der Funktionsprüfungen bei einem Patienten mit einer akuten Leukose vor und nach Behandlung mit L-Asparaginase aufgeführt.

Die deutlich vergrößerte Milz von 600 g, die nicht getastet werden konnte, hatte ein pathologisches Funktionsbild, erkennbar an der stark verzögerten Extraktion der wärmealterierten Erythrocyten aus dem Blut und deren verminderter An-

Tabelle 1. *Milzgröße und Funktion: Akute Leukose: Behandlung mit L-Asparaginase
(21 × 142 000 Einheiten)*

Datum	10. 3. 1969	31. 3. 1969
Flächeninhalt	145 cm²	85 cm²
Milzgewicht	600 g	225 g
$T^1/_2$ ^{51}Cr-Elimination aus dem Blut	20 min	6,4 min
^{51}Cr-Aufnahme in der Milz	32%	75%

Datum	18. 2. 1963	14. 3. 1963	14. 5. 1963	9. 8. 1963	25. 9. 1963	19. 2. 1963
Leukocyten (pro mm³)	230000	12000	10700	12 500	95 000	260000
Pathologische Formen	29%	2%	–	12%	66%	70%
Flächeninhalt des Szintigramms	255 cm²	210 cm²	90 cm²	95 cm²	190 cm²	280 cm²
Milzgewicht	1750 g	1250 g	250 g	275 g	1100 g	2100 g
$T^1/_2$ der Clearance wärmealterierter Erythrocyten	22 min	11 min	11 min	39 min	80 min	32 min
Sequestration in der Milz	16%	54%	62%	8%	4%	17%

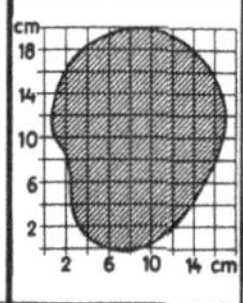

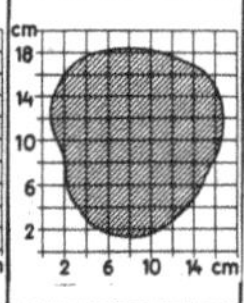

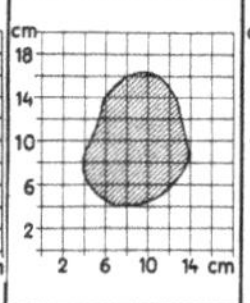

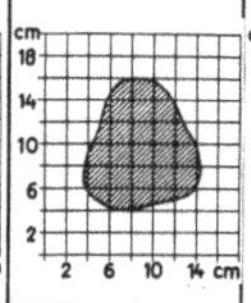

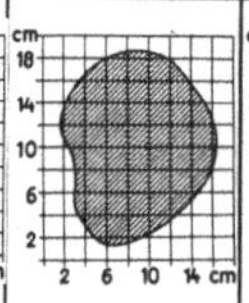

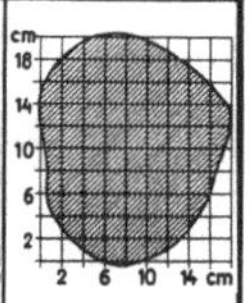

Abb. 9. Größe und Funktion der Milz; Verlaufsuntersuchungen. Patient mit chronisch-myeloischer Leukämie unter cytostatischer Behandlung

reicherung in der Milz. Nach 21 Tagen Behandlung mit täglichen Infusionen von Asparaginase normalisierten sich Größe und Funktion vollständig.

Es muß leider hinzugefügt werden, daß dieser Verlauf die Ausnahme darstellt. Nur etwa ein Viertel der Patienten mit akuter Leukose, die in eine hämatologische Remission gelangten, zeigen auch bezüglich der Größe und Funktion der Milz eine so weitgehende Normalisierung.

In der Abb. 9 sind die bei 6 Untersuchungen während eines Jahres erhobenen Befunde der Milzszintigraphie und der Funktionsprüfung bei einem Patienten mit chronisch-myeloischer Leukämie aufgezeichnet und mit einigen zur gleichen Zeit bestehenden hämatologischen Daten konfrontiert. Drei Tatsachen sind beachtenswert:

a) Die stark vergrößerte Milz ist vor der Behandlung sowie im Rezidiv in ihrer funktionellen Leistung hochgradig eingeschränkt (Kolonne 1 und 6).

b) Unter der cytostatischen Behandlung (hier mit Myleran) bildet sich die Splenomegalie (1750 g) weitgehend zurück (250 g). Die Milz kann jetzt in normalem Umfang (62%) wärmealterierte Erythrocyten aufnehmen (Kolonne 3).

c) Das Rezidiv ist im Funktionsbild der Milz früher zu erkennen als in den hämatologischen Veränderungen des peripheren Blutbildes (Kolonne 4).

Aus ähnlichen Beobachtungen bei zahlreichen anderen Erkrankungen kann ganz allgemein festgestellt werden:

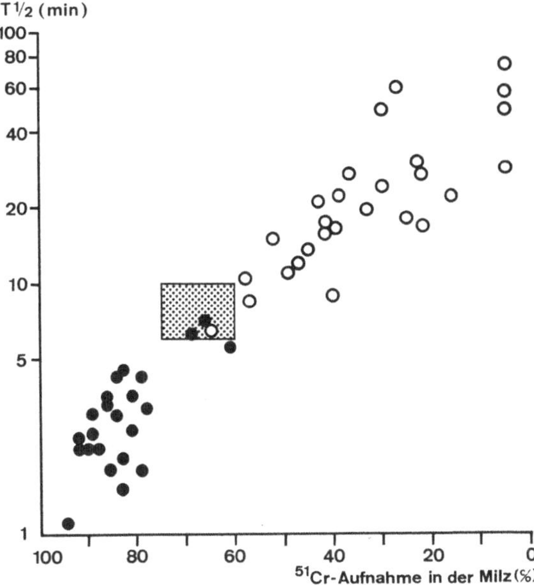

Abb. 10. ^{51}Cr-Elimination und Anreicherung in der Milz bei Myelofibrose (•) und chronisch-myeloischer Leukämie (o)

Die Größe der Milz gestattet keine Rückschlüsse auf die Filterfunktion des Organs. Die Extraktion der wärmealterierten Erythrocyten aus dem Blut kann bei stark vergrößerten Milzen schlecht, bei relativ kleinen Milzen gut sein.

Das funktionelle Verhalten der Milz ist bei einigen Erkrankungen konstant und charakteristisch. Bei der Untersuchung von 23 Patienten mit Myelofibrose und 28 Patienten mit unbehandelter chronisch-myeloischer Leukämie fanden wir die in Tabelle 2 sowie in den Abb. 10 und 11 zusammengefaßten Werte.

Tabelle 2. *Milzgröße, ^{51}Cr-Elimination und Anreicherung in der Milz bei chronischer myeloischer Leukämie und Myelofibrose*

	Zahl der Fälle	Milzgewicht (g)	Elimination ^{51}Cr-Aktivität im Blut $T^1/_2$ (min)	Aufnahme ^{51}Cr-Aktivität in der Milz (%)
Normalpersonen	16	150	6—10	60—75
Chron. myel. Leukämie	28	1500	25	33
Myelofibrose	23	2200	4	83

Bei annähernd gleicher Milzgröße unterscheiden sich die beiden Krankheitsbilder hinsichtlich ihres Funktionsbildes grundsätzlich: die Clearance der wärmealterierten Erythrocyten ist bei der chronisch-myeloischen Leukämie stark verzögert und die Anreicherung in der Milz hochgradig vermindert. Bei der Myelofibrose hingegen findet sich eine beschleunigte Extraktion der künstlich induzierten Sphärocyten aus dem Blut und eine erhöhte Anreicherung in der Milz. Häufig tritt bei diesem Krank-

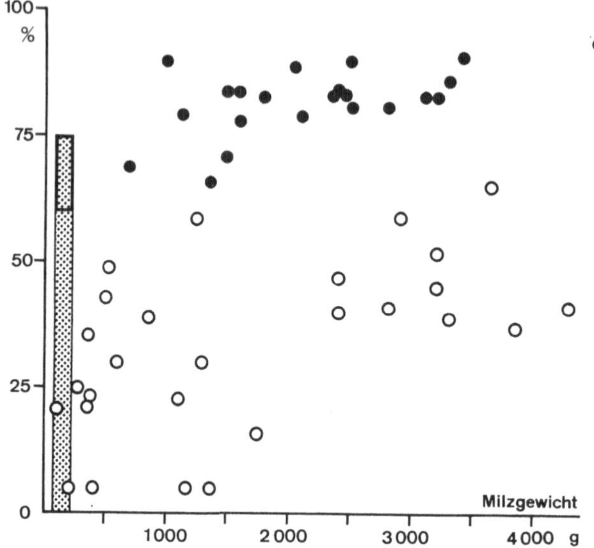

Abb. 11. Milzgewicht und Funktion (^{51}Cr-Aufnahme) bei Myelofibrose (•) und chronisch-myeloischer Leukämie (○)

heitsbild eine zusätzliche Komponente mit sehr kurzer Halbwertzeit auf. Der Unterschied im funktionellen Verhalten ist bei den beiden Erkrankungen so ausgeprägt und regelmäßig anzutreffen, daß er zur Differentialdiagnose verwendet werden kann. Die differentialdiagnostische Treffsicherheit liegt in der gleichen Größenordnung wie die der Bestimmung des Index der alkalischen Leukocytenphosphatase-Aktivität und des Philadelphia-Chromosoms.

Literatur

Duesberg, R., Fischer, J.: Die szintigraphische Darstellung der Milz als Ausdruck ihrer Lage und ihres Funktionszustandes. Med. Klin. **59**, 429 (1964).
Fischer, J.: Diskussionsbeitrag Nr. 91, Radio-Isotope in der Hämatologie, S. 246. Stuttgart: F. K. Schattauer 1963a.
— Klinik und Diagnostik der Milzerkrankungen. Verh. dtsch. Ges. inn. Med. **69**, 798. (1963b).
— Die Milzszintigraphie. Radiologe **5**, 372 (1965).
— Exploration topographique et fonctionnelle de la rate à l'aide d'isotopes radioactifs. Rev. méd. Dijon **3**, 7, 413 (1968).
— León, A., Wolf, R.: Etat actuel de la scintigraphie splénique: Resultats cliniques dans 4,500 cas. Med. Radioisotope scintigraphy, vol. II, p. 381. Vienna: I.A.E.A. 1968.
— Wolf, R.: Die quantitative Abschätzung der Milzgröße mit Hilfe der Szintigraphie. Dtsch. med. Wschr. **88**, 1430 (1963).
— — Das Funktionsbild der sequestratorischen Leistung des retikulohistiozytären Systems. Helv. med. Acta **31**, 579 (1964).
— — Die Sequestrationsleistung des RHS bei malignen Erkrankungen, geprüft mit radioaktiven Substanzen. Radioisotope in der Onkologie (eds.: G. Hoffmann u. K. E. Scheer), S. 239. Stuttgart: F. K. Schattauer 1965.
— — Die RHS-Clearance wärmealterierter Erythrocyten, ein neues Kriterium bei Erkrankungen des Knochenmarks. Blut **15**, 1 (1967a).
— — Durchblutung und Funktion der Milz. In: Radioaktive Isotope in Klinik und Forschung, Bd. VII, S. 208. München-Berlin-Wien 1967b.

FISCHER, J., WOLF, R.: Die Sequestrationsleistung der Milz für wärmealterierte Erythrocyten bei Osteomyelosklerose. Proc. 10th Congr. Europ. Soc. Haemat., Strasbourg 1965, part II, p. 205. Basel u. New York: Karger 1967c.

— — LEÓN, A.: Technetium – 99 m as a label for erythrocytes. J. nucl. Med. 8, 229 (1967a).

— — — Milzszintigraphie mit 99 mTc-markierten, wärmealterierten Erythrozyten. Fortschr. Röntgenstr. 106, 51 (1967b).

GRAMLICH, F., FISCHER, J., DULLIEN, K., LASCHTOWITZ, P.: Die Milz bei Lebererkrankungen. 14. Dtsch. Hämatologen-Kongr., Kiel, 11.—13. 9. 1969.

HOLZBACH, R. TH., CLARK, R. E., SHIPLEY, R. A., BENT III, W. B., LINDSAY, G. E.: Evaluation of spleen size by radioactive scanning. J. Lab. clin. Med. 60, 902 (1962).

— SHIPLEY, R. A., CLARK, R. E., BUCHWALD CHUDZIK, E.: Influence of spleen size and portal pressure on erythrocyte sequestration. J. clin. Invest. 43, 1125 (1964).

HORST, W., SCHNEIDER, C., VILLANUEVA-MEYER, H.: Die szintigraphische Darstellung der Milz mit ^{51}Cr-markierten, wärmegeschädigten roten Blutzellen und Untersuchungen über die quantitative Verteilung des ^{51}Cr im Organismus. Radio-Isotope in der Hämatologie, S. 249. Stuttgart: F. K. Schattauer 1963.

JANDL, J. H., ASTER, R. H.: Increased splenic pooling and the pathogenesis of hypersplenism. Amer. J. med. Sci., N.S. 253, 383 (1967).

JOHNSON, PH. M., HERION, J. C., MOORING, S. L.: Scintillation scanning of the normal human spleen utilizing sensitized radioactive erythrocytes. Radiology 74, 99 (1960).

LENNERT, K., STUTTE, H. J.: Die Bedeutung der Milz für die Pathogenese hämolytischer Erkrankungen. In: DEUTSCH, E., GERLACH, E., MOSER, K.: Stoffwechsel und Membranpermeabilität von Erythrocyten und Thrombocyten, S. 150. Stuttgart: G Thieme 1969.

LEWIS, S. M., SZUR, L.: Haematology. In: Diagnostic uses of radioisotopes in medicine. London: Hosp. Medicine Publ. Limited 1969.

NITSCHKE, H. W., FISCHER, J., OHLER, W.: Veränderungen im Erythrozytenstoffwechsel nach Wärmeeinwirkung. Hämatologie und Bluttransfusion Bd. 8, S. 123. München: J. F. Lehmann 1969.

ROUX, A., FISCHER, J., LEÓN, A., RUBERG, R.: Größe und Funktion der Milz bei primärer und sekundärer Polyzythämie. 14. Dtsch. Hämatologen-Kongr., Kiel 1969.

SCHMITT, F. R.: Größe und Funktion der Milz bei der chronisch-myeloischen Leukämie und Myelofibrose. Inaug.-Diss. Mainz 1969.

TEITEL, P.: Disk-sphere transformation and plasticity alteration of the red blood cells. Nature (Lond.) 206, 409 (1965).

THOMAS, C. E.: An electron- and light-microscope study of sinus structure in perfused rabbit and dogs spleens. Amer. J. Anat. 120, 527 (1967).

WEIS, L.: The structure of fine splenic arterial vessels in relation to hemoconcentration and red cell destruction. Amer. J. Anat. 111, 131 (1962).

WINKELMAN, J. W., WAGNER, H. N., JR., MCAFEE, J. G., MOZLEY, J. M.: Visualization of the spleen in man by radioisotope scanning. Radiology 75, 465 (1960).

WOLF, R., FISCHER, J.: Physikalische Probleme der Milzszintigraphie. Fortschr. Röntgenstr. 102, 320 (1965).

ZEIGER, K. TH., FISCHER, J., OHLER, W.: Veränderungen im Kohlehydratstoffwechsel des Erythrozyten nach Alteration mit 1-Bromomercuri-2-hydroxypropan (BMHP). Hämatologie und Bluttransfusion, Bd. 8, S. 274. München: J. F. Lehmann 1969.

ZUM WINKEL, K., KLUGE, A.: Szintigraphie und Funktionsprüfung der Milz mit alterierten Erythrozyten. Radio-Isotope in der Hämatologie, S. 239. Stuttgart: F. K. Schattauer 1963.

Diskussion

K. LENNERT: Welche Kriterien wandten Sie an, um chronische myeloische Leukämie und Osteomyelosklerose sicher zu diagnostizieren? War das entscheidende Kriterium die Histologie, die alkalische Phosphatasereaktion oder das Philadelphia-Chromosom? Wir würden es nicht wagen, im Zweifelsfalle auf die histologische Untersuchung allein zu bauen.

J. Fischer: Die Unterscheidung zwischen der chronisch-myeloischen Leukämie und der Myelofibrose wurde getroffen aufgrund einer eingehenden hämatologischen Untersuchung einschließlich der Bestimmung des Index der alkalischen Leukocytenphosphatase-Aktivität, der Beckenkammbiopsie (Myelotomie) und der Chromosomenanalyse.

J. C. F. Schubert: Gilt der diagnostische Wert der Milzszintigraphie zur Unterscheidung von chronisch myeloischer Leukämie und Osteomyelosklerose auch für die chronische Myelose, die in ein Osteomyelosklerosesyndrom übergegangen ist?

C. G. Schmidt: Wie muß man sich pathophysiologisch den Unterschied im Verhalten der Szintigraphie bei chronischer myeloischer Leukämie und Osteomyelosklerose vorstellen? Gibt es ein morphologisches Äquivalent für das differente Verhalten?

J. Fischer: Die in den letzten beiden Abbildungen aufgezeigten Unterschiede in der Clearance von wärmealterierten Erythrocyten bei der Myelofibrose und der chronisch-myeloischen Leukämie beziehen sich auf die *unbehandelte* chronisch-myeloische Leukämie. In den terminalen Phasen der chronisch-myeloischen Leukämie, nach jahrelanger cytostatischer Behandlung oder Röntgenbestrahlungen, sehen wir zwei unterschiedliche Verhaltensweisen in der Funktion. Bei sehr großen Milzen mit starker Blastenausschwemmung ist die Sequestrationsleistung meist hochgradig eingeschränkt. Wir haben eben eine solche Patientin untersucht, bei der eine Milz von annähernd 5 kg nur etwa 30% der injizierten wärmealterierten Erythrocyten anreichern konnte. Die andere Form ist die mit großem Milztumor und cytopenischem Blutbild. Bei diesen Formen sehen wir ein ähnliches Verhalten wie bei der Myelofibrose. Das Funktionsbild widerspiegelt stets die histologischen Veränderungen im Bereich der roten Pulpa. Bei der Myelofibrose sind die Filtrationsräume noch ausreichend groß, um eine kleine Menge wärmealterierter Erythrocyten aufzunehmen. Bei der chronisch-myeloischen Leukämie ist hingegen die gesamte rote Pulpa so weitgehend umgebaut, daß sie auch eine kleine Menge wärmealterierter Erythrocyten (3—5 ml) nicht mehr mit der üblichen Geschwindigkeit aufnehmen kann. Diese Veränderungen in der Milz treten schon sehr frühzeitig auf, wie wir bei 4 Fällen von zufällig entdeckten chronisch-myeloischen Leukämien feststellen konnten, bei denen das Milzgewicht unter 300 g lag und die hämatologischen Veränderungen diskret waren.

A. Schrumpf: Wie sind Ihre Erfahrungen bei der hereditären Sphärocytose vor und nach Splenektomie?

J. Fischer: Die Extraktion der wärmealterierten (waE) Erythrocyten ist meist trotz Vergrößerung der Milz herabgesetzt. Dies erklärt sich durch die starke Ansammlung von Kugelzellen mit verkürzter Lebensdauer in der roten Pulpa. Nach der Splenektomie erfolgt die Clearance der waE stark verzögert mit einer $T^1/_2$ von 50 bis 100 min (statt normal 5 bis 10 min). Dies ist das charakteristische Verhalten bei Splenektomierten. Die Tatsache, daß nach der Entfernung der Milz die künstlich geschädigten Erythrocyten sehr verzögert aus dem Blut eliminiert werden, zeigt, daß die Milz das einzige für die Sequestration dieser Zellen zuständige Organ ist.

H. D. Waller: Sie hatten in ihrem Übersichtsschema über die Methoden zur Milzszintigraphie auch die BMHP-Methode angeführt. Können Sie noch hierzu für den Vor- und Nachteil der BMHP-Methoden im Vergleich zur ^{51}Chrom-Methode Stellung nehmen?

J. Fischer: Soweit nur die Lage, Form und angenähert die Größe der Milz interessiert, kann auch ^{197}Hg-BMHP (1-Bromomercuri-2-hydroxypropan) zur Szintigraphie verwendet werden. Diese Methode bietet bei der Routine-Untersuchung Vorteile, da sie schnell und einfach ist. Für die Funktionsprüfung ist das Verfahren nicht geeignet. Bereits kurz nach Injektion der mit ^{197}Hg-BMHP markierten und alterierten Erythrocyten löst sich das radioaktive Quecksilber von den Erythrocyten und tritt in ionogener Form in das Plasma über. Bei Externmessungen kann jetzt nicht mehr unterschieden werden, ob sich die Radioaktivität in den Erythrocyten oder im Plasma befindet. Genauere Clearance-Bestimmungen auf unblutigem Wege sind daher nicht mehr möglich.

A. Stacher: Im Tierversuch läßt sich durch Injektion von wärmehämolysierten Erythrocyten eine hämolytische Anämie erzeugen. Ist dies auch beim Menschen nach wiederholter Szintigraphie mit wärmegeschädigten Erythrocyten der Fall?

J. Fischer: Wir wenden die Milzszintigraphie seit 1962 an. Bei systematischer Untersuchung über Größe und Funktion der Milz bei bestimmten Erkrankungen (Lymphogranulomatose, Polycythämie usw.) wurde bei zahlreichen Patienten die Milzszintigraphie bis zu 12mal wiederholt. Es sind niemals Nebenerscheinungen aufgetreten. Ganz allgemein kann festgestellt werden, daß bei über 5000 Injektionen von ^{51}Cr-markierten, wärmealterierten Erythrocyten keinerlei Komplikationen oder Unverträglichkeitserscheinungen aufgetreten sind.

F. Heckner: Für den nuclearmedizinisch nicht so gut ausgerüsteten Hämatologen bedarf es des Trostes. Wir behelfen uns seit vielen Jahren mit der röntgenologischen Feststellung der Milzgröße und haben damit oft Milztumoren aufgedeckt, die palpatorisch nicht erfaßbar waren (Demonstration entsprechender Beispiele). Können Sie kritisch zu diesem Verfahren Stellung nehmen?

J. Fischer: Ein Vergleich bei 137 Patienten zeigte, daß die Milzszintigraphie den einfachen konventionellen radiologischen Verfahren bei weitem überlegen ist und mindestens die gleiche Aussagekraft besitzt wie die eingreifenden angiographischen Untersuchungsmethoden [siehe Acta radiol. (Stockh.), *N.S.* **3**, 278, (1965)].

H. Löffler: Wie häufig ist bei klinischer Vollremission einer Leukämie szintigraphisch noch eine vergrößerte Milz vorhanden? Im Milzpunktat lassen sich dann oft ja noch reichlich leukämische Zellen nachweisen.

J. Fischer: Die Frage der Normalisierung der Milzgröße und Funktion bei Patienten mit akuter Leukose nach Therapie ist schwer zu beantworten. Wir wissen noch nicht genau, welche direkten Auswirkungen die einzelnen Cytostatica auf die Milz haben. Von den Patienten, die eine sog. völlige hämatologische Remission aufwiesen, hatten nur knapp 20—25 % wieder eine normal große Milz und normales Funktionsbild.

II. Morphologische und funktionelle Grundlagen der Milzkrankheiten

Morphological and Functional Outlines of Splenic Disorders

a) Rote Pulpa

Red Pulp

The Pathologic Anatomy of the Splenic Red Pulp *

H. Rappaport **

Summary

The splenic red pulp is composed of splenic sinuses, which functionally represent the rapid compartment of the splenic circulation, and of the pulp cords which represent its slow compartment. Abnormal cellular elements that enter the pulp cords by way of the terminal arterioles and arterial capillaries may be retained or delayed in their passage through the so-called microcirculation which is interposed between the terminal arterial capillaries and the sinuses. Sequestration of abnormal red cells in the cordal compartment of the spleen is due to decreased plasticity (or increased rigidity) which prevents their easy passage through the walls of sinuses, and perhaps to other membrane abnormalities which make them vulnerable to phagocytic digestion.

Hereditary spherocytosis is the best studied example of massive retention of physiologically abnormal red blood cells in the cords. This also occurs in hereditary elliptocytosis, autoimmune hemolytic anemia with spherocytosis and the sickle-cell hemoglobinopathies. The spherocytes are particularly sensitive to the adverse metabolic conditions in the cordal compartment and undergo early increase in membrane permeability, loss of hemoglobin, and destruction and phagocytosis by the macrophages. Eventually the increased demand for macrophages is met by proliferation of histiocytes or immigration of monocytes, which contributes another factor to the splenomegaly in hereditary spherocytosis. Thus, the primary defect is in the red cells, and macrophages accumulate only in response to an increased phagocytic challenge. In contrast, widening of the pulp cords from proliferation of macrophages may per se be a cause of premature destruction of red blood cells, usually normal ones (secondary hypersplenism). Gaucher's disease and other histiocytic proliferations may cause such severe widening of the cords that the passage of blood cells from the terminal arterial capillaries into the sinuses is retarded. This results in prolonged exposure of the red blood cells and other formed elements of the blood to an unfavorable metabolic and cellular environment and to their premature destruction. The retardation may be further enhanced by the presence of cordal fibrosis such as one observes in portal hypertension. The unique structure of the microcirculation of the red pulp is not duplicated in any other organ and readily explains why, under certain conditions, the spleen is the only site of destruction of formed elements of the blood. A thorough knowledge of the histologic alterations of the

* Supported in part by Training Grant CA-05 183 from the National Cancer Institute, National Institutes of Health, United States Public Health Service.

** From the Department of Pathology, The Pritzker School of Medicine of the University of Chicago, and the Argonne Cancer Research Hospital (operated by the University of Chicago for the United States Atomic Energy Commission), Chicago, Ill.

splenic red pulp in various disease processes greatly contributes to an understanding of why splenectomy is beneficial in some hematologic diseases, of no effect in others, and occasionally even detrimental.

Most published reports dealing with structure and function of the red pulp of the spleen are preceded by a detailed account of the splenic circulation (WEISS, 1965, 1966; KOYAMA). Only that part of the circulation which is essential to the understan-

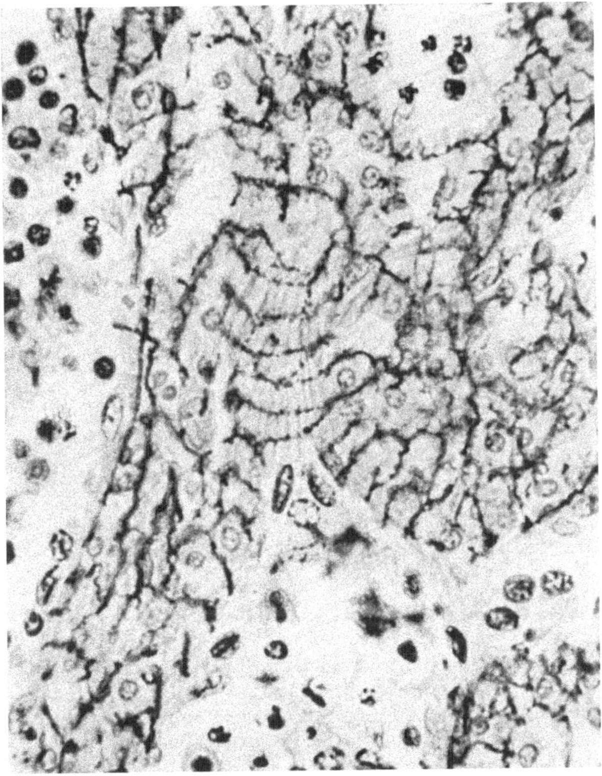

Fig. 1. Tangential section through wall of splenic sinus showing the grid-like appearance of the wall. Note the black silver impregnated ring fibers arranged in regular intervals and interconnected by bridging fibers. Perpendicular to them the long sinus endothelial cells are evident. The spaces between these cells are probably artifacts of fixation. Snook's silver impregnation stain counterstained with Kernechtrot. × 800. (Reproduced with permission from RAPPAPORT, H., CROSBY, W. H., 1957)

ding of the pathobiology of the splenic red pulp will be discussed here. This portion of the circulation is referred to as the microcirculation or intermediate circulation of the spleen. It provides for the passage of arterial blood through the highly cellular cordal compartment into the sinuses. It is during this passage that much of the damage is done to aging and abnormal red cells. Moreover, even normal red cells may be injured when structural abnormalities in the pulp cords interfere with their prompt return into the sinuses. Under pathologic conditions the cords act as an effective biological filter retarding the passage of altered erythrocytes. It is of particular interest that the macrophages in the splenic cords seem to recognize even slight physicochemical alterations of the red cell surface. the slighter the alteration, the greater is the part that the splenic red pulp plays in the red cell destruction (JANDL and ASTER). In contrast, when red cell damage is severe, much of the red cell destruction occurs intravascularly, both inside and outside the spleen.

Two anatomical features are of critical significance in the understanding of the microcirculation. 1. The structure of the sinus wall itself with particular reference

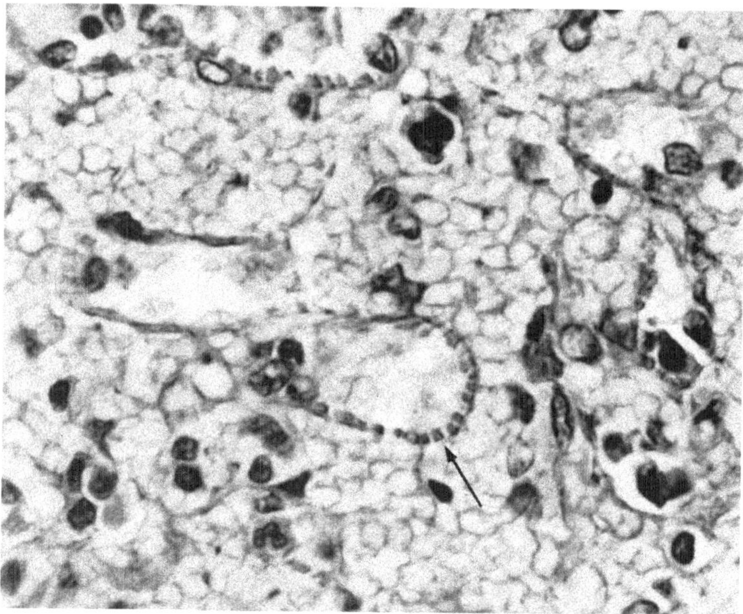

Fig. 2. Heavily congested red pulp from patient with autoimmune hemolytic anemia with spherocytosis. Note the cross sections of two sinuses. The small rectangular cross sections of sinus endothelial cells separated by narrow spaces are evident, particularly in the cross section of the sinus in the center of the illustration (arrow). Hematoxylin and eosin (*H* and *E*). ×1,200. (Reproduced with permission from RAPPAPORT, H., CROSBY, W. H., 1957)

to its permeability to formed elements of the blood. 2. The termination of the arterial capillaries in relation to the cordal compartment and the sinus wall.

The wall of the splenic sinus has a unique structure not duplicated in any other organ of the body. Its grid-like appearance as observed under the light microscope (Fig. 1) is produced by elongated littoral cells which measure more than 50 micra in length and are intimately associated with an interrupted basement membrane composed of argyrophilic circular or ring fibers which are arranged in regular intervals and connected by bridging fibers (KING *et al.*).

Because of this appearance the sinus has been compared with a barrel made of green wood and allowed to dry in the sun, the lining cells representing the staves of the barrel and the ring fibers the hoops (WENNBERG and WEISS, 1969). It is possible that the grid-like appearance under the light microscope is produced by partial shrinkage of the cytoplasm of the lining cells as a result of fixation, thus permitting spaces to appear in sections prepared for routine histological studies (Fig. 2). These have been referred to as apertures. However, when these lining cells are observed under the electron microscope no such spaces are evident. It has been emphasized that while these cells are closely apposed to one another (Fig. 3) they do not have either interdigitations or desmosomes (WENNBERG and WEISS, 1969) and therefore readily yield to the passage of cellular elements. Thus, while ultrastructurally the wall of the sinus does not appear as a true grid, potential apertures permit the ready passage of normal erythrocytes under appropriate hemodynamic conditions and of actively motile macrophages that contain red blood cells, iron pigment or other phagocytized material which is to be eliminated from the spleen. The evenly spaced ring fibers and the interconnecting "bridging" fibers represent a fenestrated basement membrane which allows the ready passage of cells while providing sufficient structural support for the sinus (WEISS, 1965).

Hereditary spherocytosis is probably the best studied hemolytic disease in which abnormal red cells are sequestered in the splenic cords and in which red cell destruction occurs exclusively in the spleen. The histopathologic aspects of the spleen of patients with hereditary spherocytosis as revealed under the light microscope have been well described. Marked congestion of the pulp cords, relative "emptiness" of the sinuses, hyperplasia of the lining cells and, in comparison with other hemolytic anemias, little hemosiderin deposition are regarded as the salient histologic features of the spleen in this disease. Erythrophagocytosis has not been mentioned as a characteristic histologic finding, perhaps because the crowding of red cells within the pulp cords precludes accurate assessment of the presence or absence of this phenomenon (RAPPAPORT and CROSBY). Little, if any, erythrophagocytosis appears to be evident within the sinuses which, as has been pointed out before, are usually interpreted as being "empty". Ultrastructural studies of spleens from patients of hereditary spherocytosis carried out in our laboratory (MOLNAR and RAPPAPORT) shed a somewhat different light upon this observation. First, the sinuses were not empty but contained red blood cells that had lost their electron density, and hence corresponded to what we call in light microscopic observations laked red blood cells or "ghosts" (Fig. 4). The red blood cells in the cords showed varying degrees of electron density with similarly laked red cells represented. Some of the red cells contained large polygonal crystals within the red cell membranes such as have been described under conditions of partial hemolysis (FAWCETT). Most of the red blood cells and their products of degradation were evident within macrophages. Thus, erythrophagocytosis was readily appreciable. It is also of interest that red cells in transit through the walls of the sinuses were usually present within macrophages. Review of the corresponding light microscopic sections indeed confirmed the presence of intra- and extracellular red cell ghosts within the sinuses (Fig. 5). In some macrophages we actually found both intact red cells and hemosiderin pigment, indicating that much if not all of the degradation of red blood cells occurred intracellularly (Fig. 6). This is in keeping with the observation that although the number of red cells destroyed in patients with hereditary spherocytosis has been estimated to correspond to a total of up to 65 grams of hemoglobin per day (CROSBY, 1967), patients with this disease do not have hemoglobinemia, which suggests that spherocytes are largely destroyed by phagocytes (CROSBY, 1967). Hemosiderin deposits were found not only in the cords but also to a lesser degree in the littoral cells or sinus

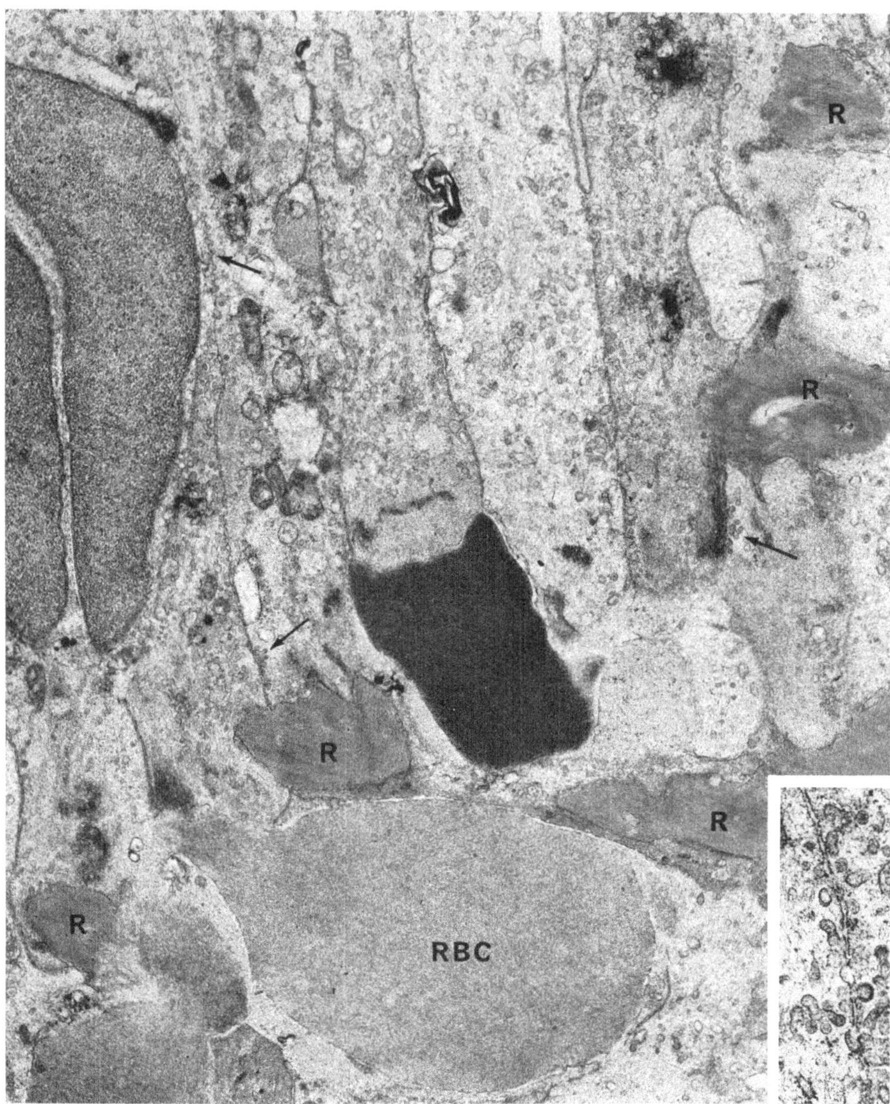

Fig. 3. Electron micrograph showing a tangential section through the wall of a sinus. Six sinus endothelial cells in close juxtaposition are readily seen; two of them have nuclei at the level illustrated. There are no desmosomes. The abundance of pinocytotic vesicles (arrows) is more readily seen at higher magnification (insert). Note the ring fibers (R) most of which are apparently cross sectioned. A pear-shaped red blood cell (RBC) is evident at the bottom, partly engulfed by a macrophage; it has an appreciably decreased electron density as compared with the red blood cell immediately above it. Fixation with paraformaldehyde followed by osmium tetroxide. Stained with uranyl acetate and lead citrate. ×10,400; insert ×25,000

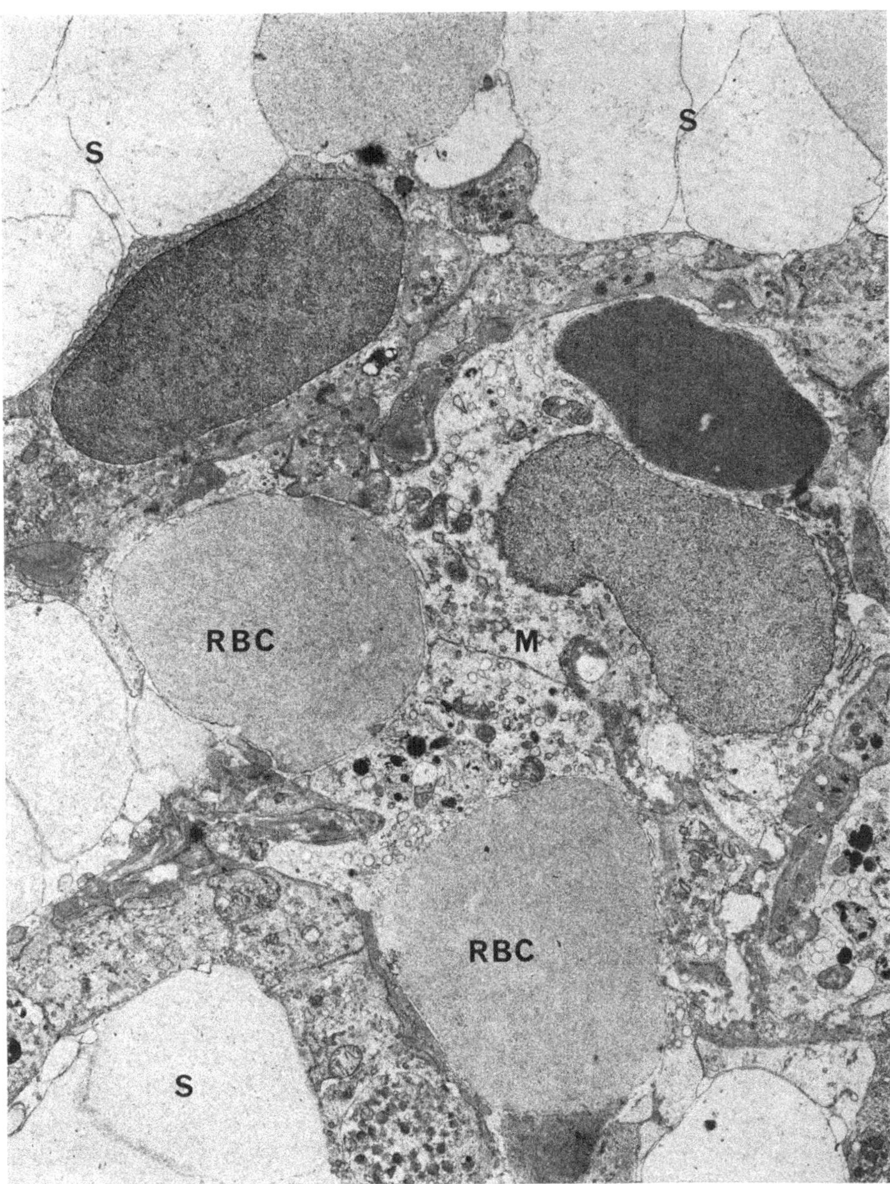

Fig. 4. Electron micrograph from spleen of patient with hereditary spherocytosis. Most of the central portion and the right lower corner are occupied by a splenic cord; the upper portion by part of a sinus (*S*) in longitudinal section, the lower left area by part of a sinus (*S*) in cross section. The red blood cells show varying degrees of electron density; the one with the greatest electron density is in a cordal macrophage (*M*). Other cordal macrophages appear to partly engulf two red blood cells with lower electron density. Some of the red blood cells in the cords and most of them within the sinuses appear laked and may represent the counterpart of red cell ghosts as seen under the light microscope (Fig. 5). Fixation with paraformaldehyde followed by osmium tetroxide. Stained with uranyl acetate and lead citrate. ×7,100

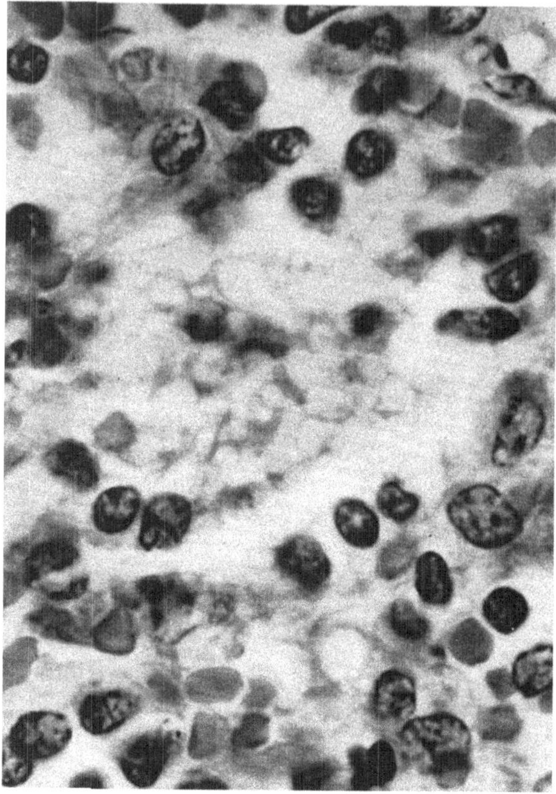

Fig. 5. Spleen from patient with hereditary spherocytosis (same as Fig. 4). The sinus contains a macrophage that has phagocytized many laked red blood cells (center). A macrophage containing relatively well stained red blood cells is seen near the upper left corner. The lower $^1/_4$ of the illustration is occupied by a splenic cord containing predominantly well stained and some laked red blood cells. *H* and *E*. ×1,200

endothelium. It is of great interest that although the hemosiderin in the macrophages had the usual granular appearance, it imparted to the lining cells of the sinuses a uniform bluish hue. This suggests qualitative differences between the iron-containing material in macrophages and in the sinus endothelium. It is of further interest that the sinus endothelium is characterized by numerous pinocytotic vesicles (Fig. 3) which could possibly account for the incorporation of whatever hemoglobin does escape into the splenic sinuses by pinocytotic activity rather than by a mechanism of phagocytosis which is characteristic for macrophages. This is in keeping with the suggestion that the sinus-lining cells do not possess all the hydrolytic enzymes found in the macrophages (Stutte) and that their power of phagocytosis is quite limited (Snodgrass). With respect to the ultrastructural changes in the spleens from patients with hereditary spherocytosis, we can say that in contrast to light microscopy one can observe in the pulp cords red blood cells in varying stages of hemolysis, that erythrophagocytosis is a prominent feature, and that the sinuses are not empty but only appear to be so because red cell ghosts within them may be overlooked when sections are examined under the light microscope.

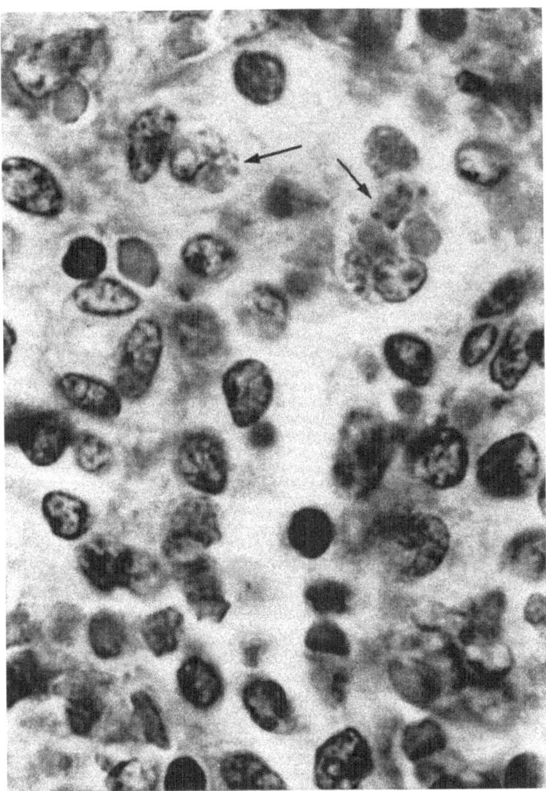

Fig. 6. Hereditary spherocytosis (same spleen as Fig. 5). In the upper portion of the illustration two macrophages (arrows) are seen; they contain both intact red blood cells and hemosiderin suggesting intracellular degradation of the products of hemolysis. Note the abundance of nuclei in the lining of the sinus and the hyperplasia of macrophages in the cords. *H* and *E.* ×1,200

The sequestration of spherocytes in the pulp cords has for a long time been attributed to the thickness of these erythrocytes, a characteristic which seemed to prevent them from passing through the apertures in the sinus walls with the same degree of ease as normal red blood cells. A clinical experiment, however, carried out by Crosby and Conrad did not seem to be in keeping with this contention. These authors phlebotomized patients with hereditary spherocytosis until they became iron deficient and their red blood cells were no longer spheroidal. They monitored this observation by showing that these cells did in fact have a normal osmotic fragility. The survival time of these cells did not improve, however and when these patients were eventually splenectomized a heavy congestion of the pulp cords which is characteristic of hereditary spherocytosis was evident. This suggested that factors other than the thickness of the spherocytes are primarily responsible for their selective retention (Prankerd). It is now believed that one of the prerequisites for ready passage of red blood cells through the apertures in the sinusoidal walls is plasticity (Jacob). This property is absent from erythrocytes of patients with hereditary spherocytosis (Jandl *et al.*, 1961) regardless of whether the cells are actually spherocytic or have been rendered nonspherocytic by the method reported by CROSBY and CONRAD.

The congestion of pulp cords, at one time regarded as pathognomonic for hereditary spherocytosis, occurs also in other hemolytic states in which the circulating red blood cells are abnormal. This includes hereditary elliptocytosis (RAPPAPORT and CROSBY), autoimmune hemolytic anemia with spherocytosis (RAPPAPORT and CROSBY) and sickle cell disease. In contrast, in some hemolytic diseases in which the red blood cells do not show morphologic abnormalities or are actually thinner than normal, the pulp cords contain only few erythrocytes. This is true for hereditary nonspherocytic hemolytic diseases (MOTULSKY et al., 1954), the majority of cases of autoimmune hemolytic anemia without spherocytosis (RAPPAPORT and CROSBY) and homozygous hemoglobin C disease (RAPPAPORT, unpublished).

In those hemolytic diseases in which red cell destruction occurs exclusively or predominantly in the spleen, such as in hereditary spherocytosis and elliptocytosis, splenectomy results in significantly increased red cell survival time. In hereditary spherocytosis the red cell survival time usually approaches normal values following removal of the spleen. In a recent study, however, it was shown that in some instances the mean red cell life span following splenectomy was still below normal by as much as 22 per cent (CHAPMAN and MCDONALD). Even this represents such a substantial improvement that one can consider splenectomy as curative as far as the anemia is concerned, although the intrinsic red cell abnormality persists. In contrast, splenectomy has no beneficial effect in certain hereditary hemolytic diseases in which red cell sequestration in the spleen is lacking, such as in hereditary nonspherocytic hemolytic anemia (CROSBY, 1950) and atypical hereditary spherocytosis (ZAIL et al.).

In certain autoimmune hemolytic anemias, particularly those with spherocytosis, red cell destruction may occur predominantly in the spleen (RAPPAPORT and CROSBY), and in others, erythrophagocytosis occurs not only in the spleen, but also in the liver, lymph nodes and bone marrow, and hemolysis may be predominantly intravascular. In sickle cell disease, an increase in surface stickiness leads to intravascular conglutination of the sickled cells in many organs. It has been demonstrated, however, that splenic sequestration of red blood cells occurs in patients with sickle cell anemia who have splenomegaly (HATHORN). Prolongation of red cell survival following splenectomy in children with sickle cell anemia and large spleens has also been reported (SPRAGUE and PATERSON). The sickled cells are particularly vulnerable to the unfavorable metabolic conditions that exist in the cordal compartment of the splenic pulp. Under conditions of severe oxygen deprivation this may result in pronounced stagnation and retention of sickled cells in the pulp cords. This was a surprise discovery in young military personnel with sicklemia who suddenly developed severe pain in the left hypochondrium when exposed to high altitude flying in non-pressurized cabins (COOLEY et al., DOENGES et al., ROTTER et al.). The pain was attributed to rapid splenic enlargement and splenic "infarction". Marked sequestration of sickled cells in the pulp cords was the cause of the splenomegaly in these individuals who had either the sickle cell trait, sickle cell-hemoglobin C disease or sickle cell-thalassemia (ROTTER et al.). Even more serious, however, is the occurrence of splenic red cell sequestration in infants and young children with homozygous hemoglobin S disease. In these patients rapidly developing oxygen deprivation, as a result of pneumonia or interstitial pneumonitis, leads to marked sickling. I have observed two such

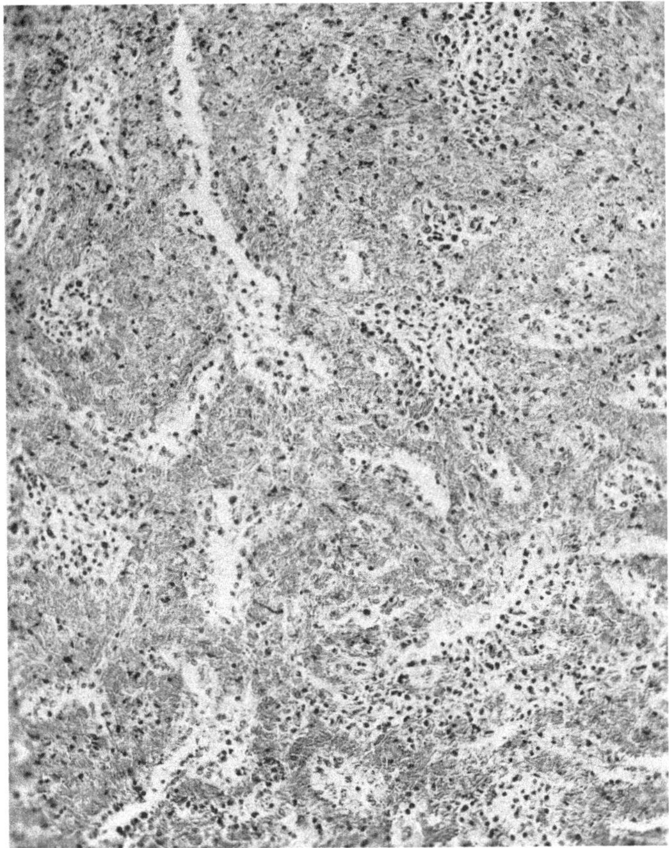

Fig. 7. Extreme congestion of splenic cords by sickled cells. Two year old child with homozygous hemoglobin *S* disease. Death due to internal blood loss into spleen. *H* and *E*. × 160. (Reproduced with permission from RAPPAPORT, H., CROSBY, W. H., 1957)

instances in which the loss of red blood cells into the spleen was so extensive (Fig. 7) as to be no longer compatible with life. An example of such an internal blood loss is illustrated by the following case:

A 2-year-old Negro male weighing 12.7 kilograms was admitted to the emergency room of the University of Chicago Hospitals and Clinics with severe convulsions. The tentative diagnosis was acute lead poisoning. The child died within one hour after admission. Hemoglobin electrophoresis done on a blood sample obtained prior to death revealed 80% hemoglobin S. The main autopsy findings included an acute diffuse interstitial pneumonitis involving all lobes of the lungs, and splenomegaly of 220 grams; the normal splenic weight for this patient's age is 33 grams. The total blood volume was estimated to be 1,060 ml ($^1/_{12}$ of the body weight), and the red cell volume, based upon a hematocrit of 33%, was estimated to be 350 ml. If one considers that the red cell content of the normal spleen contributes relatively little to its weight, it is reasonable to assume that 187 g, which is the figure obtained by deducting the weight of the normal spleen for the patient's age from that of the patient's spleen, would approximate the amount of sequestered red blood cells. This was approximately one half of the patient's red cell mass. It is reasonable to assume that a rapid loss of one half of the red cell mass into the spleen would result in severe anoxia which manifested itself clinically as convulsions.

The peculiar and unique structure of the wall of the splenic sinuses explains the sequestration of abnormal red blood cells in the pulp cords. It does not, however, account for the premature destruction of normal red blood cells in certain diseases in which splenomegaly is due primarily to hyperplasia of the macrophages of the pulp cords. In these conditions shortened red cell survival is related to other features of the microcirculation, particularly to distance between the terminal arterial branches and the sinus walls. It has been long assumed that some arterial branches connect directly with the sinuses, providing for a rapid circulation in which the cordal compartment is by-passed. Other branches empty their contents into the pulp cords. The former has been referred to as the closed circulation because the blood under these circumstances does not leave endothelium-lined spaces. The latter has been called the open circulation because the blood enters tissue spaces that are not lined by endothelial cells. Recently WEISS (1966) reported that at least in man direct communication between arterial branches and venous sinuses are very difficult to demonstrate and probably rare. His observations suggest an anatomical arrangement in which some arterial branches terminate in the center of the cord while others terminate close to an aperture in the sinus wall (WEISS, 1966). Under normal conditions no impediment to the ready passage of blood from such a branch into the sinus exists. Although this cannot be called a closed circulation in a strict, anatomical sense, it is regarded as a closed circulation functionally because even though the arterial vessel is not structurally continuous with the sinus, blood flow from the arterial capillary to the sinus may be direct and rapid (WEISS, 1966).

Under certain pathologic conditions, however, an increase in the number of cordal macrophages causes a widening of the pulp cords and an increase in the distance between the arterial termination and the sinus lumen. This compels the red blood cells to follow a circuitous route from the arterial termination to the sinus, resulting in a prolonged sojourn in a metabolically unfavorable milieu in which they are exposed to numerous macrophages. Diseases in man in which this mechanism appears to be responsible for the premature destruction of formed elements of the blood include Gaucher's disease, progressive systemic histiocytosis of the Letterer-Siwe and Hand-Schüller-Christian's types, monocytic leukemia and fibrocongestive splenomegaly. In fibrocongestive splenomegaly the increased portal pressure not only results in a proliferation of histiocytes but also in an irregular accumulation of reticulin and collagen fibrils which may be an additional impediment to the ready passage of formed elements from the cords into the sinuses. The term secondary hypersplenism is applicable to a clinical syndrome in which a proliferation of macrophages in the cords leads to their widening and thus causes premature destruction of formed elements of the blood, resulting in a cytopenia. Experimentally this has been achieved by the intraperitoneal injection of methyl cellulose (PALMER *et al.*). This results in rapid mobilization of macrophages which causes marked widening of the pulp cords and increased phagocytosis of formed elements of the blood (WENNBERG and WEISS, 1967; LAWSON and SMITH). It is of interest that apparently the widening of the pulp cords by cellular elements does not always result in an overt hypersplenic state. It seems that when the pulp cords are infiltrated with cells other than phago-cytes, the hemolytic effect is by far less than when the cellular components are predominantly macrophages. A good example is chronic granulocytic leukemia, in which the pulp cords are heavily infiltrated with immature granulocytes. In this disease the spleen may reach a huge size but this is not associated with the degree of secondary hypersplenism which is observed in disorders in which histiocytes or mono-cytes are responsible for the increase in the bulk of the pulp cords.

The pooling of red blood cells in enlarged spleens can be actually measured by the injection of ^{51}Cr labelled red blood cells. In spleens of normal size pooling is not demonstrable (JANDL and ASTER). Using this method in patients with splenomegaly, it has been shown that the splenic circulation has two compartments: 1. A rapid compartment in which the transit time of the red blood cells is similar to that of other organs, such as the liver and 2. A slow compartment in which the passage of red blood cells is retarded (MOTULSKY et al., 1958; TOGHILL). Because the retention of erythrocytes under pathologic conditions occurs primarily in the splenic cords, the pulp cords have been equated with the slow compartment while that portion of the circulation in which the cords are bypassed corresponds to the rapid compartment of the splenic circulation (RICHARDS and TOGHILL, JANDL and ASTER). The relative proportions of cellular elements which enter the sinuses or the cords vary and are controlled by occlusive mechanisms in the terminal arterioles, the hydrostatic pressure within the sinuses and perhaps by other factors not yet clearly understood. Those formed elements of the blood which are either retarded or retained in the pulp cords are subject to an unfavorable metabolic environment. This results in the destruction of these cells, and when red blood cells are involved, in hemolysis.

Hyperplasia of the splenic macrophages also occurs in those hemolytic diseases in which an intrinsic defect of the red cells is the primary cause of their sequestration in the pulp cords. Our electron microscopic studies (MOLNAR and RAPPAPORT) strongly suggest that the macrophages in hereditary spherocytosis are much more numerous than light microscopic studies would tend to suggest. It has been previously shown that in hereditary spherocytosis the splenomegaly and the increase in the bulk of the splenic cords are not attributable to the retention of spherocytes alone. Associated with it is a numerical increase in macrophages possibly attributable to a so-called "work hyperplasia" in response to increased demands for destruction and removal of damaged erythrocytes and their products of degradation. Two methods, one of counting cells (HAAM and AWNY) and one of determining the total DNA content of splenic tissue (JANDL et al., 1965) established that the increase in nucleated elements in spleens of patients with hereditary spherocytosis was in the range of 5—15 times that of spleens from autopsied normal adults. By employing methods of enzyme histochemistry STUTTE and EZUMI were able to show that these cells were primarily histiocytes. Thus, in hereditary spherocytosis a secondary hypersplenism develops which increases the exposure of red cells to macrophages and is likely to contrib-ute to the severity of the anemia.

A similar and perhaps even more severe proliferative response of the histio-monocytic system occurs in other hemolytic diseases. It is particularly evident in autoimmune hemolytic anemia and in thalassemia major. In both disorders, but particularly in thalassemia, this may be further aggravated by fibrosis of the splenic cords.

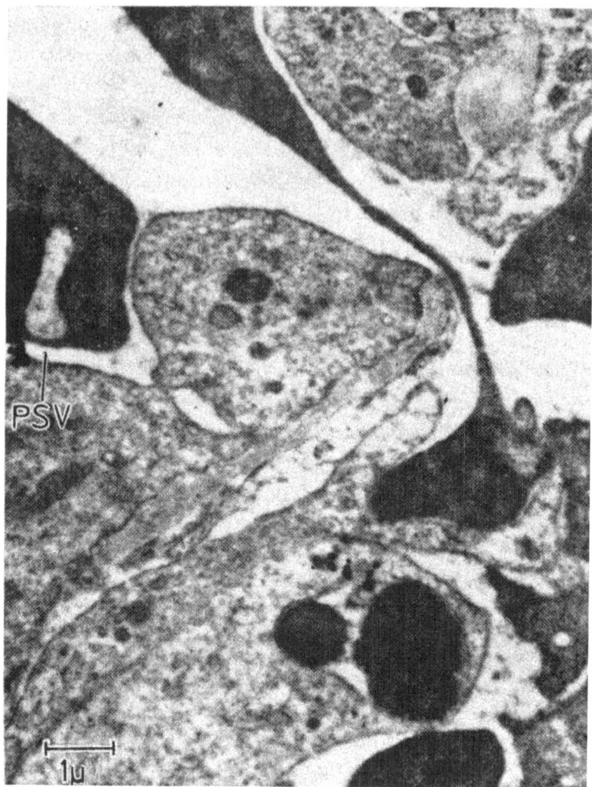

Fig. 8. Red blood cell in transit from cord (lower right) into sinus (upper left). A Heinz body is partially engulfed by two pseudopods of a macrophage. (Reproduced with permission from Koyama, S., Aoki, S., Deguchi, K., 1964)

In the past it was generally believed that the splenic macrophages function merely as scavengers removing altered red blood cells in toto. Subsequent studies in various hemolytic states, however, seem to indicate that macrophages are able to remove dense and rigid inclusions from erythrocytes and yet allow the remaining portion of the red cells to return as intact elements into the circulation (Crosby, 1957). The term "culling phenomenon" has been applied to the removal of red blood cells in toto (Crosby, 1959) and the term "pitting phenomenon" to the selective removal of erythrocytic inclusions. The pitting phenomenon was first demonstrated by Crosby (1957) in a clinical experiment in which siderocytes from a patient with nonspherocytic congenital hemolytic disease were injected into a normal as well as into a splenectomized but otherwise healthy recipient. In the splenectomized patient siderocytes were observed in the blood; in the non-splenectomized no siderocytes were found. When, however, a chromium label was applied to the siderocytes the chromium-tagged cells appeared in the circulation in both patients. This would indicate that in the recipient who had a spleen, the spleen did not prevent the return of the chromium labelled cells into the circulation but did remove the iron inclusion. Based on these observations the term "pitting function" was first proposed by Crosby (1957), who suggested that this function may not be specific for siderocytes but may also apply to red blood cells containing other inclusions such as Howell-Jolly bodies, Heinz bodies, malarial plasmodia, and Bartonella organisms (CROSBY, 1959). In 1964 KOYAMA and his associates provided direct evidence for the existence of the pitting phenomenon. In electron microscopic studies of the splenic red pulp in experimentally induced Heinz body anemia in the rat they demonstrated that the macrophages do in fact have the capacity of selectively removing Heinz bodies from red cells, while the main portions of the red cells return into the circulation (Fig. 8). This work was subsequently confirmed by RIFKIND and by LAWSON and associates who also showed the peculiar capacity of splenic macrophages to achieve the biological phenomenon of "pitting" which appeared at first almost incredible.

Finally, the splenic macrophages can actually produce fragmentation of red blood cells within the splenic cords with some of the fragments entering the circulation. This may occur in autoimmune hemolytic anemia (WEED and WEISS), thalassemia major (SLATER *et al.*), hemoglobin H disease (WENNBERG and WEISS, 1968), hereditary spherocytosis (WEED and WEISS) and other hemoglobin abnormalities such as sickle cell disease and homozygous hemoglobin C disease (CHARACHE *et al.*). The phenomenon has been referred to as erythroclasia. Metabolically unfavorable conditions that predispose stagnating red blood cells to fragmentation in the pulp cords include low glucose levels, low pH, and low cholesterol levels (WENNBERG and WEISS, 1969). The definitions of the three terms which are presently being used to designate the three biological properties of the macrophages of the splenic red pulp in relation to red cell destruction are summarized in Table 1.

Table 1. *The effects of the splenic cords on abnormal erythrocytes*

1. Culling	Removal of abnormal erythrocytes in toto
2. Pitting	Removal of abnormal inclusions with return of morphologically normal appearing cells into the circulation
3. Erythroclasia	Fragmentation of abnormal erythrocytes with the appearance of red cell fragments in the circulation

The pathologic alterations observed in splenic enlargement which occur in disorders affecting primarily the red pulp are tabulated in Table 2. Not all of these have been discussed in detail but it is evident from this table that splenic sequestration of formed elements of the blood are usually attributable to extrasplenic causes, either abnormalities in the formed elements of the blood or factors which increase the macrophages of the pulp cords. Thus, in most instances in which splenomegaly is associated with a decrease of formed elements of the blood, we are dealing with so-called secondary hypersplenism. The term primary hypersplenism is rarely, if ever, justified. Even the so-called primary histiocytoses, or reticuloendothelioses, are systemic diseases rather than diseases specifically involving the spleen. There are, however, exceptional instances when a lesion limited to the spleen may cause the clinical picture of hypersplenism. These include hemangiomas (FLORENTIN *et al.*, WRIGHT) and hamartomas of the spleen. Hamartomas, also known as splenadenomas or intrasplenic splenomas are usually asymptomatic and are discovered incidentally at splenectomy or at autopsy. We were able to find in the literature one case in which anemia secondary to a splenic hamartoma responded to splenectomy (SCHRIJVER

Table 2. *Splenomegaly caused by pathologic alterations of the splenic red pulp*

I. Widening of pulp cords
   A. Sequestration of abnormally formed elements of the blood in initially normal cords (e.g. hereditary spherocytosis, thrombocythemia)
   B. Sequestration of normal blood cells in hypercellular cords resulting from:
      1. Proliferation of histiocytes in
         a) Portal hypertension (e.g. fibrocongestive splenomegaly)
         b) Storage diseases (e.g. Gaucher's disease)
         c) Primary histiocytoses ("reticuloendothelioses")
      2. Infiltration of cords by
         a) Inflammatory cells (e.g. acute and chronic splenitis, rheumatoid arthritis)
         b) Leukemic cells (e.g. granulocytic and monocytic leukemias)

II. Dilatation of sinuses
   A. Passive congestion
      1. Systemic circulatory failure
      2. Portal hypertension
   B. Extramedullary hematopoiesis and myeloid metaplasia

III. Primary tumors
   A. Hamartoma
   B. Hemangioma and hemangiosarcoma

and VERDONK). Recently, the spleen from a 40 year old female patient with abdominal pain and anemia (Hb of 8.9 g/100 ml) was sent to me in consultation. The patient refused transfusion and the anemia was not responsive to any therapy until splenectomy was performed. A large hamartoma (11 cm in diameter) had occupied almost the entire spleen, which weighed 845 g. The hamartoma consisted of red pulp only and showed marked sequestration of the red blood cells presumably due to a developmental structural abnormality, the precise nature of which was not apparent under the light microscope. Electron microscopic material on this case is not available. However, the difference between the marked sequestration of red cells in the cords of the hamartoma and the absence of this feature in the compressed but otherwise normal splenic red pulp surrounding the tumor is readily apparent (Fig. 9).

Sequestration of granulocytes by the spleen is uncommon. It probably occurs in Felty's syndrome. Good pathologic accounts of the morphologic aspects of such sequestration, however, are not available. Platelet sequestration does occur in thrombocytopenic purpura but does not lead to appreciable splenomegaly, perhaps because of effective destruction of the platelets in this disorder. The increase in the splenic platelet pool which occurs in patients who have splenomegaly with thrombocytopenia (ASTER, PENNY et al.) is usually not histologically appreciable. Of great interest, however, is the platelet sequestration that occurs in the thrombocythemic states associated with myeloproliferative diseases such as idiopathic thrombocythemia, polycythemia vera and panmyeloses with pronounced hyperplasia of platelet-producing megakaryocytes. The spleen is apparently the only organ that can effectively remove platelets in the thrombocythemic state, and when this possibility is not recognized the effects of splenectomy may be disastrous.

In one personal observation (RAPPAPORT, 1966) a patient with a platelet count of 500,000/cu mm, the upper limit of normal for the laboratory in which it was carried out, was found to have splenomegaly, megakaryocytic hyperplasia and large platelet clumps in the bone marrow. Some of the platelet aggregates were contiguous with the

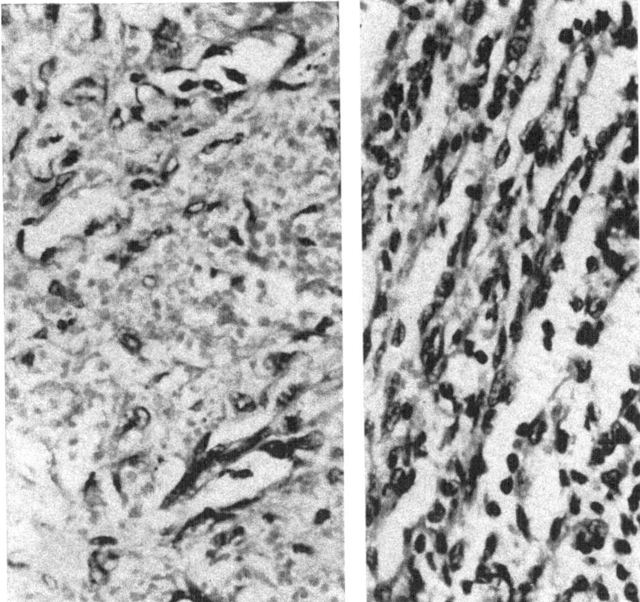

Fig. 9. Hamartoma of spleen (left) as compared with uninvolved splenic pulp (right). Note the marked retention of red blood cells in the cords of the hamartoma and the lack of this feature in the non-involved splenic red pulp. *H* and *E*. ×600

cytoplasm of megakaryocytes. The patient was otherwise asymptomatic. The spleen was surgically removed without a clear-cut preoperative diagnosis. The spleen weighed 750 grams. The histologic picture was most striking since it showed that splenomegaly was largely attributable to marked widening of the cords which contained numerous platelets. Following the operation the platelet level rose to 4 million per cu mm and the patient developed Jacksonian epileptic attacks and subcutaneous hematomas which bled profusely upon incision and were not amenable to the usual hemostatic procedures. Transfusions of fresh whole blood had to be administered. No significant improvement was noted until the patient was treated with radioactive phosphorus which reduced the platelet counts to normal levels. This patient was maintained on ^{32}P for nine years, never exhibiting clinical or laboratory manifestations of any other myeloproliferative disease until terminally, when he developed acute granulocytic leukemia and died.

The picture of platelet sequestration in the splenic red pulp is often missed because the pink homogenous granular material that widens the pulp cord is misinterpreted either for a protein precipitate or for fibrosis, and the aggregations of platelets are not recognized until the cords are examined under relatively high magnifications.

The sequence of events in this case indicates that a subclinical thrombocythemic state, as evidenced by the megakaryocytic hyperplasia and increased platelet production in the bone marrow, was present prior to splenectomy but that the spleen was able to remove successfully the excess platelets and thus prevent any clinical manifestations of thrombocythemia. It also suggests that the spleen, by virtue of its peculiar microanatomical structure, is the only organ capable of sequestering and destroying large numbers of platelets. Thus, the thrombocythemic state is one condition in which the spleen may fulfill a very useful function. By keeping the platelets at normal or only slightly increased levels this function may prevent the serious thrombohemorrhagic complications that are the hallmark of the thrombocythemic state. Using ^{51}Cr labeled platelets Aster reported very large splenic platelet pools in two patients who had polycythemia vera with normal platelet levels, which is consistent with our histologic observations of platelet sequestration in subclinical thrombocythemia.

References

Aster, R. H.: Pooling of platelets in the spleen: role in the pathogenesis of "hypersplenic" thrombocytopenia. J. clin. Invest. **45**, 645—665 (1966).

Chapman, R. G., McDonald, L. L.: Red cell life span after splenectomy in hereditary spherocytosis. J. clin. Invest. **47**, 2263—2267 (1968).

Charache, S., Conley, C. L., Waugh, D. F., Ugoretz, R. J., Spurrell, J. R.: Pathogenesis of hemolytic anemia in homozygous hemoglobin C disease. J. clin. Invest. **46**, 1795—1811 (1967).

Cooley, J. C., Peterson, W. L., Engel, C. E., Jernigan, J. P.: Clinical triad of massive splenic infarction, sicklemic trait and high altitude flying. J. Amer. med. Ass. **154**, 111—113 (1954).

Crosby, W. H.: Hereditary nonspherocytic hemolytic anemia. Blood **5**, 233—253 (1950).

— Siderocytes and the spleen. Blood **12**, 165—170 (1957).

— Normal function of the spleen relative to red blood cells. Blood **14**, 399—408 (1959).

— The role of the spleen in destruction of erythrocytes. Haemat. lat. (Milano) **10**, 25—30 (1967).

— Conrad, M. E.: Hereditary spherocytosis. Observations in hemolytic mechanisms and iron metabolism. Blood **15**, 662—674 (1960).

Doenges, J. P., Smith, E. W., Wise, S. P., Breitenbucher, R. B.: Splenic infarctions following air travel and associated with the sickling phenomenon. J. Amer. med. Ass. **156**, 955—957 (1954).

Fawcett, D. W.: An atlas of fine structure. The cell, p. 332—335. Philadelphia: W. B. Saunders 1966.

Florentin, P., Chalnot, P., Michon, P.: Angiomatose diffuse de la rate avec pancytopénie. Splénectomie. Resultat favorable. Rev. belge Path. **24**, 501—506 (1955).

Haam, E. von, Awny, A. J.: The pathology of hypersplenism. Amer. J. clin. Path. **18**, 313—322 (1948).

Hathorn, M.: Patterns of red cell destruction in sickle-cell anaemia. Brit. J. Haemat. **13**, 746—751 (1967).

Jacob, H. S.: The defective red blood cell in hereditary spherocytosis. Ann. Rev. Med. **20**, 41—46 (1969).

Jandl, J. H., Aster, R. H.: Increased splenic pooling and the pathogenesis of hypersplenism. Amer. J. med. Sci. **253**, 383—397 (1967).

— Files, N. M., Barnett, S. B., MacDonald, R. A.: Proliferative response of the spleen and liver to hemolysis. J. exp. Med. **122**, 299—325 (1965).

— Simmons, R. L., Castle, W. B.: Red cell filtration and the pathogenesis of certain hemolytic anemias. Blood **18**, 133—148 (1961).

King, J. T., Puchter, H., Sweat, F.: Ring fibers in human spleens. Arch. Path. **85**, 237—245 (1968).

Koyama, S., Aoki, S., Deguchi, K.: Electron microscopic observations of the splenic red pulp with special reference to the pitting function. Mie med. J. **14**, 143—169 (1964).

Lawson, N. S., Schnitzer, B., Smith, E. B.: Splenic ultrastructure in drug-induced Heinz body hemolysis. Arch. Path. **87**, 491—501 (1969).

— Smith, E. B.: Splenic ultrastructure in rats treated with methyl cellulose. Arch. Path. **85**, 179—188 (1968).

MOLNAR, Z., RAPPAPORT, H.: Unpublished observation.

MOTULSKY, A. G., CASSERD, F., GIBLETT, E. R., BROUN, G. O., JR., FINCH, C. A.: Anemia and the spleen. New Engl. J. Med. **259**, 1164—1169, 1215—1219 (1958).

— CROSBY, W. H., RAPPAPORT, H.: Hereditary nonspherocytic hemolytic disease. A study of a singular familial hemolytic syndrome. Blood **9**, 749—772 (1954).

PALMER, J. G., EICHWALD, E. J., CARTWRIGHT, G. E., WINTROBE, M. M.: The experimental production of splenomegaly, anemia and leukopenia in Albino rats. Blood **8**, 72—80 (1953).

PENNY, R., ROZENBERG, M. C., FIRKIN, B. G.: The splenic platelet pool. Blood **27**, 1—16 (1966).

PRANKERD, T. A. J.: Studies on the pathogenesis of haemolysis in hereditary spherocytosis. Quart. J. Med., N. S. **29**, 199—208 (1960).

RAPPAPORT, H.: Unpublished observations.

— Idiopathic thrombocythemia. In: Tumors of the hematopoietic system. Atlas of tumor pathology, Sect. III, Fas. 8, p. 300—307. Armed Forces Institute of Pathology, Washington, D.C., 1966.

— CROSBY, W. H.: Autoimmune hemolytic anemia. II. Morphologic observations and clinico-pathologic correlations. Amer. J. Path. **33**, 429 (1957).

RICHARDS, J. D. M., TOGHILL, P. J.: The distribution of erythrocytes in the human spleen in health and disease. J. Path. Bact. **93**, 653—660 (1967).

RIFKIND, R. A.: Heinz body anemia: an ultrastructural study. II. Red cell sequestration and destruction. Blood **26**, 433—448 (1965).

ROTTER, R., LUTTGENS, W. F., PETERSON, W. L., STOCK, A. E., MOTULSKY, A. G.: Splenic infarction in sicklemia during airplane flight: pathogenesis, hemoglobin analysis and clinical features of six cases. Ann. intern. Med. **44**, 257—270 (1956).

SCHRIJVER, H., VERDONK, G. J.: Hamartoma of the spleen with inhibition of the bone marrow. Acta med. scand. **158**, 235—237 (1957).

SLATER, L. M., MUIR, W. A., WEED, R. I.: Influence of splenectomy on insoluble hemoglobin inclusion bodies in β-thalassemic erythrocytes. Blood **31**, 766—777 (1968).

SNODGRASS, M. J.: A study of some histochemical and phagocytic reactions of the sinus lining cells of the rabbit's spleen. Anat. Rec. **161**, 353—360 (1968).

SPRAGUE, C. C., PATERSON, J. C. S.: Role of the spleen and effect of splenectomy in sickle cell disease. Blood **13**, 569—581 (1968).

STUTTE, H. J.: Zur fermenthistochemischen Differenzierung retikuloendothelialer Milzzellen. Verh. dtsch. path. Ges. **49**, 280—283 (1965).

— EZUMI, K.: Die Rolle der Milz bei hämolytischen Erkrankungen. Blut **19**, 99—113 (1969).

TOGHILL, P. J.: Red-cell pooling in enlarged spleens. Brit. J. Haemat. **10**, 347—357 (1964).

WEED, R. I., WEISS, L.: The relationship of red cell fragmentation occurring within the spleen to cell destruction. Trans. Assoc. Amer. Phycns **79**, 426—438 (1966).

WEISS, L.: The structure of the normal spleen. Sem. Hematology **2**, 205—226 (1965).

— The spleen. In: GREEP, R. O., ed., Histology, 2nd ed., p. 394—419. New York: The Blakiston Division, McGraw Hill Book Co. 1966.

WENNBERG, E., WEISS, L.: Splenomegaly and hemolytic anemia induced in rats by methylcellulose. An electron microscopic study. J. Morph. **122**, 35—62 (1967).

— — Splenic erythroclasia: an electron microscopic study of hemoglobin H disease. Blood **31**, 778—790 (1968).

— — The structure of the spleen and hemolysis. Ann. Rev. Med. **20**, 29—40 (1969).

WRIGHT, M.: Hemangiosarcoma of the spleen. Arch. Path. **47**, 180—190 (1949).

ZAIL, S. S., KRAWITZ, P., VILJOEN, E., KRAMER, S., METZ, J.: Atypical hereditary spherocytosis: biochemical studies and sites of erythrocyte destruction. Brit. J. Haemat. **13**, 323—334 (1967).

Enzymhistochemie der normalen und strahlengeschädigten Milz
Enzyme-Histochemistry of Normal and Irradiated Spleen

W. Gössner*

Summary

1. The spleen shows a high content of hydrolases. Lysosomal enzymes as well as esterases predominate in the reticulohistiocytic cells of the red pulp. Membrane enzymes such as alkaline phosphatase and nucleoside phosphatases predominate in the white pulp. The well known morphologic and functional species differences of the spleen are reflected in different enzyme patterns.

2. Various oxydoreductases are histochemically demonstrable in the spleen.

3. Following radiation damage to the spleen, pronounced increases in lysosomal enzymes and esterases occur in the radiation-resistant reticulohistiocytic cells during the phases of destruction and resorption.

4. A scarcity of enzymes is evident in the still undifferentiated islands of regeneration during the recovery phase.

Einleitung

Die Methoden der Enzymhistochemie erlauben den Nachweis von Enzymen im histologischen Präparat mit Hilfe chromogener Reaktionen. Damit ist es möglich, bestimmte Enzyme im Gewebsverband unter Erhaltung der Strukturbeziehungen zu lokalisieren und die Enzymausrüstung von Zell- und Gewebsstrukturen zu bestimmen, die einer biochemischen Analyse aus methodischen Gründen nicht zugänglich sind. So stellt die Histochemie z.Z. die Methode der Wahl dar, um einen Einblick in die Enzymausstattung der verschiedenen Zellformen der Milz unter normalen und krankhaften Bedingungen zu gewinnen (Arvy, Gross et al., Tischendorf).

Dieses Referat wird sich in zwei Teile gliedern. Im ersten Teil soll ein Überblick über die Enzymhistochemie der normalen Milz verschiedener Säuger gegeben werden. Im zweiten Teil wird auf einige enzymhistochemische Befunde an der Milz nach einer Ganzkörperbestrahlung eingegangen werden.

Die Ergebnisse enzymhistochemischer Untersuchungen werden häufig durch die angewandte Methodik bestimmt, da sowohl die Gewebspräparation als auch die Nachweismethoden die Enzymaktivität und -lokalisation entscheidend beeinflussen und u.U. zu Artefakten führen können (Gössner, 1958 u. 1963). Dies erklärt auch die nicht selten unterschiedlichen Resultate, die verschiedene Bearbeiter am gleichen Objekt erhalten.

Zum Nachweis der Hydrolasen haben sich neben den Metallsalzmethoden, die zum Nachweis vieler substratspezifischer Hydrolasen, vor allem Phosphatasen unentbehrlich sind, vor allem die Azofarbstoffmethoden bewährt. Die dabei ent-

---

* Pathologisches Institut der Technischen Hochschule München (Klinikum rechts der Isar).

stehenden Reaktionsprodukte stellen meist intensiv gefärbte Verbindungen dar, deren Farbton variiert werden kann. Dies ist bei Gegenfärbungen und Kombination mit anderen histochemischen Methoden von Vorteil.

Die Nachweismöglichkeiten für Oxydoreductasen wurden durch neue für enzymhistochemische Zwecke besonders geeignete Tetrazoliumsalze wie Nitro-BT, Tetranitro-BT und MTT wesentlich verbessert.

In diesem Zusammenhang kann nicht im einzelnen auf die methodischen Probleme der Histochemie Pyridinnucleotid-abhängiger Dehydrogenasen eingegangen werden. Es sei lediglich darauf hingewiesen, daß abgesehen von der Möglichkeit der Verlagerung oder des Verlustes nicht strukturgebundener, also löslicher Enzymproteine während der Präparation oder Inkubation der Gewebsschnitte auch die bei den zweistufigen Nachweisreaktionen als „Hilfsenzym" notwendige Tetrazolium-Reductase häufig einen limitierenden Faktor darstellt. Artefaktmöglichkeiten dieser Art entfallen aber beim Nachweis der Cytochrom-reduzierenden Oxydoreductasen, wie Succino-Dehydrogenase oder Glycerin-1-Phosphat-Oxydase, da in diesem Fall der Substratwasserstoff direkt auf das Tetrazoliumsalz übertragen wird, und es sich um strukturgebundene Enzyme des intramitochondrialen Raumes handelt.

An dieser Stelle soll noch eine allgemeine Bemerkung zur Interpretation enzymhistochemischer Befunde gemacht werden, da diese grundsätzlich unter 3 verschiedenen Aspekten erfolgen kann.

1. Einige Enzyme sind *Indicatoren* für ganz bestimmte Zelltypen meist aufgrund besonderer Zellfunktionen. Zum Beispiel zeichnen sich die zur Phagocytose befähigten Zellen des reticulo-histiocytären Systems durch ihren hohen Gehalt an sauren Hydrolasen, z.B. saurer Phosphatase aus.

2. Bestimmte Enzyme ermöglichen die *Markierung* charakteristischer Zellstrukturen. Die saure Phosphatase ist z.B. ein „Marker" für Lysosomen, die Succino-Dehydrogenase oder Glycerin-1-Phosphat-Oxydase für Mitochondrien und die Nucleosid-Phosphatasen für Membran-Systeme der Zelle.

3. Ein Enzym ist als *Repräsentant* bestimmter metabolischer Leistungen der Zelle anzusehen. Zum Beispiel Glucose-6-Phosphat-Dehydrogenase ist ein Repräsentant des Pentose-Phosphat-Cyclus oder Glycerin-1-Phosphat-Oxydase der mitochondriale Partner im Wasserstoffcyclus.

Zur Zeit liegt der Schwerpunkt der angewandten Enzymhistochemie besonders in der Hämatologie zweifellos noch auf dem zuerst genannten Aspekt. Enzymhistochemische Methoden haben sich als Indicatoren für verschiedene Zelltypen bewährt und stellen damit in erster Linie nicht mehr und nicht weniger als eine brauchbare Ergänzung der rein morphologischen Methoden dar. Darüber hinaus können sie in vielen Fällen und bei kritischer Auswertung natürlich auch Hinweise auf besondere Zellfunktionen, bestimmte metabolische Zelleistungen und das Vorhandensein bestimmter Zellorganellen geben.

Hydrolasen

Die folgende Tabelle (Tabelle 1) gibt eine Zusammenstellung der bisher in der Milz nachgewiesenen hydrolytischen Enzyme.

In der linken und mittleren Spalte sind die lysosomalen Enzyme aufgeführt. Sie treten bevorzugt in den reticulo-histiocytären Elementen der roten Pulpa auf. Es ist

Tabelle 1. *In der Milz histochemisch nachgewiesene hydrolytische Enzyme*

Lysosomale Enzyme		
Saure Phosphatase	β-N-Acetyl-Glucosaminidase	Alkalische Phosphatase
β-Glucuronidase	Naphthol-(AS)-Esterase A-Typ	Adenosintriphosphatase
β-Galaktosidase	Sulfatase	5-Nucleotidase
β-Glucosidase	„Aminopeptidase" LNase pH 5 · 5	Acetylcholinesterase

bemerkenswert, daß beim Nachweis verschiedener Lysosomen-Enzyme die Befunde variieren. Dies spricht dafür, daß es sich um eine uneinheitliche Zellpopulation mit unterschiedlicher Enzymausrüstung handelt. In den Follikeln sind diese Enzyme bevorzugt in den Reticulumzellen enthalten, aber auch in einem Teil der Lymphocyten histochemisch nachweisbar, wie neuerdings gezeigt werden konnte (Tamaoki u. Essner).

Zu den lysosomalen Enzymen sind auch die Inhibitor-resistenten Esterasen vom A-Typ zu rechnen, während die Inhibitor-sensiblen Esterasen häufig eine andere Lokalisation aufweisen.

In der rechten Spalte sind einige Phosphat-Ester spaltende Enzyme, die im Gegensatz zu den lysosomalen Enzymen bevorzugt in der weißen Pulpa vorkommen, aufgezählt. Es handelt sich dabei zum großen Teil um Membranenzyme. Eine einwandfreie Ortung dieser Enzyme ist mikroskopisch nicht immer möglich und wird wahrscheinlich erst durch elektronenmikroskopische Untersuchungen erfolgen können.

Lysosomale Enzyme, einschl. Esterasen

Die saure Phosphatase (nach Gomori) zeigt bei der Ratte eine starke Aktivität in den reticulo-histiocytären Zellen der roten Pulpa und in Reticulum-Zellen der Follikel, besonders in den sog. marginalen Metallophilen, am inneren Rand der Marginalzone, die dadurch deutlich markiert ist. Ein identisches Bild erhält man beim Nachweis der sauren Phosphatase mit einer Azofarbstoffmethode.

Beim Nachweis eines anderen lysosomalen Enzyms, der β-Glucuronidase, werden dagegen im ganzen deutlich weniger Zellen dargestellt. Dies ist ein Hinweis auf die Heterogenität reticulo-histiocytärer Zellen im Hinblick auf ihre Ausrüstung mit verschiedenen Lysosomenenzymen.

In den Follikeln der Ratte sieht man beim Nachweis der sauren Phosphatase mit Azofarbstoffmethoden neben den intensiv gefärbten Reticulum-Zellen auch feinkörnige Farbstoffgranula neben den Lymphocytenkernen, die offenbar Lysosomen entsprechen (Tamaoki u. Essner). Bei der Katze, die eine typische Speichermilz besitzt, fällt die starke Aktivität der sauren Phosphatase im Bereich der „Schweigger-Seidelschen" Hülsen auf, womit ihre Zugehörigkeit zum reticulo-histiocytären System dokumentiert wird.

Speciesunterschiede zeigen die Enzymmuster beim histochemischen Nachweis der Naphthol-Esterasen (Gössner, 1958; Löffler). Bei Ratte, Maus und Meerschweinchen entspricht die Verteilung der enzympositiven Zellen etwa dem Bild beim Nachweis der sauren Phosphatase. Es handelt sich dabei also auch um reticulo-histiocytäre Elemente. Auffallend ist die Esteraseaktivität der Megakaryocyten z. B. bei der Maus. Dabei handelt es sich vor allem um Acetylcholinesterase. In der Kaninchenmilz stellen sich dagegen beim Esterase-Nachweis vor allem die Sinusuferzellen dar. Ein ähnliches Bild bietet auch die Milz des Menschen (GÖSSNER, 1958; STUTTE). Beide gehören zu den Stoffwechsel- bzw. Abwehrmilzen.

Bei Anwendung einer Methode zur Simultandarstellung Inhibitor-resistenter und Inhibitor-sensibler Esterasen läßt sich in der Kaninchenmilz eine rot gefärbte fluoridsensible Typ B-Esterase in den Sinuswänden und eine blau gefärbte fluoridresistente lysosomale Typ A-Esterase in den reticulo-histiocytären Zellen der roten Pulpa differenzieren (GÖSSNER, 1963; STUTTE).

Phosphatasen

Deutliche Speciesunterschiede zeigt auch die alkalische Phosphatase (GÖSSNER, 1958; LÖFFLER; SCHLÜNS). Besonders auffallend ist das Enzymbild der alkalischen Phosphatase beim Kaninchen. Es wird von einem Geflecht enzympositiver Faserstrukturen im Bereich der weißen Pulpa beherrscht, das weitgehend dem Muster der Reticulumfasern entspricht. Da elektronenmikroskopische Untersuchungen (WEISS) gezeigt haben, daß das extracelluläre Reticulum fast vollständig von fixen Reticulumzellen umschlossen wird, besteht die Möglichkeit, daß diese Enzymaktivität in den cytoplasmatischen Ausläufern dieser fixen Reticulumzellen lokalisiert ist.

Bei einer Simultandarstellung der alkalischen Phosphatase in einem roten und der unspezifischen Esterase in einem blauen Farbton bleibt die Knötchenrandzone ungefärbt. Da in diesem Bereich nach elektronenmikroskopischen Befunden das extracelluläre Reticulum nicht von Reticulumzellen umschlossen wird, sondern frei zutage liegt, kann dieser Befund die oben ausgesprochene Vermutung bestätigen.

Bei Ratte und Maus ist die alkalische Phosphatase vor allem in den Gefäßendothelien nachzuweisen, bei der Maus, allerdings in stark wechselnder Intensität, auch in den Zellen der Knötchenrandzone und bei der Ratte in den myeloischen Herden in der roten Pulpa. Bei der Katze zeichnen sich auch die Hülsen durch ihre Aktivität an alkalischer Phosphatase aus.

Ähnliche Befunde erhält man bei den Nucleosid-Phosphatasen. Auffallend ist dabei eine ziemlich starke Aktivität der 5-Nucleotidase in den Follikeln des Meerschweinchens.

Oxydoreductasen

Histochemische Untersuchungen über das Vorkommen von Oxydoreductasen in der Milz sind abgesehen von einigen Arbeiten über die Succino-Dehydrogenase bisher kaum durchgeführt worden (ARVY, TISCHENDORF). Im folgenden soll über eigene Befunde beim Nachweis verschiedener Oxydreductasen, die in der folgenden Tabelle (Tabelle 2) zusammengestellt sind, berichtet werden.

Tabelle 2. *In der Milz histochemisch nachgewiesene Oxydoreductasen*

(Cytochrom-Oxydase)	*DPN*
Succinat-Dehydrogenase	DPNH-Tetrazolium-Reductase
Glycerin-1-phosphat-Oxydase	Malat-Dehydrogenase
	(Isocitrat-Dehydrogenase)
TPN	(Glycerin-1-phosphat-DH)
Glucose-6-phosphat-DH	Lactat-Dehydrogenase
	D-3-Hydroxybutyrat-DH

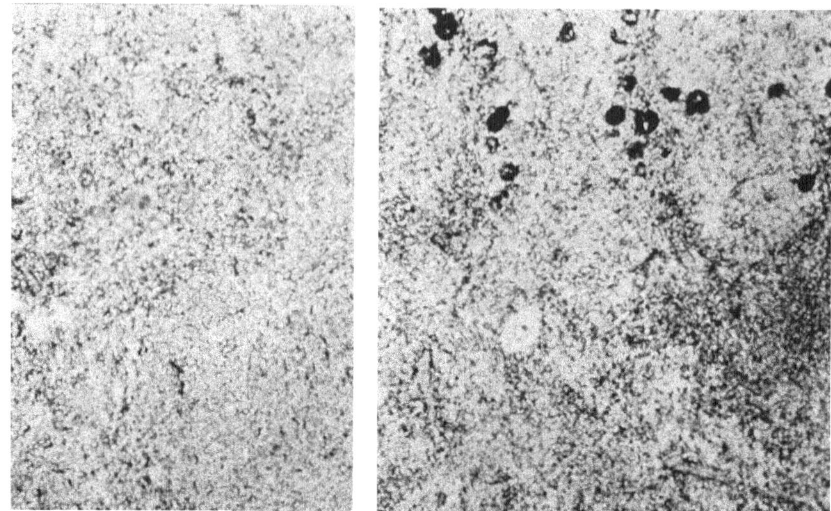

Abb. 1. Mäusemilz. Links Succino-Dehydrogenase. Rechts: Glycerin-1-Phosphatoxydase. Im ganzen stärkere Aktivität der Glycerin-1-Phosphatoxydase, vor allem in den Megakaryocyten. Vergr.: 90×

In der linken Spalte sind oben die Enzyme zusammengestellt, die als histochemische Marker für Mitochondrien anzusehen sind. Dazu gehören außer Cytochromoxydase die strukturgebundenen intramitochondrialen Cytochrom reduzierenden Enzyme Succino-Dehydrogenase und Glycerin-1-Phosphat-Oxydase. Darunter sind links die TPN- und rechts die DPN-abhängigen Dehydrogenasen aufgeführt.

Succinodehydrogenase, Malatdehydrogenase und Isocitratdehydrogenase sind Repräsentanten des Citronensäure-, Glycerin-1-Phosphat-Oxydase und Glycerin-1-Phosphat-Dehydrogenase des Wasserstoff-, und Glucose-6-Phosphat-Dehydrogenase des Pentosephosphatcyclus. Das histochemisch erfaßbare Verteilungsmuster dieser Dehydrogenasen ist — von wenigen Ausnahmen abgesehen — bei allen untersuchten Enzymen und Species verhältnismäßig eintönig. Im allgemeinen ist ihre Aktivität in der roten Pulpa und in der Follikelrandzone etwas stärker als in den Follikeln selbst. Die in Klammern gesetzten Enzyme zeigten im histochemischen Test nur eine schwache Reaktion.

Auf einige besondere Befunde soll aber noch hingewiesen werden. Es besteht eine unterschiedlich starke Aktivität der beiden mitochondrialen Enzyme Succino-Dehydrogenase und Glycerin-1-Phosphat-Oxydase. Letztere zeigt bei allen Species eine stärkere Aktivität, vor allem in den reticulo-histiocytären Zellen. Besonders auffallend ist auch die starke Aktivität dieses Enzyms in den Megakaryocyten, die im histochemischen Präparat als besonders intensiv gefärbte Zellelemente hervortreten (Abb. 1).

Das Verteilungsmuster der DPN- und TPN-abhängigen Dehydrogenasen weicht nur beim Meerschweinchen von den anderen bisher untersuchten Species ab. Diese Dehydrogenasen zeigen in der Meerschweinchenmilz ähnlich wie die Esterase in der Kaninchenmilz eine auffallend starke Aktivität in den Sinusuferzellen, wobei das

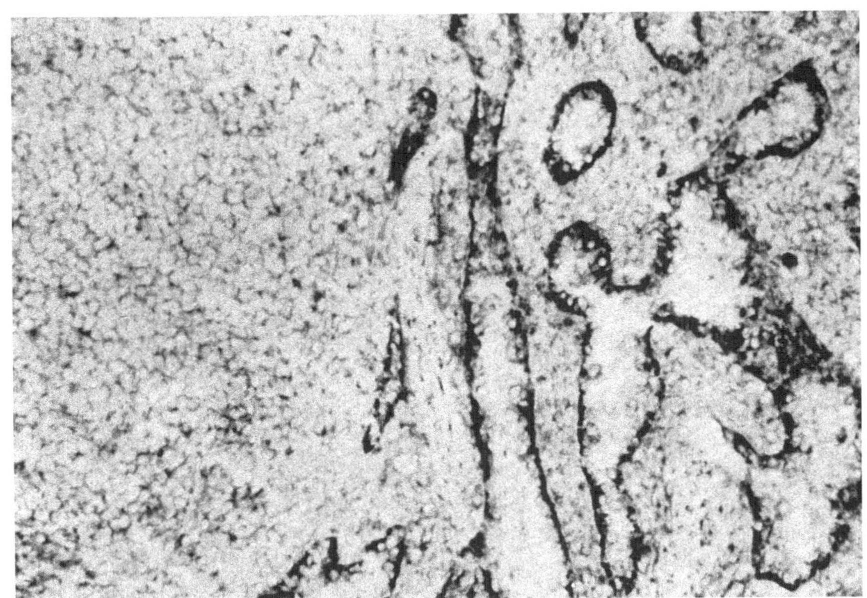

Abb. 2. Meerschweinchenmilz. DPNH-Tetrazolium-Reductase in den Sinusuferzellen.
Vergr.: 140×

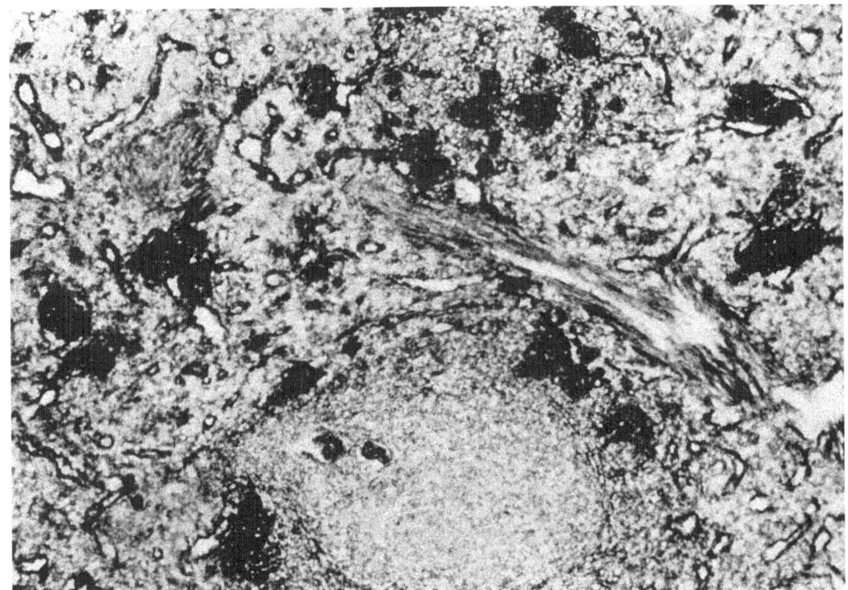

Abb. 3. Hundemilz. DPNH-Tetrazolium-Reductase in den Schweigger-Seidelschen Hülsen.
Vergr.: 90×

Reaktionsprodukt besonders an der Zellbasis angereichert ist (Abb. 2). Bei der Katze und dem Hund zeichnen sich die Hülsen auch durch eine starke Dehydrogenase-aktivität aus (Abb. 3).

Enzymhistochemie der strahlengeschädigten Milz

Die nach Einwirkung ionisierender Strahlen an der Milz auftretenden morphologischen Veränderungen sind in zahlreichen Arbeiten eingehend studiert worden. Biochemische Untersuchungen an der strahlengeschädigten Milz sind ebenfalls schon in größerem Umfang durchgeführt worden. Dagegen liegen bisher nur wenige enzymhistochemische Arbeiten vor (Arvy, Cottier, Stender, Tischendorf, Valet et al., Zollinger).

Die Strahlenanfälligkeit der Säugermilz beruht bekanntlich im wesentlichen auf der hohen Strahlensensitivität der Lymphocyten. Im allgemeinen verläuft die Strahlenschädigung in drei Phasen:

1. Eine in den ersten Stunden einsetzende Destruktionsphase mit dem Untergang der Lymphocyten und Phagocytose der Zelltrümmer durch die strahlenresistenten reticulo-histiocytären Elemente. Diese Phase läuft in den ersten 24 Std ab.

2. Eine Ruhephase vom ersten bis neunten Tag. In diesem Zeitraum zeigt die Milz eine verhältnismäßig einheitliche, vorwiegend aus Reticulumzellen bestehende Zellpopulation.

3. Eine Regenerationsphase, die ab dem 10. Tag beginnt mit herdförmigen Regenerationsherden in der roten Pulpa bei Tieren, die normalerweise eine intrasplenische Erythro- und Myelopoese aufweisen. Gleichzeitig kommt es auch zu einer Regeneration des lymphatischen Gewebes.

Es ist unwahrscheinlich, daß die Enzymhistochemie neue Aspekte zur Pathogenese des Strahlenschadens an der Milz liefert. Dagegen ist zu erwarten, daß sich die strahleninduzierte Änderung der Zellpopulation sowohl in der Destruktions- als auch in der Regenerationsphase beim Nachweis bestimmter Indicatorenzyme im Enzymmuster widerspiegelt. Damit kann die Strahlenschädigung zugleich als experimenteller Eingriff zur besseren enzymhistochemischen Differenzierung der in der Milz auftretenden verschiedenen Zellpopulationen benutzt werden.

Aus einer größeren Versuchsreihe, die wir gemeinsam mit Rummel an Ratten, Mäusen, Kaninchen und Meerschweinchen durchgeführt haben, können in diesem Rahmen nur einige Befunde herausgegriffen werden (Rummel u. Gössner, 1965 u. 1966).

Die Bestrahlungsbedingungen sind in der folgenden Tabelle (Tabelle 3) zusammengestellt.

Tabelle 3. *Bestrahlungsbedingungen für Ganzkörperbestrahlung*

300 kV, 10 mA, 0,9 mm Cu- + 1,0 mm Al-Filter. Abstand: 57 cm. Dosisleistung: 50 r/min

Ratte	650 r
Maus	600 r
Kaninchen	500 r
Meerschweinchen	250 r

Die in den ersten Stunden auftretende strahleninduzierte Zerstörung der Lymphocyten hat entsprechend dem geringen histochemisch nachweisbaren Enzymgehalt dieser Zellen bei allen untersuchten Species keine auffallende Änderung des Enzymmusters zur Folge. Man sieht beim Kaninchen lediglich eine Verdichtung des Phosphatase-positiven Faserfilzes im Bereich der Follikel (Abb. 4).

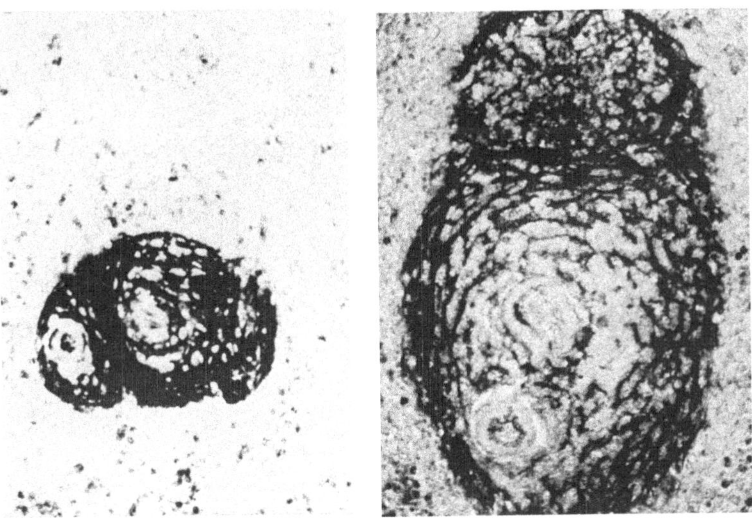

Abb. 4. Kaninchenmilz. Alkalische Phosphatase. Links: 12 Std nach 500 r Ganzkörperbestrahlung. Verdichtung des phosphatasepositiven Faserfilzes im Follikel. Rechts: Normaler Follikel zum Vergleich. Vergr.: 90 ×

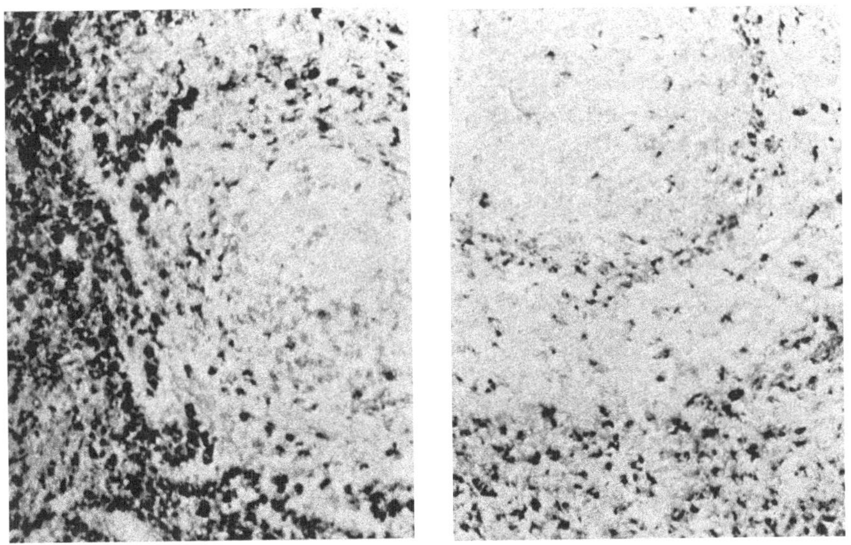

Abb. 5. Rattenmilz. Saure Phosphatase. Links: 12 Std nach 650 r Ganzkörperbestrahlung. Zunahme der sauren Phosphatase in den reticulo-histiocytären Zellen. Rechts: Normale Milz zum Vergleich. Vergr.: 90 ×

Deutliche Veränderungen erkennt man dagegen beim Nachweis der lysosomalen Enzyme wie z.B. der sauren Phosphatase, aber auch beim Nachweis der Esterasen. Bei allen untersuchten Tierarten kommt es in den ersten Stunden und Tagen zu einer starken Zunahme der Enzymaktivität aufgrund der vermehrten Phagocytoseaktivität reticulo-histiocytärer Zellen, die infolge des Parenchymunterganges zudem

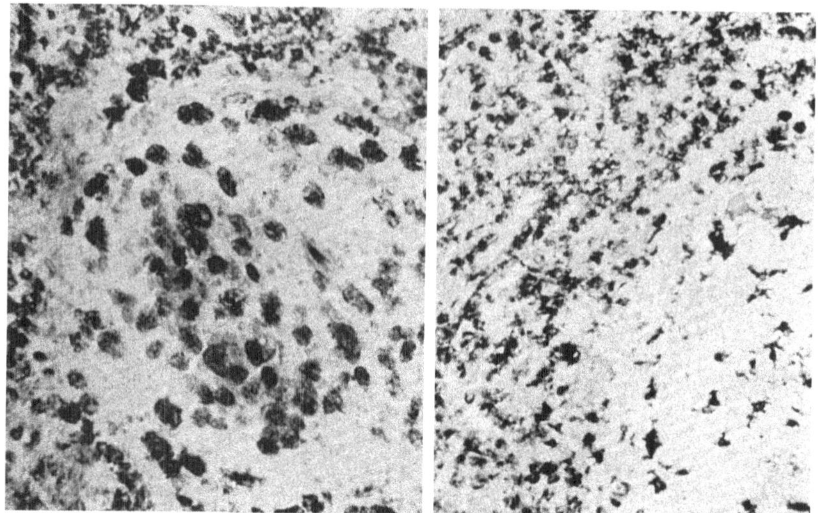

Abb. 6. Meerschweinchenmilz. Unspezifische Esterase. Links: 12 Std nach 250 r. Zunahme der Esterase in den Reticulumzellen der Follikel. Rechts: Normale Milz zum Vergleich. Vergr.: 140 ×

dichter aneinanderrücken (Abb. 5 u. 6). In der Destruktions- und Resorptionsphase steht also eine Zunahme der lysosomalen Enzyme und der Esterase im Vordergrund.

In der Ruhephase beherrschen Reticulumzellen mit wechselnder Aktivität an sauren Hydrolasen das Bild. In der Regenerationsphase sind die Veränderungen des Enzymbildes nur schwer zu analysieren, da die Repopulation der Pulpa ziemlich diffus erfolgt und wir, abgesehen von der alkalischen Phosphatase, noch keine charakteristischen Indicatorenzyme für die regenerierenden Zellsysteme bei den untersuchten Tierarten kennen.

In der Regenerationsphase treten beim Kaninchen, der Ratte und dem Meerschweinchen in der roten Pulpa kleine, durch alkalische Phosphatase markierte myeloische Regenerationsherde auf.

Enzymhistochemie endogener Milzkolonien

Um das enzymhistochemische Verhalten von Regenerationsherden besser analysieren zu können, haben wir endogene Milzkolonien durch Bleiabdeckung mehrerer

Tabelle 4. *Versuchsanordnung zur Erzeugung von Milzkolonien*

Mäuse (C3H)	GKB	500 r und 700 r
4 cm vom Schwanz mit Blei (5 mm) abgedeckt; nach 6 Tagen getötet		
Ratten (Wistar)	GKB	700 r
6 cm vom Schwanz mit Blei (5 mm) abgedeckt; nach 10 Tagen getötet		

Schwanzwirbel während der Ganzkörperbestrahlung erzeugt (Robinson et al.). Die Versuchsbedingungen sind in Tabelle 4 zusammengestellt. Der Vorteil dieser

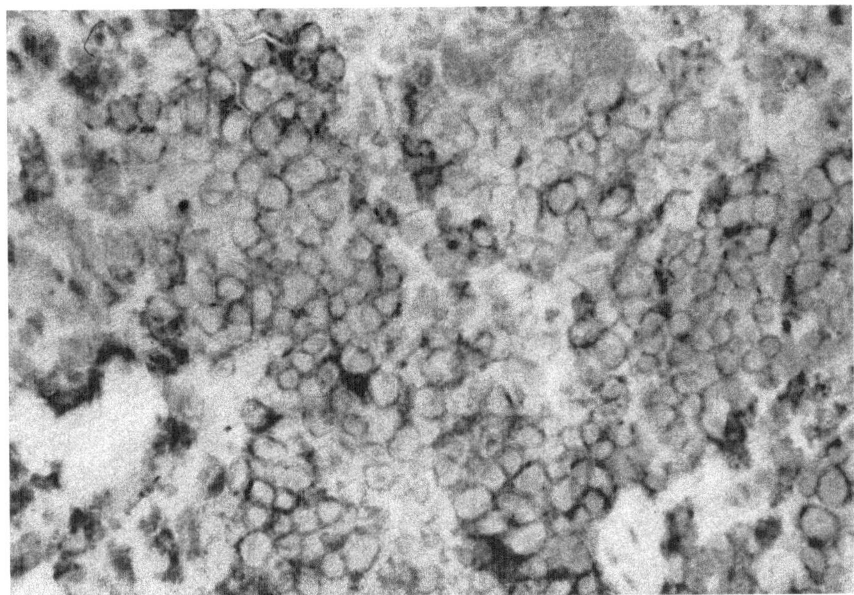

Abb. 7. Maus. Milzkolonie 6 Tage nach Bestrahlung. Unspezifische Esterase in den unreifen Zellen eines Regenerationsherdes. Vergr.: 220 ×

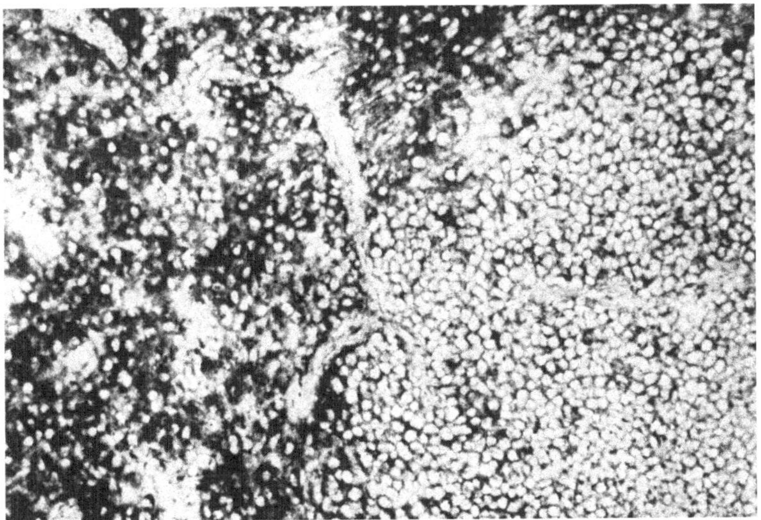

Abb. 8. Maus. Milzkolonie 6 Tage nach Bestrahlung. Succino-Dehydrogenase in einem Regenerationsherd (rechts). Vergr.: 140 ×

Methode ist, daß aus dem abgeschirmten Schwanzwirbelmark einzelne pluripotente Stammzellen in die Milz eingeschwemmt werden und dort kleine umschriebene Kolonien erzeugen, die im Schnittpräparat klar zu erkennen sind.

Bei dieser Versuchsanordnung wird deutlich, daß bei der Maus die großkernigen, noch weitgehend undifferenzierten Zellen der Regenerationsknötchen eine auffallend geringe Aktivität aller untersuchten Enzyme aufweisen. Am deutlichsten ist noch eine schwache Aktivität an unspezifischer Esterase im Cytoplasma dieser Zellen festzustellen (Abb. 7).

Außerdem treten in den Kolonien durch saure Phosphatase markierte Reticulumzellen auf. Beim Nachweis der Dehydrogenasen sind die Kolonien meist schwächer als die Umgebung gefärbt (Abb. 8). Dies dürfte aber im wesentlichen darauf beruhen, daß die Kern-Plasma-Relation stark zugunsten des Kernes verschoben ist und die Zellen nur einen sehr schmalen Cytoplasmaleib besitzen. Bei der Ratte fallen dagegen die Kolonien, sofern es sich dabei um myelopoetische Herde handelt, durch eine starke Aktivität an alkalischer Phosphatase auf.

Literatur

Arvy, L.: Splénologie. Paris: Gauthier-Villars 1965.

Cottier, H.: Histopathologie der Wirkung ionisierender Strahlen auf höhere Organismen (Tier und Mensch). In: Handbuch der medizinischen Radiologie, Bd. II, 2, S. 96—100. Berlin-Heidelberg-New York: Springer 1966.

Gössner, W.: Histochemischer Nachweis hydrolytischer Enzyme mit Hilfe der Azofarbstoffmethode. Histochemie 1, 48—96 (1958).

— Methodische Grundlagen der Zyto- und Histochemie hydrolytischer Enzyme. In: Cyto- und Histochemie in der Hämatologie. 9. Freiburger Symp., S. 217—226. Berlin-Göttingen-Heidelberg: Springer 1963.

Gross, U., Masshoff, W., Korz, R.: Die Milz in allgemeinpathologischer Sicht. Internist (Berl.) 9, 1—15 (1968).

Löffler, H.: Vergleichende histochemische Untersuchungen an Säugermilzen. Verh. dtsch. Ges. Path. 44, 351—355 (1960).

Robinson, C. V., Commerford, S. L., Bateman, J. L.: Evidence for the presence of stem cells in the tail of the mouse. Proc. Soc. exp. Biol. (N.Y.) 119, 222—226 (1965).

Rummel, W., Gössner, W.: Einfluß einer Ganzkörperbestrahlung auf die Enzymmuster der Milz bei verschiedenen Species. Pathogenese genetischer und somatischer Strahlenschäden. Assoziation Euratom-Gesellschaft für Strahlenforschung, Jahresber. 1965 (EUR 3270 d) und 1966 (EUR 4097 d).

Schlüns, J.: Untersuchungen zur Histotopochemie der alkalischen Phosphatase in der Milz einiger Säugetiere. Acta histochem. (Jena) 19, 201—233 (1964).

Stender, H.-St.: Milz und Lymphknoten. In: Scherer, E., und H.-St. Stender (ed.), Strahlenpathologie der Zelle. Stuttgart: Georg Thieme 1963.

Stutte, H. J.: Zur fermenthistochemischen Differenzierung retikulo-endothelialer Milzzellen. Verh. dtsch. Ges. Path. 49, 280—283 (1965).

Tamaoki, N., Essner, E.: Distribution of acid phosphatase, β-Glucuronidase an N-Acetyl-β-Glucosaminidase activities in lymphocytes of lymphatic tissues of man and rodents. J. Histochem. Cytochem. 17, 238—243 (1969).

Tischendorf, F.: Die Milz. Handbuch der mikroskopischen Anatomie des Menschen, Bd. VI, 6. Berlin-Heidelberg-New York: Springer 1969.

Valet, G., Gross, H. J., Ruhenstroth-Bauer, G.: Esteraseaktivität, Proteingehalt und Gewicht der Milz röntgenganzkörperbestrahlter Ratten unter Berücksichtigung funktionsmorphologischer Gesichtspunkte. Virchows Arch. Abt. B Zellpath. 2, 326—344 (1969).

Weiss, L.: The white pulp of the spleen. The relationships of arterial vessels, reticulum and free cells in the periarterial lymphatic sheath. Bull. Johns Hopk. Hosp. 115, 99—173 (1964).

Zollinger, H. U.: Radio-Histologie und Radio-Histopathologie. In: Handbuch der allgemeinen Pathologie, Bd. X, 1, S. 205—209. Berlin-Göttingen-Heidelberg: Springer 1960.

Die pathologische Anatomie der roten Milzpulpa
Quantitative Analyse mit fermentcytochemischen Methoden *
Pathology of Splenic Red Pulp
A Quantitative Analysis with Enzyme Cytochemical Methods

H. J. STUTTE **

Summary

The splenic red pulp consists of a double-barrelled channel system which is interposed between arterial and venous vascular system. This channel system is composed of: 1. the more vascular sinuses and 2. the more cavernous pulp cords which sheath the sinuses. In the sinuses which are lined by special "rod cells" with no or only low phagocytic activity, blood flows at the same velocity as in capillary systems of other organs. However, through the pulp cords which may be engorged by strongly phagocytic reticular cells blood circulates significantly slower. Biometric investigations have shown that in splenomegaly the red pulp volume, especially the amount of pulp cords, that means of the slow compartment, has been raised. Simultaneously phagocytic cells in this compartment are augmented. In short, there is a hyperplasia of splenic red pulp. As a consequence of the enlargement of the cordal system an increased number of blood cells can be pooled under unfavorable metabolic conditions (lack of glucose and ATP, lowered pH), whereby these cells are deteriorated and conditioned for phagocytosis by phagocytic cells. Pre-damaged or abnormal blood cells will succumb to this metabolic as well as mechanical (passage through narrow slits in the sinusoidal wall!) stress much easier than normal blood cells.

Die quantitative Analyse ist der Traum eines jeden Morphologen, der das von ihm untersuchte Organ nicht nur statisch, sondern auch funktionell begreifen möchte. Bei der Milz stieß die Verifizierung eines derartigen Vorhabens auf erhebliche Schwierigkeiten; denn die Geschichte der Erforschung schon der normalen Strukturen und Funktionen der Milz ist bis in die Gegenwart überaus reich an Irrtümern und Widersprüchen. Die Ursachen dieser Schwierigkeiten liegen in der Natur der Milz: Den Morphologen bot sich besonders in der roten Milzpulpa ein derart kompliziert aufgebautes Gefäß- und Zellsystem dar, daß ein Vergleich mit bereits bekannten Strukturen anderer Organe kaum möglich war. Verhängnisvoll wirkte sich auch der Vergleich von Ergebnissen aus, die an verschiedenen Species sowie mit verschiedenen Untersuchungsmethoden gewonnen worden waren. Dem physiologisch orientierten Untersucher versagte die bei anderen Organen und Organsystemen oft mit Erfolg angewandte Methode, aus den Ausfallserscheinungen nach Entfernung eines Organs auf dessen Funktionen Rückschlüsse zu ziehen; denn die Exstirpation der gesunden Milz hinterläßt im allgemeinen keine nennenswerten bleibenden Störungen.

* Mit Unterstützung durch die Deutsche Forschungsgemeinschaft.
** Pathologisches Institut der Universität Kiel (Direktor: Prof. Dr. K. LENNERT).

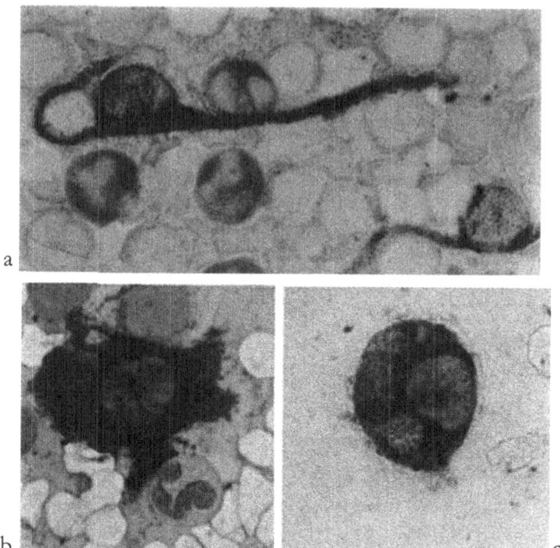

Abb. 1a—c. Menschliche Milz, Tupfpräparat. a Zwei Sinuswandzellen mit starker Naphthol-AS-acetat-Esteraseaktivität (blau). Daneben mehrere neutrophile Granulocyten bei sukzedaner Naphthol-AS-D-chloracetat-Esterasereaktion (rot). Keine Kerngegenfärbung. b Reticulumzelle und c großer runder Makrophag mit starker α-Naphthyl-acetat-Esteraseaktivität, Kerngegenfärbung: Hämalaun. Je 1200mal [Abb. 2 aus Stutte: Blut **19**, 101 (1969)].

Bei unserem Versuch einer quantitativen Analyse konnten wir also nicht auf eine einheitliche und erschöpfende Kenntnis vom normalen anatomischen Milzaufbau zurückgreifen. Erst durch Integration neuerer, besonders elektronenmikroskopischer Befunde sowie durch vorwiegend fermenthistochemische Studien gelangten wir zu folgenden Vorstellungen über den Aufbau der roten Milzpulpa und über den Verlauf des intermediären Milzkreislaufs: Anatomisch stellt die rote Pulpa ein zwischen arteriellen und venösen Gefäßschenkel geschaltetes doppelläufiges Hohlraumsystem dar. Dieses besteht erstens aus einem gefäßartigen Anteil, den Sinus, und zweitens aus einem diese Sinus umgebenden, mehr kavernösen System, den Pulpasträngen (Synonyma: Mantelplexus oder Billrothsche Stränge). Das ganze wird von einem sehr charakteristisch gebauten System aus zirkulär, radiär und longitudinal angeordneten Gitterfasern gestützt (Koboth). Die noch gelegentlich geäußerte Auffassung, daß Sinus und Pulpastränge anatomisch gleichartige und nur durch unterschiedliche Funktionsstadien geprägte Strukturen seien (Weiss, 1957; Galindo u. Freeman) ist heute eindeutig zu widerlegen. Wie nämlich unsere fermentcytochemischen Untersuchungen ergaben, sind die Zellen, die Sinus und Pulpastränge bevölkern, jeweils durch ein besonderes Enzymmuster gekennzeichnet (Stutte, 1967, 1968). So enthalten die Sinuswandzellen (Abb. 1a) stets reichlich Naphthol-AS-acetat-Esterase (im folgenden AS-Esterase), hingegen nur sehr wenig alpha-Naphthyl-acetat-Esterase (im folgenden alpha-N-Esterase) und saure Phosphatase. Auf diese Weise lassen sich an Schnittpräparaten der menschlichen Milz mit der AS-Esterase-Reaktion Ausdehnung und Verlauf des Sinussystems geradezu elektiv darstellen (Abb. 2a und b), was eine überaus präzise quantitative Auswertung gewährleistet. Im übrigen sind die Sinuswandzellen bis 120 μ lange, sehr schlanke Zellen,

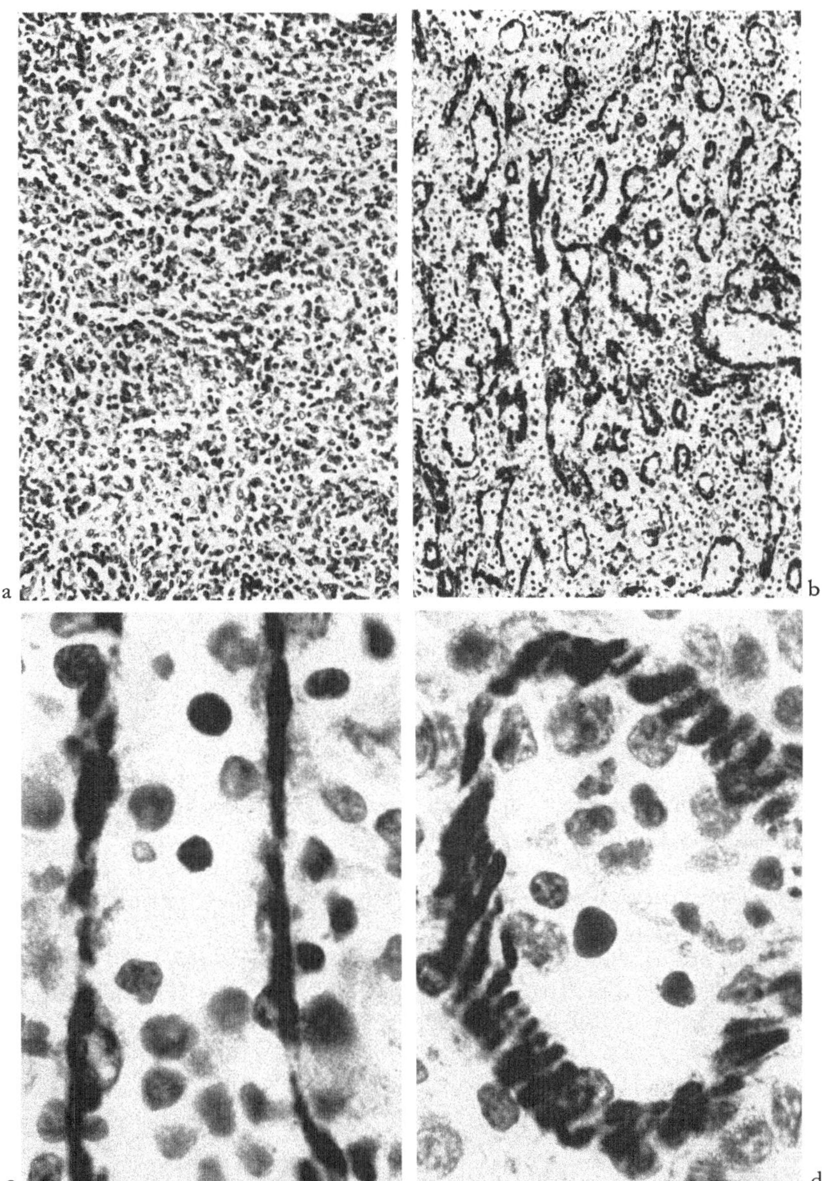

Abb. 2. a Paraffinschnitt einer normalen menschlichen Milz. Hämatoxylin-Eosin. b Kryostatschnitt derselben Milz wie in a. Starke Naphthol-AS-acetat-Esteraseaktivität in den Sinuswandzellen. Je 160mal. c Längsschnitt eines Sinus. Sinuswandzellen mit in das Sinuslumen vorspringenden Kernen. d Sinusquerschnitt: faßdaubenartige Anordnung der Sinuswandzellen. Kryostatschnitte. Naphthol-AS-acetat-Esterase. Je 1000mal

welche, wie auf Sinusquerschnitten unschwer zu erkennen ist, das Sinuslumen faßdaubenartig auskleiden (Abb. 2c und d). Die Faßreifen werden dabei von den zirkulären Fasern des Gitterfasergerüstes dargestellt (Abb. 3).

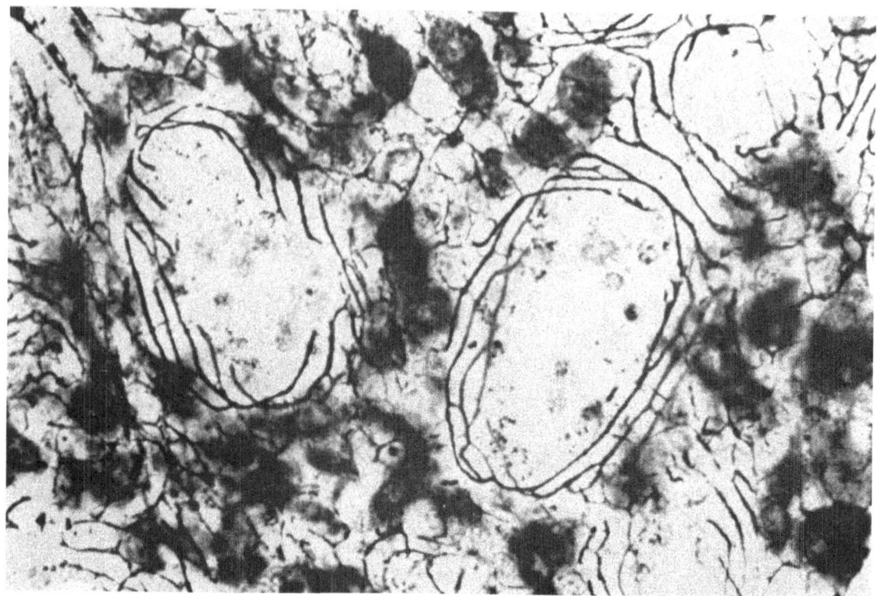

Abb. 3. Menschliche Milz, Kryostatschnitt. Zahlreiche, stark α-Naphthyl-acetat-Esterase-positive Reticulumzellen (im Original braunrot, s. Abb. 1 b!) in den Pulpasträngen. Das teilweise ringförmig angeordnete Fasergerüst der Sinus ist durch eine sukzedane Versilberung dargestellt. Sinuswandzellen α-Napthyl-acetat-Esterase-negativ. Keine Kerngegenfärbung. 560mal

Die Reticulumzellen der Pulpastränge und die gelegentlich in den Sinuslumina liegenden großen runden Makrophagen zeigen nun ein gegensinniges fermentcytochemisches Verhalten: Sie enthalten stets reichlich alpha-N-Esterase (Abb. 1 b und c) und saure Phosphatase. AS-Esterase läßt sich in diesen Zellen jedoch nicht oder nur in sehr geringer Menge nachweisen.

Die in der roten Pulpa recht zahlreich vorkommenden arteriellen Gefäße sind fermenthistochemisch ebenfalls eindeutig zu identifizieren. Ihre Endothelien besitzen stets sehr reichlich alkalische Phosphatase, ein Enzym, welches wir mit unseren Methoden weder in Sinuswandzellen noch in Reticulumzellen oder großen runden Makrophagen nachweisen konnten.

Die Pulpavenen und -venolen weisen ebenfalls ein typisches Fermentmuster auf: Ihre Endothelien enthalten, wie auch die Sinuswandzellen, AS-Esterase, im Gegensatz zu diesen jedoch zusätzlich reichlich alpha-N-Esterase.

Die in der menschlichen Milz oft schwer erkennbaren Hülsencapillaren der roten Pulpa sind bei unseren Enzymreaktionen ebenfalls sehr klar erkennbar. Bei succedaner Enzymreaktion geben die Endothelzellen eine starke alkalische Phosphatase-Reaktion, während sich die Hülsenzellen, die mit den Reticulumzellen der Pulpastränge isomorph sind, mit der alpha-N-Esterase-Reaktion deutlich anfärben lassen.

Rückschlüsse auf die Funktion der genannten Zellen sind aus ihrem fermentcytochemischen Verhalten nur mit äußerstem Vorbehalt zu ziehen. Vergleicht man unsere Ergebnisse jedoch mit biochemischen (Bowers u. DeDuve, 1967a und b) und elektronenmikroskopischen Befunden (Yamori u. Mori; Pictet et al.), so erscheint uns folgende Feststellung erlaubt: Die Reticulumzellen der Pulpastränge und die großen runden Makrophagen besitzen eine starke Phagocytosekapazität. Die Sinuswandzellen scheinen hingegen kaum zur Phagocytose befähigt zu sein. Sie stellen eher eine besonders spezialisierte Form von Gefäßendothelien dar (MOORE et al.; FUKUMIZU, 1967).

Tabelle 1. *Übersicht über fermentcytochemische Eigenschaften und Differenzierungsmöglichkeiten menschlicher Milzzellen*

	α-N-Esterase	AS-Esterase	N-AS-D-Cl-Esterase	Saure Phosphatase	Alkalische Phosphatase
Sinuswandzellen	(+)	+++	∅	(+)	∅
Reticulumzellen	+++	(+)	∅	+++	∅
Große runde Makrophagen	+++	(+)	∅	+++	∅
Monocyten	+	+++	(+)	+	∅
Capillar-Endothelien	∅	∅	∅	∅	+++
Venolen-Endothelien	++	+	∅	∅	∅

∅ = negativ, + = schwach, ++ = mäßig stark, +++ = stark positiv.

In Tabelle 1 ist noch einmal zusammengefaßt, wie man die anatomischen Grundstrukturen der roten Milzpulpa aufgrund fermentcytochemischer Kriterien eindeutig voneinander unterscheiden kann. Damit sind die Voraussetzungen für eine exakte quantitative Analyse erfüllt. Bevor wir uns jedoch diesem Thema zuwenden, sei noch auf die Anatomie des Milzkreislaufs eingegangen, ohne deren Kenntnis die sich aus den quantitativen Befunden ergebenden funktionellen Rückschlüsse nicht verständlich gemacht werden können. Wir berühren hierbei ein immer noch aktuelles Problem der anatomischen Milzforschung; denn der gut ein Jahrhundert alte Streit um den Verlauf der intrasplenischen Mikrozirkulation ist noch nicht abgeschlossen. Nach wie vor stehen sich zwei Haupttheorien gegenüber: 1. die Theorie vom „geschlossenen" Kreislauf, welche besagt, daß das Blut von den Capillaren direkt in die Sinus fließt und nur durch die Sinuswand in die Pulpastränge gelangen kann (BJÖRKMAN, PICTET et al.). 2. die Theorie vom „offenen" Kreislauf, derzufolge die Capillaren in die Pulpastränge münden und das Blut sich dann von dieser Seite, also ebenfalls durch die Sinuswand, nur in umgekehrter Richtung, bewegen muß, um Anschluß an den venösen Gefäßschenkel zu bekommen (MACKENZIE et al.). Aufgrund elektronenmikroskopischer Untersuchungen der letzten Jahre (WEISS, 1962, 1963; WENNBERG u. WEISS; SAKUMA), ist den Verfechtern der genannten Theorien jeweils zur Hälfte recht zu geben, da nämlich in der menschlichen Milz sowohl eine „offene" als auch eine „geschlossene" Zirkulation vorliegt. Dementsprechend verläuft die intrasplenische Mikrozirkulation folgendermaßen:

Nach Eintreten in die Follikel teilen sich die Arterien in unterschiedlich große Äste:

1. in kurze, innerhalb der Follikel endende Capillaren, die möglicherweise Plasma aus dem Blut abschöpfen und damit neben den Hülsencapillaren (KELLNER) die Erythrocytenkonzentration in der roten Pulpa erhöhen;

2. in längere Äste, die in der Follikelaußenzone münden, also in einem Bereich, den man als Initialfilter für aufzufangende Partikel und Zellen und als Kontaktzone zwischen roter und weißer Pulpa ansprechen darf;

3. in lange Gefäße, die teils nach Passage von Follikeln oder Capillarhülsen, teils aber auch direkt in die Sinus münden, welche ihrerseits das Blut an die Pulpavenen abgeben und

4. in ebenfalls lange Gefäße, die unmittelbar in die Pulpastränge münden.

Die Pulpastränge haben keinen direkten Anschluß an das Venensystem, vielmehr geben sie ihr Blut an die Sinus ab. Diese Stelle ist ein kritischer Punkt der Mikrozirkulation der Milz; denn Sinus und Pulpastränge sind durch eine diskontinuierliche Basalmembran mit vorwiegend engen, durchschnittlich 0,5—5 μ messende Stomata getrennt (Björkman; Thomas). Diese Basalmembran läßt gut verformbare und kleine Partikel leicht passieren, während sie den Durchtritt schlecht verformbarer und größerer Korpuskel behindert. Anhand dieser Eigenschaft der Sinuswand läßt sich

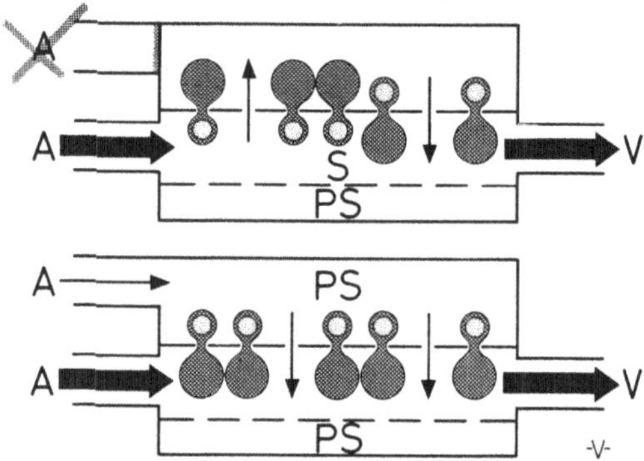

Abb. 4. Schematische Darstellung der Passage von teilweise undeformierbaren Blutzellen durch den intermediären Milzkreislauf. Nähere Erläuterung im Text!

die ausschließliche Existenz einer „geschlossenen" Blutbahn widerlegen: Wenn lediglich eine geschlossene Zirkulation vorläge, müßten Blutzellen, wie in dem oberen Schema von Abb. 4 dargestellt, durch die Sinuswand in die Pulpastränge wandern und auf ihrem Rückweg zum venösen Abfluß wiederum die Sinuswand durchqueren. Handelt es sich nun dabei aber um Erythrocyten, die in ihrem Stroma nicht deformierbare Partikel, z. B. Hämoglobinaggregate bei Hämoglobin-H-Krankheit oder bei Thalassämie oder experimentell erzeugte Heinz-Körper, enthielten, müßten diese Zellen dann sowohl auf dem Weg in die Pulpastränge als auch auf dem Rückweg in der Sinuswand hängenbleiben. Die Lokalisation des nicht verformbaren Einschlusses würde dabei die Wanderungsrichtung angeben. Theoretisch müßten bei „geschlossener" Zirkulation sogar mehr Partikel auf der Sinusseite hängenbleiben, da der Zustrom in die Pulpastränge infolge des dort stattfindenden Blutzellabbaues stärker sein muß als der Abfluß. Dieses Bild ist jedoch trotz zahlreicher sehr ausführlicher, vor allem elektronenmikroskopischer Untersuchungen niemals gefunden worden (Rifkind; Lawson et al.; Slater et al.; Wennberg u. Weiss, 1968). Es bot sich immer das gleiche, in dem unteren Schema von Abb. 4 dargestellte Bild: Der verformbare Erythrocytenanteil hatte die Sinuswand durchquert und lag im Sinuslumen, während der Stromaanteil mit den undeformierbaren Einschlüssen auf der Pulpastrangseite lag. Es kann also für diese Zellen nur eine Wanderungsrichtung gegeben haben, nämlich die vom Pulpastrang zum Sinus. Dieses setzt wiederum eine direkte Verbindung zwischen arteriellen Capillaren und den Pulpasträngen, also die Möglichkeit einer zusätzlichen „offenen" Zirkulation voraus.

Nach Klärung des anatomischen Aufbaues der roten Pulpa und der intrasplenischen Mikrozirkulation soll nun auf die quantitative Analyse dieser Strukturen eingegangen werden. Die Zahl der Arbeiten auf diesem Gebiet ist überaus spärlich, so daß gleichsam Neuland betreten wurde, was zweifelsohne interessant, andererseits aber auch mühsam und nicht ohne Risiken ist. Die Milz ist nämlich primär weniger ein „agierendes" als vielmehr ein „reagierendes" Organ. Eine Vielzahl von beispielsweise immunologischen oder entzündlichen Reizen, ein vermehrtes Angebot von Zellabbauprodukten oder inkonstante Änderungen der Durchblutung können zu Reaktionen führen, die sich summieren, die aber auch interferieren können. Eine statistisch einigermaßen ergiebige quantitative Analyse ist in derartigen Fällen deshalb gar nicht zu erwarten. Wir waren daher gezwungen, Milzen zu analysieren, die von möglichst wenigen, möglichst bekannten und möglichst gleichbleibenden Faktoren beeinflußt wurden. Es zeigte sich, daß diese Bedingungen bei einer Reihe von Krankheitsbildern gegeben sind, die ohnedies im Brennpunkt des Interesses von funktionell und von morphologisch interessierten Forschern stehen, nämlich diejenigen Fälle, die unter dem Oberbegriff des „Hypersplenismus" zusammengefaßt werden. So untersuchten wir portale Stauungsmilzen und Milzen bei Milzvenenthrombosen, die mit Hämocytopenien einhergingen. Als Vergleichsfälle dienten portale Stauungsmilzen ohne Hämocytopenie und kardiale Stauungsmilzen. Weiterhin analysierten wir, als Modell für eine primär nicht splenogene Blutzellverminderung, Milzen bei hereditärer Sphärocytose.

Folgende Strukturen wurden quantitativ erfaßt:

1. Der prozentuale und der absolute Volumenanteil der roten Pulpa.

2. Die Zusammensetzung der roten Pulpa, wobei der prozentuale und auch der absolute Volumenanteil von Sinus, Pulpasträngen und kleineren arteriellen Gefäßen ermittelt wurde.

3. Die Zahl der cellulären Bestandteile der roten Pulpa, und zwar ihre Menge pro ml roter Pulpa sowie ihre Gesamtmenge in der Milz. Folgende Zellen wurden gezählt: Die Sinuswandzellen, die Reticulumzellen der Pulpastränge sowie die neutrophilen Granulocyten und die Lymphocyten. Die Werte für die großen runden Makrophagen konnten wir nicht statistisch auswerten, da diese Zellen in zu geringer Zahl vorhanden waren.

Wir gelangten zu folgenden Ergebnissen:

ad 1: Die normale menschliche Milz besteht zu etwa 79% aus roter Pulpa, zu 16% aus weißer Pulpa und zu 5% aus Trabekeln und Gefäßen (Tabelle 2). Diese Zahlen ändern sich etwas in höheren Lebensaltern. Das ist hier jedoch nicht relevant, da wir nur Milzen von jugendlichen Patienten auswerteten. Eine deutliche Erhöhung des prozentualen Anteils der roten Pulpa am Gesamtmilzvolumen ist erkennbar bei hereditärer Sphärocytose sowie bei portaler Stauung ohne und mit Hämocytopenie. Hierbei hat die Vermehrung des prozentualen Anteils der roten Pulpa offensichtlich auf Kosten der weißen Pulpa stattgefunden, die in allen Fällen eine signifikante Verminderung ihres prozentualen Anteils zeigt. Bei den Milzvenenthrombosen ist der prozentuale Anteil der roten Milzpulpa nur andeutungsweise erhöht, der prozentuale Anteil der weißen Pulpa ist hingegen deutlich erniedrigt, und zwar im Gegensatz zu den vorhergenannten Krankheitsbildern

Tabelle 2. *Ergebnisse der biometrischen Untersuchungen. Angaben in relativen (%) und in absoluten Werten (ml)*

	Milz-Vol.	rote Pulpa		weiße Pulpa		Trabekel u. Gefäße	
	ml	%	ml	%	ml	%	ml
Kontrollen	149,5	78,9	117,9	16,0	24,1	5,1	6,5
Kardiale Stauung	228,5	76,7	176,9	16,5	36,7	6,8	14,8
Hereditäre Sphärocytose	550,8	87,1	480,4	9,4	51,9	3,5	18,5
Portale Stauung ohne Hämocytopenie	565,9	85,8	485,3	6,7	37,4	7,5	43,8
Portale Stauung mit Hämocytopenie	915,6	87,8	807,2	7,9	67,5	4,4	41,0
Milzvenenthrombose	727,2	80,7	587,5	8,7	59,2	10,5	80,5

zugunsten des signifikant vermehrten Trabekel- und Gefäßsystems. Mit diesen Angaben über die Verteilung der prozentualen Volumenanteile sind dem Morphologen Meßgrößen in die Hand gegeben, die bei der Beurteilung von histologischen Schnittpräparaten diagnostische Schlüsse zulassen.

Für das Verständnis funktioneller Vorgänge, insbesondere des vermehrten Blutzellabbaues im Rahmen des „Hypersplenismus", ist es allerdings wichtiger, sich die Veränderungen der absoluten Volumina, d. h. der Speicherkapazität der einzelnen Komponenten der roten Pulpa, vor Augen zu führen. Diese Werte sind aus den gemessenen Prozentzahlen und den Milzvolumina sehr einfach zu errechnen und jeweils der zweiten Spalte der Tabellen 2 und 3 zu entnehmen. So ist entsprechend der Zunahme der Gesamtmilzvolumina die absolute Menge an roter Pulpa von durchschnittlich 120 ml bei den Kontrollmilzen auf ca. 480 ml bei hereditärer Sphärocytose und portaler Stauung ohne Hämocytopenie, bei Milzvenenthrombose auf ca. 590 ml und bei portaler Stauung mit Hämocytopenie sogar auf ca. 810 ml vermehrt! In Einzelfällen beobachteten wir eine Steigerung des Volumens der roten Pulpa um das 12fache der Norm. Trotz Verminderung des prozentualen Anteils ist die Gesamtmenge an weißer Pulpa ebenfalls vermehrt, wenn auch in weit schwächerem Maße als bei der roten Pulpa; so verzeichneten wir bei „Hypersplenie"-Milzen eine Erhöhung um das 2- bis 3fache der Norm.

ad 2: Betrachtet man die rote Pulpa getrennt, so finden sich Normalwerte von ca. 36% für die Sinus, 62% für die Pulpastränge und 2% für arterielle Gefäße, besonders Arteriolen und Capillaren (Tabelle 3). Bei kardialen Stauungsmilzen besteht mit ca. 51% eine erhebliche Zunahme des prozentualen Anteils der Sinus auf Kosten der Pulpastränge (ca. 47%). Beide Kammersysteme zeigen also eine gleichmäßige Blutüberfüllung, ohne daß allerdings eine übermäßig starke Zunahme der Totalvolumina auftritt. Auch bei der portalen Stauungsmilz ohne Hämocytopenie ist, in Übereinstimmung mit den Ergebnissen von Seki, der Volumenanteil der Sinus auf Kosten der Pulpastränge erhöht, gleichzeitig ist der Anteil an arteriellen Gefäßen signifikant gesteigert. Bemerkenswert ist nun die unterschiedliche prozentuale Volumenverteilung bei portalen Stauungsmilzen ohne und mit Hämocytopenie. Bei Hämocytopenie entsprechen die Werte etwa denen der Kontrollfälle, nur der Anteil der arteriellen Gefäße ist, wie auch bei portaler Stauung ohne Hämocytopenie, signifikant erhöht. Die Milzvenenthrombose nimmt eine Zwischenstellung

Tabelle 3. *Relative Volumenanteile (%) und absolute Werte (ml) verschiedener Strukturen in der roten Milzpulpa*

	Vol. rote P.	Sinus		Pulpastränge		Arteriolen u. Capillaren	
	ml	%	ml	%	ml	%	ml
Kontrollen	117,9	35,8	42,2	62,2	73,2	2,0	2,4
Kardiale Stauung	176,9	50,6	90,2	47,2	82,8	2,2	3,8
Hereditäre Sphärocytose	480,4	30,9	147,8	67,9	326,7	1,2	5,9
Portale Stauung ohne Hämocytopenie	485,3	46,2	222,6	50,1	245,1	3,6	17,6
Portale Stauung mit Hämocytopenie	807,2	36,8	295,5	60,0	484,5	3,2	27,2
Milzvenenthrombose	587,5	40,3	236,6	55,9	328,2	3,8	22,7

zwischen portaler Stauungsmilz mit und ohne Hämocytopenie ein. Bei hereditärer Sphärocytose liegen die relativen Sinusvolumina an der unteren Grenze der Norm, der Anteil der Pulpastränge ist hochgradig vermehrt. Zu ähnlichen Befunden gelangten BOSMAN u. CAVALIERE.

Errechnet man nun die im Hinblick auf die Milzfunktion bedeutungsvollen absoluten Volumina, zeigt sich, daß es auch bei normaler prozentualer Verteilung von Sinus und Pulpasträngen zu einer hochgradigen absoluten Mengenzunahme der Sinus, vor allem aber der Pulpastränge kommt. So betrug die durchschnittliche Gesamtmenge an Pulpasträngen bei hereditärer Sphärocytose und bei Milzvenenthrombose ca. 330 ml, bei portaler Stauung mit Hämocytopenie sogar 480 ml. Gegenüber einem Normalwert von ca. 70 ml bedeutet das eine Steigerung um das 5- bis 7fache.

ad 3: Die Bestimmung der cellulären Bestandteile der roten Pulpa ergab folgende Resultate (Tabelle 4): In den normalen Milzen betrug der Gehalt der roten Pulpa an Sinuswandzellen beispielsweise 10×10^8 Zellen pro ml, was einer Gesamtzellzahl

Tabelle 4. *Celluläre Zusammensetzung der roten Milzpulpa in Zellen/ml rote Pulpa und in Zellen in der gesamten roten Pulpa (ges.)*

	SWZ		RZ		Neutr. Gran.		Lyc.	
	ml $\times 10^8$	ges. $\times 10^{11}$	ml $\times 10^8$	ges. $\times 10^{11}$	ml $\times 10^8$	ges. $\times 10^{11}$	ml $\times 10^8$	ges. $\times 10^{11}$
Kontrollen	10,2	1,2	7,5	0,9	9,2	1,1	1,6	0,2
Kardiale Stauung	9,7	1,7	6,8	1,2	4,2	0,7	3,6	0,5
Hereditäre Sphärocytose	10,3	5,0	7,3	3,5	7,1	3,5	1,4	0,7
Portale Stauung ohne Hämocytopenie	9,6	4,7	6,6	3,2	7,6	3,4	2,9	1,3
Portale Stauung mit Hämocytopenie	8,7	7,0	5,8	4,7	6,4	5,1	1,7	1,3
Milzvenenthrombose	10,9	6,7	10,2	6,4	6,3	3,8	1,9	1,2

von $1,2 \times 10^{11}$ Zellen in der roten Pulpa entspricht. Mag mit diesen Zahlenwerten das quantitative Vorstellungsvermögen überfordert sein, so ist ein Vergleich dieser Werte untereinander jedoch sehr aufschlußreich: Überraschend sind zunächst die auffallend konstanten Werte für Sinuswandzellen pro ml. Lediglich bei portaler Stauung mit Hämocytopenie ist der Wert signifikant erniedrigt. Dabei ist allerdings nicht zu übersehen, daß die absoluten Werte mit durchschnittlich 7×10^{11} Zellen gleichzeitig die höchsten sind. Für die Reticulumzellen fanden sich ebenfalls auffallend konstante Werte pro ml. Analog zu den Sinuswandzellen ist jedoch auch die Zahl der Reticulumzellen pro ml roter Pulpa bei portaler Stauungsmilz mit Hämocytopenie vermindert, bei Milzvenenthrombose hingegen signifikant erhöht. Eine Erklärung für die relative Verminderung von Sinuswandzellen und Reticulumzellen in den genannten Fällen konnten wir nicht finden.

Im Hinblick auf die funktionellen Auswirkungen einer Milzvergrößerung scheinen allerdings auch hier die absoluten Zahlen wichtiger zu sein, und diese sind in sämtlichen Fällen von hereditärer Sphärocytose, portaler Stauungsmilz mit und ohne Hämocytopenie sowie bei Milzvenenthrombose hochgradig erhöht, in einem Fall von portaler Stauung mit Hämocytopenie mit 14×10^{11} Zellen sogar auf das 14fache der Norm! Die neutrophilen Granulocyten sind bei sämtlichen Splenomegalieformen relativ vermindert, ihre absoluten Zahlen sind allerdings ebenfalls um das 3- bis 5fache der Norm gesteigert. Den gleichen Trend lassen die Werte für Lymphocyten erkennen. Interessant ist dabei besonders die signifikante Erhöhung der relativen Zahl von Lymphocyten bei kardialer Stauung. Es ist zu diskutieren, ob der hierbei ebenfalls behinderte Lymphabfluß Ursache der intrasplenischen Lymphocytenvermehrung sein könnte.

Neben der Anzahl der von uns bestimmten Zellen interessierte natürlich auch die Aktivität dieser Zellen. Hierzu lassen unsere doch recht groben und summarischen Enzymnachweismethoden leider keine definitive Aussage zu. Grob geschätzt war in den oben angeführten Krankheitszuständen der Aktivitätsgrad der dargestellten Enzyme annähernd gleich.

Überblicken wir noch einmal die Ergebnisse der biometrischen Messungen, so sind folgende Schlüsse zu ziehen:

1. Jede stärkere Vergrößerung der Milz bewirkt eine Gesamtzunahme der roten Pulpa.

2. Bei Splenomegalien, die mit einem vermehrten Blutzellabbau einhergehen, also bei hereditärer Sphärocytose sowie bei portaler Stauung und Milzvenenthrombose mit Hämocytopenie, ist das Gesamtvolumen von Sinus und Pulpasträngen stark, durchschnittlich um das 4- bis 6fache der Norm vermehrt.

3. Gleichsinnig mit der Volumenzunahme von Sinus und Pulpasträngen steigt die Gesamtzahl der Sinuswandzellen und Reticulumzellen an und erreicht in Einzelfällen mit Werten von 14×10^{11} das 14fache der Norm.

4. Die Vermehrung der Sinuswandzellen und Reticulumzellen ist weitgehend unabhängig von der Art des Grundleidens.

Diese Befunde stimmen überein mit den von Jandl et al. (1965) an Ratten- und Menschenmilzen ermittelten Zellzahlen. Der Zellgehalt wurde dabei bestimmt aus der Gesamt-DNS-Menge der jeweiligen Milzen. Hatte die normale Zellzahl bei Anwendung dieser Bestimmungsmethode bei Milzen von 60—100 g Gewicht ca. $1,4 \times 10^{11}$ betragen, so stieg sie bei einer 540 g schweren portalen Stauungsmilz auf

$8,6 \times 10^{11}$ Zellen und bei hereditärer Sphärocytose auf Werte zwischen $10,1 \times 10^{11}$ Zellen bei 420 g und $20,2 \times 10^{11}$ Zellen bei 745 g Milzgewicht. Von HAAM und AWNY hatten an menschlichen Milzen bei hereditärer Sphärocytose in einer 320 g schweren Milz eine Vermehrung der reticulo-endothelialen Zellen um das 6fache und bei einer 2200 g schweren Milz um das 24fache der Norm beobachtet. Eine Spezifizierung der reticulo-endothelialen Zellen war von beiden Forschungsgruppen jedoch nicht durchgeführt worden.

Welche Folgerungen hinsichtlich der Milzfunktion, insbesondere bezüglich ihrer Einwirkung auf Zellen des peripheren Blutes, können nun aus diesen quantitativen Untersuchungen gezogen werden? Kreislaufdynamische Untersuchungen, besonders von JANDL u. ASTER, haben gezeigt, daß in der Milz je nach der Durchströmungsgeschwindigkeit ein „langsames" und ein „schnelles" Compartment zu unterscheiden sind. Im „schnellen" Compartment besteht die gleiche Blutstromgeschwindigkeit wie im Capillarsystem anderer Organe. Im „langsamen" Compartment verweilen hingegen die Erythrocyten erheblich länger, bei Splenomegalien bis zu mehreren Stunden. RICHARDS u. TOGHILL konnten zeigen, daß das schnelle Compartment dem direkten Blutstrom Arterie — Sinus — Vene entspricht, während beim „langsamen" Compartment das Blut den Umweg über die Pulpastränge machen muß, um von dort in die Sinus zu gelangen. Dabei stellen die engen Schlitze in der Basalmembran zwischen beiden Compartments ein schwerwiegendes Passagehindernis dar. Dieser Mechanismus wird vor allem bei denjenigen Erkrankungen wirksam, bei denen eine ungenügende Verformbarkeit (TEITEL, 1965, 1967) des ganzen Erythrocyten, z.B. hereditärer Sphärocytose, oder eines im Erythrocytenstroma enthaltenen Korpuskels, z.B. Hämoglobinpräcipitate bei Hämoglobin-H-Erkrankung, vorliegt. Hierbei werden dann die entsprechenden Zellen in den Pulpasträngen akkumuliert, ein Befund, der als charakteristisches morphologisches Substrat der hereditären Sphärocytose erstmals von RAPPAPORT et al. aufgezeigt wurde. Die in den Pulpasträngen herrschende ungünstige metabolische Situation, besonders der Glucose- und ATP-Mangel sowie ein niedriges pH (MURPHY), führt neben dieser rein mechanischen Retention zu einer weiteren schweren Alteration der Erythrocyten (PRANKERD, MOHLER).

Ein anderer Mechanismus liegt vor, wenn die Splenomegalie nicht Folge, wie bei der hereditären Sphärocytose, sondern Ursache der Blutzellverminderung ist. Wie wir zeigen konnten, führt z.B. bei portaler Stauung oder Milzvenenthrombose die Splenomegalie zu einer Vermehrung der roten Pulpa und zwangsläufig zu einer erheblichen Volumenzunahme der Pulpastränge, also des „langsamen" Compartments. In diesen Pulpasträngen liegen nun dicht gepackt die Erythrocyten und verweilen hier über Stunden in einem metabolisch ungünstigen Milieu und, wie Abb. 3 zeigt, in unmittelbarem Kontakt zu stark phagocytoseaktiven Reticulumzellen. Ob nun die Aggression durch die Reticulumzellen oder die metabolisch bedingte Anfälligkeit der Erythrocyten führende oder auslösende Hämolysefaktoren sind, vermögen wir nicht zu entscheiden. Jedenfalls steht die Vermehrung und die Verbreiterung der Pulpastränge hierbei im Mittelpunkt des Hämolysegeschehens.

Thrombocyten können ebenfalls in großer Menge in den vermehrten Pulpasträngen zurückgehalten und gespeichert werden. Untersuchungen von ASTER u.a. ergaben, daß bei Splenomegalie bis zu 90% der zirkulierenden Blutplättchen in der Milz „gepoolt" werden können. Für Granulocyten wird ein gleicher Mechanismus angenommen (Reed et al.). Diese Frage ist jedoch aus vorwiegend untersuchungstechnischen Gründen noch nicht endgültig abgeklärt.

Die Ergebnisse unserer biometrischen Untersuchungen sind zusammenfassend folgendermaßen zu beurteilen:

Bei Splenomegalien steigt besonders der Volumenanteil der roten Pulpa und damit auch der Pulpastränge, also des langsam durchströmten Compartments an. Gleichzeitig nimmt die Zahl der phagocytierenden Zellen in diesem Compartment erheblich zu. Es besteht also eine Hyperplasie der roten Pulpa. Folge der Vergrößerung des Pulpastrangsystems ist ein verstärktes „pooling" von Blutzellen in metabolisch ungünstigem Milieu, wodurch diese Zellen geschädigt und für eine Phagocytose durch die in reicher Zahl in diesem Compartment vorhandenen Reticulumzellen „konditioniert" werden können. Bereits vorgeschädigte oder abnormale Zellen werden diesem metabolischen und teilweise auch mechanischen Stress noch erheblich rascher zum Opfer fallen als normale Blutzellen.

Literatur

Aster, R.: Pooling of platelets in the spleen: Role in the pathogenesis of "hypersplenic" thrombocytopenia. J. clin. Invest. **45**, 645—657 (1966).

Björkman, S. E.: The splenic circulation. Uppsala: Almquist & Wiksells 1947.

Bosman, C., Cavaliere, P.: Biometrically revealed splenic differences between thalassaemia, hereditary spherocytosis and elliptocytosis. Path. Microbiol. **30**, 35—38 (1967).

Bowers, W. E., DeDuve, C.: Lysosomes in lymphoid tissue. II. Intracellular distribution of acid hydrolases. J. Cell Biol. **32**, 339—348 (1967).

—— — Lysosomes in lymphoid tissue. III. Influence of various treatments of the animals on the distribution of acid hydrolases. J. Cell Biol. **32**, 349—364 (1967).

Fukumizu, R.: Fine structure of reticulum cells in the spleen. Kobe J. med. Sci. **13**, 81—100 (1967).

Galindo, B., Freeman, J. A.: Fine sructure of splenic pulp. Anat. Rec. **147**, 25—41 (1963).

Haam, E. von, Awny, A. J.: The pathology of hypersplenism. Amer. J. clin. Path. **18**, 313—322 (1948).

Jandl, J. H., Aster, R. A.: Increased splenic pooling and the pathogenesis of hypersplenism. Amer. J. med. Sci. **253**, 383—397 (1967).

— Files, N. M., Barnett, S. B., MacDonald, R. A.: Proliferative response of the spleen and the liver to hemolysis. J. exp. Med. **122**, 299—326 (1965).

Kellner, G.: Die Lymphwege der menschlichen Milz. Z. mikr.-anat. Forsch. **68**, 564—602 (1962).

Koboth, I.: Über das Gitterfasergerüst der roten Milzpulpa mit einem Beitrag zu ihrer Gefäßstruktur und Blutdurchströmung. Beitr. path. Anat. **103**, 11—29 (1939).

Lawson, N. S., Schnitzer, B., Smith, E. B.: Splenic ultrastructure in drug-induced Heinz body hemolysis. Arch. Path. **87**, 491—501 (1969).

MacKenzie, D. W., Whipple, A. O., Wintersteiner, M. P.: Studies on the microscopic anatomy and physiology of living transilluminated mammalian spleens. Amer. J. Anat. **68**, 397—456 (1941).

Mohler, D. N.: Reduction of in vitro autohemolysis in hereditary spherocytosis by impermeant molecules. Blood **30**, 449—456 (1967)

Moore, R. D., Mumaw, V. R., Schoenberg, M. D.: The structure of the spleen and its functional implications. Exp. molec. Path. **3**, 31—50 (1964).

Murphy, J. R.: The influence of pH and temperature on some physical properties of normal erythrocytes and erythrocytes from patients with hereditary spherocytosis. J. Lab. clin. Med. **69**, 758—775 (1967).

Pictet, R., Orci, L., Forssmann, W. G., Girardier, L.: An electronmicroscope study of the perfusion-fixed spleen. I. The splenic circulation and the RES-concept. Z. Zellforsch. **96**, 372—399 (1969).

PRANKERD, T. A. J.: Studies on the pathogenesis of haemolysis in hereditary spherocytosis. Quart. J. Med. 29, 199—208 (1960).

RAPPAPORT, H., CROSBY, W. H.: Autoimmune hemolytic anemia. II. Morphologic observations and clinicopathologic correlations. Amer. J. Path. 33, 429—457 (1957).

REED, I. L., BARRY, P., WONG, H., GREENBERG, M. S.: Granulocyte turnover in patients with cirrhosis. Abstract. Clin. Res. 14, 325 (1966).

RICHARDS, J. D. M., TOGHILL, P. J.: The distribution of erythrocytes in the human spleen in health and disease. J. Path. Bact. 93, 653—660 (1967).

RIFKIND, R. A.: HEINZ body anemias: An ultrastructural study. II. Red cell sequestration and destruction. Blood 26, 433—448 (1965).

SAKUMA, S.: Electron-microscopic studies on arterial blood vessels of the spleen, especially on their relationship to the reticuloendothelial system. Tohoku J. exp. Med. 94, 23—36 (1968).

SEKI, K.: Histometrical studies on the spleen in Banti's syndrome with reference to clinico-pathologic correlations. Tohoku J. exp. Med. 87, 222—243 (1965).

SLATER, L. M., MUIR, W. A., WEED, R. I.: Influence of splenectomy on insoluble hemoglobin inclusion bodies in ß-thalassemic erythrocytes. Blood 31, 766—777 (1968).

STUTTE, H. J.: Zur Cytologie und Fermentcytochemie der menschlichen Milz. Klin. Wschr. 45, 210—217 (1967).

— Nature of human spleen red pulp cells with special reference to sinus lining cells. Z. Zellforsch. 91, 300—314 (1968).

TEITEL, P.: Disk-sphere transformation and plasticity alteration of red blood cells. Nature (Lond.) 206, 409—410 (1965).

— Correlations entre les caractéristiques microrhéologiques (filtrabilité) des globules rouges et leur séquestration splénique et hépatique. Nouv. Rev. franç. Hémat. 7, 321—338 (1967).

THOMAS, E.: An electron- und light-microscope study of sinus structure in perfused rabbit and dog spleens. Amer. J. Anat. 120, 527—552 (1967).

WEISS, L.: A study of the structure of splenic sinuses in man and in the albino rat with the light microscope and the electron microscope. J. biophys. biochem. Cytol. 3, 599—610 (1957).

— The structure of fine splenic arterial vessels in relation to hemoconcentration and red cell destruction. Amer. J. Anat. 111, 131—174 (1962).

— The structure of intermediate vascular pathways in the spleen of rabbits. Amer. J. Anat. 113, 51—91 (1963).

WENNBERG, E., WEISS, L.: Splenomegaly and hemolytic anemia induced in rats by methylcellulose — an electron microscopic study. J. Morph. 122, 35—62 (1967).

— — Splenic erythroclasia: an electron microscopic study of hemoglobin H disease. Blood 31, 778—790 (1968).

YAMORI, T., MORI, Y.: Fine structure of the reticuloendothelial system in the spleen with special reference to the red pulp. Tohoku J. exp. Med. 91, 367—374 (1967).

Diskussion

H. D. WALLER: Sie haben auf der Grundlage Ihrer sehr schönen biometrischen Untersuchungen vor allem die quantitative Veränderung der einzelnen Milzcompartments bei verschiedenen hämolytischen Anämien herausgestellt. Ich glaube, man sollte nicht nur diese rein mechanische Betrachtung der Bedeutung der Milz für die gesteigerte Erythrocytensequestration durchführen. Es gibt nicht nur den bisher betonten Aspekt funktioneller Störungen für die Erythrocyten, sondern wahrscheinlich auch funktionelle Störungen in der Basalmembran zwischen Mantelplexus und Milzsinus und auch in der Aktivität der phagocytierenden Zellen (z.B. durch pH-Verschiebung zum Sauren und osmotische Veränderungen). Besonders der zum Teil schubweise Verlauf hämolytischer Anämien, der sich schon kurzfristig ändern kann, wird hierfür sprechen. Ich denke auch an hämolytische Krisen bei Kranken mit Sphärocytose und Glucose-6-p-Dehydrogenase-Mangel, bei denen wir allein unter emotionalen Stress-Situationen das Auftreten einer Krise beobachten konnten. Treten hier z.B. die genannten funktionellen Störungen unter der Ausschüttung von Katecholaminen oder NNR-Steroiden auf?

H. J. Stutte: 1. Sicherlich kann der Erythrocytenabbau in der Milz, wie ich auch in meinem Referat gesagt habe, nicht ausschließlich auf mechanische Faktoren zurückgeführt werden. Nur sind diese mechanischen Faktoren die Ursache dafür, daß vor allem abnormale oder vorgeschädigte Blutzellen in einem für sie sehr ungünstigen metabolischen Milieu retiniert und auf diese Weise weiter geschädigt werden können.

2. Ein morphologisches Substrat für mögliche funktionelle Störungen der Basalmembran zwischen Pulpasträngen und Sinus ist meines Wissens noch nicht gefunden worden.

3. Eine Steigerung der Phagocytoseaktivität von Reticulumzellen oder anderen Makrophagen durch pH-Verschiebungen oder Änderungen der osmotischen Verhältnisse ist mir nicht bekannt. Eine Aktivitätssteigerung der Makrophagen unter emotionalen Stress-Situationen, z.B. infolge einer Ausschüttung von Katecholaminen oder NNR-Steroiden konnten wir mit den uns zur Verfügung stehenden Untersuchungsmethoden nicht beobachten. Da Corticosteroide jedoch im allgemeinen zu einer Phagosomenstabilisierung führen, ist eher mit einer Verminderung der Phagocytoseaktivität zu rechnen.

Hemorheological Aspects of Splenic Function

H. Schmid-Schönbein *

Summary

Recent rheological studies have shown that the normal erythrocyte has bipotential flow properties. Solely in response to the forces acting upon it, it can either act as a basic unit of a three-dimensional cell structure and cause great increases in viscous hindrance of blood or it can become deformed and thereby behave like a fluid drop. The unusual deformability of the erythrocyte is based upon the favorable ratio of surface area to volume, high bending compliance of the membrane and the fluidity of the cell content. Within the limit of its given surface area and volume the cell can be deformed to pass pores as small as 1 μ in diameter if the pore length is small.

The erythrocyte ceases to be fluid in conditions that lead to extensional rigidity of the membrane and interference with the transmission of forces into the interior of the cell. Pore passage of normal erythrocytes must therefore be restricted by reduction of the driving forces across pores and by changes in the length/diameter ratio of intercellular gaps. Fluidity of the abnormal erythrocytes is abolished by such factors as agglutinative immobilization of the membrane, loss in membrane bending compliance, sphericity, increased viscosity of hemoglobin and structural changes within the membrane.

An increasing body of evidence has been accumulated during the last decade indicating that blood cell destruction in the reticulo endothelial system of the spleen and elsewhere is secondary to a trapping of the cells in the microcirculation of this organ (JANDL and ASTER). Changes in the surface potential (DANON *et al.*) as well as purely mechanical trapping of blood cells in the bottle necks of the microcirculation have been proposed as causes of cell sequestration prior to lysis. Subsequently, an analysis of the flow behaviour of the blood cells, i.e. the erythrocytes appeared warranted. In vivo photomicrography, as pioneered by KNISELY (1936a) yields dynamic morphological results that are difficult to assess on a quantitative basis. Extra vivo measurements of blood viscosity (HARRIS, 1950) and cell filtrability (JANDL *et al.*, 1961) have recently uncovered distinct differences between the flow behaviour of normal and abnormal erythrocytes and have stimulated the interest of hematologists (JANDL and ASTER; MURPHY, WEED) in the rheological aspects of the pathophysiology of hemolysis.

The new discipline of hemorheology is concerned with the attempt to analyse the causes and ultimately the consequences of the so-called anomalous viscosity of

---

* Hemorheology Laboratory Depts. of Medicine, Peter Bent Brigham Hospital and Harvard Medical School. Boston/Mass. USA. Present address: Physiologisches Institut der Universität München, 8 München 15, Pettenkoferstr. 12.

blood. Such studies are performed under simplified, artificial flow conditions, they have clarified the degree of non-Newtonian flow behaviour of blood and have led to the classification of rheology of whole blood in terms such as thixotropic or pseudoplastic. During the most recent years, several laboratories (Goldsmith, 1969; Chien *et al.*, Wells and Schmid-Schönbein; Schmid-Schönbein *et al.*, 1969e) became interested in the microrheology of blood, i.e. the flow behaviour of the molecular and corpuscular elements of blood. It is evident that erythrocyte rheology thus becomes a field of common interest among students of blood rheology and of general hematology.

Microrheological studies (Chien *et al.*, Wells and Schmid-Schönbein, 1969; Schmid-Schönbein *et al.*, 1969e; Schmid-Schönbein and Wells, 1969a) have shown that one of the most basic assumptions of both hematologists and rheologists will have to be revised: the assumption regarding the red cell as a flexible disc is inadequate to explain its rheological behaviour. The red cell must rather be regarded as a flexible, non-extensible membrane shell, filled incompletely with an incompressible, viscous fluid (Fung). The physical properties of such a body can be compared to those of a fluid drop (Schmid-Schönbein and Wells, 1969a).

Methods

The principles of microrheological studies and the methods of altering the physical and chemical properties of blood cells and blood plasma have been reported elsewhere (Wells and Schmid-Schönbein, 1969; Schmid-Schönbein *et al.*, 1969e; Schmid-Schönbein and Wells, 1969a; Schmid-Schönbein *et al.*, 1969f). The present results are based on the combination of several methods such as bulk viscometry at low and high rates of shear, the filtration of erythrocytes through calibrated filters (Murphy) and the measurement of the viscosity of packed red cells (Wells and Schmid-Schönbein, 1969). The principal method of our investigation was the rheoscopy (Schmid-Schönbein *et al.*, 1969f), i.e. the microscopic observation of blood flowing under distinct rates of shear while measuring shear stresses. Blood is subjected to an artifical "viscometric" flow regime and is observed microscopically while the shear stresses are measured. Such erythrocyte features as aggregation, agglutination, deformation and migration across planes of shear can be observed as a function of quantified flow forces.

Blood flow at low velocity gradient

The flow of normal blood at low velocity gradients is governed by the reversible formation of red cell aggregates which leave gaps of clear plasma between them (Fig. 1). These aggregates are made up of typical roulaux, which form a three dimensional network through repeated branching, with a multitude of interconnections due to end to side attachment. At the point of attachment, the individual corner stone erythrocytes are often deformed in a pyramid-like fashion. The aggregates are flexible, show elastic properties due to cell deformation and mutual sliding of the cells past each other (Fig. 2). Supporting Fahraeus' early contention we were able to demonstrate that this physiological aggregation is governed by the presence of high molecular weight proteins: by fibrinogen under normal conditions, by fibrinogen

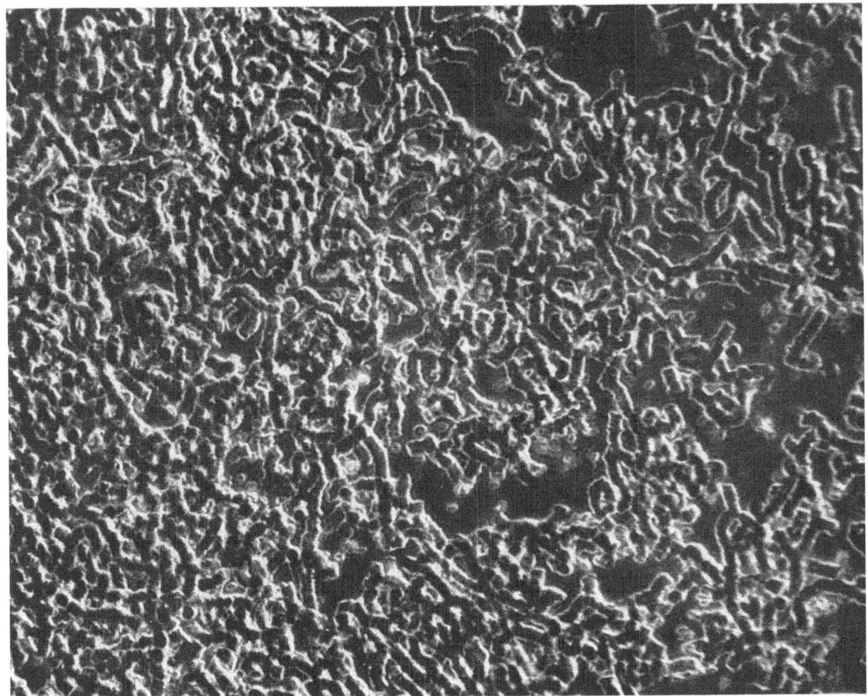

Fig. 1. Photomicrograph of normal human blood flowing at a shear rate of 2.3 sec^{-1}. Red cells are aligned in rouleaux, rouleaux form secondary networks

and other globulins in disease (SCHMID-SCHÖNBEIN and WELLS, 1969b). The pathological aggregation in disease was seen to be an intensification of the physiological process.

The formation of these red cell structures in prestatic flow have a very pronounced effect upon the flow behaviour of whole blood: they cause a very distinct, almost exponential rise in blood viscosity and are responsible for the existence of a yield shear stress of blood (COKELET *et al.*, 1963). The existence of a yield shear stress, however, implies that static blood can withstand finite shear forces without yielding or flowing; this, by definition, is the property of a solid. Under the conditions of a uniform shear field (in the rheoscope) elements of blood, namely the described red cell aggregates are clearly capable of withstanding finite shearing forces without yielding: they exist indefinitely although a shear stress is constantly acting upon them. These elements also show elastic properties.

For whole blood, the value of a yield shear stress has been measured by several different methods (MERRILL *et al.*, CHARM and KURLAND) and was shown to agree with an extrapolation (COKELET *et al.*, 1963) of the shear rate and shear stress data. The value of the yield shear stress can be interpreted in two ways: a) as representing the minimum force necessary to turn blood into a fluid and b) as the force necessary to break the weakest bonds between any two red cells in a chain of erythrocytes. It is immediately obvious that these forces are not only influenced by the adhesive

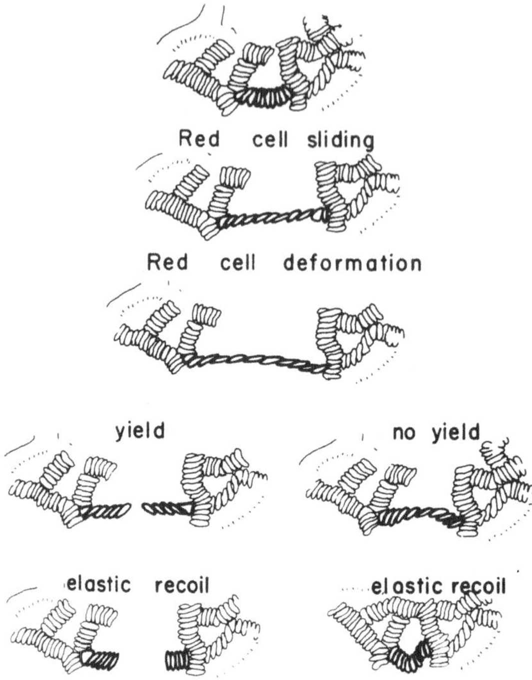

Fig. 2. Schematic representation of aggregate and rouleaux deformation under stress. Tensile stress results in deformation of individual rouleaux either within individual cell chain or at the junction of two rouleaux. Elastic elongation of rouleaux due to mutual sliding of red cells past each other

force between erythrocytes but much more by the number of the resulting attachments: the hemodynamic effects of this red cell aggregation is therefore strongly influenced by the hematocrit.

Blood Flow at Intermediate Shear Rate

Blood flow at shear rates between 1 and 50 sec^{-1} is governed by the reversible disaggregation or dispersion of aggregates (Fig. 3). At a given shear rate, the individual aggregate continuously looses subaggregates and individual red cells while recovering others so that the average size of the aggregate remains constant. Each increase in shear rate leads to a dispersion, until short, almost spherical rouleaux of 5—8 erythrocytes appear which behave like spheroids and tumble in flow, being rather resistant to further increase in shear rate. The shear rate necessary to disperse larger aggregates can now be measured and has been found to be in the order of magnitude of the shear rates computed for the venous part of the microcirculation (Schmid-Schönbein and Wells, 1969c). It was also observed that these shear rates are increased as a function of adhesiveness of the erythrocytes, being up to 10 times higher in patients showing pathological aggregation. Upon each decrease of the shear rate the erythrocytes immediately re-aggregate within 1 to 5 sec.

Each dispersion of the erythrocytes is accompanied by a fall in apparent viscosity, each aggregation is followed by a rise (Schmid-Schönbein *et al.*, 1969f).

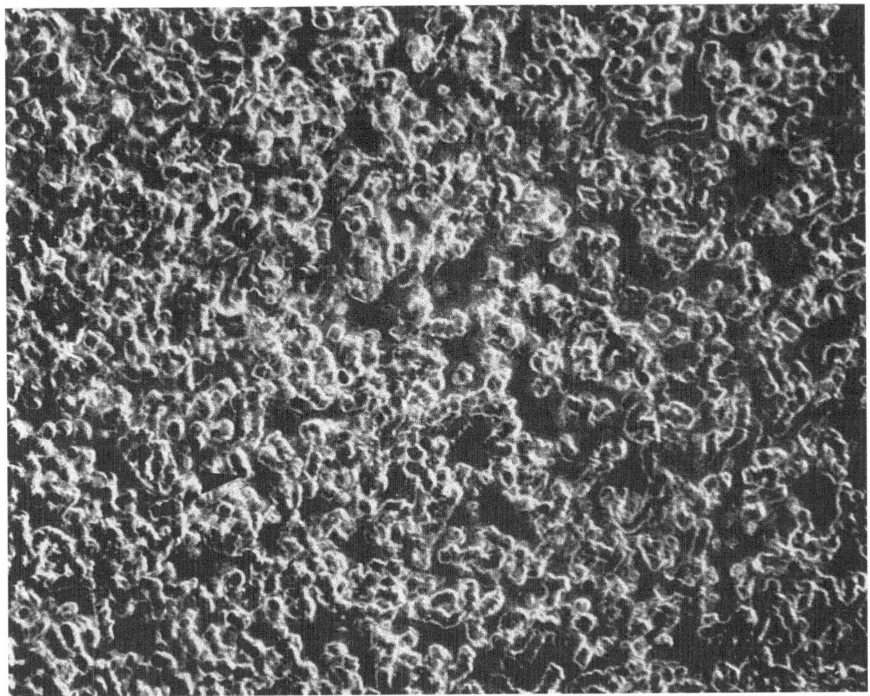

Fig. 3. Photomicrograph of normal human blood at 23 sec⁻¹. Partial disaggregation and rotatory motion of short spherical rouleaux and individual cells

Blood Flow at High Rates of Shear

The microscopic appearance of human blood at high rates of shear in the rheoscope is dominated by the alignment of the erythrocytes, which are monodispersed, show complete lack of tumbling and loose their biconcave shape (Fig. 4): the microscopic picture reminds one of a string of pearls. This behaviour is evidence of the fact that the erythrocytes are unable to sustain internal forces and must therefore be fluid. A flexible disc would be constantly tumbling during flow. In an extensive study (WELLS and SCHMID-SCHÖNBEIN, SCHMID-SCHÖNBEIN *et al.*, 1969a, d, e) we were able to demonstrate that at these high rates of shear the erythrocyte behaves like a fluid drop as a consequence of a tank tread like motion of the membrane around the cell content. Through this mechanism, the shearing forces are transmitted into the interior of the cells where the cell content is subjected to concentric laminar flow. The cells thus participate in flow, rather than disturbing it, and viscous hindrance is greatly reduced. This behaviour is quite analogue to the behaviour of ordinary fluid drops which also become deformed into ellipsoids under shear and show internal circulation (RUMSCHEID and MASON, TAYLOR). The details of this concept have been discussed elsewhere (SCHMID-SCHÖNBEIN and WELLS, 1969a). Under the specialized conditions of suspending erythrocytes in highly viscous media (e.g., 25% Albumin) the deformation of erythrocytes could clearly be demonstrated

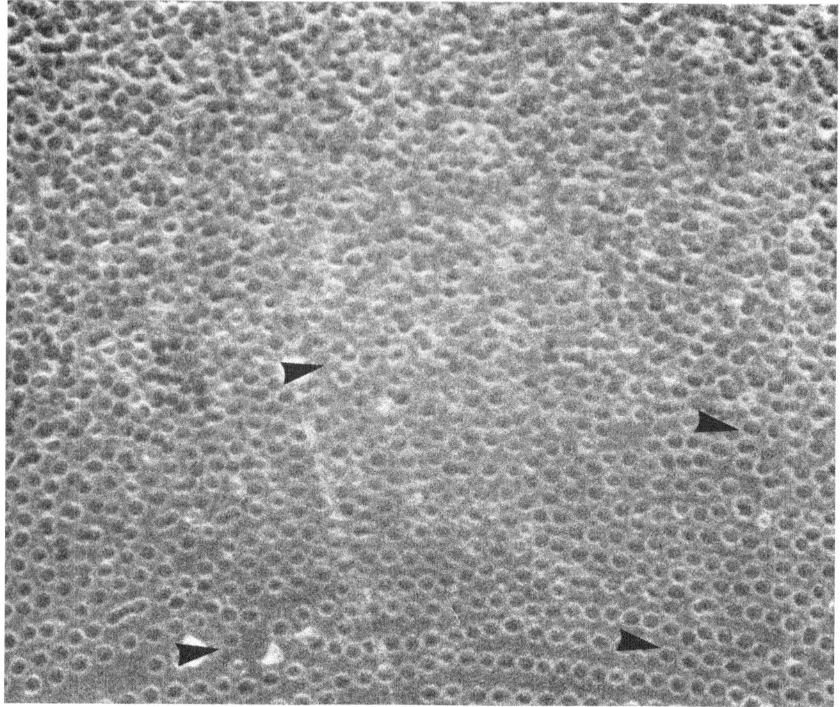

Fig. 4. Photomicrograph of normal human blood at 460 sec^{-1}: deformation of erythrocytes into prolate ellipsoids, continuous aligment of cells with major axis parallel to the direction of flow

and was seen to follow an equation established by Taylor for fluid drops immersed in another fluid.

$$D = \frac{L - B}{L + B} = G \cdot \eta_o \cdot \frac{r}{\ominus} \cdot \frac{19\,\eta_i / \eta_o + 16}{16\,\eta_i / \eta_o + 16}$$

In analogy to ordinary fluid drops, the deformation of erythrocytes was shown to be a function of the shearing forces, which are the product of shear rate G and the viscosity of the continuous phase (η_o) and ratio of the viscosities of the immersed phase (η_i) and the continuous phase. Ordinary fluid drops are spherical at rest (radius r) and they can therefore only be deformed following an increase in surface area and thence surface tension (θ). Erythrocytes, in contrast, are biconcave at rest and can therefore be much easier deformed because their surface area to volume ratio is not minimized. The fluidity of normal erythrocytes is therefore much higher than the fluidity of comparable fluid drops, their contribution to the viscosity of the dispersion is much less than that of ordinary fluid drops (Schmid-Schönbein and Wells, 1969a).

As will be discussed, this behaviour is restricted to normal, monodispersed erythrocytes, abnormal erythrocytes can loose their fluidity due to several different factors (Schmid-Schönbein and Wells, 1969b).

Our present concepts regarding the microrheology of blood can be summarized as follows: the erythrocyte possesses bipotential flow properties: it can either act as the basic unit of a three-dimensional red cell structure capable of sustaining a finite shearing stress or — in response to high shearing stresses, it can become deformed or liquified and participate in flow rather than disturbing it.

The tank tread like motion of the membrane not only subjects the cell interior to shear but also causes a migration of the cells from the region of high shear to the region of low shear. While strictly speaking these features are relevant only to the viscometric flow in the rheoscope for which they have been established and to tube flow where they have been confirmed (GOLDSMITH, 1969), it is immediately apparent that identical responses of the red cells have been established as governing blood flow on the microcirculatory level (GUEST *et al.*, THURANSKY).

However, flow even through a single vessel, much more so through a network of vessels, is based on the interaction between these and other rheological factors (e.g., vascular architecture, vasomotion, changes in pressure). The present state of both the microcirculatory technique and rheological theory makes it unlikely that this complicated flow pattern will be subject to direct quantitative analysis in the near future. It thus seems justified to speculate carefully about certain flow properties in vitro and their functional significance in vivo. If, therefore, the following discussion is primarily based on mechanical considerations this does by no means exclude the possiblity that other known or unknown phenomena may also play a role.

Blood Flow in Pulp Sinus

Fig. 5 shows a family of curves indicating the influence of hematocrit upon the apparent viscosity of blood, in this graph plotted as a function of shear stresses. Plasma is a simple fluid — rheologically speaking, and its viscosity is constant, no

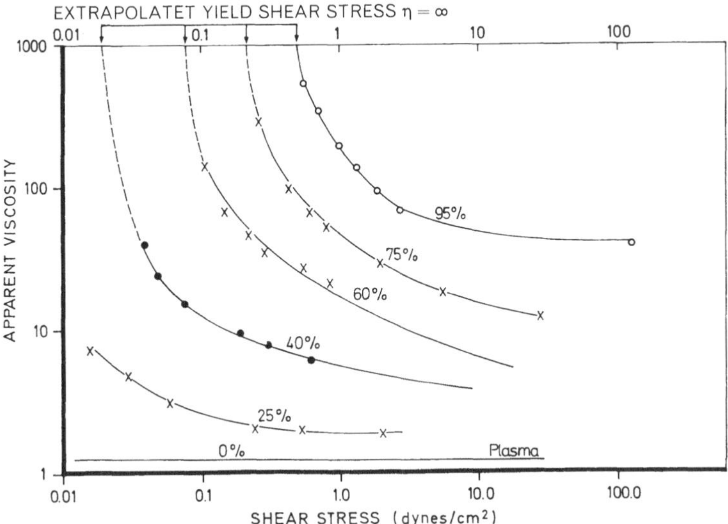

Fig. 5. Apparent viscosity as a function of shear stress. Influence of hematocrit on viscosity and yield shear stress. Yield shear stresses extrapolated from shear-stress-shear rate data according to COKELET *et al.* (1963).

matter how large or small the forces acting upon it. A blood sample containing 25% cells has not only a higher viscosity but a viscosity that is dependent upon the forces acting upon the sample. With rising hematocrit, the dependence of viscosity upon shear stress becomes more and more prominent. If one compares a blood sample of 25 and 75%, subjected to a shear stress of 0.2 dynes/cm², the 25% hematocrit sample is perfectly fluid, its viscosity only about twice that of plasma. The 75% blood sample, in contrast, possesses the properties of a solid: the shear stress of 0.2 dynes/cm² is insufficient to turn this blood sample into a fluid, it is less than the yield shear stress. If one increases the shear stress, the 75% blood sample will begin to flow and become less and less viscous with each increase in shear stress. As a matter of fact, under high shear stresses it becomes less viscous than the 40% sample under low shear stresses.

It is very likely that this enormous variability in viscosity of blood can influence the perfusion of the sinus of the red pulp at least as effectively as changes in vascular dimension. This is especially true if the effective perfusion pressure is reduced by increase in venous pressure. Only the variability in viscosity and the existence of a yield shear stress can explain prolonged stasis of blood in vessels that are not completely shut off the circulation by total vascular constriction. This mechanism of stasis, described also by Knisely (1936b), has to be considered in the interpretation of indicator dilution curves obtained over spleens. If there is evidence of prolonged stagnation, the perfusion of certain distinct compartments has been proposed (Harris *et al.*, 1958), however, these must not necessarily represent anatomical subdivisions.

This variability in blood viscosity can also lead to pronounced local differences in the outflow resistance from the marginal zone and the cords and can therefore interfere with the flow of cells through restricted channels.

Blood Flow in Branching Vessels

One of the most typical rheological responses of the mammalian erythrocyte is its tendency to show axial migration in small, rapidly perfused vessels. This is the mechanism leading to the formation of a more or less cell free plasma layer. Among the many hemodynamic consequences of this redistribution of blood cells, the skimming of plasma in vessels branching under about 90° is probably most signif-

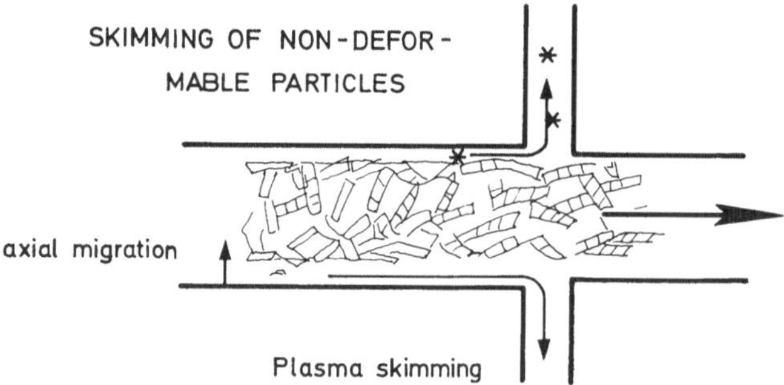

Fig. 6. Schematic representation of the effects of axial migration: deformable red cells and red cell aggregates are moving from the region of high shear to region of low shear. Axial migration is less in non-deformable cells. Skimming of such cells in branching vessels

74

icant for splenic function. The work of GOLDSMITH (1968) has clearly shown that this axial migration is influenced by red cell fluidity and deformability and by red cell aggregation. It is based on a motion of such particles from a region of high shear stress (near the tube wall) to the region of low shear stress (near the tube axis) (Fig. 6).

Our laboratory was able to demonstrate that spherical and rigidified red cells, regradless of the cause of their morphological deformation, also lose their fluidity and their ability to migrate along shear stress gradients*. The chance is therefore much greater that such cells might remain in the marginal layer and might be flushed with the plasma into the white pulp to become lodged in the marginal zone (SCHMID-SCHÖNBEIN et al., 1969 e).

Red Cell Trapping and Deformation

FUNG has recently proposed a mechanical model for the erythrocytes which has in important points been confirmed by rheological results of KATCHALSKI et al., RAND and BURTON, GOLDSMITH, 1968, 1969 and our own work (WELLS and SCHMID-SCHÖNBEIN, 1969; SCHMID-SCHÖNBEIN et al., 1969 e; SCHMID-SCHÖNBEIN and WELLS, 1969 a). According to FUNG the mechanical behaviour of the erythrocyte is characterized by:

1. a thin flexible nonextensible membrane;
2. a liquid interior of the cell;
3. a surplus of surface area for the given volume of the cell.

FUNG considers the erythrocyte as a flexible membrane shell, filled incompletely by a fluid. Since the membrane at rest is not under tension, it can be deformed in response to forces acting upon it; it can in fact assume an infinite variety of shapes. As a second consequence, forces acting from the outside can be transmitted into the interior and induce viscous deformation of the liquid cell content, in other words flow. These forces therefore induce local bending deformation of the membrane rather than extension and compression of the entire cell as it would be necessary for a flexible disc with elastic interior. The surface area of the erythrocyte is limited and non-extensible, the membrane is also impermeable to its incompressible content. The variety of shapes that a cell can assume is therefore limited to those that have a surface area to volume ratio smaller or equal to that of a biconcave disc. FUNG termed this applicable, isochoric deformation. Within this limit, the deformability is a function of bending compliance and fluidity of the content, which are both high (WELLS and SCHMID-SCHÖNBEIN; RAND and BURTON). The contribution of the hemoglobin viscosity to deformability requires further elucidation. Cell free hemoglobin of physiological concentration (32 g-%) is a Newtonian fluid with remarkably low viscosity (WELLS and SCHMID-SCHÖNBEIN, COKELET and MEISELMAN, 1968). Each increase in concentration and the presence of hemoglobin crystals not only increases hemoglobin viscosity considerably but makes it very non-Newtonian: such hemoglobin is even more viscous when subjected to small shearing forces (WELLS and SCHMID-SCHÖNBEIN).

---

* Since the completion of the manuscript, the motion of crenated erythrocytes in the marginal layer of arterioles has been recorded cinematographically (GOLDSTONE and WELLS, personal communication).

The cause of the biconcave shape of the erythrocyte is been subject to many speculations: Fung has taught us to recognize its favorable consequences, the surplus of surface area for the given volume. Cells so equipped can comply with deforming forces in the microcirculation in a "disarmingly simple" fashion (Fung) and their very existence in the freely circulating blood may very well be the result of a mechanical selection process at the level of the bone marrow, the spleen or elsewhere in the circulation.

Even without changes in the physical and chemical characteristics of membrane or hemoglobin the deformation of the membrane and the flow of hemoglobin and thus the deformability of the whole cell may be abolished whenever the membrane is extended or the interior ceases to flow: the whole cell then behaves like a solid.

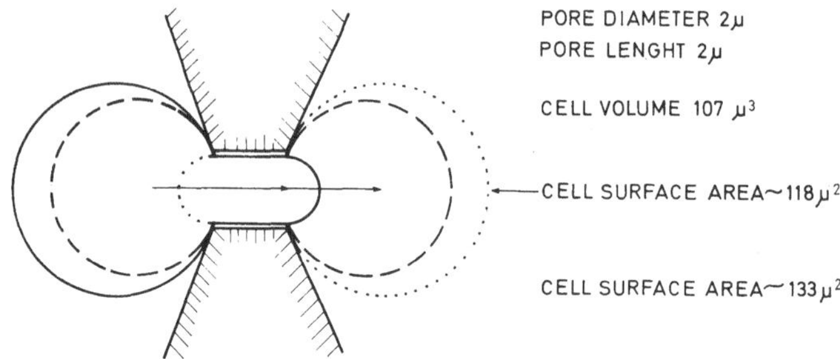

Fig. 7. Schematic drawing of diapedetic motion of isochorically deformed erythrocyte through short, narrow pore (diameter: 2 μ, length: 2 μ) implying deformation of membrane and internal flow of cell content. Maximum extension of surface area when two spheres are connected by cylindrical channel. Volume and surface area after Canham and Burton

The membrane can be under tension either in response to an increase in volume or a decrease in surface area; these changes need not to be absolute ones, they can also be achieved in extreme deformation when the surface area becomes too small to accomodate the cell volume (Katchalsky et al., Rand and Burton). Similarly the cell interior shows no flow whenever the forces are not transferred across the membrane either because they are too small or because the membrane is under tension and can thus withstand forces.

The passage of the erythrocyte through the normal capillaries of the microcirculation implies considerable bending of the membrane. Even the most bizarre deformation of a red cell passing through restricted pores cannot include more bending than that regularly observed in the tail end of bullet shaped erythrocytes travelling down capillaries (Guest et al.). It is therefore unlikely that the bending compliance of the normal membrane should limit the degree of overall cell deformation. The extensional rigidity of the membrane under stress, however, is considerable; for all practical purposes it must be considered non-extensible (Katchalsky et al.). A first analysis of the micromechanics of the erythrocyte in pore passage has recently been made by Canham and Burton. Based on very extensive measurements of volume and surface area these authors have computed the minimum diameter of a pore which allows the passage of an isochorically deformed erythrocyte which assumes the shape of a cylinder with two hemispherical caps (sausage shape). The computed minimum diameter of 3.33 μ is in good agreement with measurements of minimum pore diameters of GREGERSEN.

However, when considering the red cell as a fluid bag the minimum pore diameter is also a function of the pore length. For example: if a cell enters a pore of 2 μ in diameter and 2 μ in length, there is still a surplus of surface area after the cell has filled the capacity of the pore, and the cell can then pass the pore through a continuous flow of membrane area and cell content from one side of the barrier to the other (Fig. 7). Within the limits of isochoric deformation, therefore, the normal erythrocyte can pass pores down to 1 μ in diameter if the pore length is appro-

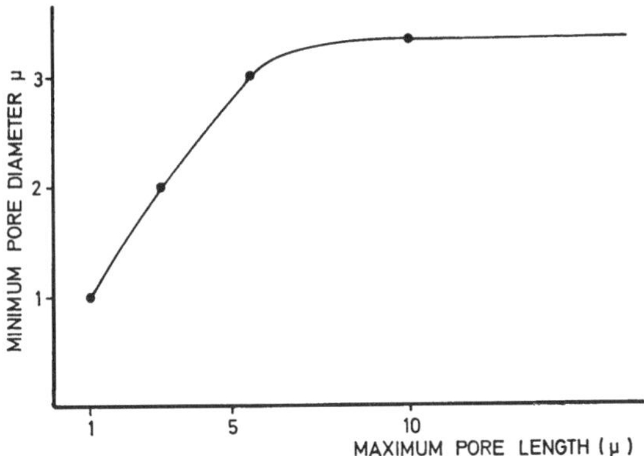

Fig. 8. Dimensions of cylindrical pores that can be passed by erythrocytes within the limits of isochoric deformation. Minimum pore diameter as a function of maximum pore length. In pore lengths above 10 μ, the minimum pore diameter remains constant since pore accomates entire red cell volume. Computation based on data by CANHAM and BURTON

priately small. The relation of maximum pore length to minimum pore diameter is shown in Fig. 8, the points are based on data given by CANHAM and BURTON. If we consider the pores within reticular cells or between reticular cells as the barriers restricting the passage of erythrocytes, not only the diameter of these stomata but also their length and thence the thickness of the reticular cells contributes to the barrier.

The discussion thus far was centered on the physiological flow properties of erythrocytes and their interaction with the splenic microcirculation. The physiological fluidity of the erythrocyte makes it plausible why the normal spleen offers little resistance to the normal erythrocyte. Under pathological conditions, the architecture and the hemodynamics of the spleen as well as relatively discrete changes in the properties of the erythrocyte may greatly increase the splenic resistance up to the point of trapping. Systematic studies of the hematological events causing a loss in erythrocyte fluidity are currently under way: preliminary studies (SCHMID-SCHÖN-BEIN and WELLS, 1969b) have shown that the fluidity of the cells is in fact impaired or abolished in practically all hemolytic diseases.

The model experiments in emulsion rheology which have led to the presented analogies with the normal erythrocyte may also be used for predicting that fluidity of liquid droplets is a function of the shearing forces, radius, interfacial tension and internal viscosity: theory predicts that if one of these factors inhibits the deformation of the surface and transmission of shear stress into the interior of the drop, liquid drops behave like solids.

As predicted by theory, a considerable variety of different factors can lead to the loss of erythrocyte fluidity:

1. agglutination of erythrocytes due to immobilization of the membrane;

2. tensile rigidification either due to structural loss of membrane area or increase in volume;

3. sphericity of the cell, regardless of cause, due to inability to undergo isochoric deformation;

4. increase of hemoglobin viscosity or hemoglobin precipitation;

5. loss of bending compliance due to molecular changes within the membrane layers or due to surface phenomena on the hemoglobin and plasma surfaces of the cell.

References

Benis, A. M., Lacoste, J.: Study of erythrocyte aggregation by blood viscometry at low shear rates using a balance method. Circulat. Res. 22, 29—41 (1968).

Canham, P. B., Burton, A. C.: Distribution in size and shape in populations of human red cells. Circulat. Res. 22, 405—417 (1968).

Charm, S. E., Kurland, G. S.: Static method for determining blood yield stress. Nature (Lond.) 216, 1121—1123 (1967).

Chien, S., Usami, S., Dellenback, R. J., Gregersen, M. I.: Blood viscosity: Influence of erythrocyte deformation. Science 157, 827—829 (1967).

Cokelet, G. R., Meiselman, H. J.: Rheological comparison of hemoglobin solutions and erythrocyte suspensions. Science 162, 275—277 (1968).

— Merrill, E. W., Gilliland, E. R., Shin, H.: The rheology of human blood: measurement near and at zero shear rate. Trans. Soc. Rheol. 7, 303—317 (1963).

Danon, D., Marikovsky, Y., Skutersky, E.: The sequestration of old erythrocytes and expulsed nuclei from the circulation of mammlians. Proc. 2nd Intern. Conf. on Hemorheology, 1969 (in press).

Fahraeus, R.: Die Strömungsverhältnisse und die Verteilung der Blutzellen im Gefäßsystem. Klin. Wschr. 7, 100—106 (1928).

Fung, Y. C.: Theoretical considerations of the elasticity of red cells and small blood vessels. Fed. Proc. 25, 1761—1772 (1966).

Goldsmith, H. L.: The microrheology of red blood cell suspensions. J. gen. Physiol. 52, 5—27 (1968).

— Flow and deformation of red blood cells in concentrated suspension. Fed. Proc. 28, 423 (1969).

Gregersen, M. I., Bryant, C. A., Hammerle, W. E., Usami, S., Chien, S.: Flow characteristics of human erythrocytes through polycarbonate sieves. Science 157, 825—827 (1967).

Guest, M. M., Bond, T., Cooper, R. G., Derrick, J. R.: Red blood cells: change in shape in capillaries. Science 142, 1319—1320 (1963).

Harris, I. M., McAlister, J., Prankert, T. A.: Splenomegaly and the circulating red cell. Brit. J. Haemat. 4, 97—102 (1958).

Harris, J. W.: Studies on the destruction of red blood cells. VIII. Molecular orientation in sickle cell hemoglobin solutions. Proc. Soc. exp. Biol. (N.Y.) 75, 197—201 (1950).

Jandl, J., Aster, R. H.: Increased splenic pooling and the pathogenesis of hypersplenism. Amer. J. med. Sci. 27, 383—397 (1967).

Jandl, J. H., Simmons, R. L., Castle, W. B.: Red cell filtration and the pathogenesis of certain hemolytic anemias. Blood 18, 133—148 (1961).

KATCHALSKY, A., KEDEM, O., KLIBANSKY, C., deVRIES, A.: Rheological considerations of the hemolysing red blod cell. In: Flow properties of blood and other biological systems (A. L. COPLEY and G. STAINSBY), p. 155—171. New York-Oxford-London-Paris: Pergamon 1960.

KNISELY, M. H.: Spleen studies. I. Microscopic observation of the circulatory system of living, unstimulated mammalian spleens. Anat. Rec. 65, 23—50 (1936a).

— Spleen studies. II. Microscopic observation of the circulatory system of living traumatized spleens and of dying spleens. Anat. Rec. 65, 131—148 (1936b).

MERRILL, E. W., BENIS, A. M., GILLILAND, E. R., SHERWOOD, T. K., SALZMAN, E. W.: Pressure flow relations of human blood in hollow fibers at low flow rates. J. appl. Physiol. 20, 954—967 (1965).

MURPHY, J. R.: The influence of pH and temperature on some physical properties of normal erythrocytes and erythrocytes from patients with hereditary spherocytosis. J. Lab. clin. Med. 69, 758—775 (1967).

RAND, R. P., BURTON, A. C.: Mechanical properties of the red cell membrane. I. membrane stiffness and intracellular pressure. Biophys. J. 4, 115—135 (1964).

RUMSCHEIDT, F. D., MASON, S. G.: Particle motions in sheared suspensions. XII. Deformation and burst of fluid drops in shear and hyperbolic flow. J. Colloid Sci. 16, 238—261 (1961).

SCHMID-SCHÖNBEIN, H., GAEHTGENS, P., HIRSCH, H.: On the shear rate dependence of red cell aggregation in vitro. J. clin. Invest. 47, 1447—1454 (1968).

— WELLS, R. E.: Fluid drop like transition of erythrocytes under shear. Science 165, 288—291 (1969).

— — Red cell deformation and red cell aggregation: their influence on blood rheology in health and disease. Proc. 2nd Intern. Conf. Hemorheology, 1969b, Heidelberg (in press).

— — Quantification of the dynamics of red cell aggregation. Bibl. anat. (Basel) 10 (1969c).

— — Rheological consequences of osmotic red cell crenation. Pflügers Arch. 307, 59—69 (1969d).

— — GOLDSTONE, J.: Influence of red cell deformability upon blood viscosity. Circulat. Res. 25, 131—143 (1969e).

— — SCHILDKRAUT, R.: Microscopy and viscometry of blood flowing under uniform shear rate (rheoscopy). J. appl. Physiol. 26, 674—684 (1969f).

TAYLOR, G. I.: The formation of emulsions in definable fields of flow. Proc. roy. Soc. A 146, 501—523 (1934).

THURANSKY, K.: Der Blutkreislauf der Netzhaut. Ungar. Akad. Wiss., Budapest, 1957.

WEED, R. I.: The cell membrane in hemolytic disorder. Proc. XII. Congr. Intern. Soc. Haematology, New York 1968, p. 81—92.

WELLS, R. E., SCHMID-SCHÖNBEIN, H.: Red cell deformation and fluidity of concentrated red cell suspensions. J. appl. Physiol. 27, 213—217 (1969).

Discussion

G. RUHENSTROTH-BAUER: Die Ergebnisse von Herrn SCHMID-SCHÖNBEIN scheinen mir sowohl vom theoretischen wie vom klinischen Standpunkt aus zu den wichtigsten zu gehören, die in den letzten Jahren in der Hämatologie gewonnen worden sind. Es würde mich interessieren, ob Abschätzungen möglich sind, in welcher Weise sich das Strömen von enggepackten Erythrocyten im Innern dieser Zellen auswirkt; denn ganz offenbar ist aus der „Panzerkettentheorie" zu folgern, daß beim Fließen von Erythrocytenaufschwemmungen die Viscositätsüberwindung im Innern der Zellen zustande kommt.

H. H. HENNEMANN: Wie verhält sich die Schubspannung auf die Erythrocyten bei verändertem Plasmamilieu? Wir kennen doch die oft extrem gesteigerte Erythrocytenagglomeration bei Paraproteinämien, bei denen es zu einer klebrigen Aneinanderlagerung der Erythrocyten durch die Proteinbeladung kommt. Es entsteht die sog. „Oat cell"-Form der Erythrocyten und das Gummifadenphänomen beim Druck auf die Agglomerate — das sind morphologische Zeichen dafür, daß bei gestörtem Plasmamilieu die auf die Erythrocytenmembran einwirkenden Kräfte verändert sind.

H. Schmid-Schönbein: Ich danke Herrn Professor Ruhenstroth-Bauer für seinen freundlichen Kommentar. Bei der einfachsten Form der Verformung des Erythrocyten in einen ellipsoiden Körper stellen wir uns vor, daß sich ein System innerer Strömung des Zellinhaltes ausbildet. Die äußerste Schicht des flüssigen Zellinhaltes haftet wieder an der Grenzschicht — also der Membran — und bewegt sich in dieser in panzerkettenartiger Weise. Alle mehr axialen Schichten haben eine geringere Geschwindigkeit und bewegen sich in laminarer Weise um einen zentralen Bereich, der mehr oder weniger in Ruhe ist. Bei mehr unregelmäßiger Deformation, etwa bei Porenpassage, bilden sich entsprechend komplizierte laminare Strömungssysteme aus.

Zu Hennemann: Bei pathologisch verändertem Plasma — und zwar nicht nur bei den klassischen Paraproteinämien — sehen wir 1. erheblich gesteigerte Aggregation bei niedrigen und mittleren Schergraden und 2. gesteigerte Plasmaviskosität. Wie durch die Taylor'sche Theorie vorausgesagt, begünstigt dies 3. die Deformation monodisperser Zellen bei hohen Schubspannungen.

Extramedulläre Blutbildung in der Milz, insbesondere bei Knochenmarkmetastasierung

Extramedullary Hematopoiesis in the Spleen with Special Reference to Bone Marrow Metastases

R. Fischer, H. H. Hennekeuser und H. E. Schaefer *

Summary

The relationship between neoplastic diseases (with the exception of the leukoses) and extramedullary hematopoiesis in the spleen was investigated on the basis of 250 autopsy cases. The results are tabulated. In addition, the histotopography and morphogenesis of extramedullary myelopoiesis in the spleen were examined including cytochemical observations.

Die während des Fetallebens zeitweise bestehende Potenz der Milz zur Blutzellbildung kann unter bestimmten Bedingungen auch im postnatalen Leben wieder aktiviert werden. Neben den verschiedenen Leukoseformen und der Osteomyelofibrose kann eine extramedulläre Myelopoese in der Milz, seltener auch in anderen Organen, darunter besonders in der Leber, u. a. bei Anämien, Intoxikationen oder bei bestimmten Infektionskrankheiten auftreten (Übersichten bei Naegeli, Lang, Fresen). Außerdem ist bereits seit längerer Zeit das Vorkommen erythro-myeloischer Gewebs- und Blutreaktionen bei malignen Tumoren nach Knochenmarksmetastasierung bekannt (Lit. bei Hennekeuser und Fischer).

Wir sind in Erweiterung früherer Untersuchungen (Hennekeuser und Fischer) an einem größeren Obduktionsmaterial der Frage nach dem Zusammenhang zwischen malignen Tumoren und einer extraossären Hämatopoese in der Milz und deren Häufigkeit nachgegangen. Gleichzeitig soll unter Berücksichtigung cytochemischer Ergebnisse über die histomorphologischen Befunde bei heterotoper Blutbildung in der Milz berichtet werden, deren Histotopographie und Morphogenese im Gegensatz zur myeloischen Metaplasie in der Leber bisher nur wenig berücksichtigt worden sind.

Material und Methodik

Insgesamt wurden 250 Fälle des Obduktionsgutes untersucht (s. Tabelle 1).

An Paraffinschnitten von Milz und Leber wurden außer den üblichen Färbungen (Hämatoxylin-Eosin, van Gieson, Giemsa, PAS-Reaktion) folgende histochemischen Reaktionen und Färbeverfahren durchgeführt: Nachweis der Naphthol-AS-D-Chloroacetat-Esterase (Moloney et al.); Peroxydase-Reaktion mit 3-Amino-9-äthylcarbazol (Schaefer und Fischer, 1968b); Nachweis der Naphthol-AS-D-Chloroacetat-Esterase (oder Peroxy-

---

* Pathologische Institute der Universitäten Köln (Direktor: Prof. Dr. M. Eder) und Bonn (ehem. Direktor: Prof. Dr. Dr. h.c. H. Hamperl)

dase) und nachfolgende Gitterfaserdarstellung (Stutte und Glück); Eosinophilenfärbung mit Biebricher Scharlach (Schaefer und Fischer, 1968a). Außerdem kam bei einzelnen Fällen an unfixierten Kryostatschnitten der Milz der Nachweis der α-Naphthylacetat-Esterase (Leder) zur Anwendung.

Ergebnisse und Diskussion

Bei Durchsicht der Literatur läßt sich feststellen, daß für die Annahme einer myeloischen Metaplasie in der Milz häufig unterschiedliche morphologische Kriterien herangezogen wurden. Schon Askanazy hat darauf hingewiesen, daß es nicht berechtigt erscheint, das Vorkommen einzelner unreifer myelocytärer Vorstufen in der Milzpulpa bereits im Sinne einer myeloischen Umwandlung zu deuten. Ebenso wie bei der intravitalen Milzpunktion (Moeschlin) haben unsere Ergebnisse am Obduktionsmaterial gezeigt, daß auch beim Erwachsenen in „normalen" Milzen, d. h. ohne Zeichen einer heterotopen Blutbildung, immer wieder einzelne unreife neutrophile oder eosinophile Granulocyten, jedoch nur selten Erythroblasten vorkommen können (vgl. auch Bertelsen). Offenbar kann die normalerweise für unreife Leukocyten im Knochenmark bestehende Ausschwemmungssperre unter besonderen Bedingungen durchbrochen werden (Fresen, Müller). Von einer Reihe anderer Autoren ist für die Diagnose einer Myelopoese in der Milz eine — bereits bei den üblichen Färbungen häufig ins Auge springende — nest- oder gruppenförmige Lagerung großer rundkerniger Blutzellen in den Milzsinus in den Vordergrund gestellt worden (Fresen, Gross und Marymont, Rappaport u.a.). Da es sich bei diesen Zellen in erster Linie um erythropoetische Vorstufen handelt, die ja nur einen, in ihrer Ausprägung wechselnden Anteil der extraossären Blutbildung ausmachen, erschien es uns wichtig, vor allem die granulopoetische Komponente und deren Lokalisation in der Milzpulpa näher zu erfassen. Als wesentliche Hilfe erwies sich hierbei besonders der Naphthol-AS-D-Chloroacetat-Esterasenachweis, der ebenso wie die Peroxydasereaktion mit 3-Amino-9-äthylcarbazol auch an routinemäßig fixiertem und paraffineingebettetem Material durchführbar ist. Mit beiden Methoden werden bekanntlich die verschiedenen Reifungsstufen der neutrophilen Granulopoese, bei der Peroxydasereaktion zusätzlich auch die der Eosinophilenreihe von den Promyelocyten bis zu den reifen Granulocyten im Schnittpräparat deutlich dargestellt.

Die *Granulocytopoese* zeigt in der Milz vorwiegend eine herdförmige, in einzelnen Fällen auch eine mehr diffuse Anordnung. Bereits bei schwacher oder mittlerer Vergrößerung werden beim Chloroacetatesterase-Nachweis oder der Peroxydasereaktion die typischen *Prädilektionsstellen,* die immer auf die rote Pulpa beschränkt sind, deutlich: Stark positiv reagierende Zellen umgeben als dichtere Mäntel die Grenzflächen von kleinen Trabekeln (Abb. 1a) oder ordnen sich in einer subkapsulären Zone an. Sie umschließen ferner venöse und arterielle Gefäßäste oder sammeln sich in subendothelialen Spalträumen größerer Trabekelvenen an (Abb. 1b), die bekanntlich keine differenzierte Wandung besitzen und deren Endothel direkt dem bindegewebigen Stroma der Trabekel aufsitzt. Neutrophile Promyelocyten und Myelocyten beherrschen das Bild (Abb. 2). Sie zeigen in Schnittpräparaten ein breites Cytoplasma und einen meist etwas exzentrisch gelegenen, rundlichen bis plump ovalen, relativ chromatinarmen Zellkern mit Nucleolen. Bei den üblichen histologischen Färbungen können sie leicht übersehen werden, um so deutlicher

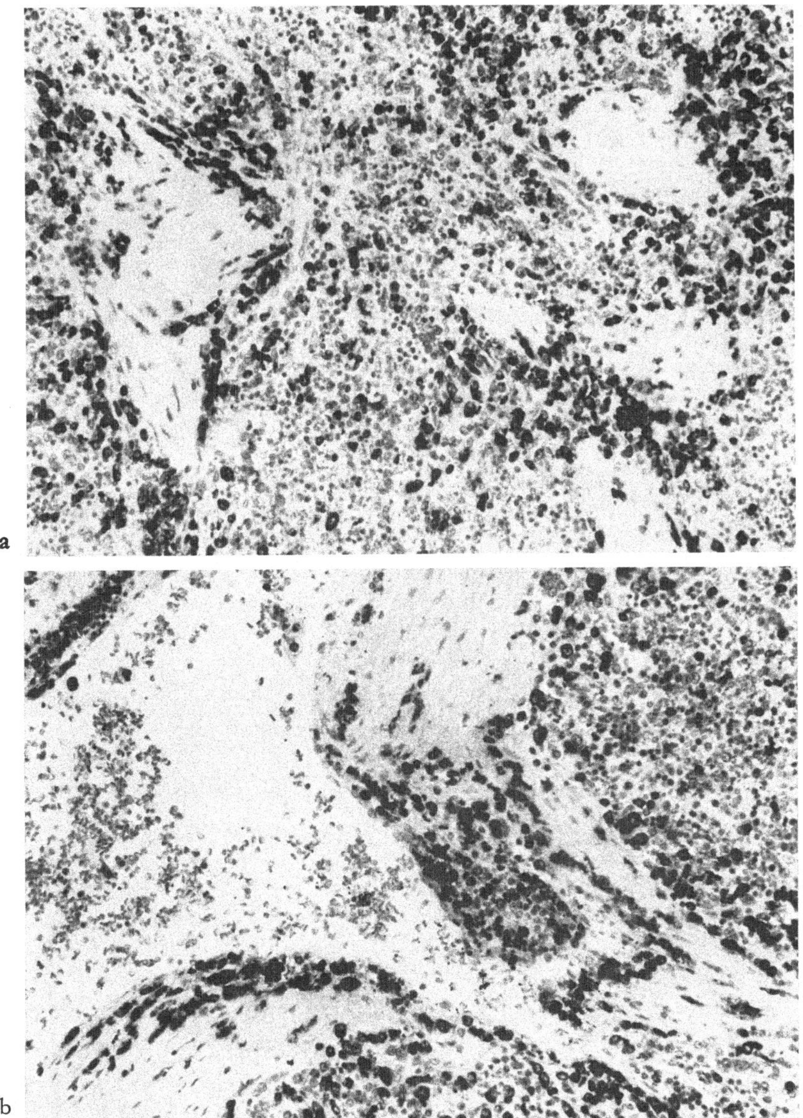

Abb. 1a u. b. Myeloische Metaplasie der Milz. Darstellung der neutrophilen Granulocytopoese mit der Naphthol-AS-D-Chloroacetatesterase-Reaktion. a Dichte mantelförmige Ansammlungen fermentpositiver (im Original rot gefärbter) neutrophiler Vorstufen um kleine Trabekel. b Subendotheliale „Infiltration" einer größeren Balkenvene mit positiv reagierenden granulopoetischen Zellen. Vergr. 140×

treten sie bei der Chloroacetatesterase- oder Peroxydasereaktion durch ihr kräftig angefärbtes Cytoplasma hervor (Abb. 2). Mit diesen Fermentnachweisen fallen — neben der beschriebenen peritrabekulären Lagerung — nicht selten auch *innerhalb* der Trabekel positiv reagierende Zellen auf. Es handelt sich hierbei teilweise nur um einzelne Zellelemente mit einem spindeligen oder zipfelförmigen Cytoplasma

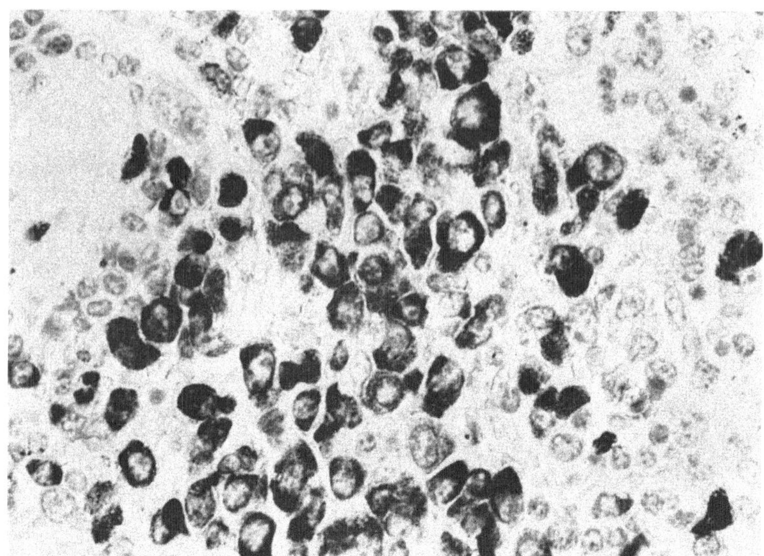

Abb. 2. Peritrabeculär gelegene granulopoetische Vorstufen, vorwiegend Promyelocyten und Myelocyten mit deutlicher Chloroacetatesterase-Aktivität. Vergr. 560 ×

(Abb. 3a), die sich bei den gewöhnlichen Färbungen nur durch einen etwas vergrößerten Kern von den übrigen schmal ausgezogenen mesenchymalen Zellen unterscheiden. Andere Zellen besitzen einen breiteren oder abgerundeten, deutlich fermentpositiven Zelleib, der häufig durch einen schmalen Spaltraum von den umgebenden kollagenen Fibrillen abgegrenzt wird. Schließlich fallen Trabekelabschnitte, gelegentlich auch Kapselbezirke auf, die eine dichte Durchsetzung mit fermentpositiven Zellen zeigen (Abb. 3b). Die Faserstrukturen der Trabekel sind hier auseinandergedrängt und aufgelockert.

Auf ähnliche Befunde am trabekulären Stützgerüst oder im Bereich der peritrabekulären Zone ist auch im Rahmen der leukämischen Infiltration der Milz (Lubarsch, Jaffé, Kostich und Rappaport, Rappaport) — von Lennert et al. bei der Basophilen-Leukämie — hingewiesen worden. Jaffé spricht in diesem Zusammenhang von einer „desmolytischen Transformation" des kollagenen Bindegewebes der Trabekel in ein blutzellbildendes Reticulum.

Bei der Biebricher Scharlach-Färbung treten *eosinophile Myelocyten* in unterschiedlicher Zahl und in teils gruppenförmiger, teils diffuser Lagerung hervor.

Die *Erythropoese* ist zumeist von der neutrophilen und eosinophilen Granulocytopoese abgesetzt: Die erythrocytären Vorstufen liegen in ihrem Hauptanteil intra- und parasinös. Sie sind hier zu kleinen Gruppen und Nestern zusammengefaßt (Abb. 4a), in denen sie häufig einer bestimmten Reifungsstufe angehören. Fermentcytochemisch treten besonders Makroblasten und Normoblasten im Schnitt durch ihre typische perinucleäre Aktivität der α-Naphthylacetat-Esterase (Leder) hervor. Erythroblastische Blutbildungsherde kommen in unterschiedlicher Zahl und Ausdehnung bei den einzelnen Fällen von heterotoper Blutbildung in der Milz vor. Das gleiche gilt auch für Riesenzellen vom *Megakaryocytentyp,* deren Nachweis besonders bei Anwendung der PAS-Reaktion im allgemeinen keine Schwierigkeiten bereitet

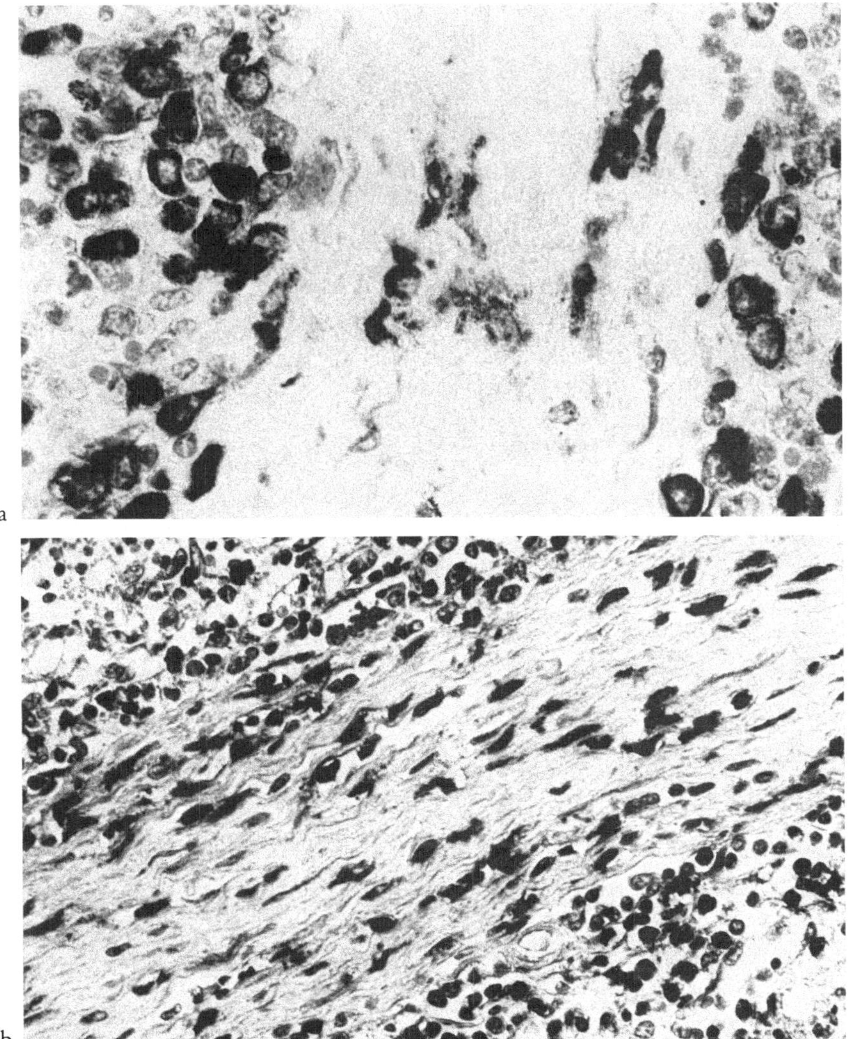

Abb. 3a u. b. Auftreten granulopoetischer Vorstufen im trabeculären Stützgerüst der Milz bei extramedullärer Blutbildung. Naphthol-AS-D-Chloroacetatesterase-Reaktion. a Einzelne fermentpositive Zellen mit einem teilweise spindeligen Cytoplasma zwischen den kollagenen Fasern eines Trabekels. b Dichte Durchsetzung eines Trabekels mit Chloroacetatesterase-positiven neutrophilen Vorstufen. Vergr. 560 und 350 ×

(Abb. 4b). Auch die Erythropoese zeigt in einer Reihe von Fällen eine bevorzugte Lokalisation in der subkapsulären Zone, in der unmittelbaren Nachbarschaft von Trabekeln oder in der Umgebung kleinerer Blutgefäße (vgl. auch JERUSALEM und KRETSCHMAR).

Die reaktive oder „kompensatorische" Hämatopoese der Milz unterscheidet sich in der Regel durch ihren mehr *herdförmigen* Charakter und durch die in ihrer Ausprägung allerdings unterschiedliche Beteiligung aller drei Blutzellsysteme von der

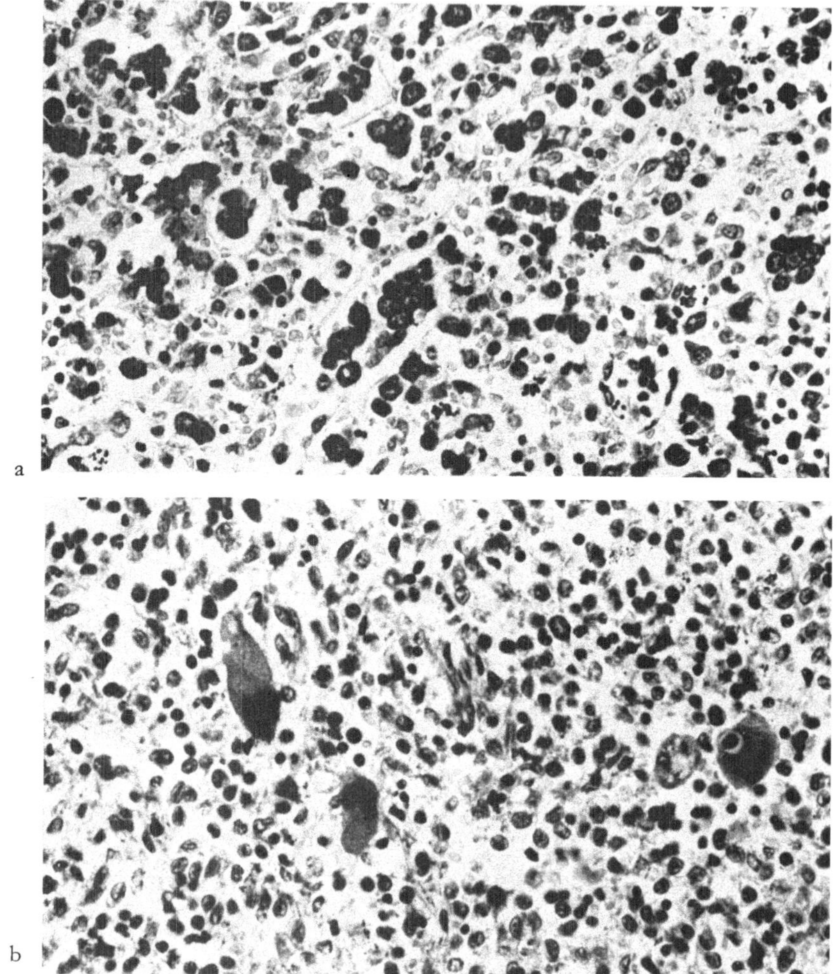

Abb. 4a u. b. Erythropoese und Thrombopoese bei heterotoper Blutbildung in der Milz. a Vorwiegend intrasinusoidale Lagerung von Erythroblasen in kleinen Nestern und Gruppen. b Verstreut liegende Megakaryocyten. PAS-Reaktion. Vergr. 350 ×

diffusen Durchsetzung im Rahmen einer leukämischen Proliferation. Im Gegensatz zur Myelose sind die Malpighischen Körperchen zumeist erhalten oder nur verkleinert. Allerdings kann in Einzelfällen allein auf Grund des histologischen Milzbefundes die Abgrenzung von einer leukämischen Infiltration schwierig sein, zumal auch bei der chronischen Myelose sowohl histo- und cytomorphologische Befunde (Moeschlin, Rappaport u. a.) als auch die Ergebnisse von Isotopenuntersuchungen (Pribilla) nicht selten Hinweise für eine erythropoetische Aktivität geben.

Die nichtleukämische, extraossäre Myelopoese der Milz trägt somit im Prinzip gemeinsame Züge mit der irreversiblen, neoplastischen Proliferation dieses Organs bei Leukosen. Offensichtlich stellen unter beiden Bedingungen bestimmte undifferenzierte mesenchymale Keimlager die Matrix für eine heterotope, autochthone Blutzellbildung dar, die sich von der determinierten Zellbildungsfähigkeit des Knochenmarks (ROHR) unterscheidet. Als Ausgangspunkt kommen in erster Linie undifferenzierte (pluripotente) Zellen aus der sog. subendothelialen und adventitiellen Indifferenzzone der Blutgefäße sowie mesenchymale Zellen des trabekulären Stützgerüstes und der subserosalen Grenzzone in Frage. Bei Leukosen ist eine ähnliche Lokalisation hämatopoetischer Proliferationszonen auch in anderen Organen und Geweben, z.B. im Kapsel- und Trabekelgerüst der Lymphknoten (LENNERT), im „Mantelgewebe" der Brustdrüse (SEIFERT) oder im adventitiellen Mesenchymalnetz des Zentralnervensystems (BRIELLMANN) bekannt.

In der Vergangenheit hat bekanntlich die Frage nach der *Histiogenese* sowohl der embryonalen als auch der postfetalen, extramedullären Hämatopoese zu einer lebhaften Diskussion und zu entgegengesetzten Meinungen geführt (Übersichten bei ASKANAZY, NAEGELI, LANG, APITZ, ROTTER und BÜNGELER, FRESEN). Dabei stehen sich besonders die Auffassungen von einer autochthonen, nichtendothelialen Entstehung und die einer kolonisatorischen Genese der Blutbildungsherde gegenüber. Als Untersuchungsobjekt diente zumeist die Leber, deren Bedeutung für die fetale Blutbildung in neuerer Zeit auch Gegenstand elektronenmikroskopischer Untersuchungen war (ACKERMAN et al., MASAKI, ZAMBONI). In Bestätigung früherer Befunde (ASKANAZY, GILMORE u.a.) muß auf Grund elektronenmikroskopischer Befunde angenommen werden, daß die Hämatopoese in der fetalen Leber, in der die erythrocytäre Reihe weitaus überwiegt, autochthon entsteht und zunächst extravasal abläuft. Ob diese Befunde ohne weiteres auf die Verhältnisse beim Erwachsenen übertragbar sind, bedarf noch einer weiteren Klärung. Sicher kann es durch besondere Strömungsverhältnisse in den Sinusoiden der Leber auch zur Einschwemmung von unreifen Blutzellen aus anderen Blutbildungsstätten — besonders aus der Milz — kommen (MEYER und HEINEKE, NAEGELI). Die bei unseren Untersuchungen festgestellte Lokalisation granulopoetischer Vorstufen im Bereich von mesenchymalen Grenzscheiden der Periportalfelder, um Blutgefäße oder — ähnlich wie in der Milz — in der subcapsulären Zone macht jedoch auch für dieses Organ die Möglichkeit einer ortsständigen Blutzellbildung im postfetalen Leben wahrscheinlich.

Faßt man die myeloische metaplastische Reaktion in Leber und Milz als einen Rückschlag in die fetale Hämatopoese auf, so fällt jedoch auf, daß beim Erwachsenen das Vorkommen extraossärer Blutbildungsherde in erster Linie an die Milz gebunden ist, während die Leber nur in einem Teil unserer Fälle und weniger ausgedehnt betroffen war. In der Fetalperiode steht dagegen — auch auf Grund eigener cytochemischer Untersuchungen — die hepatische Blutbildung ganz im Vordergrund (Übersichten: SCHMINCKE, TISCHENDORF).

Zur Prüfung der Frage nach der *Häufigkeit* einer extramedullären Blutbildung in der Milz bei neoplastischen Erkrankungen haben wir insgesamt 250 Fälle unseres Obduktionsgutes ausgewertet (s. Tabelle 1): Bei 50 Carcinomfällen *mit* Wirbelmetastasen waren in 14 Fällen histologisch die Zeichen einer lienalen Hämatopoese feststellbar, während 50 Carcinome *ohne* nachgewiesene Knochenmarkmetastasen nur zweimal eine myeloische Metaplasie zeigten. Bei Sarkomen oder neoplastischen Erkrankungen des lympho-retikulären Systems — ausgenommen sind Leukosen — fand sich unter 50 Fällen *mit* Wirbelmetastasen oder Infiltrationen im Knochenmark 11mal eine heterotope Blutbildung in der Milz. Eine entsprechende Gruppe von Erkrankungen *ohne* Beteiligung des Knochenmarks wies in 3 Fällen (zweimal bestanden bei einer schweren Blutungsanämie nur die Zeichen der Erythropoese) eine

Tabelle 1. *Häufigkeit einer histologisch nachweisbaren extramedullären Blutbildung in der Milz*

	Zahl der Fälle	extra-medulläre Blut-bildung	keine extra-medulläre Blut-bildung
Carcinome *mit* Wirbelmetastasen	50	14	36
Carcinome *ohne* Wirbelmetastasen	50	2	48
Sarkome und neopl. Erkrankungen des lympho-retikulären Systems (ausgenommen Leukosen) *mit* Wirbelmetastasen oder Infiltration im Knochenmark	50	11	39
Sarkome und neopl. Erkrankungen des lympho-retikulären Systems (ausgenommen Leukosen) *ohne* Wirbelmetastasen oder Infiltration im Knochenmark	50	3 (2)[a]	45
Keine Tumoren	50	1	49
Gesamt	250	33	217

[a] In zwei Fällen bestanden bei einer schweren Blutungsanämie nur die Zeichen der Erythropoese.

myeloische Metaplasie auf. Bei 50 unausgewählten Vergleichsfällen ohne neo-plastische Grundleiden bestand in einem Fall, bei dem es sich um eine Sepsis lenta handelte, eine extraossäre Blutbildung.

Diese Ergebnisse zeigen, daß etwa 25% der Fälle von neoplastischen Erkrankungen mit Knochenmarkbeteiligung zu einer extramedullären Blutbildung in der Milz (in geringerem Prozentsatz zusätzlich auch in der Leber) führen. Entsprechende Krankheitsgruppen ohne tumoröse Durchsetzung des Knochenmarks zeigen dagegen nur in 5—7% der Fälle eine heterotope Hämatopoese. Man wird daher die Ursache für die Ingangsetzung einer myeloischen Metaplasie bei neoplastischen Erkrankungen in erster Linie in einer Markverdrängung durch den tumorösen Prozeß suchen. Ob es sich hierbei jedoch um den allein auslösenden Faktor handelt, erscheint fraglich, da das Auftreten einer myeloischen Metaplasie in der Milz sowohl bei unseren Fällen als auch nach den Angaben anderer Autoren mit dem Ausmaß der Knochenmarkbeteiligung nicht in jedem Fall parallel geht. In einigen Fällen war eine deutliche myeloische Metaplasie der Milz nachweisbar, obwohl nur relativ wenige Metastasen in der Wirbelsäule vorlagen. Andererseits kann trotz einer ausgedehnten tumorösen Durchsetzung des Knochenmarks eine extramedulläre Blutbildung fehlen. Es sind daher eine Reihe anderer Faktoren diskutiert worden, die zu einer Stimulierung der extramedullären Hämatopoese führen könnten (Lit. Hennekeuser und Fischer). Gross und Marymont, die bei ihren Fällen eine besondere Häufung von extramedullärer Blutbildung bei gleichzeitiger Knochenmarkmetastasierung und sinusoidaler Tumorausbreitung in der Milz fanden, ziehen u. a. lokale Faktoren für die Auslösung einer heterotopen Blutbildung in Betracht. Auch eine sichere Beziehung zwischen Tumortyp oder Art der neoplastischen Erkrankung und Vorkommen einer extramedullären Blutbildung ließ sich nicht feststellen (Hennekeuser und Fischer). So waren unter den epithelialen Tumoren erwartungsgemäß in erster Linie solche Carcinome betroffen, bei denen eine häufige Metastasierung in das Skeletsystem bekannt ist.

Obwohl noch eine Reihe von Fragen offen bleiben, gewinnen diese Ergebnisse jedoch insofern eine klinisch-diagnostische Bedeutung, als durch den Nachweis myeloisch-leukämoider oder leuko-erythroblastischer Blutreaktionen, die auch bei unseren Fällen mit nachgewiesener myeloischer Metaplasie der Milz häufig vorgelegen haben, die Möglichkeit einer Knochenmarkbeteiligung im Rahmen neoplastischer Erkrankungen aufgezeigt wird.

Literatur

ACKERMAN, G. A., GRASSO, J. A., KNOUFF, R. A.: Erythropoiesis in the mammalian embryonic liver as revealed by electron microscopy. Lab. Invest. 10, 787—796 (1961).

APITZ, K.: Allgemeine Pathologie der menschlichen Leukämien. Ergebn. allg. Path. path. Anat. 35, 1—104 (1940).

ASKANAZY, M.: Über die physiologische und pathologische Blutregeneration in der Leber. Virchows Arch. path. Anat. 205, 346—371 (1911).

BERTELSEN, A.: Über das Vorkommen von Myelocyten in der normalen menschlichen Milz. Beitr. path. Anat. 100, 232—247 (1938).

BRIELLMANN, A.: Über die intracranielle Ausbreitung der Leukämien unter besonderer Berücksichtigung der leukämischen Meningopathie. Acta haemat. (Basel) 31, 338—348 (1964).

FRESEN, O.: Orthologie und Pathologie der heterotopen Hämopoese. Ergebn. allg. Path. path. Anat. 40, 139—198 (1960).

GILMORE, J. R.: Normal haemopoiesis in intrauterine and neonatal life. J. Path. Bact. 52, 25—60 (1941).

GROSS, S., MARYMONT, J. H.: Extramedullary hematopoiesis and metastatic cancer in the spleen. Amer. J. clin. Path. 40, 194—196 (1963).

HENNEKEUSER, H. H., FISCHER, R.: Extramedulläre Blutbildung und leukämoide Reaktion bei bösartigen Tumoren. Dtsch. med. Wschr. 92, 479—482 (1967).

JAFFÉ, R. H.: Histologic studies on the spleen in cases of leukemia. Arch. Path. 19, 647—655 (1935).

JERUSALEM, C., KRETSCHMAR, W.: Die Erythro- und Lymphopoese in der Mäusemilz bei *Plasmodium berghei*-Infektion. Verh. Anat. Ges., Erg.-Heft Anat. Anz. 113, 95—101 (1964).

KOSTICH, N. D., RAPPAPORT, H.: Diagnostic significance of the histologic changes in the liver and spleen in leukemia and malignant lymphoma. Cancer (Philad.) 18, 1214—1232 (1965).

LANG, F. J.: Myeloid metaplasia. Folia haemat. 43, 95—120 (1931).

LEDER, L. D.: Fermenthistochemische Befunde bei chronischer Erythroblastose und akuter Erythrämie. Klin. Wschr. 43, 795—796 (1965).

LENNERT, K.: Pathologie der Halslymphknoten. Berlin-Göttingen-Heidelberg: Springer 1964.

— KÖSTER, E., MARTIN, H.: Über die Mastzellenleukämie. Acta haemat. (Basel) 16, 255—272 (1956).

LUBARSCH, O.: Pathologische Anatomie der Milz. In: F. HENKE u. O. LUBARSCH, Handbuch der speziellen Pathologie und Histologie, Bd. 1/II. Berlin: Springer 1927.

MASAKI, H.: An electron microscopic study of haematopoiesis in the liver of human fetus. Yonago Acta med. 7, 146—166 (1963).

MEYER, E., HEINEKE, A.: Über Blutbildung bei schweren Anämien und Leukämien. Dtsch. Arch. klin. Med. 88, 435—492 (1907).

MOESCHLIN, S.: Die Milzpunktion. Basel: Benno Schwabe & Co. 1947.

MOLONEY, W. C., McPHERSON, K., FLIEGELMAN, L.: Esterase activity in leukocytes demonstrated by the use of Naphthol-AS-D-chloroacetate substrate. J. Histochem. Cytochem. 8, 200—207 (1960).

R. Fischer, H. H. Hennekeuser und H. E. Schaefer

Müller, D.; Myeloische Reaktionen bei der akuten tubulären Niereninsuffizienz. Fol. haemat., N.F. **7**, 148—153 (1963).

Naegeli, O.: Blutkrankheiten und Blutdiagnostik, 2. Aufl. Leipzig: v. Veit 1912.

Pribilla, W.: Über einige Funktionen der Milz. Internist (Berl.) **8**, 345—357 (1967).

Rappaport, H.: Tumors of the hematopoietic system. Atlas of tumor pathology, vol. III/8. Washington 1966.

Rohr, K.: Das menschliche Knochenmark. Stuttgart: Georg Thieme 1960.

Rotter, W., Büngeler, W.: Blut und blutbildende Organe. In: Lehrbuch der speziellen pathologischen Anatomie (E. Kaufmann-M. Staemmler). Berlin: W. de Gruyter & Co. 1955.

Schaefer, H. E., Fischer, R.: Eine spezifische Färbung eosinophiler Granulocyten mit Biebricher Scharlach. Klin. Wschr. **46**, 396—397 (1968a).

— — Der Peroxydasenachweis an Ausstrichpräparaten sowie an Gewebsschnitten nach Entkalkung und Paraffineinbettung. Klin. Wschr. **46**, 1228—1230 (1968b).

Schmincke, A.: Über die normale und pathologische Physiologie der Milz. Münch. med. Wschr. **63**, 1005—1020 (1916).

Seifert, G.: Über Gewebsreaktionen der menschlichen Brustdrüse bei Leukämien. Virchows Arch. path. Anat. **322**, 336—358 (1952).

Stutte, H. J., Glück, W.: Über Gitterfaserdarstellung an fermenthistochemischen Präparaten. Histochemie **5**, 130—134 (1965).

Tischendorf, F.: Die Milz. In: Handbuch der mikroskopischen Anatomie des Menschen (W. v. Möllendorff u. W. Bargmann), Erg.-Bd. VI/1. Berlin-Heidelberg-New York: Springer 1969.

Zamboni, L.: Electron microscopic studies of blood embryogenesis in humans. II. The hemopoietic activity in the fetal liver. J. Ultrastruct. Res. **12**, 525—541 (1965).

Diskussion

T. Berge: I have studied the incidence of extramedullary blood formation in the spleen in patients with carcinoma with and without splenic or skeletal metastases. Like Hennekeuser and Fischer in 1967, I used the degree of involvement of the vertebral column as a measure of the destruction of the bone marrow as a whole.

Table 1 gives the results in 181 cases with splenic metastases. 120 of these had coexisting skeletal metastases. Extramedullary blood formation in the spleen was noted in 39.2% of the patients with skeletal metastases, a frequency twice as high as that among cases without skeletal metastases. The higher frequency is due entirely to an increase among the cases with metastases in all vertebrae. The other cases with skeletal metastases showed the same frequency as cases without metastases. The difference found was highly significant ($p < 0.001$).

Table 2 gives the results among 220 cases with skeletal metastases. 120 of these had coexisting splenic metastases. In both groups there was a clear correlation between involvement of all vertebrae and extramedullary blood formation. In another control series consisting of 92 cases without metastases in the spleen or the skeleton, but with metastases in several other organs extramedullary blood formation was found in only 7.6%.

In my opinion, this finding suggests that extramedullary blood formation in the spleen is due mainly to a compensatory process in cases with extensive destruction of the bone marrow. That the blood formation appears mainly when all vertebrae have been involved is then but natural, since the spine is that part of the skeleton which is first and most often involved by metastases. But we have a large bone marrow reserve in other parts of the skeleton and it is not until this reserve becomes insufficient that the compensatory mechanism in the spleen becomes active.

If we consider the correlation between the extramedullary blood formation and the pattern of the metastases in the spleen in this material, we find that, irrespective of type, extramedullary blood formation is more common in cases with involvement of all vertebrae.

If we study extramedullary blood formation and various primary tumors such as the lung, breast, prostate, that have metastasized to the spleen, again we find that the frequency

Table 1. *Extramedullary blood formation and skeletal metastases in subjects with splenic metastases*

Extramedullary blood formation	Skeletal metastases	Extramedullary blood formation among subjects with skeletal metastases	Extramedullary blood formation among subjects with carcinomatous involvement of all vertebrae	Extramedullary blood formation among other subjects with skeletal metastases	Extramedullary blood formation among subjects without skeletal metastases
32.6% (59/181)	66.3% (120/181)	39.2% (47/120)	60.4% (32/53)	22.4% (15/67)	19.7% (12/61)

Table 2. *Extramedullary blood formation and carcinomatous involvement of vertebrae among subjects with or without splenic metastases (all with skeletal metastases)*

Number of vertebrae involved	Subjects with skeletal and splenic metastases		Control subjects with skeletal but without splenic metastases	
	with extramedullary blood formation	without extramedullary blood formation	with extramedullary blood formation	without extramedullary blood formation
All	68.1%	28.8%	62.5%	16.7%
Many	21.3%	28.8%	12.5%	14.3%
0—10	10.6%	42.5%	25.0%	69.0%

of extramedullary blood formation is related to the frequency with generalized vertebral involvement and not to the site of the primary tumor.

Finally it has also been claimed that extramedullary blood formation predisposes to diffuse growth of the cancer in the spleen, but that the effect varies with the type of tumor (Wuketich, 1961). In our series we found diffuse metastases mainly among poorly differentiated or undifferentiated tumors. The difference was highly significant ($p < 0.001$). Since these undifferentiated tumors also tend to lead to diffuse bone marrow carcinosis, it is easy to demonstrate a statistically significant correlation which need not, however, mean any causal relationship.

References: Hennekeuser, H. H. and Fischer, R.: Extramedulläre Blutbildung und leukämoide Reaktion bei bösartigen Tumoren. Dtsch. med. Wschr. 92, 479—482 (1967). Wuketich, S.: Zur Frage der metastatischen Milzcarcinose. Verh. dtsch. Ges. Path. 45, 245—249 (1961).

A. Hittmair: Vikariierende Blutbildung kommt in der Milz, wenn überhaupt, so außerordentlich selten vor. Die Milz ist dazu nicht das geeignete Organ, ihre Erythropoese ist schon in Embryonalzeiten gegenüber der Lebererythropoese quantitativ ineffektiv.

A. Georgii: Aus den vorgetragenen Befunden wie aus der Diskussion ergibt sich die Frage, ob die extraossäre Myelopoese als Ersatz oder Kompensation für Tumordestruktion der Knochenmarksräume aufgefaßt werden kann. Es erscheint mir wesentlicher zu überlegen, ob nicht eine direkte Stimulierung der extraossären hämopoetischen Zellen durch den Tumor erfolgt. Daher die Frage, ob zwischen der Größe und dem Ausmaß von Primärtumoren und Metastasen eine Beziehung zur Häufigkeit und Intensität der extraossären Hämopoese besteht. — Aus Experimentalbefunden mit Transplantationstumoren, besonders bei Mäusen, gibt es dazu sichere Hinweise.

Vergleichende nuclearmedizinische und histologische Untersuchungen über die extramedulläre Blutbildung in Milz und Leber bei Osteomyelosklerose

Comparative Isotopic and Histological Studies of Extramedullary Hematopoiesis of Spleen and Liver in Myelofibrosis with Myeloid Metaplasia

H.-P. Wetzel, W. Adam und H. Heimpel *

Summary

1. In osteomyelosclerosis (myelofibrosis with myeloid metaplasia) the positive localization of foci of extramedullary hematopoiesis with radioactive iron is so frequent that its lack raises considerable doubt as to the accuracy of the diagnosis.

2. When a typical erythropoiesis curve appears over the spleen or the liver, foci of erythropoiesis are always histologically demonstrable.

3. A negative localization does not mean absence of extraosseous hematopoiesis in the organs studied, particularly when one deals with the liver. Only megakaryocytes, however, are at times evident in these cases.

4. A steep and high rise of radioactivity over spleen and liver associated with absent or slight subsequent fall militates for the presence of ineffective erythropoiesis in these organs, particularly when evaluated in conjunction with the other ferrokinetic data.

5. If one sees such a curve over the spleen one can expect clinical improvement following splenectomy.

Der Nachweis von extramedullären Blutbildungsherden beim Osteomyelosklerose-Syndrom erfolgt in der Regel durch die histologische Untersuchung von Leber- und evtl. Milzpunktaten. Die Metaplasie blutbildenden Gewebes ist in Leber und Milz besonders häufig anzutreffen. Pitcock et al. fanden bei 17 kompletten Autopsien eine extraossale Blutbildung 16mal in der Milz, 16mal in der Leber, 13mal in Lymphknoten, sehr viel weniger häufig in Niere, Retroperitoneum, Pleura, Lungen, Herz etc. Wir konnten bei allen hier zusammengestellten Patienten mit Osteomyelosklerose-Syndrom in jedem Fall entweder in Milz oder Leber oder in beiden Organen eine extramedulläre Blutbildung nachweisen.

Neben der histologischen Untersuchungsmethode haben nuclearmedizinische Untersuchungen mit ^{59}Fe und ^{51}Cr in der Diagnostik der Osteomyelosklerose einen festen Platz. Sie haben insbesondere unsere Kenntnisse über die Pathogenese der meist vorhandenen Anämie erweitert. Die Verödung des Knochenmarks und die extramedulläre Blutbildung, insbesondere in Milz und Leber, haben meist eine charakteristische Änderung in der mittels Oberflächenmessung erfaßbaren Radioeisenverteilung zur Folge, wobei das Auftreten einer „Erythropoesekurve" über

---

* Abteilung für Hämatologie und Gerinnungsforschung (Prof. Dr. H. Heimpel) des Zentrums für Innere Medizin und Kinderheilkunde der Universität Ulm.

H.-P. Wetzel, W. Adam und H. Heimpel

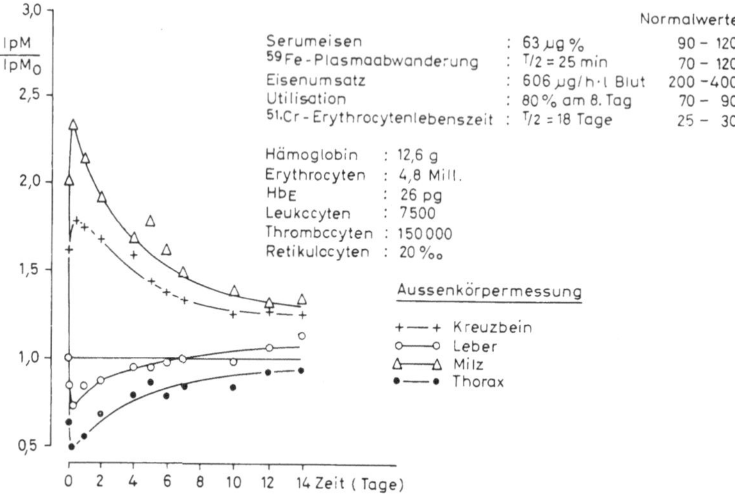

Abb. 1. Eisenstoffwechseluntersuchung (^{59}Fe) bei Osteomyelosklerose. 61jährig ♂

Milz oder Leber allgemein als Ausdruck einer extramedullären Blutbildung betrachtet wird. Alle Untersucher (s. Brunner, Nathan und Berlin, Oettgen und Pribilla, Szur und Smith), welche die ^{59}Fe-Untersuchungstechnik anwandten, fanden daneben übereinstimmend eine beschleunigte Eisenabwanderung, einen erhöhten Plasmaeisenumsatz sowie eine mehr oder minder stark erniedrigte Eisenutilisation.

Abb. 1 zeigt ein typisches Beispiel einer Eisenstoffwechseluntersuchung bei Osteomyelosklerose. Die Oberflächenmessung läßt einen steilen Anstieg der Radioaktivität über dem Kreuzbein und noch stärker über der Milz mit einem nachfolgenden Wiederabfall erkennen. Die Erythropoese im Knochenmark ist offensichtlich eingeschränkt, sie wird jedoch — wie die normale Utilisation und das nahezu normale rote Blutbild zeigen — durch die extramedulläre Erythropoese in der Milz fast voll kompensiert. Wie in den meisten Fällen ist die Plasma-Abwanderung beschleunigt, der Plasmaeisenumsatz deutlich erhöht.

Durch die Oberflächenmessung der ^{59}Fe-Aktivität konnten wir bei 38 untersuchten Osteomyelosklerose-Kranken in 37 Fällen eine extramedulläre Blutbildung entweder in der Milz oder in der Leber nachweisen. In 35 Fällen war die extraossale Erythropoese in der Milz, in 22 Fällen in der Leber lokalisiert. In 15 Fällen war sie nur in der Milz, in 2 Fällen nur in der Leber und in 20 Fällen sowohl in der Milz als auch in der Leber nachzuweisen (s. auch Oettgen und Pribilla, Szur und Smith).

Eine aufallende Diskrepanz der mit den zwei unterschiedlichen Methoden gewonnenen Untersuchungsergebnisse läßt sich nicht feststellen. In der Literatur finden sich allerdings nur spärliche Angaben über den direkten Vergleich beider Untersuchungsmethoden bei derselben Patientengruppe (Szur und Smith). Wir haben aus unserem nicht ausgewählten Untersuchungsmaterial die 20 Fälle zusammengestellt, bei denen sowohl eine Eisenstoffwechselstudie mit ^{59}Fe als auch Gewebeuntersuchungen von Milz und/oder Leber vorlagen. Dabei ging es uns um die Beantwortung folgender Fragen:

Tabelle 1. *Vergleich histologisch faßbarer Blutbildung mit ^{39}Fe-Nachweis bei 20 Fällen von Osteomyelosklerose*

	Milz		Leber			Milz		Leber	
	^{59}Fe	Hist.	^{59}Fe	Hist.		^{59}Fe	Hist.	^{59}Fe	Hist.
1	*	+	*	+	11	+	+	+	⊕
2	+	+	+	⊕	12	+	+	Ø	+
3	+	+	+	+	13	+	+	Ø	+
4	+	+	+	+	14	*	+	Ø	+
5	+	+	+	+	15	+		Ø	+
6	+	+	+	+	16	+	+	Ø	+
7	*	+	*	+	17	+	+	Ø	⊕
8	*	+	*	+	18	Ø	+	*	+
9	+	+	Ø	+	19	+	+	+	
10	+	+	Ø		20	Ø		Ø	⊕

+ = Extramedulläre Blutbildung nachgewiesen; Ø = Extramedulläre Blutbildung nicht nachgewiesen; ⊕ = Histolog. nur Megakaryocyten; * = Atypische Erythropoesekurve.

1. Finden sich bei einer durch die ^{59}Fe-Oberflächenmessung nachgewiesenen extraossalen Erythropoese in Milz oder Leber regelmäßig blutbildende Zellen?

2. Gibt es histologisch oder cytologisch nachgewiesene extramedulläre Blutbildungsherde, die mit der ^{59}Fe-Methode nicht entdeckt werden?

3. Erlaubt der Vergleich beider Untersuchungsmethoden eine bessere Interpretation schwieriger Fälle?

In Tabelle 1 sind die 20 Fälle zusammengestellt, bei denen neben einer Eisenstoffwechseluntersuchung eine Leber- und/oder Milzbiopsie bzw. eine Autopsie oder eine histologische Untersuchung einer exstirpierten Milz vorlag.

ad 1. Aus der Zusammenstellung ist ersichtlich, daß in sämtlichen Fällen, in denen durch die ^{59}Fe-Methode eine extramedulläre Blutbildung in Milz oder Leber in Erscheinung trat, die histologische Untersuchung den Nachweis von Blutbildungsherden brachte; bei 2 Fällen konnten histologisch bei typischen Erythropoesekurven über der Leber jedoch nur Megakaryocyten aufgefunden werden.

ad 2. Umgekehrt waren in 8 Fällen histologisch extramedulläre Blutbildungsherde, zweimal allerdings nur Ansammlungen von Megakaryocyten, vorhanden, die sich dem Nachweis durch die ^{59}Fe-Methode entzogen. Auffallend ist, daß, abgesehen von einem Fall, solche Diskrepanzen immer die Leber betrafen. Wir nehmen an, daß in diesen Fällen die extramedullären Blutbildungsherde in der Leber weit weniger ausgeprägt sind als in der Milz, so daß das injizierte Radioeisen gemäß einem zur Milz hin verschobenen Verteilungsgleichgewicht vorzugsweise in dieses Organ abwandert. Dies wird durch die Tatsache unterstrichen, daß in allen diesen Fällen regelmäßig eine Erythropoesekurve über der Milz auftrat.

ad 3. In einigen der angeführten Fälle entspricht der über Leber oder Milz gemessene Aktivitätsverlauf nicht oder nur andeutungsweise einer typischen Erythropoesekurve. Abb. 2 zeigt einen derartigen Fall mit histologisch nachgewiesener extraossaler Blutbildung in der Leber. Die Radioaktivität steigt über diesem Organ rasch auf einen hohen Wert an, fällt aber nicht — wie bei einer Knochenmarkskurve — in der Folgezeit wieder ab, sondern bleibt auf einem hohen Niveau. Derartige

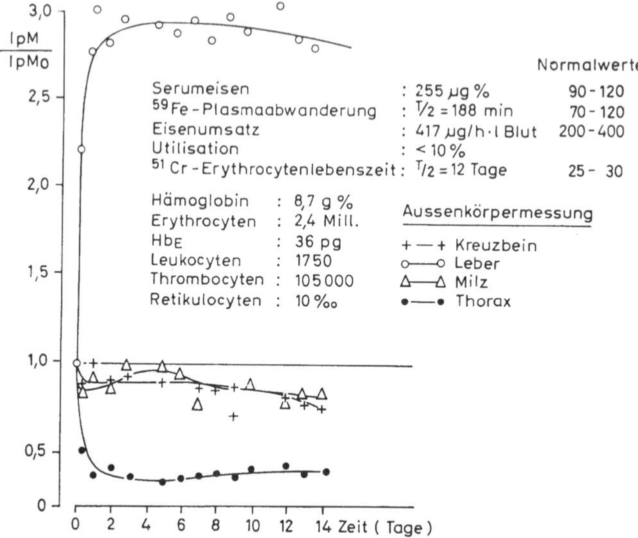

Abb. 2. Eisenstoffwechseluntersuchung (^{59}Fe) bei Osteomyelosklerose. 65jährig ♂. Erythropoese in der Leber ineffektiv

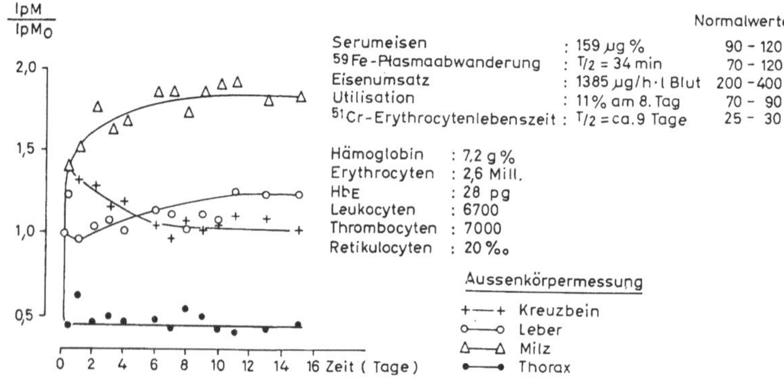

Abb. 3. Eisenstoffwechseluntersuchung (^{59}Fe) bei Osteomyelosklerose. 61jährig ♀

Kurvenbilder wurden auch von anderen Untersuchern wiederholt gesehen und beschrieben (Brunner, Oettgen und Pribilla, Szur und Smith). Bei einem mäßig erhöhten Eisenumsatz war die Utilisation sehr stark erniedrigt.

In Abb. 3 ist ein ähnlicher Kurvenverlauf, diesmal über der Milz, zu erkennen. Histologisch fanden sich in der exstirpierten Milz ausgedehnte Blutbildungsherde. Der Eisenumsatz war hier enorm gesteigert, die ^{59}Fe-Utilisation lag jedoch nur bei 11%.

In Abb. 4 findet sich ein entsprechender Kurvenverlauf über der Leber; die Milzkurve verrät noch angedeutet eine erythropoetische Herkunft. Histologisch konnten wieder ausgedehnte Blutbildungsherde in der exstirpierten Milz und im Leberpunktat nachgewiesen werden. Wieder war der Eisenumsatz stark erhöht, die Utilisation lag unter 10%.

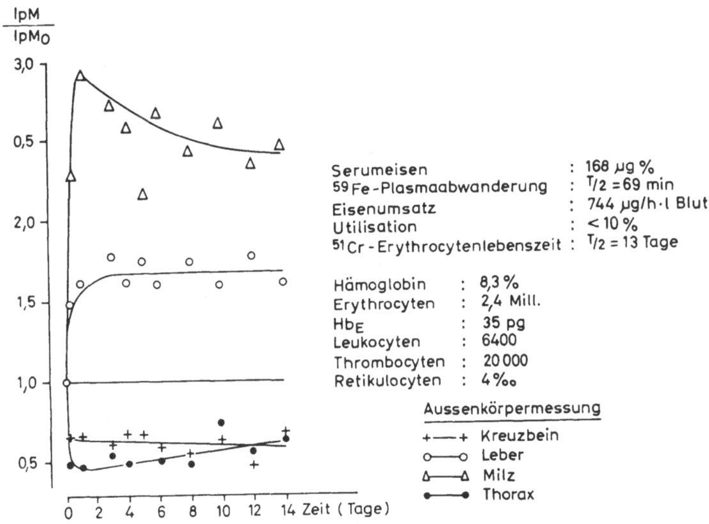

Abb. 4. Eisenstoffwechseluntersuchung (^{59}Fe) bei Osteomyelosklerose. 57jährig ♂

Wegen ihrer Ähnlichkeit mit Speicherungskurven, beispielsweise bei der Panmyelopathie, wurden derartige Kurvenbilder als Ausdruck einer Eisenspeicherung bei stark eingeschränkter Erythropoese gedeutet (OETTGEN und PRIBILLA, SZUR und SMITH). Eine andere mögliche Erklärung wäre ein Überlagerungseffekt von Erythropoese- und Speicherungskurve. Der Verlauf der Aktivitätskurve über der Milz in Abb. 4 könnte darauf hinweisen. Beide Möglichkeiten erscheinen uns jedoch unwahrscheinlich, denn

1. ist für eine alleinige Speicherung der Eisenumsatz in diesen Fällen zu hoch;

2. steigt die Radioaktivität über den betreffenden Organen in den ersten Stunden ebenso rasch und hoch an wie normalerweise über dem Knochenmark, ganz im Gegensatz zu einer Speicherungskurve, die in den ersten Stunden einen langsamen Anstieg erkennen läßt;

3. spricht die in diesen Fällen sehr niedrige Utilisation gegen eine ins Gewicht fallende effektive Erythropoese.

Mehrere Autoren (HAURANI und TOCANTINS, OETTGEN und PRIBILLA, PRIBILLA und OETTGEN) konnten bei der Osteomyelosklerose mit extramedullärer Blutbildung durch Vergleich verschiedener Umsatzdaten eine ineffektive Erythropoese nachweisen. In allen drei besprochenen Fällen war der Plasmaeisenumsatz als Ausdruck der totalen Erythropoese erhöht. Die Utilisation, Ausdruck der effektiven Erythropoese, war gleichzeitig erheblich erniedrigt. Die in den betreffenden Organen histologisch nachgewiesenen ausgedehnten Blutbildungsherde waren demnach bezüglich der Erythropoese ineffektiv. Aktivitätskurven, die durch einen steilen, hohen Anstieg mit fehlendem oder nur angedeutetem Wiederabfall gekennzeichnet sind, sind also Ausdruck einer ineffektiven Erythropoese.

Diese Feststellung hat, wenn es um die Frage der Splenektomie beim Osteomyelosklerosesyndrom geht, eine besondere Bedeutung. Zahlreiche Autoren haben auf den unterschiedlichen Erfolg der Splenektomie bei der Osteomyelosklerose hingewiesen. Verschiedentlich wurde als Voraussetzung für eine Splenektomie der Nachweis vermehrter Erythrocytensequestration in der Milz gefordert (Oettgen und Pribilla, Pribilla und Oettgen, Szur und Smith). Wichtiger erscheint uns jedoch die Klärung der Frage, ob die Erythropoese in der Milz effektiv oder ineffektiv ist. Ist die Ineffektivität der Erythropoese nachgewiesen, so kann die Splenektomie, insbesondere wegen der Verminderung des Blutvolumens (Huber et al.), eine wesentliche klinische Besserung herbeiführen. Wir haben in drei derartigen Fällen die Splenektomie durchgeführt und konnten postoperativ jeweils eine Herabsetzung des Transfusionsbedarfs auf etwa die Hälfte beobachten.

Literatur

Brunner, H. E.: Die Osteomyelofibrose. Untersuchung der Ferro- und Erythrozytenkinetik mit radioaktivem Eisen und Chrom. Acta haemat. (Basel) 34, 257 (1965).

Haurani, F. I., Tocantins, L. M.: Ineffective erythropoiesis. Amer. J. Med. 31, 519 (1961).

Huber, H., Lewis., S. M. Szur, L.: Zur Anämie bei Osteomyelosklerose. Blut 18, 257 (1969).

Nathan, D. G., Berlin, N. I.: Studies of the production and life span of erythrocytes in myeloid metaplasia. Blood 14, 668 (1959).

Oettgen, H. F., Pribilla, W.: Die Erythrokinetik bei Osteomyelofibrose. Klin. Wschr. 42, 483 (1964).

Pitcock, J. A., Reinhard, E. H., Justus, B. W., Mendelsohn, R. S.: A clinical and pathological study of seventy cases of myelofibrosis. Ann. intern. Med. 57, 73 (1962).

Pribilla, W., Oettgen, H. F.: Isotopenuntersuchungen bei Osteomyelofibrose. Blut 18, 178 (1968).

Szur, L., Smith, M. D.: Red-cell production and destruction in myelosclerosis. Brit. J. Haemat. 7, 147 (1961).

Milzgröße und Knochenmarkfibrose *
Size of the Spleen in Myelofibrosis

K. Demmler und R. Burkhardt**

Summary

Repeated bone marrow biopsies together with determination of the size of the spleen and hematologic data from 216 patients with polycythemia vera, myelofibrosis and osteo-myelosclerosis led to the following conclusions: enlargement of the spleen is secondary to bone marrow fibrosis. Splenectomy probably has no influence on the fibrotic alteration of the marrow. The subleukemic blood picture during the course of bone marrow fibrosis is mainly due to extramedullary hematopoiesis of the enlarged spleen. From this standpoint the myelofibrotic syndromes can be regarded as primary disorders of the bone marrow with secondary (?immunological) involvement of the spleen.

Krankheiten, die zu faseriger Verödung des gesamten Knochenmarkes führen, pflegen mit einer derben und zumeist schmerzlosen Milzschwellung einherzugehen. Erst dieses Symptom weist häufig auf die sonst erscheinungsarme allgemeinere Störung hin. Der Milztumor beeinflußt dann nicht nur diagnostische, sondern auch therapeutische Überlegungen, obwohl wir bis jetzt nur wenig über die Beziehungen zwischen Milz und markverödenden Prozessen wissen.

Material

Wir haben bei 216 Patienten die histologischen Veränderungen im Knochenmark verglichen mit dem peripheren Blutbild und den Tast- und Röntgenbefunden der Milz. Es handelt sich dabei um 118 Kranke mit Polycythaemia vera und je 49 Patienten mit den Syndromen der Osteomyelosklerose und der Myelofibrose. Bei 8 Patienten wurde das Knochenmark nach Splenektomie untersucht. Bei 50 Patienten konnte der Krankheitsverlauf wiederholt — bis zu 5mal — histologisch im Mark kontrolliert werden. Dieser Untersuchung stehen somit insgesamt 278 Markbiopsie-Präparate, gewonnen durch Myelotomie am Beckenkamm, zur Verfügung.

Methoden

a) Histologische Kriterien: Zur histologischen Auswertung, auf der die Diagnostellung unserer Fälle vorwiegend beruht, möchten wir folgendes bemerken: Als histologische Kriterien der Polycythaemia vera gelten Vermehrung der gesamten Myelopoese mit Fettgewebsschwund; Polymorphie, Nekrosen und Heterotopie von Megakaryocyten; plasma-, lymph- und mastzellige Mesenchymreaktion; Siderinverarmung des Reticulums; Vermehrung der Gefäße der terminalen Strombahn (Abb. 1).

---

* Mit Unterstützung der Deutschen Forschungsgemeinschaft.

** I. Medizinische Klinik der Universität München (Direktor: Prof. Dr. H. Schwiegk) und Institut für Hämatologie der GSF Association EURATOM (Direktor: Prof. Dr. W. Stich). Studie im Rahmen des Associationsvertrages Hämatologie EURATOM-GSF, 031-64-1 BIAD.

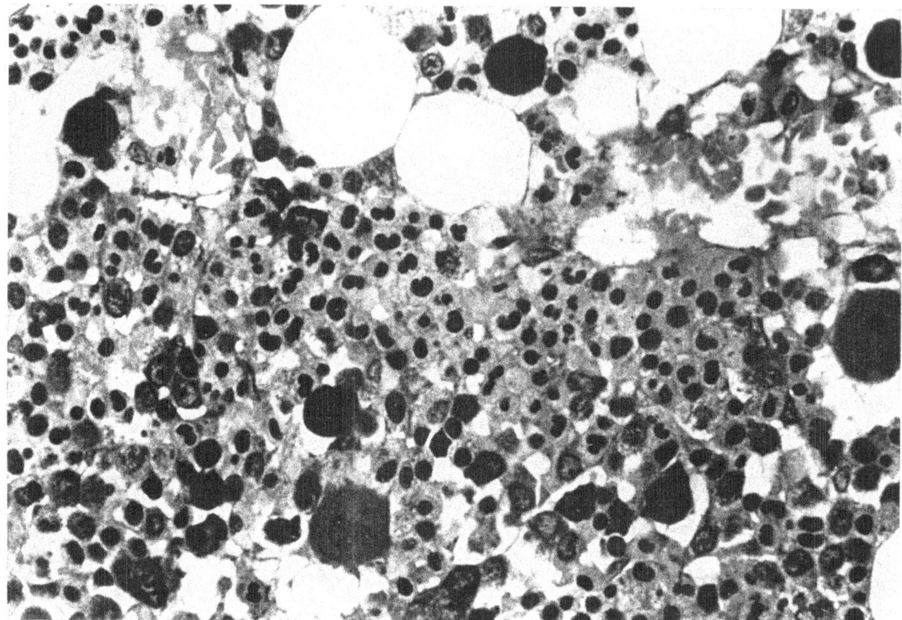

Abb. 1. Typisches Bild einer Polycythaemia vera ohne Faservermehrung. Massive plasma-cellulāre Entzündungsreaktion mit Ausbildung großtropfiger Russell-Körperchen. Patient P., geb. 1905, Krankheitsdauer seit 1965, zweimal behandelt mit P_{32}, Myelotomie 1969, Milz am Rippenbogen. Peripheres Blut: Absolute Granulocyten 7080, unreife Granulocyten: 0. Giemsafärbung, Vergrößerung 375:1

Der Übergang in ein Myelofibrose- oder Osteomyelosklerose-Syndrom bildet nach fremden und eigenen Beobachtungen (Burkhardt et al., Dameshek, Ikkala et al., Szur u. Lewis) eine der häufigsten terminalen Komplikationen der Polycythaemia vera. Beide Krankheitsbilder entstehen jedoch auch primär, ob mit sogenanntem polycythämischem Vorstadium oder ohne dieses, und zwar vor allem unter dem histologischen Bild der mega-karyocytären Myelose (Abb. 2). In den fortgeschrittenen Fällen beider Gruppen gewinnen ihre histologischen Merkmale zunehmend an Ähnlichkeit: zunehmende Markfibrose; Ver-mehrung, Atypie und Nekrosen von Megakaryocyten; Dystopie von Thrombocyten; Rück-gang der Erythropoese; Siderose des Markreticulums; Wandsklerose aller Blutgefäße (Abb. 3). Die histologisch unterscheidbaren Untergruppen der Myelofibrose und der Osteo-myelosklerose halten wir übereinstimmend mit anderen Untersuchern (Bolck, Burkhardt, Oechslin) nicht für wesensmäßig verschiedene Krankheiten.

Abb. 2. Megakaryocytäre Myelose mit Übergang in ein Osteomyelosklerose-Syndrom: Leb-hafte granulopoetische und magakaryoblastische Aktivität mit geringer Retikulinfaser-Vermehrung (Stufe I bei Einteilung in 4 Stufen). Patientin H. L., geb. 1915, seit 1960 Anämie, Myelotomie 1967, unbehandelt, Milz nicht tastbar. Peripheres Blut: Absolute Granulocyten 3620, unreife Granulocyten: 0. Versilberung nach Gömöri, Vergrößerung 375:1

Abb. 3. Osteomyelosklerose-Syndrom mit kollagenisierender Markfibrose (Stufe IV), mega-karyoblastischer Aktivität und fast vollständigem Schwund des übrigen Parenchyms. Patient S., geb. 1900, Krankheitsdauer unbekannt, anbehandelt mit Myleran, Milztumor bis ins kleine Becken. Peripheres Blut: Absolute Granulocyten 23030, unreife Granulocyten: 9200. Versilberung nach Gömöri, Vergrößerung 375:1

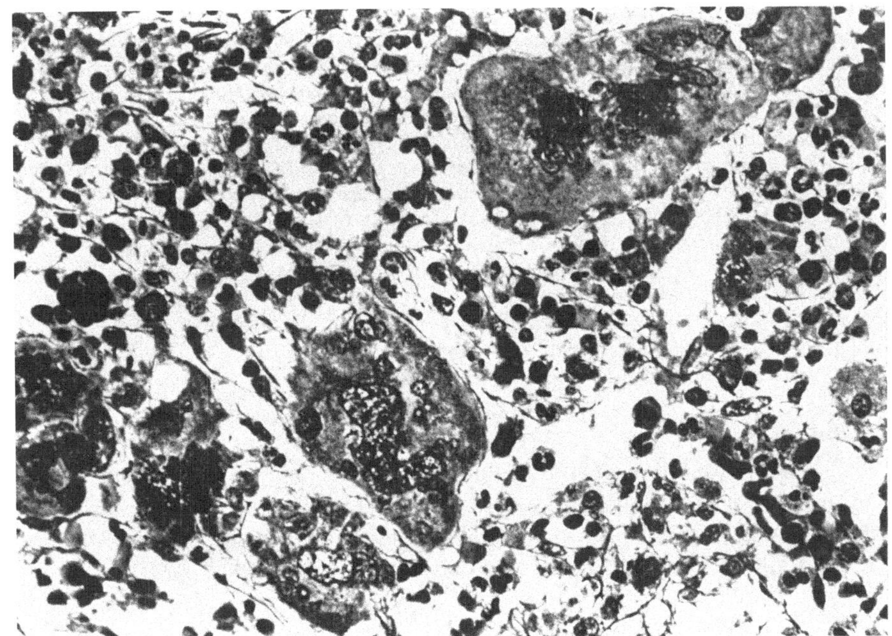

Abb. 2

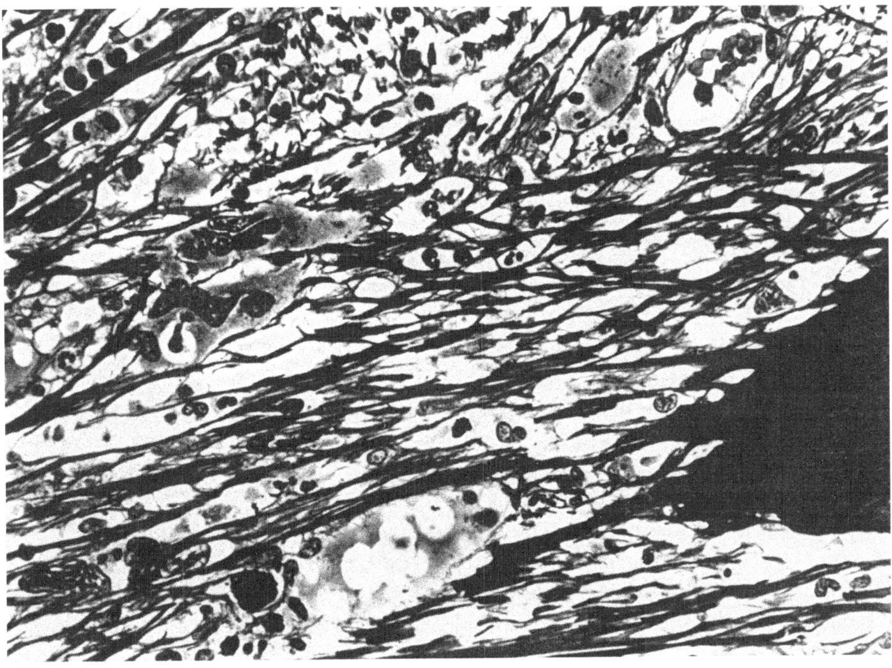

Abb. 3

K. Demmler und R. Burkhardt

b) Auswertung: Die histologischen Markveränderungen wurden von zwei Beobachtern getrennt beurteilt und die Einzelmerkmale in je vier Stärkegrade eingeteilt. Besonders berücksichtigt werden dabei der durchschnittliche Grad der Markfibrose — hierbei haben uns vor allem die Voruntersuchungen von Lennert und Nagai geholfen —, das Ausmaß der Erythro-, Leuko- und Thrombopoese sowie das Vorhandensein von Plasmazellen, Gewebsmastzellen, Eosinophilen, Marksiderose, Sinushyperplasie und arteriellen Gefäßschäden.

Die Bewertung der Blutbildveränderungen zum Zeitpunkt der Knochenmarkuntersuchung stützt sich auf die absoluten Granulocytenzahlen, getrennt nach unreifen Zellformen einschließlich der Myelocyten und nach reifen Zellen.

Diese histologischen und hämatologischen Merkmale wurden in den verschiedenen Krankheitsgruppen in Beziehung gebracht zur Milzgröße:

Gruppe   I: ohne Milzvergrößerung;
Gruppe II: Milzen, die den Rippenbogen bis zu zwei QF überragen;
Gruppe III: Milzgrößen bis zum Beckenkamm;
Gruppe IV: Milzen, die über den Beckenkamm hinausreichen.

Ergebnisse

Tabelle 1 gibt Aufschluß über Beziehungen zwischen Milzgröße und Markfibrose in Abhängigkeit vom ersten Auftreten klinischer Krankheitssymptome. Dabei zeigt sich in allen drei Krankheitsgruppen im Durchschnitt eine Zunahme von Milzgröße und Markfibrose in Abhängigkeit von der Krankheitsdauer.

Tabelle 1. *Die durchschnittliche histologische Knochenmarkfibrose und die Milzgröße in Abhängigkeit von der Krankheitsdauer*

	MILZGRÖSSE			MARKFIBROSE		
VERLAUF in Jahren	>1	<6	>6	>1	<6	>6
POLYCYTHÄMIE	0.76	1.05	2.27	0.30	0.46	0.88
OSTEOMYELO-SKLEROSE	3.17	3.63	3.93	3.12	3.23	3.40
MYELOFIBROSE	1.42	2.20	2.83	2.15	2.16	2.50

Tabelle 2 zeigt die Durchschnittswerte der wesentlichen histologischen Veränderungen sowie das Verhalten des Blutbildes in unseren drei Krankheitsgruppen, bezogen auf die unterschiedliche Milzgröße, wobei wir die Milzgrößen III und IV zu einer Gruppe zusammenfassen: Einheitlich geht dabei die Größenzunahme der Milz einher mit einer Zunahme der Markfibrose und einer Vermehrung der Granulocyten. In der polycythämischen Gruppe erkennt man, daß zunehmende Milzgröße verbunden ist mit Zunahme von Granulopoese, von Megakaryocyten und von Fibrose im Mark bei abnehmender Erythropoese entsprechend früheren Beobachtungen von Burkhardt et al. Nur den Veränderungen der Granulopoese steht auch eine entsprechende durchschnittliche Vermehrung der reifen Granulocyten im Blut gegenüber. Auch bei großer Milz ist hier die Markfibrose jedoch geringer als in den anderen beiden Gruppen.

Tabelle 2. *Beziehungen zwischen Milzgröße, histologischen Veränderungen des Knochenmarkes und peripherem Blut*

| | MILZ-GRÖSSE | KNOCHENMARK | | | | PERIPHERES BLUT | | | |
		FIBROSE	ERYTHROPOESE	GRANULOPOESE	MEGAKARYOPOESE	GRANULOCYTEN unreif	GRANULOCYTEN reif	ERYTHROCYTEN (Mill.)	THROMBOCYTEN
POLYCYTHÄMIE	I F = 58 (32%)	0.49	2.46	1.64	2.15	—	7 400	6.8	259 000
	II F = 72 (39%)	0.67	2.32	1.67	2.52	—	9 300	7.1	264 000
	III F = 53 (29%)	1.11	1.92	2.50	2.98	—	13 100	6.7	248 000
OSTEOMYELO-SKLEROSE	I F = 5 (9%)	3.16	-0.33	-0.33	3.50	—	3 300	3.8	207 000
	II F = 4 (8%)	3.25	-1.25	-1.50	3.25	1 200	6 400	3.6	144 000
	III F = 43 (83%)	3.29	-1.92	-0.26	3.39	3 500	10 000	3.7	171 000
MYELOFIBROSE	I F = 14 (32%)	2.21	-2.0	1.07	3.35	0 170	5 400	3.1	119 000
	II F = 11 (25%)	2.27	-1.18	0.90	3.45	2 800	16 800	4.1	543 000
	III F = 18 (43%)	2.61	-1.38	2.61	3.31	7 200	18 400	4.1	201 000

Bei den Patienten mit primär fibrosierender Markverödung fällt die Zunahme der unreifen Blutgranulocyten in Abhängigkeit von der Milzgröße auf. Im übrigen ähneln die histologischen Markveränderungen weitgehend denen, die die Markfibrose der Polycythaemia vera begleiten.

Diskussion

Daß das subleukämische Blutbild der Markfibrosen als Ausdruck extramedullärer Blutbildung und weniger als Folge eines zunächst die Markfibrose begleitenden zellproliferativen Prozesses im Mark aufzufassen ist, wird nahegelegt durch die Tatsache, daß bei 7 von 8 Fällen mit genannten Syndromen im Anschluß an eine Splenektomie das zuvor vorhandene subleukämische Blutbild verschwindet. Für eine Rückbildung der Markfibrose nach Splenektomie ergibt sich dabei kein Anhalt. Wir haben auch sonst unter unseren Fällen keine spontane Rückbildung der Markfibrose gesehen, verfügen aber über einige Beobachtungen, die eine Remission unter cytostatischer und immunsuppressiver Therapie als möglich erscheinen lassen.

Milzvergrößerung ohne Markfibrose findet sich bei 24% unserer Polycythämien. Dem stehen 18% der Fälle der „Osteomyelosklerosen" und „Myelofibrosen" mit erheblicher Markfibrose, aber ohne Milzvergrößerung gegenüber. Fehlende Milzvergrößerung sowie Fehlen von unreifen Granulocyten im Blut in 93% der Fälle mit bereits hohem Fibroseindex des Knochenmarkes weisen deutlich darauf hin, daß bei „Osteomyelosklerosen" und „Myelofibrosen" die Markfibrose der Milzvergrößerung vorausgeht. Die myelofibrotischen Prozesse erscheinen deshalb als Knochenmarkskrankheiten, an denen die Milz als Reaktionspartner Anteil hat. Über die Art dieser Reaktion sind vorerst nur Spekulationen möglich; die Tatsache, daß auch ein vollständiger Schwund des Knochenmarkes für sich allein keine Milzvergrößerung zur Folge hat, und daß vor allem in den Frühstadien unserer Fälle entzündlich-proliferative Markveränderungen überwiegen, scheinen auf immunologische Beziehungen zwischen Markfibrose und reaktivem Milztumor hinzudeuten.

Auch die Milzvergrößerung der unkomplizierten Polycythämien, die niemals extreme Ausmaße annimmt und so gut wie nie mit einer Ausschwemmung unreifer Granulocyten ins Blut einhergeht, läßt an ein reaktives Verhalten der Milz gegenüber dem primären Markprozeß denken. Zur Klärung dieser Hypothese wären eine gleichzeitige Dokumentation der Veränderungen von Milz und Knochenmark von größtem Wert. Wir möchten daher alle interessierten Kliniker und Hämatologen dazu anregen, die Beziehungen zwischen Milz und Knochenmark auch mit modernen histologischen Methoden zu verfolgen und insbesondere bei jeder Splenektomie den histologischen Befund der Milz mit dem vorher und nachher ermittelten Ergebnis der Myelotomien zu vergleichen. Klinische Bedeutung besitzt die Feststellung, daß fehlender Milztumor und Fehlen von subleukämischen Blutveränderungen die Diagnose Myelofibrose keinesfalls ausschließen lassen. Der Kliniker wird deshalb danach trachten, diese Diagnose in einem möglichst frühen Stadium der Krankheit zu stellen.

Literatur

Bolck, F.: Myeloproliferatives Syndrom aus der Sicht des Pathologen. Z. ges. inn. Med. **19**, 189 (1964).

Burkhardt, R.: Histology of bone marrow in myeloproliferative disorders. (In Vorbereitung.)

— Pabst, W., Kleber, A.: Knochenmark-Histologie und Klinik der Polycythaemia vera. Arch. Klin. Med. **216**, 64 (1969).

Dameshek, W.: Some speculations on the myeloproliferative syndroms. Blood **6**, 372 (1951).

Ikkala, E., Rapola, J., Kotilainen, M.: Polycythaemia vera and myelofibrosis. Scand. J. Haemat. **4**, 1 (1967).

Lennert, K., Nagai, K.: Quantitative und qualitative Gitterfaserstudien im Knochenmark. Virchows Arch. path. Anat. **336**, 151 (1962).

Oechslin, R. J.: Osteomyelosklerose und Skelett. Acta haemat. (Basel) **16**, 214 (1956).

Szur, L., Lewis, S. W.: The haematological complications of polycythaemia vera and treatment with radioactive phosphorus. Brit. J. Radiol. **39**, 122 (1966).

Oesophagusvaricen bei Myelofibrose
Esophageal Varices in Myelofibrosis

H. WOHLENBERG*

Summary

This paper deals with the incidence of esophageal varices in patients with myelofibrosis. Two cases are compared in detail with five cases published in the literature. The causes of esophageal varices in myelofibrosis may be splenic vein thrombosis or portal hypertension due to portal vein thrombosis, myeloid metaplasia in the liver or increased portal blood flow (so-called active portal hypertension). Esophageal varices are a rare complication of myelofibrosis. They occur in probably 1.4—5.5% of all cases. Since bleeding occurs in these patients, it would be best to treat them with aldosterone-antagonists (spironolactone). Successful surgical measures depend on the duration of illness and on the general condition of the patient.

Bei verschiedenen hämatologischen Systemerkrankungen sind Oesophagusvaricen als Folge einer länger bestehenden portalen Hypertension beobachtet worden. Krankheitsbilder aus dem myeloproliferativen Formenkreis bzw. mit myeloischer Metaplasie sind dabei am häufigsten betroffen (SOHVAL; BURRIS und ARROWSMITH; MADDING et al.; PARAF et al.; HUNT; AUFSES; GUNZ; OZER et al.; RECENT und HARTROFT; NAKAI et al.; SHALDON und SHERLOCK; ROSENBAUM et al.).

Wir haben über 2 Fälle berichtet (WOHLENBERG, 1969), die mit plötzlich aufgetretenen Blutungen aus Oesophagusvaricen in klinische Behandlung kamen und bei denen als Grundleiden eine Myelofibrose diagnostiziert werden konnte. Beide Fälle sollen mit den bisher in der Literatur mitgeteilten Beobachtungen verglichen werden.

Oesophagusvaricen sind eine seltene Komplikation der Myelofibrose. Aus der Literatur konnten 5 Beobachtungen zusammengestellt werden (s. WOHLENBERG, Tabelle 1). Demnach wurden Oesophagusvaricen einmal oesophagoskopisch, dreimal röntgenologisch (einmal Magenfundusvaricen) und einmal autoptisch festgestellt. Während einmal eine Milzvenenthrombose vorlag, war das Pfortadersystem einschließlich der Milzvene in den anderen 4 Fällen offen. Drei dieser Fälle wiesen eine deutliche myeloische Metaplasie der Leber auf. Bei den zum Vergleich mit aufgeführten eigenen Beobachtungen mußte die Frage nach einem Pfortader- oder Milzvenenverschluß im ersten Fall offen bleiben, da eine entsprechende Untersuchung nicht möglich war. Im zweiten Fall bestand eine Milzvenenthrombose. In beiden Fällen war im Biopsiematerial keine myeloische Metaplasie der Leber erkennbar.

Die portalen Druck- und Blutdurchflußverhältnisse wurden nur bei dem Fall von SHALDON und SHERLOCK eingehender untersucht. Außer einem erhöhten intralienalen Druck von 25 mm Hg fanden sich jedoch normale Meßdaten.

---

* Medizinische Universitätsklinik (Ludolf-Krehl-Klinik) Heidelberg (Direktor: Prof. Dr. G. SCHETTLER).

In Tabelle 1 sind die möglichen Ursachen von Oesophagusvaricen bei Myelofibrose zusammengestellt. Milzvenenthrombose sowie Pfortaderhochdruck infolge Pfortaderthrombose und myeloischer Metaplasie der Leber stehen in unmittelbarem pathogenetischen Zusammenhang mit dem Grundleiden. Es ist bekannt, daß thrombotische Gefäßprozesse bei myeloproliferativem Syndrom häufig sind. Das gilt in besonderem Maße für das Krankheitsbild der hämorrhagischen Thrombocythämie, wo sich Thrombocytenwerte bis zu 5 Mill./mm³ finden. Aber auch Myelofibrosen, chronische myeloische Leukämien und Polycythaemia vera gehen nicht selten mit einer Thrombocytose einher. In diesen Zusammenhang ist unsere zweite Beobachtung zu stellen, die Thrombocytenzahlen von 565000/mm³ und dabei gleichzeitig eine Milzvenenthrombose hatte.

Tabelle 1. *Mögliche Ursachen von Oesophagusvaricen bei Myelofibrose*

1. Isolierte Milzvenenthrombose
2. Portale Hypertension
    a) Pfortaderthrombose (prähepatischer Block)
    b) Myeloische Metaplasie der Leber (intrahepatischer Block)
    c) Lebercirrhose (intrahepatischer Block)
    d) Herzinsuffizienz (posthepatischer Block)
    e) Pfortaderblutdurchflußerhöhung? (relat. prähep. Block)

Andererseits ist hervorzuheben, daß bei 3 von 5 aus Literatur zusammengestellten Fällen von Myelofibrose mit Oesophagusvarizen zwar eine portale Hypertension, jedoch keine extrahepatische Obstruktion des Pfortadersystems vorlag. Hier wird die Pathogenese nur verständlich, wenn man annimmt, daß die myeloische Metaplasie der Leber mit periportalen Infiltraten über eine intrahepatische Einengung der Pfortaderstrombahn zu einem portalen Hochdruck mit Oesophagusvaricen führt (Aufses; Shaldon u. Sherlock). Ähnliche Beobachtungen wurden auch bei Polycythaemia vera (Sohval; Aufses; Rosenbaum et al.) und anderen hämatologischen Systemkrankheiten mit periportalen Infiltraten bzw. periportaler Fibrose gemacht: Bei Morbus Hodgkin (Shaldon und Sherlock), Morbus Abt-Letterer-Siwe (Shaldon und Sherlock), M. Gaucher (Imparato) und akuter lymphatischer Leukämie im Stadium der cytostatisch induzierten Remission (Lascary et al.). Die in diesen Fällen gemessenen Milzvenendrucke waren ausnahmslos erhöht und schwankten zwischen 25 und 37 mm Hg.

Von einigen Autoren wird im Zusammenhang mit der fehlenden extrahepatischen portalen Obstruktion diskutiert, ob unter Umständen auch ein erhöhter portaler Blutdurchfluß zu einer sog. „aktiven portalen Hypertension" führen kann (Tisdale et al.; Aufses; Streicher et al.). Diese Annahme wird mit dem Hinweis auf eine Vergrößerung des Gefäßquerschnitts von Milzarterie und -vene in Analogie zu Befunden bei hepatoportalen und splenoportalen arteriovenösen Fisteln begründet (Strickler et al.; Madding et al.; Cassel et al.). So konnten einzelne Autoren bei Patienten mit myeloproliferativem Syndrom einen erhöhten portalen Blutdurchfluß messen (Rosenbaum et al.). Anderen gelang dieser Nachweis nicht (Shaldon et al.).

Aus Tabelle 1 geht schließlich noch hervor, daß Oesophagusvaricen und portale Hypertension bei Myelofibrose auch durch Veränderungen verursacht sein können, die mit dem Grundleiden nicht unmittelbar zusammenhängen. So können eine die

Myelofibrose zufällig begleitende Lebercirrhose oder Herzinsuffizienz pathogenetisch für die Entwicklung einer portalen Hypertension entscheidend werden (PITCOCK et al.; RECENT und HARTROFT).

Wie häufig sich bei der Myelofibrose in Abhängigkeit vom Grundleiden Oesophagusvaricen entwickeln, ist nur zu schätzen, da es zu diesen Problemen keine systematischen Untersuchungen gibt und es sich bei den mitgeteilten Fällen überwiegend um Einzelbeobachtungen handelt. In einer Auswertung von 70 Myelofibrosefällen, von denen 18 autoptisch untersucht werden konnten, wurden zweimal Oesophagusvaricen diagnostiziert. Von diesen beiden Fällen hatte jedoch einer eine Lebercirrhose (PITCOCK et al.). Geht man von diesen Angaben aus, dann dürften sich bei 1,4 bis 5,5 % aller Myelofibrosefälle im Zusammenhang mit dem Grundleiden Oesophagusvaricen entwickeln.

Bei der Behandlung blutender Oesophagusvaricen bei Myelofibrose sind konservative Maßnahmen zu bevorzugen. Wie sich hier zeigen ließ, kann eine intraabdominelle Drucksenkung durch medikamentös-diuretische Maßnahmen die Blutungsbereitschaft aus Oesophagusvaricen aufheben bzw. erheblich reduzieren. Operative Eingriffe (Anlage portocavaler oder portorenaler Anastomosen sowie Splenektomie) sind problematisch (AUFSES; SHALDON und SHERLOCK). Ihr Erfolg dürfte im wesentlichen von der Krankheitsdauer und vom Allgemeinzustand der Patienten abhängen. So wurde mehrfach berichtet, daß die rechtzeitige Splenektomie bei Myelofibrose lebensbedrohliche Komplikationen zu beseitigen vermag (CROSBY et al.; FISCHER und ROUX).

Literatur

AUFSES, A. H.: Bleeding varices associated with hematologic disorders. Arch. Surg. 80, 655 (1960).

BURRIS, M. B., ARROWSMITH, W. R.: Vascular complications of polycythemia vera. Surg. Clin. N. Amer. 33, 1023 (1953).

CASSEL, W. G., SPITTEL, J. A., JR., ELLIS, F. H., JR., BRUWER, A.: Arteriovenous fistula of the splenic vessels producing ascites. Circulation 16, 1077 (1957).

CROSBY, W. H., WHELAN, T. J., HEATON, L. D.: Splenectomy in the elderly. Med. Clin. N. Amer. 50, 1533 (1966).

FISCHER, J., ROUX, A.: Die Splenektomie als therapeutische Möglichkeit bei der Myelofibrose. Therapiewoche 18, 2133 (1968).

GUNZ, F. W.: Hemorrhaghic thrombocythemia: a critical review. Blood 15, 706 (1960).

HUNT, A. H.: Portal hypertension, p. 64. London: E. u. S. Livingstone Ltd. 1958.

IMPARATO, H.: Gaucher's disease with ascites: response to porta-caval shunt. Ann. Surg. 151, 431 (1960).

LASCARY, A. D., GIVLER, R. L., SOPER, R. T., HILL, L. F.: Portal Hypertension after treatment with antimetabolites. New Engl. J. Med. 279, 303 (1968).

MADDING, G. F., SMITH, W. L., HERSHBERGER, L. R.: Hepatoportal arteriovenous fistula. J. Amer. med. Ass. 156, 593 (1954).

NAKAI, G. S., CRADDOCK, C. G., FIQUEROA, W. G.: Agnogenic myeloid metaplasia. A survey of twenty-nine cases and a review of the literature. Ann. intern. Med. 57, 419 (1962).

OZER, F. L., TRUAX, W. E., MIESCH, D. C., LEVIN, W. P.: Primary hemorrhagic thrombocythemia. Amer. J. Med. 28, 807 (1960).

PARAF, A., CHALUT, J., CAROLI, J., PORCHER, P.: Manométrie splénique et splénoportographie dans les affections du système hémopoiétique, les pyléphlébites, les cirrhoses du foie. Rév. hépatol. 5, 617 (1955).

Pitcock, J. A., Reinhard, E. H., Justus, B. W., Mendelsohn, R. S. A.: A clinical and pathological study of myelofibrosis. Ann. intern. Med. **57**, 73 (1962).
Recent, L., Hartroft, W. S.: Clinico-pathologic conference: Ascites and myelofibrosis. Amer. J. Med. **31**, 124 (1961).
Rosenbaum, D. L., Murphy, G. W., Swisher, S. N.: Hemodynamic studies of the portal circulation in myeloid metaplasia. Amer. J. Med. **41**, 360 (1966).
Shaldon, S., Sherlock, S.: Portal hypertension in the myeloproliferative syndrome and the reticuloses. Amer. J. Med. **32**, 758 (1962).
Sohval, A. R.: Hepatic complications in polycythemia vera. Arch. intern. Med. **62**, 925 (1938).
Strickler, J. H., Lufkin, N., Rice, C. O.: Hepatic portal arteriovenous fistula. A case report. Surgery **31**, 583 (1954).
Tisdale, W. A., Klatskin, G., Glenn, W. W. L.: Portal hypertension and bleeding esophageal varices. Their occurrence in the absence of both intrahepatic and extrahepatic obstruction of the portal vein. New Engl. J. Med. **261**, 209 (1959).
Wohlenberg, H.: Myelofibrose und Oesophagusvarizen. Dtsch. med. Wschr. **1969**, 2163.

Diskussion

H. J. Streicher: Oesophagusvaricen ohne Hindernis in der Leber sind etwas sehr Seltenes, Druckerhöhungen in der Pfortader bei Splenomegalien hingegen fast die Regel. Die gesunde Leber läßt ein vermehrtes Angebot an Pfortaderblut passieren. Steigt jedoch der Zufluß dauernd auf das Mehrfache der Norm an, so kann das Blutgefäßsystem der Leber die ihm von der vergrößerten Milz zukommende Blutmenge nicht mehr aufnehmen, und der Pfortaderkreislauf dekompensiert. Die Folge hiervon ist die Ausbildung von Umgehungskreisläufen zur V. cava hin, also auch von Oesophagusvaricen. Man muß sich jedoch klar darüber sein, daß nicht nur der Pfortaderdruck ansteigt, sondern auch das Volumen, der O_2-Gehalt im Pfortaderblut und die Strömungsgeschwindigkeit. Wir haben in mehreren Fällen von Splenomegalie Druckerhöhungen gefunden und O_2-Werte gemessen, die nahe an arterielle Werte heranreichten. Bei einem Fall von Osteomyelosklerose stellten wir eine extrem erweiterte Milzvene und Pfortader dar; ihr Durchmesser war größer als die Höhe der auf dem Splenoportogramm mit abgebildeten Lendenwirbelkörper, also stärker als ein Dünndarm. Das in die Milz injizierte Kontrastmittel verschwand in Sekundenschnelle über ein normales intrahepatisches Pfortadersystem und über Oesophagusvaricen. Es war deshalb nicht möglich, gleichzeitig Vena lienalis, Pfortader und Leberäste darzustellen. Dies ist der extremste Fall von sog. Überfüllungshochdruck (Minutenvolumenhochdruck) der Pfortader, der mir bekannt ist. Die Milz ist jedenfalls in der Lage, größere Blutvolumina der Pfortader zuzuführen als wir gemeinhin annehmen. Patrassi hat deshalb die einseitige Bezeichnung „portal hypertension" durch den treffenderen und umfassenderen Begriff „portale plethora" ersetzt. Die alleinige Betrachtung des Problems vom Druck her muß zu völlig falschen pathogenetischen Vorstellungen führen. Ich hoffe, wir erfahren in den beiden folgenden Referaten etwas über die Bedeutung der Volumina (Lit. siehe: Streicher, H.-J., Köbler, H.: Der Pfortaderblutstrom im Schock. Langenbecks Arch. klin. Chir. **319**, 977 (1967); Streicher, H.-J., Schlosser, V.: 2. Weltkongr. für Gastro-Enterologie, München, 1962, Bd. III, S. 460. Basel: S. Karger 1963).

Hat die Milz eine Kreislauffunktion?*

Possible Role of the Spleen in Blood Circulation

H. KÖBLER und H. ROGAUSCH**

Summary

The splenic blood flow is partly controlled by the nervous system. Autoregulation stops in hypoxia which we produced by replacing the blood by "Macrodex" until an hemoglobin level of 3 g-% was reached. Estimations of the flow rate of the portal vein suggest an increase in the splenic flow rate up to 275%. This striking result shows that the spleen possibly represents an arteriovenous shunt, though other explanations have to be considered.

Die Frage, ob die Milz eine Kreislauffunktion besitzt, ist nicht so leicht zu beantworten, wie man aus der nicht lebensnotwendigen Funktion der Milz schließen könnte. Ihre Beantwortung ist nicht zuletzt deshalb erschwert, weil einerseits viele aufschlußreiche Untersuchungen sich am Menschen verbieten, andererseits jedoch die artspezifisch verschiedenen Milztypen Folgerungen auf das Verhalten der menschlichen Milz nur bedingt erlauben.

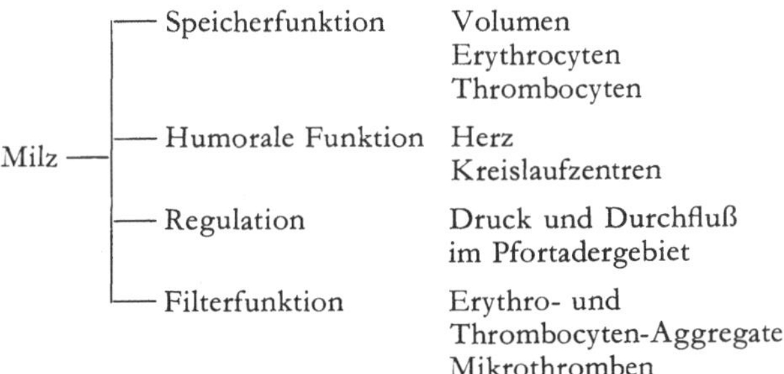

Abb. 1. Übersicht über die der Milz zugeschriebenen kreislaufwirksamen Funktionen

Überlegen wir uns, welche Möglichkeiten einer mittel- oder unmittelbaren Kreislaufbeeinflussung durch die Milz bestehen könnten, so ergeben sich folgende Möglichkeiten (Abb. 1):

1. könnte die Beeinflussung des Kreislaufes dadurch geschehen, daß die Milz als Speicherorgan eine bestimmte Flüssigkeitsmenge bereitstellt oder durch Ausschüttung von Erythrocyten und Thrombocyten imstande ist, den Kreislauf zu beeinflussen;

2. wäre die Möglichkeit gegeben, daß sie humoral über Herz und Kreislaufzentren wirkt;

---

* Mit Unterstützung der Deutschen Forschungsgemeinschaft.
** Chirurgische Universitätsklinik Marburg.

3. wäre es denkbar, daß die Milz Druck und Durchfluß im Pfortadergebiet und damit auch im großen Kreislauf beeinflußt;

4. wäre die Filterfunktion der Milz zu nennen (wir denken hier nicht an die Blutmauserung), die durch Elimination von Thrombo- und Erythrocytenaggregaten bzw. von Mikrothromben eine Entlastung, insbesondere im Capillarkreislauf darstellen könnte.

Zu 1: Speicherfunktion. Das Kreislaufverhalten je eines Hundes mit und ohne Milz zeigt nach Injektion von Adrenalin im Kurvenverlauf keinen Unterschied, jedoch dokumentiert sich die Depot-Wirkung der Milz in einem früheren Anstieg des Pfortaderflow's. Selbstverständlich können diese Ergebnisse nicht auf den Menschen übertragen werden, weil der Hund eine Speichermilz besitzt, in der 40% seiner Erythrocyten deponiert und, wenn erforderlich, abgegeben werden können (Greef et al.). Eine reale Vorstellung über die Dimensionen einer potentiellen Kreislauffunktion der Milz als Flüssigkeits- und Erythrocytendepot vermittelt folgende Gegenüberstellung:

Das Blutvolumen des Menschen beträgt 4500 ml, das der Milz etwa 120 ml bzw. 30—40 ml Erythrocyten. Selbst wenn wir annehmen, daß die menschliche Milz dazu fähig wäre, die angegebene Flüssigkeits- und Erythrocytenmenge dem Kreislauf voll zur Verfügung zu stellen (was sicher nicht der Fall ist), so wären dies nur etwa 3% des Blutvolumens und etwa 2% der zirkulierenden Erythrocytenmenge. Die Zufuhr einer so kleinen, gegenüber Blut onkotisch indifferenten Flüssigkeitsmenge und eines so kleinen Erythrocytenvolumens ist weder bei stabilen Kreislaufverhältnissen noch beim schockgefährdeten Patienten von irgendwelcher praktischer Bedeutung, noch fällt der Beitrag der Erythrocyten als Sauerstoffträger zur Minderung oder Verhütung eines anoxischen Kreislaufschadens ins Gewicht.

Zu 2: Humorale Funktion. Die der Milz zugeschriebene Kreislaufbeeinflussung mittels humoraler Stoffe ist noch weitgehend ungeklärt. Die Annahme eines solchen Wirkungsprinzips beruht hauptsächlich auf den schon 1939 begonnenen Untersuchungen von Rein, der im Tierversuch erhärten konnte, daß die Milz einen Stoff von strophanthinähnlicher Wirkung produzieren müsse. Ob es sich dabei um einen Stoff handelt, der zwar in der Milz gebildet, in der Leber jedoch erst seine Aktivierung erfährt, oder aber in der Leber lediglich die Bildung des glykosidähnlichen Stoffes anregt, ist bis heute nicht bekannt. Es sei daher lediglich noch auf die Beobachtungen von Braasch et al. hingewiesen, die im Tierversuch nach Einschalten einer zweiten Milz in den Kreislauf eine Steigerung der Leberdurchblutung um 100% nachwiesen, die sie auf eine Vasodilatation im Stromgebiet der Leber zurückführen.

Zu 3: Regulator für Druck und Durchfluß im Pfortadergebiet. Wie man im Tierversuch leicht demonstrieren kann, führt schon eine geringe Druckerhöhung im Pfortadergebiet zu einer Stauung und Vergrößerung der Milz. Wir gehen wohl nicht fehl, wenn wir die Milz in bezug auf den venösen Schenkel als weitgehend „druckpassives" Organ bezeichnen. Dies steht nicht in Widerspruch zu der Annahme, daß eine Druckerhöhung im venösen Schenkel zu einer Drosselung der Blutzufuhr durch Vasoconstriction der Arteriolen führt. Dieser druckabhängige Regelmechanismus stellt eine sinnvolle Autoregulation dar (Schneider). Sie ist auch Ursache des auch beim Menschen nachgewiesenen rhythmischen Zu- und Abflusses, darf aber nicht mit der übergeordneten, nerval gesteuerten Entspeicherung verwechselt werden.

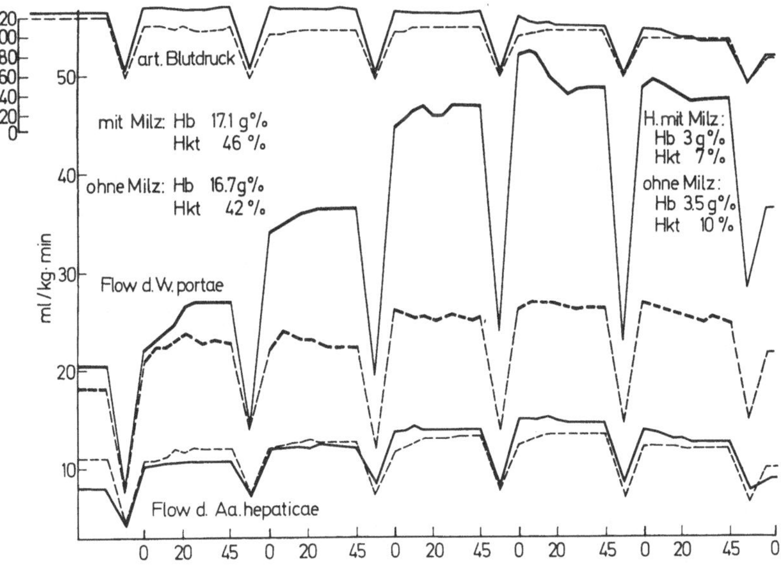

Abb. 2. Verhalten von Blutdruck, Durchfluß der Pfortader und der A. hepatica nach mehrmaligem Aderlaß und Ersatz des entnommenen Blutes durch MACRODEX 6%, Mittelwert aus 6 Versuchen bei Hunden mit Milz (—) und splenektomierten Hunden (----).

Die Autoregulation der Milz erlischt bei Hypoxie. Das Verhalten der Milzdurchblutung bei Hypoxie wurde in der folgenden Versuchsanordnung geprüft, in der aus technischen Gründen nicht die Milzdurchblutung selbst, sondern die der nachgeschalteten Pfortader mit einem elektromagnetischen Flowmeter gemessen wurde. Bei je 6 Hunden mit und ohne Milz wurde durch mehrmalige Blutentnahme jeweils der Blutdruck um die Hälfte seines Ausgangswertes gesenkt (Abb. 2). Die jeweils entnommene Blutmenge wurde durch 6%iges Macrodex ersetzt. Zwischen Normaltieren und splenektomierten Tieren besteht hinsichtlich des Pfortaderdurchflusses ein enormer Unterschied: Der Pfortaderdurchfluß steigt bei Tieren mit Milz immer mehr an, um nach viermaligem Aderlaß und Infusion eine Steigerung um über 200% seines Ausgangswertes zu erreichen. Dies zeigt, daß es durch den zunehmenden O_2-Mangel zum Zusammenbruch der den Durchfluß steuernden Mechanismen gekommen ist, und daß jetzt die Milz nichts anderes darstellen dürfte als einen arterio-venösen Shunt mit der Aufgabe, möglichst viel sauerstoffreiches Blut in kürzester Zeit der Leber zuzuführen, was STREICHER im Tierversuch durch Messung der O_2-Spannung in Pfortader und Vena cava wahrscheinlich gemacht hat.

Zu 4: Filterfunktion. Das Vermögen der Milz, krankhaft veränderte Erythrocyten herauszufiltern, ist bekannt. Es lag nahe, eine entsprechende Elimination von Mikrothromben, Erythro- und Thrombocytenaggregaten, wie sie im Schock und auch in Blutkonserven vorkommen, anzunehmen, so daß sie von lebenswichtigeren Capillargebieten, insbesondere der Leber, freigehalten werden. Auf die Zusammenhänge zwischen Schock und Auftreten solcher Thromben in den verschiedenen Organen wurde erneut von REMMELE und HARMS hingewiesen. Eine zunehmende Abfilterung von Mikrothromben könnte sich darin dokumentieren, daß die Milzdurchblutung infolge Zunahme des Strömungswiderstandes abnimmt. Eine solche Durchblutungsabnahme konnten wir jedoch weder im Tourniquet- noch Entblutungsschock beobachten. Das könnte damit zu erklären sein, daß infolge der anatomischen Besonderheiten der Milz die durch Mikrothromben verschlossenen Areale umflossen werden. Es scheint, daß eine rein mechanische Filterung den Durchtritt relativ großer Partikel erlaubt: Von Kunststoffkugeln verschiedenen Durchmessers (7,5 bis 90 μ), die in die Arteria lienalis eines Hundes eingebracht worden waren, haben die bis 25 μ großen Partikel bereits 20 min später die Milz passiert und liegen jetzt in der Leber. Vorausgesetzt, daß ähnliche biologische und anatomische Verhältnisse in der Menschenmilz bestehen, würde dies bedeuten, daß neben dem engen Maschenwerk der roten Milzpulpa in der Milz bei Bedarf Strömungsbahnen größeren Durchmessers eröffnet werden können.

Literatur

Braasch, W., Schmidt, H. D., Schmier, J., Smith, J. J.: Die Leberdurchblutung im hämorrhagischen Schock und ihre Beeinflussung durch eine isolierte Spendermilz. Pflügers Arch. ges. Physiol. **284**, 240—258 (1965).

Euler, U. S. von: Sympathin N and A in spleen and splenic nerves. Acta physiol. scand. **19**, 207—214 (1950).

Greef, K., Koch, J., Plewa, W., Thauer, R.: Zur Analyse der quantitativen Beziehungen zwischen Blutverlusten und Entspeicherungsvorgängen der Milz. Pflügers Arch. ges. Physiol. **259**, 454—474 (1954).

Koch, J., Thauer, R.: Zur Methodik der quantitativen Registrierung der Speicherungs- und Entspeicherungsvorgänge der Milz. Pflügers Arch. ges. Physiol. **258**, 461—469 (1954).

Rein, H.: Die Beeinflussung von Coronar- oder Hypoxie-bedingten Myokard-Insuffizienzen durch Milz und Leber. Pflügers Arch. ges. Physiol. **253**, 435—458 (1951).

Remmele, W., Harms, D.: Zur pathologischen Anatomie des Kreislaufschocks beim Menschen. I. Mikrothrombose der peripheren Blutgefäße. Klin. Wschr. **46**, 352—357 (1968).

Schneider, M.: Zur Kreislauffunktion der Milz. 4. Lebertagg der Sozialmediziner: Leber und Milz (L. Wannagat), S. 48—55. Stuttgart: G. Thieme 1967.

Streicher, H. J.: Schock und Pfortaderkreislauf. Langenbecks Arch. klin. Chir. **298**, 751—754 (1961).

Das Milzminutenvolumen

Splenic Blood Flow

R. Wolf und J. Fischer *

Summary

1. The determination of splenic blood flow can be carried out by measurement of the clearance of heat-induced spherocytes.

2. In healthy persons splenic blood flow amounts to 500 to 700 ml/min, measured at rest. This corresponds to a specific blood flow of about 3 ml/g min.

3. In cases of splenomegaly the splenic blood flow increases. The specific blood flow of the spleen, however, decreases remarkably with increasing weight of the organ.

Bei der Durchsicht der einschlägigen Literatur nach Angaben über die Durchblutung der Milz stellt man fest, daß erst in den letzten Jahren Messungen des Milzminutenvolumens beim Menschen durchgeführt worden sind. Ältere Angaben beruhen durchweg auf Schätzungen (Popper u. Schaffner; Whipple). Die Bestimmungen des Milzminutenvolumens wurden alle mit Hilfe von radioaktiven Indicatoren durchgeführt. Dabei zeigt sich eine erhebliche Diskrepanz zwischen den relativ niedrigen Werten für die Milzdurchblutung, die Hughes Jones et al., Jandl und Kaplan sowie Doering fanden und denjenigen, die wir (1967, 1968) sowie Williams et al. und Garnett et al., letztere mit Hilfe der Xenon-Methode, gefunden haben. Nach den Ergebnissen der zuletzt genannten drei Autorengruppen muß das Milzminutenvolumen erheblich größer sein als bisher allgemein angenommen wurde. Schon eine Betrachtung des Kalibers der zu- und abführenden Gefäße der Milz läßt es allerdings unwahrscheinlich erscheinen, daß das Milzminutenvolumen nur 150 ml/min betragen solle. Der Durchmesser der Milzarterie übertrifft nämlich häufig denjenigen der Nierenarterien.

Wir haben seit mehreren Jahren systematische Messungen des Milzminutenvolumens mit Hilfe ^{51}Cr-markierter, wärmealterierter Erythrocyten durchgeführt. Das Ergebnis der Milzszintigraphie bei Verwendung dieser Zellen zeigt, daß hier im Normalfall eine weitgehend selektive Aktivitätsanreicherung in der Milz eintritt. Die spezifische Extraktion einer radioaktiv-markierten Substanz durch ein Organ gestattet jedoch die Messung der Durchblutung dieses Organs, wenn man den Wirkungsgrad der Extraktion bestimmen kann. Im einzelnen müssen für derartige Untersuchungen folgende Bedingungen erfüllt sein:

1. Die Bindung des Markierungsisotops an die verwendete Substanz muß für die Dauer der Untersuchung irreversibel sein.

2. Die Extraktion muß weitgehend selektiv durch dasjenige Organ erfolgen, dessen Durchblutung bestimmt werden soll.

---

* Institut für Klinische Strahlenkunde der Universität Mainz, I. Medizinische Klinik und Poliklinik der Universität Mainz.

3. Der Wirkungsgrad der Extraktion muß bekannt sein.

4. Die verwendete Substanz darf nicht in extravasale Räume übertreten.

Bei der von uns angewandten Präparationstechnik für wärmealterierte Erythrocyten ergeben sich folgende Bedingungen:

1. Die Bindung des radioaktiven Chroms an die Erythrocyten ist während der Dauer der Untersuchung irreversibel.

2. Die Extraktion der wärmeinduzierten Sphärocyten erfolgt beim Menschen im Normalfall selektiv durch die Milz. Mit Hilfe von Externmessungen kann leicht nachgewiesen werden, daß z.B. die Leber an der Extraktion der Sphärocyten nicht teilnimmt.

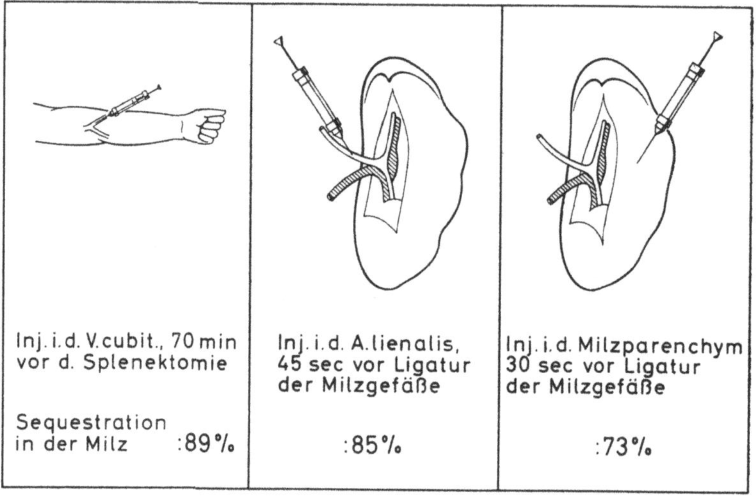

Abb. 1. Versuche zur Bestimmung des Extraktionswirkungsgrades von wärmealterierten Erythrocyten beim Menschen

3. Der Extraktionswirkungsgrad wurde von uns in mehreren Fällen intra operationem geprüft. Er beträgt im allgemeinen annähernd 100%. Im übrigen bringt eine Herabsetzung des Extraktionswirkungsgrades eine Unterschätzung des Minutenvolumens, niemals eine Überschätzung mit sich. In jedem Fall läßt sich daher mit dem Verfahren die untere Grenze des Milzminutenvolumens („minimal splenic blood flow") bestimmen (Abb. 1).

4. Erythrocyten verlassen normalerweise den geschlossenen Kreislauf nicht. Ebenso bestehen beim Menschen im Normalfall keine Blutdepots. Eine Ausnahme bilden exzessive Splenomegalien, bei denen es auch beim Menschen zur Ausbildung eines stagnierenden Blutpools kommt. In diesen Fällen muß man die Durchmischung der Erythrocyten mit dem hier vorhandenen Blutpool berücksichtigen. Diese Durchmischungsphase ist erkennbar und widerspiegelt sich in einem sehr raschen initialen Abfall der Blutaktivität.

Die Berechnung des Milzminutenvolumens kann sowohl mit Hilfe der Messung der Extraktionsgeschwindigkeit wärmealterierter Erythrocyten aus dem Blut als auch der Messung der Anreicherungsgeschwindigkeit in der Milz erfolgen. Da die Erythrocyten die Blutbahn nicht verlassen können, kann die Messung der Blutaktivität mit Hilfe von Externmessungen erfolgen. Dies hat den Vorteil, daß auf Blutentnahmen verzichtet und eine kontinuierliche Registrierung vorgenommen werden kann. Die Messung der Blutaktivität ergibt im Normalfall folgendes:

Der Verlauf der Blutaktivität läßt sich durch eine Summe zweier Exponentialfunktionen beschreiben. Etwa 70% der Aktivität werden mit einer Halbwertzeit von ca. 4 min, der Rest mit einer solchen von annähernd 25—30 min aus dem Blut eliminiert.

Da die wärmealterierten Erythrocyten aus einem Gemisch von Sphärocyten und Erythrocytenfragmenten bestehen, läßt sich ein solcher Aktivitätsverlauf leicht dadurch erklären, daß die Sphärocyten relativ rasch, Erythrocytenfragmente dagegen

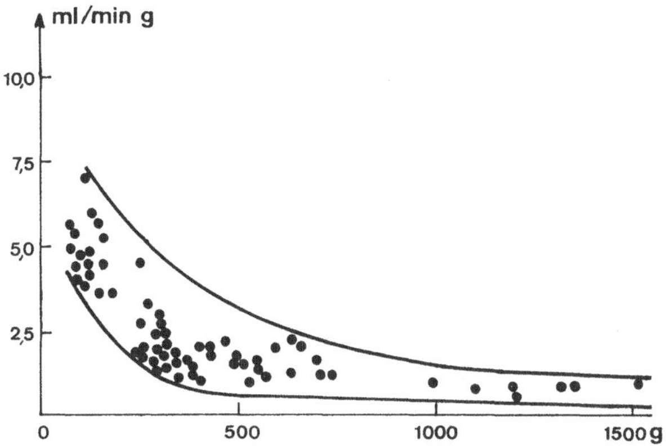

Abb. 2. Abhängigkeit der spezifischen Durchblutung der Milz vom Milzgewicht

langsam extrahiert werden. Im Aktivitätsanstieg in der Milz findet sich nur die rasch aus dem Blut verschwindende Komponente wieder. Aus der Bestimmung der Halbwertzeit der rasch aus dem Blut verschwindenden Komponente der Blutaktivität kann daher auf die Milzdurchblutung geschlossen werden. Das Milzminutenvolumen ergibt sich dabei als Produkt aus der Extraktionskonstanten und dem Gesamtblutvolumen. Letzteres muß jeweils getrennt bestimmt werden.

Die Ergebnisse unserer Untersuchungen zeigen, daß bei Personen, die wir aufgrund einer sorgfältigen Befunderhebung für gesund halten durften, das Milzminutenvolumen zwischen 500 und 750 ml/min lag. Bei einem Milzgewicht von 200 g erhält man im Mittel eine spezifische Durchblutung der Milz von ca. 3 ml/g/ min. Sie liegt damit in der gleichen Größenordnung wie diejenige der Nieren und ist etwa dreimal so groß wie die der Leber.

Beim Vorliegen einer Splenomegalie nimmt im allgemeinen auch die Durchblutung der Milz zu. Der Anstieg des Milzminutenvolumens erfolgt jedoch nicht proportional zur Zunahme der Größe. Der Anstieg der Milzdurchblutung mit der Größenzunahme des Organs ist vielmehr relativ flach. Das Milzminutenvolumen bei Organgewichten zwischen 2000 und 2500 g betrug etwa 1000 bis 1200 ml/min. Eine Verzehnfachung des Milzgewichtes bringt daher nur eine Verdopplung der Durchblutung mit sich. *Die spezifische Durchblutung der Milz nimmt mit zunehmendem Gewicht immer mehr ab* (Abb. 2).

Eine Herabsetzung des Milzminutenvolumens kann man ebenfalls beobachten. Wir haben Werte bis herab zu etwa 200 ml/min gemessen. Es muß jedoch darauf hingewiesen werden, daß derartige Werte nur unter pathologischen Bedingungen gefunden wurden. Auch läßt sich naturgemäß nicht entscheiden, ob tatsächlich eine verminderte Durchblutung oder aber ein herabgesetzter Wirkungsgrad für die Extraktion von Sphärocyten vorliegt. In beiden Fällen wird man eine verlangsamte Extraktion der Sphärocyten aus dem Blut beobachten.

Die Ergebnisse unserer Untersuchungen zeigen, daß das Milzminutenvolumen weit größer ist, als bisher im allgemeinen angenommen wurde. Es beträgt beim Gesunden 500 bis 700 ml/min und kann bei Splenomegalien Werte bis etwa 1500 ml je min erreichen. Die Milz besitzt damit erhebliche hämo-dynamische Bedeutung für den Pfortaderkreislauf.

Soweit von anderen Autoren Messungen der Milzdurchblutung mit Hilfe von markierten Erythrocyten durchgeführt wurden, die mit inkompletten Rh-Antikörpern beladen waren, darf man annehmen, daß die erheblich niedrigeren Werte (ca. 150 ml/min) dadurch vorgetäuscht wurden, daß der Extraktionswirkungsgrad der Milz für diese Zellen wesentlich schlechter ist als für wärmealterierte Erythrocyten. Dagegen zeigen die Untersuchungen der Autorengruppen Williams und Garnett, die beide mit radioaktivem Xenon arbeiteten, eine gute Übereinstimmung mit unseren Befunden. Williams fand Werte für die integrale Milzdurchblutung, die zwischen 370 und 1310 ml/min lagen. Dabei zeigte sich ebenfalls eine Abnahme der spezifischen Milzdurchblutung mit zunehmendem Gewicht des Organs. Garnett et al. untersuchten 10 Patienten mit Splenomegalien und fanden Werte für das Milzminutenvolumen, die zwischen 500 und 4000 ml/min lagen. Das Milzgewicht bewegte sich zwischen 800 und 4000 g. Auch hier ergab sich bei den vergrößerten Milzen eine relativ niedrige spezifische Milzdurchblutung von 0,6 bis 1,7 ml/g/ min.

Literatur

Doering, P.: Radioisotope in der Hämatologie, S. 248. Stuttgart: F. K. Schattauer 1963.

Fischer, J., Wolf, R.: Radioaktive Isotope in Klinik und Forschung. VII. Int. Symposium Bad Gastein 1966, S. 208. München-Berlin-Wien: Urban & Schwarzenberg 1967.

— — Radionuklide in Kreislaufforschung und Kreislaufdiagnostik, S. 247. Stuttgart: F. K. Schattauer 1968.

Garnett, E. S., Goddard, B. A., Markby, D., Webber, C. E.: Lancet **1962 II**, 386.

Hughes Jones, N. C., Mollison, P. L., Veall, N.: Brit. J. Haemat. 3, 125 (1967).

Jandl, J. H., Kaplan, M. E.: J. clin. Invest. 39, 1145 (1960).

Popper, H., Schaffner, F.: Die Leber, Struktur und Funktion, 3. Aufl. Stuttgart: G. Thieme 1961.

Whipple, A. O.: Ann. Surg. 122, 449 (1945).

Williams, A., Parsonson, A., Somers, K., Hamilton, P. J. S.: Lancet **1966 II**, 329.

Diskussion

H. Heimpel: Die heutige Diskussion hat übereinstimmend gezeigt, daß der seit langer Zeit geführte Streit um den „offenen" und den „geschlossenen" Milzkreislauf sich dadurch beenden läßt, daß *beides* in der Milz vorkommt. Strittig bleibt die Frage, welcher Anteil der Milzdurchblutung durch den offenen und den geschlossenen Kreislauf fließt. Von Prof. Rappaport wurden die Untersuchungen von Motulsky et al. sowie von Jandl et al. zitiert, die den raschen Anteil der Milzmischungszeit ^{51}Chrom-markierter Erythrocyten mit der Mischung im geschlossenen Kreislauf gleichgesetzt haben. Nach diesen Überlegungen würden normalerweise über 90% durch den geschlossenen Kreislauf und weniger als 10% durch die Pulpastränge fließen. Mit dieser Annahme sind jedoch die von WAGNER u. Mitarb. und die heute von Ihnen berichteten Extraktionsraten von > 70% nicht vereinbar. Da diese letzteren Werte kaum falsch sein dürften, muß entweder die oben genannte Annahme einer wesentlichen Beteiligung des geschlossenen Kreislaufs oder das heute allgemein akzeptierte Modell des doppelten Milzkreislaufs falsch sein. Die von Prof. RAPPAPORT gegebene Interpretation der Sequestration in den Pulpasträngen ist in Hinsicht auf die Untersuchungen mit geschädigten Erythrocyten nur mit der Annahme vereinbar, daß normalerweise der überwiegende Anteil des Milzblutes durch den offenen Kreislauf der Pulpastränge fließt.

b) Weiße Pulpa
White Pulp

The Afferent Pathways of Lymphocytes to the Spleen

K. E. Fichtelius and O. Bäck *

It is very unwise to think of and discuss the afferent pathways of lymphocytes to the spleen without first making a serious attempt to elucidate the status of the spleen among the lymphoid organs from ontogenetic, phylogenetic and functional points of view. The introduction to the subject of the title will therefore with necessity be a long one, but we think it is worth while, especially at this conference where so much energy is focused directly on the spleen itself.

First Level and Second Level Lymphoid Organs

The last ten years of immunological research have given us good reason to divide the lymphoid organs into first level and second level. If a first level lymphoid organ is removed early enough in ontogeny a certain part of the second level lymphoid organs becomes less well developed in the operated animal later in life. The first level lymphoid organs defined so far are the thymus and bursa of Fabricius of chickens. The work of Cooper et al. (1965) has shown that there is a dissociation of the immunological functions in the chicken. The bursa of Fabricius controls the development of antibody production, and the thymus is largely responsible for the ontogeny of the cellular immunity.

All animals phylogenetically more recent than the lamprey have a thymus and a thymus dependent function, i.e., cellular immunity (Good et al., 1966). All animals phylogenetically distal to the lamprey display the bursa dependent function, i.e., antibody production, but only birds have a bursa of Fabricius (Good et al., 1966). The search for a bursa equivalent in bursaless vertebrates has been in progress for some years in Dr. Robert Good's laboratory. There is growing evidence that the Peyer's patch type of tissue in rabbits, another lympho-epithelial organ, has a bursa function (Cooper et al., 1967, 1968).

Thymus and bursa of Fabricius are both lympho-epithelial organs in the sense that they represent an intimate relationship between epithelial or epithelium-derived cells and lymphocytes. The lymphocytes in both organs are characterized by a rapid proliferation. It has been shown by Moore and Owen that thymus and bursa lymphocytes are at least partly derived from blood borne progenitor cells which enter the epithelial primordia of these organs during histogenesis.

The mechanism behind the influence of thymus and bursa Fabricii in the ontogeny of the rest of the lymphoid organs is not known. There is good evidence for a cellular theory according to which an export of lymphocytes from the first level organs explains the effect. There is also evidence for a hormonal theory, which does not necessarily exclude the cellular one (Osoba). The first level lymphoid organs may

---

* Department of Histology, Institute of Human Anatomy, Uppsala, Sweden.

offer a micro-environment during the normal ontogeny which is necessary for the maturation of the lymphocytes, and therefore also necessary for the maturation of the lymphoid organs. This maturation effect or instructor function seems to be of importance for the whole life of the individual organism.

A lymphocyte is thought of as immunologically non-competent until it has become competent within the first level lymphoid organ or after a stay in such an organ. The immunologically competent lymphocytes then become committed to a certain type of antibody formation and clones of committed lymphocytes are formed within the second level lymphoid organs.

In a "pure" first level lymphoid organ there is no, or practically no, antibody formation. It is important to keep in mind that a first level lymphoid organ may function also as a second level lymphoid organ, in which a lively antibody production takes place.

Theoretical Considerations about the Very Early Phylogeny of Immunity

The first places where external antigens are met with by the primitive organism are the outer and inner surfaces of the body (Fig. 1). Internal antigens, or not self, originate from mutations which most likely appear in rapidly proliferating tissues. The gut epithelium and the epidermis do belong to the most rapidly proliferating tissues of primitive animals. Internal antigens are thus most likely appearing at the

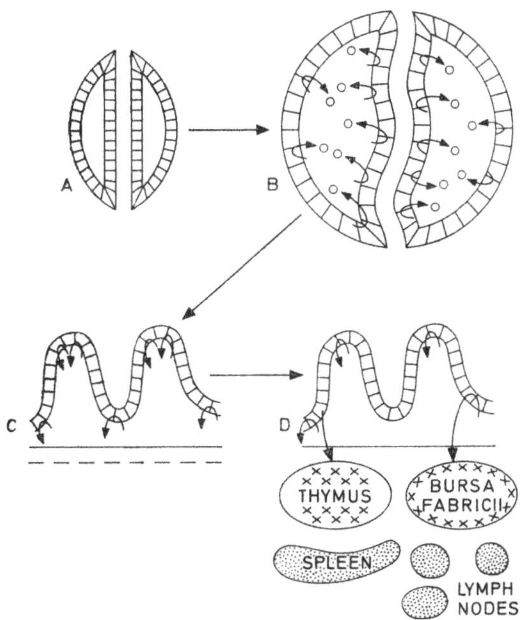

Fig. 1. *Development of the immune system.* A The primitive organism meets antigen, both external antigens and not self, on the surface. Epithelial cells react to antigen. B Lymphoid cells come to help. First they may react to antigen within the epithelium. Later they may become instructed within the epithelium, move away and perform their immune function somewhere else. C The instructor function becomes concentrated to certain areas. D Finally some instructor organs move from the surface. At this stage organized second level lymphoid tissue develops

119

same site as external, at the inner and outer surfaces of the organism. This leads to the assumption that the first antigen reactive cells were epithelial cells, in epidermis and in the gut, and that the first primitive antibodies were formed by epithelial cells. We know that the secretory piece or transport piece, which probably is formed by epithelial cells, comes before 7 S IgA in the ontogeny of man (South *et al.*). Primitive antibodies produced by epithelial cells may very well precede antibodies produced by lymphoid cells in phylogeny. The lymphoid cells may have come to help at a higher level of organization, when epithelial cells had to become free to specialize in other directions. This can be looked upon as a parallel to the development of red blood corpuscles (?from the same cells) coming to help the growing organism in oxygen transportation.

To start with, the lymphoid cells might have done their job within the epithelium itself. Later in development they had to do it somewhere else after having received some kind of instruction from the epithelial cells. In the beginning this hypothetical instructor function of epithelial cells may have been exerted by all surface cells (Fig. 1). When this function became concentrated to certain areas of the epithelium, there could certainly be different instructions going on in different locations, depending on the antigen which originated the instruction at the particular site. The next step would be that the circumscribed instructor organs moved out from the gut epithelium. The thymus is completely out and the bursa of Fabricius is half way out (Fig. 1).

In mammals many types of lymphoid-epithelial locations are known. In one of them, the thymus, instruction of lymphocytes has been anticipated (Osoba). There may be other types of instructions going on in the tonsils, in the Peyer's patches, in the epithelium of the gut, in the epidermis. This theory explains why the lymphocytes made contact with the epithelium in the first place, and why the epithelium is leading during the development of the lymphoid system. It means that the phylogeny of immunity starts among the invertebrates, which seems to be the case (Cooper; Evans *et al.*, 1968; Seaman and Robert).

Diffuse and Circumscribed Lympho-epithelial Relationship

The new concept of first level and second level lymphoid organs, and the fact that all the first level lymphoid organs defined so far are lympho-epithelial, gives a new meaning to the old classification of the lympho-epithelial organs as a particular entity among the lymphoid organs. It also justifies a new close look at all types of lymphoid-epithelial relationships in a phylogenetic and ontogenetic perspective. This has recently been done.

There are lymphocytes in nearly all epithelia of the vertebrates. Special attention has recently been devoted to the gut epithelium and to epidermis (Fichtelius, 1968; Fichtelius, Finstad and Good, 1969; Fichtelius, Groth and Lidén). The data known so far about the lymphocytes within these epithelia are difficult to interpret. It is, however, safe to say that they are well in line with the idea that a selection of young lymphocytes of the blood enter the epithelium and after a relatively short stay (a matter of days) re-enter the circulation. The lymphocytes entering the epithelium may to a large extent be non-competent lymphoid cells, which become competent during or shortly after their stay in the epithelium.

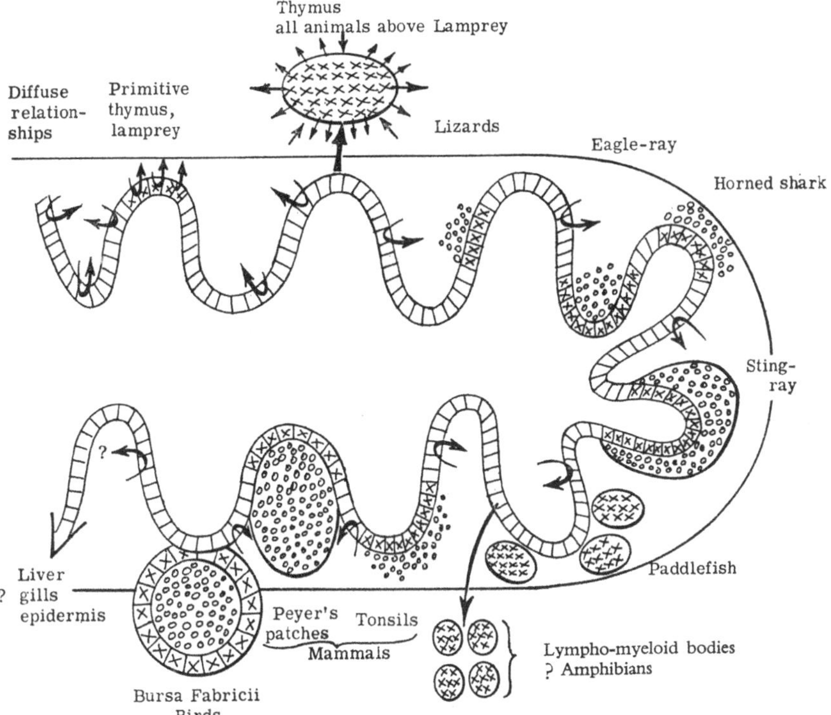

Fig. 2. Different types of gut-associated lympho-epithelial tissue of vertebrates in a schematic gut section. All these formations have one thing in common — a close spatial relationship between epithelium and lymphoid cells. They may all be examples of first level lymphoid organs. Fig. 2 is already published in Lymphatic Tissue and Germinal Centers in Immune Response (Advances in Experimental Medicine and Biology vol. 5). Plenum, New York (1969)

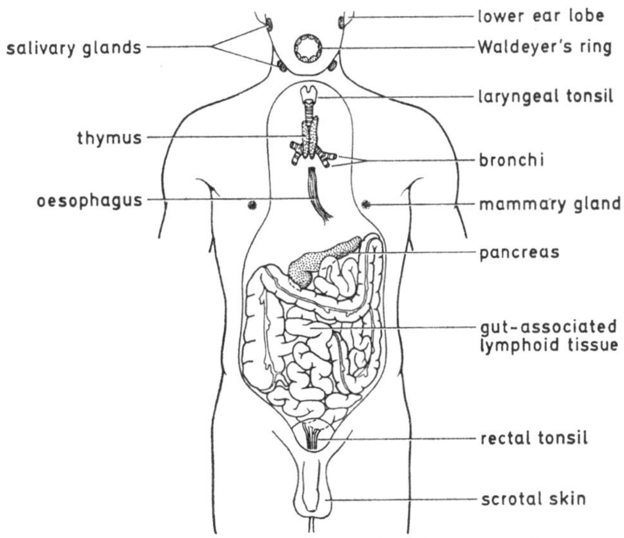

Fig. 3. The location of old and "new" lympho-epithelial organs of homo sapiens. Some of them have up to now been described as pathological lesions

A number of "new" lymphocyte collections in close relationship to the gut epithelium have been described in fishes and reptiles (FICHTELIUS, FINSTAD and GOOD, 1968) (see Fig. 2). A revision of the lympho-epithelial organs of homo sapiens, based on studies of the literature and on new observations in newborn children, has been made by FICHTELIUS, SUNDSTRÖM, KULLGREN and LINNA. Again, "new" lymphocyte collections in close relationship to epithelium were described, most of which seem to be present in the human organism already before birth (see Fig. 3). It is less probable that these accumulations are all consequences of inflammation at the individual level. On the other hand, it is reasonable to assume that we are dealing with small lympho-epithelial organs of different shape and size. They may all be first level lymphoid organs, partial equivalents to the bursa of Fabricius of birds.

The Splenic White Pulp — a Second Level Lymphoid Organ

The spleen is not a lympho-epithelial organ. In ontogeny of mammals the lymphoid part of the spleen appears well after the thymus, in ontogeny of birds it appears after the thymus and bursa of Fabricius (GOOD *et al.*, 1965). In phylogeny a well developed white pulp with a close relationship to the arteries appears in reptiles (HARTMANN). These facts were at least partly known to the old anatomists and made them regard the thymus as a source of cells for other lymphoid tissues, including the spleen (HEWSON, BEARD). The modern experimental work has given support to the old speculations, and in addition given hints about other complicated relationships between the spleen and other lymphoid tissues. In trying to give some of the present views on this we will start with a description of the entry of the lymphocytes into the spleen, continue with some remarks on the immediate source of these lymphocytes, the blood lymphocytes, and finally discuss the possible origin of the blood lymphocytes headed for the spleen. A picture of the white pulp of the spleen as a typical second level lymphoid organ, as a large "lymph node" of the blood, will emerge from this discussion.

The Entry of Lymphocytes into the Splenic White Pulp

Most of the information given in this paragraph is more or less "stolen" from an excellent review by FORD and GOWANS. The reader is also referred to the original articles by FORD (1969a and b).

Small lymphocytes enter lymph nodes from the blood by migrating through the endothelium of a specialized group of vessels, the post-capillary venules (GOWANS and KNIGHT). In the spleen, vessels resembling post-capillary venules have not been identified. Recently, it has been suggested that small lymphocytes enter the periarteriolar lymphoid sheath from the blood by migration between the flat endothelial cells of the marginal sinus which surrounds the sheath and separates it from the marginal zone (GOLDSCHNEIDER and McGREGOR). After intravenous injection the earliest concentration of labelled thoracic duct lymphocytes is throughout the marginal zone, but by three hours after injection only a few labelled cells remain in this area and a localization in the periarteriolar lymphoid sheaths now predominates (FORD, 1969a; GOLDSCHNEIDER and McGREGOR). The route by which small lymphocytes re-enter the blood from the periarteriolar sheath is not known, but it is certain that the re-entry occurs within the boundary of the spleen (FORD, 1969a and b) and does not involve the small lymphatic channels which leave the spleen.

The migration of lymphocytes from the blood into lymphoid tissues of the spleen follows "first order" kinetics, i.e., the rate of migration is a linear function of the concentration of lymphocytes in the blood perfusing the lymphoid tissue. This relationship has been demonstrated for the isolated, perfused rat spleen (FORD, 1969a). The transit of a population of labelled lymphocytes through lymphoid tissue has also been studied on the isolated rat spleen. The minimum transit time has been estimated to be 2 to 3 hours and the modal transit time 5 to 6 hours (FORD, 1969a). The motive force responsible for driving lymphocytes through the labyrinthine reticulum of the white pulp and the lymph nodes is not known.

Blood Lymphocytes Which Enter the Splenic White Pulp

It is now well established that a massive recirculation of small lymphocytes takes place from the blood to the lymphoid tissue and back to the blood (GOWANS). The small lymphocytes of the blood can be subdivided into at least two populations, a short-lived minority having a life span of less than two weeks, and a long-lived majority with a potential life span of many months (OTTESEN, EVERETT et al.). The recirculating pool of lymphocytes consists predominantly of long-lived cells.

The localization of intravenously injected thoracic-duct lymphocytes is extremely prominent in the periarteriolar lymphoid sheaths of the spleen, suggesting that these are the main traffic areas of recirculating lymphocytes in the spleen (GOWANS and KNIGHT, GOLDSCHNEIDER and McGREGOR). Very few enter germinal centers. Depletion of the recirculating pool by any means causes a deficit in the lymphocyte content of the periarteriolar lymphoid sheaths which may be extreme but does not seem to affect the red pulp (COTTIER et al., McGREGOR and GOWANS, PARROTT et al.). It may be concluded that most of the small lymphocytes in the periarteriolar lymphoid sheaths are recirculating, and that an uncertain, probably substantial proportion of the small lymphocytes in the red pulp are not.

The Origin of Blood Lymphocytes Headed for the Spleen

The last paragraph says that a discussion about the origin of the blood lymphocytes headed for the spleen will be much the same as a discussion about the origin of the lymphocytes belonging to the recirculating pool. We will, however, strictly confine the discussion to the origin of blood lymphocytes headed for the spleen, taking the different sources of these lymphocytes one at a time.

Thymus: The ideal method of labelling the thymus lymphocytes in situ and tracing them within the same animal was not available to the pioneers in this field (FICHTELIUS, 1953; FICHTELIUS, 1960; DIDERHOLM) who traced intravenously injected thymus lymphocytes to the spleen and other lymphoid organs. First to label thymus lymphocytes in situ and to trace them within the same animal were NOSSAL, and MURRAY and WOODS. Using ^{3}H-thymidine and autoradiography they were able to show a migration of heavily labelled cells to the splenic white pulp and to other lymphoid organs. LINNA and STILLSTRÖM proved with the aid of liquid scintillation counting after isolation of DNA from different organs that this transport of cells could be measured quantitatively in guinea pigs. Similar results were obtained in rabbits. By a combination of liquid scintillation and autoradiographic methods with the local labelling technique Linna was able to demonstrate a considerable transport of lymphocytes from the thymus to the splenic white pulp and other lymphoid organs in young hamsters during the critical period in ontogeny, when the spleen becomes lymphoid (1967; 1968). Independently Weissman produced convincing evidence of a quantitatively important cell migration from the thymus to the spleen and other lymphoid organs. In adult rats labelled thymus lymphocytes were found in the periarteriolar sheaths of the white pulp, but not in the germinal centers (Weissman). Similar findings have recently been made in 6-week-old chickens, the thymus cells were traced to the periarteriolar sheaths of the spleen but not to the germinal centers (Hemmingsson and Linna).

Bursa of Fabricius. Utilizing a combination of local labelling of the bursa of Fabricius and bursectomy Woods and Linna demonstrated a transport of cells from the bursa to the spleen (and the thymus!). The cells were not localized with the aid of autoradiography in this study. Recently Hemmingsson and Linna have been able to demonstrate a considerable migration of labelled cells from the bursa to the spleen and other lymphoid organs (including thymus) of 6-week-old chickens. In the spleen the labelled cells lodged in the periarteriolar sheaths, but not in the germinal centers. The migration of bursal cells to the spleen is increased during the primary response to human serum albumin (Bäck and Linna, 1969a).

Gut-associated lymphoid tissue. Using the local labelling technique with ³H-thymidine Brenning and Linna have demonstrated a cell migration from the appendix and Peyer's patches to the spleen and other lymphoid organs in the rabbit. In the spleen the heavily labelled migrants were localized in the white pulp, both in the periarteriolar sheaths and within the germinal centers. The lymphocytes derived from the gut-associated lymphoid tissue are thus partly found in other areas (in the germinal centers) than are the thymus-derived and bursa-derived lymphocytes. Part of the gut-associated lymphoid tissue is probably a second level lymphoid organ (Evans *et al.*) and the migrants found in the germinal centers of the spleen may be derived from this part (see under Lymph nodes).

Other lympho-epithelial organs. Hitherto there are no data available on lymphocyte migration from the other lympho-epithelial organs mentioned above.

Lymph nodes. No one has so far traced lymphocytes from lymph nodes to the spleen using local labelling technique and autoradiography. There is, however, indirect evidence for a limited traffic between second level lymphoid organs, for example from lymph nodes to the spleen.

First there are the "pre-thymidine" experiments in which lymph node lymphocytes were labelled with ³²P, transferred to a recipient, and chemically traced to the spleen (Fichtelius, 1958). Lymph node lymphocytes labelled in vitro with ⁵¹chromium and injected intravenously have also been traced to the spleen (Bainbridge *et al.*, Lance and Taub) but the localization within the spleen was not examined.

Birbeck and Hall were able to demonstrate that the large basophilic cells which are released into the efferent lymph by an antigenically stimulated lymph node are capable of transforming into cells of the plasma cell series within a second lymph node, into which they were introduced with the afferent lymph. Recently Molleyres *et al.* using ³H-thymidine and autoradiography traced lymphocytes from one lymph node to other distant lymph nodes. The spleen was not examined in the last two experiments mentioned. It is, however, reasonable to assume that a limited number of lymphocytes from a second level organ in one part of the body migrates to second level organs in other parts of the body, including the spleen, bringing about the systemic immune response in a maximal way. This may also be the mechanism behind the tracing of cells from the gut-associated lymphoid tissue to the germinal centers of the spleen (BRENNING and LINNA).

Bone marrow. The bone marrow is a source of short-lived lymphocytes (EVERETT *et al.*). It has long been known that bone marrow cells transferred to lethally irradiated animals reconstitute the hematopoietic capacity of the recipients. The spleen takes an active part in this reconstitution, which has been mapped in detail by TRENTIN and his group (WOLF and TRENTIN). The repopulation of the splenic white pulp occurs after the repopulation of the red pulp (MICKLEM *et al.*). Using chromosome marker technique HARRIS and FORD have demonstrated that bone marrow cells seed and divide within the thymus before they divide within the white pulp of the spleen, including the follicles with germinal centers.

This, and additional evidence from the same group (MICKLEM *et al.*), implies that the bone marrow cells may pass through thymus on their way to the spleen.

A cell traffic from the bone marrow to the spleen has been demonstrated in healthy animals within three days, a much shorter time interval than that used in the studies with chromosome marker technique. Using local labelling of bone marrow with ^{3}H-thymidine LINNA and LIDÉN have demonstrated lymphoid cell migration to the white pulp, including the follicles with germinal centers, of the guinea pig spleen. No cell migration from the bone marrow to the thymus was observed in these experiments. A similar result has been obtained in chicken (BÄCK *et al.*).

An interaction between thymus lymphocytes and bone marrow lymphocytes in the hemolysin-producing system has been demonstrated in several laboratories (CLAMAN *et al.*, DAVIS *et al.*, MILLER and MITCHELL). As antibodies mainly are formed in second level lymphoid organs such as the spleen, the cell migration from the thymus to the spleen is congruent with the established thymus-bone marrow relationship in antibody production (LINNA *et al.*). It is, however, quite possible that this interaction takes place somewhere else than in the spleen itself. Using intrathymic labelling with ^{3}H-thymidine in combination with stimulation with antigen BÄCK and LINNA (1969b) traced thymus lymphocytes to the bone marrow. In control animals, not stimulated by antigen, labelled thymus lymphocytes were found in the spleen, but not in the bone marrow. Thus, the interaction between thymus lymphocytes and bone marrow lymphoid cells may take place in the bone marrow.

The Spleen, a Hematopoietic Organ and a Second Level Lymphoid Organ

The afferent stream of lymphocytes or lymphocyte-like cells to the spleen appear to come from three different sources, the lympho-epithelial organs, other second level lymphoid organs and from the bone marrow (Fig. 4). From an ontogenetic perspective the lymphocytes coming to the spleen from the lympho-epithelial organs may all be bone marrow-derived. According to the current opinion the thymus-derived lymphocytes perform another function than the bursa-derived. There is an open question if different types of bursa-derived lymphocytes exist, instructed in the different types of bursal equivalents discussed above.

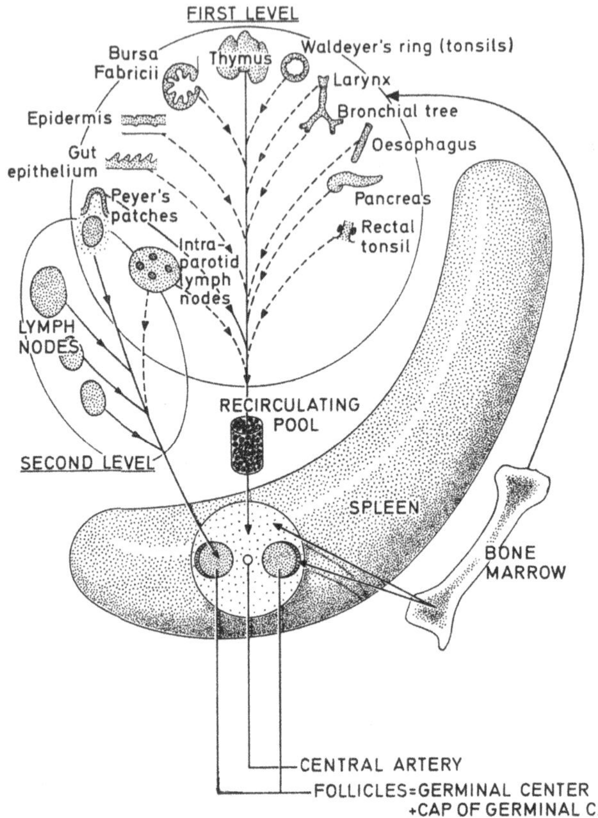

Fig. 4. Afferent pathways of lymphocytes to the spleen. First level lymphoid organs seem to deliver small lymphocytes via the recirculating pool to the periarteriolar lymphoid sheaths of the spleen. There is a limited transport of committed lymphoid cells (immunoblasts) between different second level lymphoid organs, including the spleen. Primitive bone marrow cells looking like lymphocytes have been traced via first level lymphoid organs to the spleen, but there is also direct transport of lymphocytes from the bone marrow to the splenic white pulp. Established pathways whole lines, hypothetical pathways dotted lines

The evidence is rather solid that lymphocytes from first level lymphoid organs constitute a considerable part of the recirculating pool of small lymphocytes. It is apparent from the studies referred to in the previous paragraphs that most of these cells lodge within the periarteriolar sheaths of the spleen and do not enter the germinal centers. Exceptional cells entering the germinal centers ought to be committed cells which are selected for the special task of antibody formation at a certain time.

The bone marrow-derived cells which settle in the red pulp and give rise to erythropoiesis, granulopoiesis, and trombocytopoiesis (Wolf and Trentin) cannot be looked upon as true lymphocytes but as stem cells. Some of the bone marrow-derived lymphocyte-like cells which settle in the white pulp may be stem cells in the same meaning, giving rise to lymphopoiesis. The bone marrow-derived cells of the white pulp may be the ones that actually produce antibodies (Mitchell and Miller).

126

Two of the spleen functions have been discussed in this article, the hematopoietic function mainly localized in the red pulp, and the function as a second level lymphoid organ localized in the white pulp. Spleen as a hematopoietic organ is older than spleen as a second level lymphoid organ. If the opinion expressed in the introduction is assumed to be right, namely that the lymphoid cells came to help the growing organism in immune function in the same way as the red cells (derived from the same stem cells) came to help in oxygen transportation, then it is easy to imagine that the mesenchymal, hematopoietic organ already existing when the need for more lymphoid tissue developed, became the home of the first defined second level lymphoid organ in phylogenesis, the white pulp of the spleen.

References

BÄCK, O., LIDÉN, S., BÄCK, R., LINNA, T. J.: Personal communications 1969.

BÄCK, R., LINNA, J.: Personal communications (1969a).

— — Personal communications (1969b).

BAINBRIDGE, D. R., BRENT, L., GOWLAND, G.: Distribution of allogeneic ^{51}Cr-labelled lymph node cells in mice. Transplantation 4, 138 (1966).

BEARD, J.: The source of leukocytes and the true function of the thymus. Anat. Anz. 18, 550 (1900).

BIRBECK, M. S. C., HALL, J. G.: Transformation, *in vivo*, of basophilic lymph cells into plasma cells. Nature (Lond.) 214, 183 (1967).

BRENNING, T., LINNA, J. Personal communications (1969).

CLAMAN, H. N., CHAPERON, E. A., TRIPLETT, R. F.: Thymus — marrow cell combinations. Synergism in antibody production. Proc. Soc. exp. Biol. (N.Y.) 122, 1167 (1966).

COOPER, E. L.: Transplantation immunity in annelids. Transplantation 6, 322 (1968).

COOPER, M. D., GABRIELSEN, A. E., GOOD, R. A.: The development, differentiation and function of the immunoglobulin production system. In: SMITH, MIESCHER and GOOD, Ontogeny of immunity, p. 122. Gainesville: University of Florida Press 1967.

— PEREY, D. Y., GABRIELSEN, A. E., SUTHERLAND, D. E. R., McKNEALLY, M. F., GOOD, R. A.: Production of an antibody deficiency syndrom in rabbits by early removal of their organized intestinal lymphoid tissues. Int. Arch. Allergy 33, 65 (1968).

— PETERSON, R. D. A., GOOD, R. A.: Delineation of the thymic and bursal lymphoid system in the chicken. Nature (Lond.) 205, 143 (1965).

COTTIER, H., CRONKITE, E. P., JANSEN, C. R., RAI, K. R., SINGER, S., SIPE, C. R.: Studies on lymphocytes. III. Effects of extracorporeal irradiation of the circulating blood upon the lymphoreticular organs in the calf. Blood 24, 241 (1964).

DAVIS, A. J. S., LEUCHARS, E., WALLIS, V., MARCHANT, R., ELLIOTT, E. V.: The failure of thymus-derived cells to produce antibody. Transplantation 5, 222 (1967).

DIDERHOLM, H.: Studies on the migration and transformation of lymphocytes in immunized and non-immunized animals. Acta path. microbiol. scand., Suppl. 146, 51 (1961).

EVANS, E. E., PAINTER, B., EVANS, M. L., WEINHEIMER, P., ACTON, R. T.: An induced bactericidin in the spiny lobster. Proc. Soc. exp. Biol. (N.Y.) 128, 394 (1968).

EVANS, E. P., ODGEN, D. A., FORD, C. E., MICKLEM, H. S.: Repopulation of Peyer's patches in mice. Nature (Lond.) 216, 36 (1967).

EVERETT, N. B., CAFFREY, R. W., RIEKE, W. O.: Recirculation of lymphocytes. Ann. N.Y. Acad. Sci. 113, 887 (1964).

FICHTELIUS, K. E.: On the fate of the lymphocyte. Acta anat. (Basel), Suppl. 19=1 ad vol. XIX (1953).

— A difference between lymph nodal and thymic lymphocytes shown by transfusion of labelled cells. Acta anat. (Basel) 32, 114 (1958).

— On the destination of thymus lymphocytes, p. 204 in Ciba Found. Symp. on Haemopoiesis 1960.

— The gut epithelium, a first level lymphoid organ? Exp. Cell Res. 49, 87 (1968).

FICHTELIUS, K. E., FINSTAD, J., GOOD, R. A.: Bursa equivalents of bursaless vertebrates. Lab. Invest. **19**, 339 (1968).

— — — The phylogenetic occurrence of lymphocytes within the gut epithelium. Int. Arch. Allergy **35**, 119 (1969).

— GROTH, O., LIDÉN, S.: The skin, a first level lymphoid organ? Int. Arch. Allergy (1969). (in press).

— SUNDSTRÖM, C., KULLGREN, B., LINNA, J.: The lympho-epithelial organs of homo sapiens revisited. Acta path. microbiol. scand., in press.

FORD, W. L.: The kinetics of lymphocyte recirculation within the rat spleen. Cell and Tissue Kinetics, July 1969.

— The immunological and migratory properties of the lymphocytes recirculating through the rat spleen. Brit. J. exp. Path., June 1969.

— GOWANS, J. L.: The traffic of lymphocytes. Seminars in Hematology **6**, 67 (1969).

GOLDSCHNEIDER, I., McGREGOR, D. D.: Migration of lymphocytes and thymocytes in the rat. I. The route of migration from blood to spleen and lymph nodes. J. exp. Med. **127**, 155 (1968).

GOOD, R. A., FINSTAD, J., POLLARA, B., GABRIELSEN, A. E.: Morphologic studies on the evolution of the lymphoid tissues among the lower vertebrates. In: SMITH, MIESCHER, and GOOD, Phylogeny of immunity, p. 149. Gainesville: University of Florida Press 1966.

— PETERSON, R. D. A., FINSTAD, J., GABRIELSEN, A. E.: Morphologic studies of the development of the lymphoid tissues. Series Haematologica **8**, 1 (1965).

GOWANS, J. L.: The recirculation of lymphocytes from blood to lymph in the rat. J. Physiol. (Lond.) **146**, 54 (1959).

— KNIGHT, E. J.: The route of recirculation of lymphocytes in the rat. Proc. roy. Soc. B **159**, 257 (1964).

HARRIS, J. E., FORD, C. E.: Cellular traffic of the thymus: Experiments with chromosome markers. Nature (Lond.) **201**, 884 (1964).

HARTMANN, A.: Die Milz. In: Handbuch der mikroskopischen Anatomie des Menschen, Bd. VI/I, S. 397. Berlin: Springer 1930.

HEMMINGSSON, E. J.:, LINNA, T. J.: Personal communications. (1969).

HEWSON, W.: Experimental inquiries into the properties of the blood, part the third. London: T. Cadell, 1779. Cit. by DAMESHEK, W., Blood **21**, 513 (1963).

LANCE, E. M., TAUB, R. N.: Segregation of lymphocyte populations through differential migration. Nature (Lond.) **221**, 841 (1969).

LINNA, J.: Transport of lymphoid cell DNA from the thymus to other organs. Acta Univ. Upsaliensis. Abstr. of Uppsala Dissertations in Medicine, No 42.

LINNA, T. J.: Cell migration from the thymus to other lymphoid organs in hamsters of different ages. Blood **31**, 727 (1968).

— BRENNING, T., HEMMINGSSON, E. J.: Lymphoid cell migration and germinal centers, in Lymphatic tissues and germinal centers in immune response. In: Advances in experimental medicine and biology, vol. 5. 1969.

— LIDÉN, S.: Cell migration from the bone marrow to the spleen in young guinea pigs. Int. Arch. Allergy **35**, 35 (1969).

— STILLSTRÖM, J.: Migration of cells from the thymus to the spleen in young guinea pigs. Acta path. microbiol. scand. **68**, 465 (1966).

McGREGOR, D. D., GOWANS, J. L.: The antibody response of rats depleted of lymphocytes by chronic drainage from the thoracic duct. J. exp. Med. **117**, 303 (1963).

MICKLEM, H. S., FORD, C. E., EVANS, E. P., GRAY, J.: Interrelationships of myeloid and lymphoid cells: studies with chromosome-marked cells transfused into lethally irradiated mice. Proc. roy. Soc. B **165**, 78 (1966)

MILLER, J. F. A. P., MITCHELL, G. F.: The thymus and the precursors of antigen reactive cells. Nature (Lond.) **216**, 659 (1967).

MITCHELL, G. F., MILLER, J. F. A. P.: Immunological activity of thymus and thoracic-duct lymphocytes. Proc. nat. Acad. Sci. (Wash.) **59**, 296 (1968).

MOLLEYRES, J., COTTIER, H., SCHINDLER, R., SLONECKER, C., HESS, M. W., STONER, R. D.: Lymphoid cell migration between distant lymph nodes in mice. Lymphology **2**, 39 (1969).

MOORE, M. A. S., OWEN, J. J. T.: Chromosome marker studies on the development of haemopoietic system in the chick embryo. Nature (Lond.) 208, 956 (1965).

MURRAY, R. G., WOODS, P. A.: Studies on the fate of lymphocytes. III. The migration and metamorphosis of in situ labeled thymic lymphocytes. Anat. Rec. 150, 113 (1964).

NOSSAL, G. J. V.: Studies on the rate of seeding of lymphocytes from the intact Guinea pig thymus. Ann. N.Y. Acad. Sci. 120, 171 (1964).

OSOBA, D.: The regulatory role of the thymus in immunogenesis. In: CINADER, Regulation of antibody response, p. 232. Springfield: Thomas 1968.

OTTESEN, J.: On the age of white cells in peripheral blood. Acta physiol. scand. 32, 75 (1954).

PARROTT, D. M. V., SOUSA, M. A. B. DE, EAST, J.: Thymus-dependent areas in lymphoid organs of neonatally thymectomized mice. J. exp. Med. 123, 191 (1966).

SEAMAN, G. R., ROBERT, N. L.: Immunological response of male cockroaches to injection of tetra hymena pyriformis. Science 161, 1359 (1968).

SOUTH, M. A., COOPER, M. D., WOLLHEIM, F. A., HONG, R. A., GOOD, R. A.: The IgA system. I. Studies of the transport and immunochemistry of IgA in the saliva. J. exp. Med. 123, 615 (1966).

WEISSMAN, I. L.: Thymus cell migration. J. exp. Med. 126, 291 (1967).

WOLF, N. S., TRENTIN, J. J.: Hemopoietic colony studies. V. Effect of hemopoietic organ stroma on differentiation of pluripotent stem cells. J. exp. Med. 127, 205 (1968).

WOODS, R., LINNA, J.: The transport of cells from the bursa of Fabricius to the spleen and the thymus. Acta path. microbiol. scand. 64, 470 (1965).

The Pathology of the White Pulp of the Spleen

Robert J. Lukes *

Summary

1. The inaccessability of human spleen has limited the opportunity of morphologic study and our understanding of the white pulp. This presentation is an attempt to review and systematize the great variety of morphologic changes of the white pulp.

2. The splenic lymphoid tissue appears to reflect the general milieu of the patient. Normally it is inactive and is composed predominantly of small lymphocytes becoming activated only with a severe systemic stimulus. Lymph nodes by contrast appear to reflect the status of the region of drainage.

3. The appearance of splenic lymphoid tissue is modified by a variety of lympholytic and cytotoxic agents. This accounts for the marked alteration in the appearance of the white pulp in autopsy material.

4. The reaction centers of splenic lymphoid tissue appears to have a definite organization and cellular polarity as proposed by Milliken. The perifollicular mantle is prominent in the severe chronically active phase and appears to be related to the sheath vessels of the pulp and the perivascular accumulations of plasma cells.

5. Splenic lymphoid tissue may undergo an unappreciated dramatic evolutionary change in an acute infection as described in Korean epidemic hemorrhagic fever.

6. From this review it appears that there are 5 principal types of morphologic expressions in splenic lymphoid tissue and these can be related to the majority of common conditions. The malignant neoplasms of lymphocytes and follicular center cells and the dysglobulinemias appear to be exaggerations of three of these types. The granulomas, nonlipid histiocytosis (Letterer-Siwe's disease), Hodgkin's disease and malignant lymphoma, histiocytic type (reticulum cell sarcoma), appear to involve splenic lymphoid tissue in a consistent fashion, and possibly arise from perithelial reticulum cells.

The red pulp of the spleen in the past decade has revealed some of its secrets to radioisotopic and electron microscopic studies, but the white pulp in human disease remains a mystery. The study of ideal morphologic material in human disease has been limited to a small group of disorders, namely idiopathic thrombocytopenic purpura, hemolytic anemia of hereditary and autoimmune types, fibrocongestive splenomegaly and unexplained splenomegaly. Autopsy material is of limited value because it suffers from the distortion of a variety of alterations that obscure cytologic details, including post mortem congestion and autolysis and the modifying effects of therapeutic agents. Possibly the most important deficiency in the study of splenic lymphoid proliferations is that the majority of these conditions is transient and usually not fatal and therefore rarely available for study at autopsy or splenectomy. In addition the study of lymphoid tissue proliferations in both human and experimental disorders primarily has been concerned with lymph node alterations and the spleen is largely overlooked. Most pathologists acknowledge that they have little opportunity to gain knowledge of splenic lymphoid tissue alteration.

* University of Southern California School of Medicine, Los Angeles, Calif./USA.

The literature, as a result, is of limited assistance in answering the pertinent questions for this presentation and I must rely primarily upon my own experience and the review of human case material. Through the years I have been fortunate to have the opportunity to gain experience with a large volume of case material as Chief of the Hematopathology Sections at the Armed Forces Institute of Pathology (1954—1962) and at the Los Angeles County-University of Southern California Medical Center. From this experience I will attempt to consider the following important questions:

1. what is the appearance of normal splenic lymphoid tissue?
2. what is the character of the germinal or reaction center?
3. what is the evolution of reaction in acute disease?
4. what are the types of morphologic expression of splenic lymphoid tissue and their relationship to the majority of common disorders?

Modification of Normal White Pulp

The white pulp appears to reflect the general milieu of the patient. At birth it is essentially composed of small lymphocytes (Fig. 1). In spleens from patients with traumatic rupture or in sudden death the white pulp is also composed principally of small lymphocytes without reaction centers. In the systematic study of the splenic white pulp by MILLIKIN almost half of the autopsy cases exhibited a white pulp composed of lymphocytes without reaction centers. Unfortunately the type of lymphoid tissue was not related to the cause of death in this study.

Lymphoid tissue, however, is readily activated. In the fetus in intrauterine infections such as congenital syphilis, reaction centers are present in the white pulp and plasma cells are found about the penicilliary arterioles of the red pulp (SILVERSTEIN

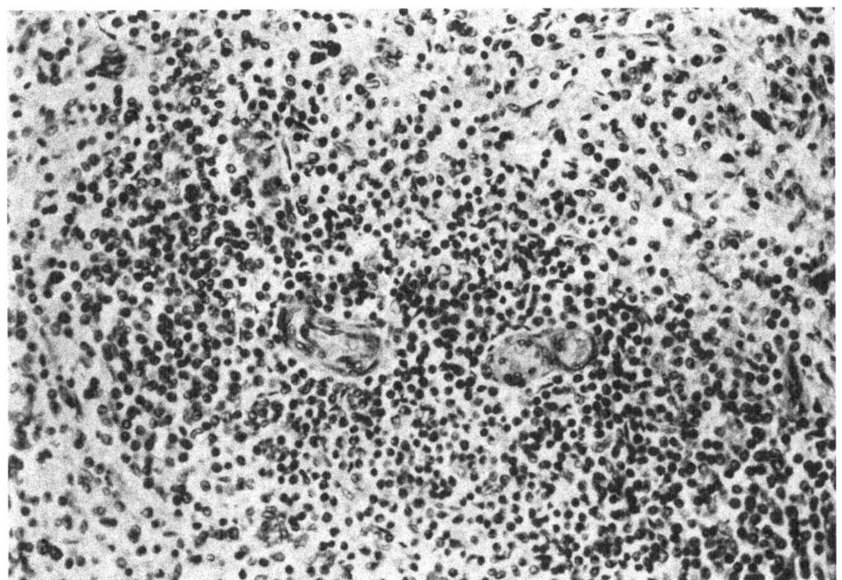

Fig. 1. Inactive type is composed of small lymphocytes. Newborn (L-198-64). H + E 150×

and LUKES). It appears that the white pulp is activated primarily under systemic stimulus. Reaction centers develop in the course of infectious diseases such as measles and pertussis, but are absent usually in the traumatically ruptured spleen. In a subsequent section the evolution of lymphoid tissue reaction in an acute infection will be described in which the formation of reaction centers appears to be a late development. In spleens from senescent patients it is my impression that reaction centers may be absent in the course of significant infection, raising the possibility that the white pulp may be non-responsive in the aged. From these considerations it appears that the ideal definition of normal white pulp should be dynamic. Under dynamic conditions normal white pulp does not have a single appearance but it is lymphoid tissue that is capable of responding adequately to stimuli and therefore may be extremely variable in appearance.

It is well known that the white pulp, along with lymphoid tissue generally is modified by a variety of lympholytic and cytotoxic therapeutic agents. It may be depleted by prolonged steroid therapy or obliterated in the course of radiation or antileukemic therapy. Presumably it should be decreased with antilymphocytic serum in the treatment of graft rejection, but it is often ineffectual.

Evolution of Splenic Lymphoid Reaction

The evolution of lymphoid reaction in the human spleen is difficult to study because deaths in acute infections are uncommon and occur usually late with complications. During the Korean War, I had the opportunity to study intensively the acute infection epidemic hemorrhagic fever (LUKES) which provided dramatic evidence of acute lymphoid activation and the evolution of reaction. This disease is an acute dramatic infectious disease of unknown etiology. It is characterized clinically by four distinctive phases, febrile, hypotensive, oliguric, and diuretic, and pathologically by manifestations of widespread capillary damage. Material on 30 fatal cases was available and reviewed again from the viewpoint of the splenic white pulp. Death occurred early in the hypotensive phase usually between the 5th and the 8th day, but at times from the 8th to the 14th day during the oliguric and diuretic phases.

In the first type the nodules of white pulp are composed of large lymphocytes and early basophilic stem cells with a limited amount of cytoplasm. Prominent clusters of pyroninophilic basophilic stem cells are found along the sheath arterioles of the red pulp. In the next type the nodules of white pulp are larger and contain numerous phagocytes and a prominent large basophilic stem cell component with only a few lymphocytes. The basophilic stem cells are also prominent about the sheath arterioles. In the third type the white pulp is prominent with large nodules and reaction centers containing proteinaceous material. Numerous plasma cells are clustered about the sheath arterioles and along the trabeculae of the red pulp.

From this material there appear to be three phases in the evolution of reaction: 1. activation with the formation of basophilic stem cells; 2. the development of prominent phagocytosis associated with basophilic stem cells, and finally 3. the formation of reaction centers. In addition large pyroninophilic basophilic stem cells are found early along the sheath arterioles of the red pulp before advanced activation of the splenic corpuscles or the development of the perifollicular mantle or the presence of a "germinal center" (NIEUWENHUIS, 1968).

Germinal or Reaction Center of the Spleen

The presence of reaction centers or so-called germinal centers in my experience are evidence of generalized lymphoid reaction. They are usually absent in healthy individuals with traumatically ruptured spleens or in patients dying suddenly from accidents. From the recent work of MILLIKIN the reaction centers are bipolar spheroids similar to those of lymph nodes and have a definite organization with light and dark cellular zones with the following rather distinctive circumscribing zones:

1. a dark zone of small lymphocytes,
2. a middle perifollicular mantle of larger cytoplasmic cells,
3. an outer zone of perifollicular sinuses.

Phagocytes are dispersed irregularly in varying numbers throughout the center. The perifollicular mantle of cells according to MILLIKIN is contiguous with the sheath arterioles.

From a limited survey of reaction centers with Giemsa and methyl green pyronine stains, the light zone of the center appears to consist of the germinocytes and the dark zone of the germinoblasts. Polarity exists with pyroninophilic germinoblasts situated always at the arterial end of the reaction center. A similar polarity occurs in reaction centers of lymph nodes. In addition, similar pyroninophilic cells are found at times along the splenic artery in perithelial locations, and both basophilic stem cells and plasma cells are situated along the penicilliary sheath arterioles of the red pulp. This phenomenon resembles the ensheathing of bone marrow arterioles by plasma cells.

Types of White Pulp and Associated Clinical States

On the basis of the foregoing discussion and my experience with a wide variety of lesions of the white pulp, I believe that the pathologic lesions of the white pulp are expressed principally in the 5 types listed in Table 1. These are listed according to

Table 1. *Types of splenic white pulp*

I. *Inactive*	Small lymphocytes
II. *Dysproteinemic*	Small lymphocytes and plasmacytoid cells
III. *Activated type A*	Lymphocytes and basophilic stem cells
IV. *Activated type B*	Follicular reaction centers with perivascular plasma cells in red pulp
V. *Reticulum cell (histiocytic) proliferations*	

their predominant morphologic features and the apparent state of activity. It seems likely that several of these states are interrelated. In the evolution of acute reaction as indicated in a previous section, the lymphoid tissue changes from type I, inactive, to type III, activated A, which seems usually to represent an early stage of activation. Later it evolves to stage IV, activation B, the follicular type, which may be transient as in the acute infections or persist in the chronic type. The latter type may represent an abnormal and persistent reaction, particularly with the prominent perifollicular marginal zone and numerous plasma cells about the sheath arteriole of the red pulp. Type II and type V represent distinctively abnormal proliferative disorders. In type V the number of splenic corpuscles involved is extremely variable and those uninvolved by a reticulum cell (histiocyte) proliferation may present the features of type I, III or IV, but usually not type II.

Table 2. *Types of White Pulp and Associated Clinical States*

I. *Inactive* — Small lymphocytes
 1. Fetal
 2. Adult (unstimulated)
 3. Senescent (unresponsive)
 4. Agammaglobulinemia
 5. Lymphocytic lymphoma and leukemia

II. *Dysproteinemic* — Small lymphocytes and plasmacytoid cells
 1. Macroglobulinemia
 2. (?) Heavy chain disease
 3. (?) Amyloidosis, primary

III. *Activated A:* Lymphocytes and basophilic stem cells
 1. Graft rejection
 2. Infectious mononucleosis
 3. Herpes simplex
 4. Post radiation
 5. Post bone marrow damage

IV. *Activated B:* Follicular reaction centers with perivascular plasma cells
 1. Acute sepsis, measles, pertussis, typhoid
 2. Chronic:
    Idiopathic thrombocytopenic purpura
    Acquired hemolytic anemia
    Rheumatoid arthritis — Felty's syndrome
    Fibrocongestive splenomegaly

V. Types of splenic white pulp (histiocytic) proliferations
 1. Granulomas of tuberculosis, sarcoidosis
 2. Non-lipid histiocytosis (Letterer-Siwe's disease)
 3. Hodgkin's disease
 4. Histiocytic lymphoma
    (Reticulum cell sarcoma)

Only a few brief general comments will be made about the disorders within each group listed on Table 2 since a detail description of each is beyond the scope of this presentation. In Type I are found the conditions in which the white pulp is composed essentially only of small lymphocytes (Fig. 1). Many of the conditions appear to be inactive states, the fetus or newborn and the healthy adult. However, it appears likely that the abnormal unresponsive states, the immune defects, agammaglobulinemia and even senescence have primarily lymphocytic pulp and are unresponsive and in a sense inactive. The leukemias and lymphomas of small or medium size lymphocytes appear to represent an exaggeration of this type. Follicular (nodular) lymphoma of poorly differentiated lymphocytes and histiocytes according to RAPPAPORT, WINTER, and HICKS, involves the white pulp in a uniform nodular fashion.

Type II is closely related to type I, having a predominance of small lymphocytes, but contains an unusual component of plasmacytoid cells (Fig. 2). For the most part plasma cells are situated usually along the sheath arterioles and only basophilic stem cells and cytoplasmic cells of the perifollicular marginal zone are found in the splenic corpuscles. When this type of white pulp is observed an abnormal globulin production often exists, including macroglobulinemia and even heavy chain disease or amyloidosis.

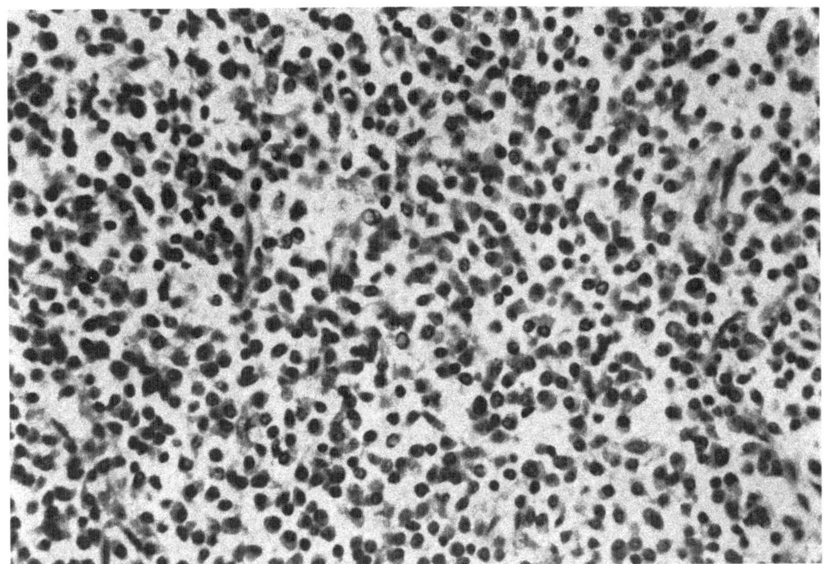

Fig. 2. Dysglobulinemic type is also lymphocytic, but contains numerous plasmacytoid lymphocytes. Note intranuclear inclusions that are PAS positive in this case of macroglobulinemia. LACH No 70819. PAS 250 ×

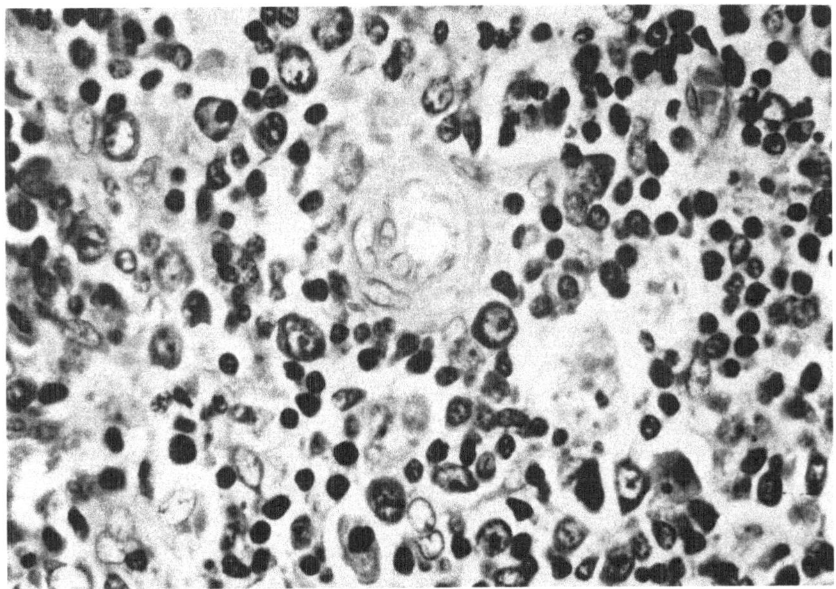

Fig. 3. Activated type A contains numerous basophilic stem cells and large lymphocytes in this case of epidemic hemorrhagic fever of Korea. K 450. Giemsa 400 ×

The type III white pulp is associated with a number of uncommon and infrequently observed dramatic lymphoid proliferations which are not generally known. It is characterized by a prominent basophilic stem cell component (Fig. 3) associated

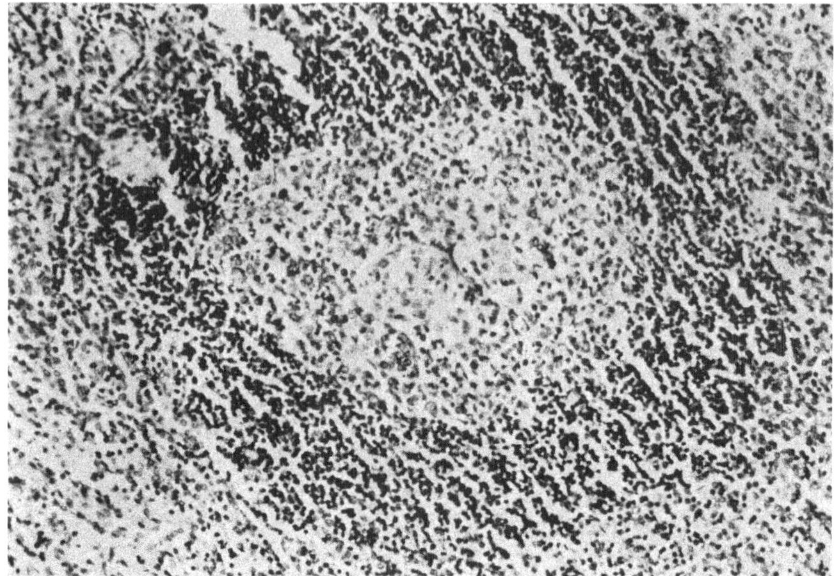

Fig. 4. Activated type B exhibits the typical reaction centers (idiopathic thrombocytopenic purpura). LACH 69-11000. Giemsa 100 ×

with large and small lymphocytes. The corpuscles of the white pulp may be ill-defined and the proliferation may extend throughout the red pulp and resemble a leukemia as in infectious mononucleosis. When the proliferation is extreme, as in infectious mononucleosis, it extends into the trabeculae about the veins and into the trabecular substance. In infectious mononucleosis the spontaneous rupture of the spleen is associated with the infiltration of the trabeculae and the capsule by this dramatic cellular type that seems to dissolve the collagen of the trabeculae and the capsule. A prominent basophilic stem cell component also was consistently found in the white pulp in our autopsy study of 264 cases of aplastic anemia (Lukes and Blake) and also in the study of the Atom Bomb casualties from Japan by Liebow, Warren and De Coursy. Whether this proliferation represents an altered lymphoid proliferation or an immunologic response is uncertain.

The white pulp of the type IV with prominent reaction centers (Fig. 4) is well known, and it is generally appreciated that this lymphoid tissue proliferation is associated with the listed conditions. The acute infectious diseases, though uncommonly observed, typically exhibit exuberant reaction centers which apparently subside with the disappearance of infection. The chronic type is characterized by the prominent perifollicular marginal zone and numerous plasma cells about the sheath arterioles of the red pulp. When the plasma cells are very numerous hyperglobulinemia is often found. The listed conditions, particularly with a wide perifollicular marginal zone appear to represent persistent reaction to antigen in the perifollicular vascular sinuses or possibly ineffective negation of antigen.

The white pulp of type V is distinctive from the preceding types since it represents an irregular type of involvement often sparing many of the corpuscles. A variety of reticulum cell proliferations may occur in the sites of involvement while

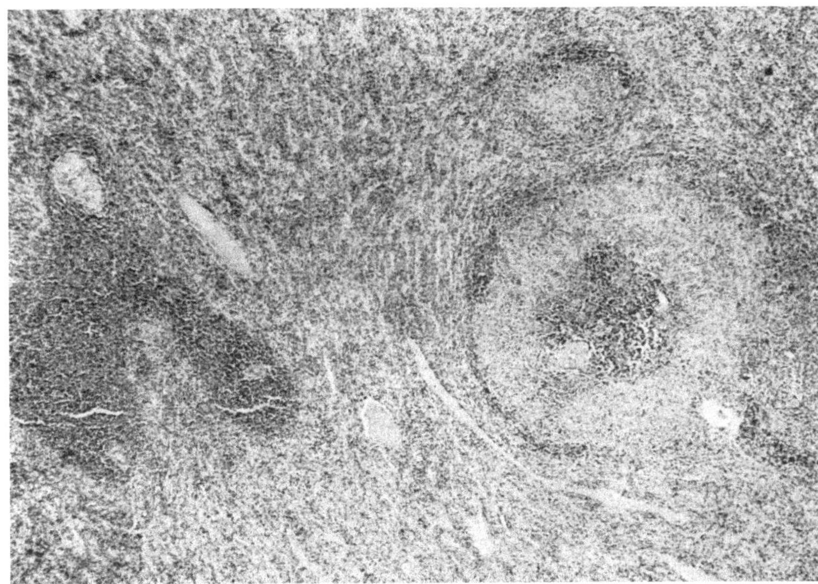

Fig. 5. The histiocytic type is represented by this mixed type of Hodgkin's disease that irregularly involves the white pulp in nodular fashion. L 228-69. H + E 25×

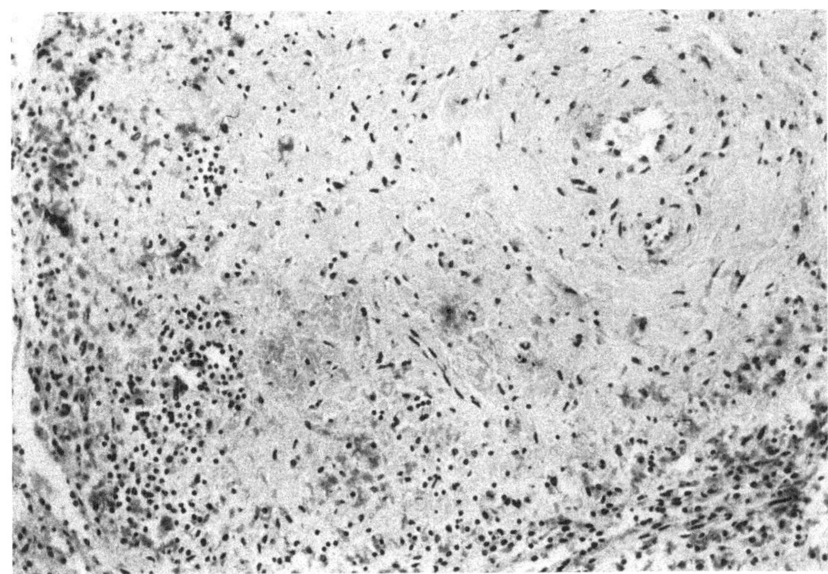

Fig. 6. The histiocytic type in Hodgkin's disease, lymphocyte depletion type, consists predominantly of fibrous connective tissue. L 187-68. H + E 100×

the uninvolved corpuscles may exhibit features of types I, III or IV. The well known types of granulomas principally involve the white pulp and may present any of their typical features. In my experience with over 30 autopsied cases of non-lipid histiocytosis (Letterer-Siwe's disease) the splenic white pulp is usually, though not always, replaced by nodules of histiocytes that circumscribe the central artery. This feature may present a striking nodular histologic appearance. It is acknowledged, however, that at time the process may involve predominantly the red pulp. The cellular proliferations of Hodgkin's disease and the malignant lymphomas of histiocytes present an irregularly distributed nodular form of envolvement limited essentially to the white pulp (Fig. 5). In our study of Hodgkin's disease (Lukes, Butler and Hicks) and in my recent review of 20 splenectomized cases the majority of cases exhibit either the mixed or lymphocyte depletion types (Fig. 6) of Hodgkin's disease or occasionally nodular sclerosis and thus far never the lymphocyte predominance type. The lymphomas of histiocytes may be single or multiple nodules of varying size and also appear to be limited to the white pulp. The association of these reticulum cell proliferations with the white pulp suggest that they arise either in perithelial cells or in the fixed reticulum cells of the white pulp, although the former explanation is more appealing. Malignant histiocytosis, including histiocytic medullary reticulosis, on the other hand seem to involve the red pulp primarily and extend at times into the white pulp.

References

Liebow, A., Warren, S., DeCoursey, E.: Pathology of atomic bomb casualties. Amer. J. Path. **25**, 853—1027 (1949).

Lukes, R. J.: The pathology of thirty-nine fatal cases of epidemic hemorrhagic fever. Amer. J. Med. **16**, 639—650 (1954).

— Personal observations.

— Blake, W.: To be published.

— Butler, J. J., Hicks, E.: Natural history of Hodgkin's disease as related to its pathologic picture. Cancer (Philad.) **19**, 317—344 (1966).

Millikin, P. D.: The nodular white pulp of the human spleen. Arch. Path. **87**, 247—258 (1969).

Nieuwenhuis, P.: Autoradiographic study of the primary immune response, the germinal center reaction, and their relationship in the spleen of the rabbit. Exp. Hemat. **17**, 11, (1968).

Rappaport, H., Winter, W., Hicks, E.: Follicular lymphoma; re-evaluation of its position in the scheme of malignant lymphoma, based on survey of 253 cases. Cancer (Philad.) **9**, 792 (1956).

Silverstein, A., Lukes, R. J.: Fetal response to antigenic stimulus. I. Plasmacellular and lymphoid reactions in the human fetus to intrauterine infection. Lab. Invest. **11**, 918—932 (1962).

c) Milz und Immunität

Spleen and Immunity

Spleen and Immunity

O. J. Mellbye *

Summary

Both by studying the antibody producing activity of various tissues and by examining the immunological capacity of splenectomized individuals, the spleen can be shown to play an important role in the primary humoral antibody response of the total organism. Its effect, however, very much depends on the administration route and dose and type of the antigen. Its effect on the secondary humoral immune response and the cellular immune response is largely unknown.

The reduced immunological capacity in splenectomized individuals is probably partly responsible for the susceptibility to infections in these cases.

Immunological competence is now known to be a function of lymphoid cells, therefore one can assume that the spleen plays an important role in the immunological responsiveness. Like the lymph nodes, the spleen must be considered as a peripheral immunological organ, in the sense that it has been invaded by competent cells from thymus and probably other central immunological organs. In man this invasion takes place early in fetal life, and synthesis of immunoglobulins in normal spleens has been demonstrated as early as in the 20th week of gestation (van Furth). In other mammals, for example in mice, invasion of the spleen and other peripheral lymphoid tissues takes place after birth. In these cases thymectomy in newborn mice may cause inhibition of the immune response, wasting and death. There is a recent report that a similar serious syndrome may be produced by splenectomy in newborn mice (Kalpaktsoglou *et al.*), but this has not been observed by others (Kubai and Auerbach, Moody and Reed).

Like the lymph nodes, the spleen may after antigenic stimulation also show a typical humoral immune response with development of antibody-producing cells, or a cellular immune response with appearance of sensitized small lymphocytes which are able to react with the antigen used. The humoral response shows the usual difference between the primary and secondary response, the first is characterized by an initial IgM antibody production followed by IgG antibody appearance, while in the latter IgG antibody dominates from the beginning.

The present paper will not deal with these general immunological properties of the spleen or with the many experiments in which splenic cells have been used for solving basic immunological problems. I will discuss the relative importance of the spleen in the immune response of the organism and will concentrate on the humoral response.

* Research Institute for Rheumatology, Rikshospitalet and Oslo Sanitetsforening University Hospitals, Oslo, Norway.

One of the main methods for studying this problem is to measure the antibody production in vitro of splenic tissue and other tissues from individuals immunized by different routes. Since the spleen is a lymphoid organ which lacks a lymphatic supply, one can assume that it is immunologically most active after intravenous immunization. After immunizations where the antigen is drained predominantly by the lymphatics, the most extensive immune response should be that of the regional lymph node.

Some well-known experiments of this type were performed by Askonas and his coworkers (Askonas and Humphrey, Askonas and White). They immunized rabbits intravenously with two different antigens, and tested the antibody production in various tissues by their ability to incorporate isotope labeled amino acids into the specific antibody. The highest antibody producing activity per weight unit of tissue was found in splenic tissue, but when they calculated the total antibody production of the various organs, the contribution of the spleen was below 30% of that of the bone marrow. The latter calculations, however, seem to be based on rather approximate values for the total weight of the bone marrow.

In contrast, when they injected the antigen intradermally in the foot pad of guinea pigs, the antibody production per weight unit of tissue was highest in the homolateral lymph node and very low in the spleen. Among all organs the bone marrow was again calculated to be dominating.

In similar experiments (Fleming *et al.*) this importance of the bone marrow was confirmed, especially for the IgM response. Here the bone marrow was found to be most active even when measuring the activity per weight unit of tissue.

The antibody synthesis *in vitro* does not necessarily reflect the *in vivo* synthesis. Studies have therefore also been performed with fluorescent antibody technique for detecting cells producing antibodies *in vivo,* but this method is not well suited for quantitative studies. The introduction of the so-called hemolytic plaque technique (Jerne *et al.*) for enumeration of antibody producing cells opened new possibilities. By this technique a suspension of the cells to be tested is incorporated into a gel layer containing red cells carrying the antigen used for immunization. During incubation the cells will release antibody, and after addition of serum complement, a lytic zone, a plaque, will appear around each antibody producing cell. While the original technique will demonstrate IgM producing cells only, IgG producing cells can be made visible by a slight modification (Dresser and Wortis).

By the use of this technique, it has been shown (Eidinger and Pross) that after a primary intravenous immunization with sheep red cells, the maximum number of IgM and IgG antibody producing cells per million lymphoid cells tested was approximately ten times higher in the spleen than in a peripheral lymph node. After primary intradermal immunization the number of antibody producing cells in the spleen was approximately 10% of that in the draining lymph node.

In our laboratory we have performed some similar experiments with the hemolytic plaque technique. We have, however, included examination of bone marrow cells, since previous studies had indicated that this organ was of major importance for the antibody synthesis. Mice were immunized with sheep red cells, either intravenously or intradermally in the right hind foot pad. Cell suspensions from spleen, popliteal lymph nodes and bone marrow were obtained after 4 days and

14 days, which should give an impression of the primary IgM and IgG response, respectively.

After intravenous immunization by far the largest IgM response (Fig. 1a) was found in the spleen, while there was a slight activity in peripheral lymph nodes and only trace activity in the bone marrow. After intradermal immunization the activity was highest in the homolateral lymph node, somewhat lower in the spleen and again very low in the bone marrow. The IgG response (Fig. 1b) showed largely the same characteristics, however, the activity in the bone marrow was now higher. After intradermal immunization it was slightly higher than in the spleen.

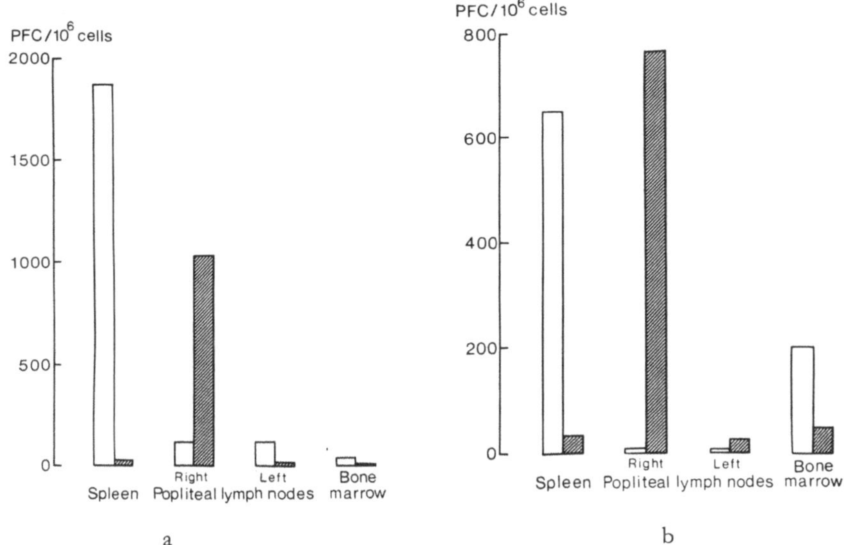

Fig. 1a and b. Number of plaque forming cells (PFC) per million cells obtained from various organs of mice immunized intravenously (white columns) or intradermally in right hind foot pad (shaded columns) with 4×10^8 sheep red cells. Each column represents the mean of values obtained from 5 animals. Fig. 1a shows the IgM response, tested 4 days after immunization, while Fig. 1b demonstrates the IgG response, tested 14 days after immunization

The experiments therefore supported the view that at least concerning the relative antibody producing activity, the spleen is the most active organ after intravenous immunization. It plays a less important role when the antigen is drained by lymphatics. In the latter case we were not able to confirm the previous observation (FLEMING *et al.*) that the highest activity during the IgM response is found in the bone marrow. In contrast, in the present experiment this organ was most active during the IgG response.

The serious disadvantage of experiments of this type is that it is difficult to calculate the importance of the total spleen in relation to that of other total organs or the total organism.

The alternative approach to solve this problem is to test the immunological capacity in individuals lacking the spleen, either as a congenital failure or after splenectomy.

In man, lack of the spleen may be seen in some individuals with severe congenital heart disease (Erickson *et al.*). It is not known whether the severe infections observed in these patients are related to the lack of the spleen. In mice there are mutants without spleens. In some of these a slight retardation and extra mortality may be seen, but their response to immunization seems to be normal (Meier and Hoag).

Several studies have shown that in various animals the primary response to intravenous immunization often drops markedly after splenectomy (Rowley, 1950a and b; Taliaferro; Taliaferro and Berglund; Winebright and Fitch). Rowley (1950a) immunized rats with sheep red blood cells and obtained a much smaller antibody response in splenectomized animals than in the normal controls. This difference disappeared when the antigen dose was increased. He observed no effect on the response after other administration routes while others (Winebright and Fitch) have obtained an effect also after subcutaneous administration when using small doses.

Rowley repeated his experiments on splenectomized humans (Rowley, 1950b) with largely the same results. In both his investigations the results were the same in individuals splenectomized several months before the testing and those newly operated. This indicated that there is no immunological compensatory mechanism in neither animals nor man after splenectomy (Rowley, 1950b).

In almost all of these experiments only the effect on the immunological primary response has been tested. The results concerning the effect on the secondary response are few and inconsistent, but the effect seem to be less than that on the primary response (Winebright and Fitch).

Very little is also known about the effect of splenectomy on the total cellular immune response of the organism. It is, however, probably small, since most reports state that there is no significant effect of splenectomy on transplantation rejections (Pierce and Hume), where this type of immune response is believed to be the most important factor.

Today there seems to be no doubt that there is an increased tendency for severe infections in splenectomized individuals, especially for infections caused by Diplococcus pneumoniae in young children and infants (Ellis and Smith, Erickson *et al.*). Although many of these infections are certainly due to an underlying disease leading to the splenectomy or to the operation itself, some seem to be due to the asplenic state itself. A similar susceptibility to infections with Diplococcus pneumoniae has been demonstrated in splenectomized mice (Shinefield *et al.*).

The relation between these infections and the reduced response to intravenous immunization is not clear. The infections in mice (Shinefield *et al.*) were highly depending on dose, strain, and route of administration of the microorganisms. They could neither be related to reduced phagocytic activity of the reticuloendothelial system nor to a reduced number of circulating leukocytes, nor to loss of antibacterial activity of the mouse blood. However, the latter observation does not exclude the possibility that the infections are partly due to reduced immunologic capacity. Ellis and Smith have put forward the hypothesis that the protective role of the spleen against severe infections with Diplococcus pneumoniae consists of both a rapid production of antibodies against microorganisms which have entered the blood stream and phagocytosis of microorganisms sensitized with small amount of such antibodies. There is evidence which indicates that the spleen is the most important organ for removing cells and microorganisms which are not sensitized or sensitized only with small amounts of antibody, while the liver is the principal site for sequestration of particles sensitized with greater amounts of antibodies (for ref. see ELLIS and SMITH). The special susceptibility for Diplococcus pneumoniae might be due to the high opsonizing effect of antibodies in this microorganism, and the tendency for splenectomized infants to be affected might be due to a lower antibody concentration at this age.

The dual action of the spleen by being both an important antibody producing organ and an important organ for phagocytosis is beautifully demonstrated by one of their experiments (ELLIS and SMITH). When pneumococci were given intravenously to previously immunized non-splenectomized rabbits, the microorganisms quickly disappeared, while in animals which had neither been immunized nor splenectomized they increased in number. In splenectomized animals they also increased in number, even if the animals were preimmunized. This indicates that both the antibody producing and the phagocytic capacity of the spleen is necessary for a normal resistance against infections with these microorganisms.

Another practical aspect is to which extent the effect of splenectomy in acquired hemolytic anemia is related to a reduced immunological capacity. After splenectomy, the serological signs of the disease will usually become less marked (DACIE), free antibody in the serum will disappear, and the strength of the direct antiglobulin test will lessen. The test may become completely negative in patients with hematological and clinical remission, but often it remains weakly positive as the only sign of continuing auto-immunization. It therefore seems that the effect of splenectomy in these patients may be partly due to reduced antibody production.

References

ASKONAS, B. A., HUMPHREY, J. H.: Formation of specific antibodies and gamma-globulin *in vitro*. A study of the synthetic ability of various tissues from rabbits immunized by different methods. Biochem. J. **68**, 252—261 (1958).

— WHITE, R. G.: Sites of antibody production in the guinea-pig. The relation between *in vitro* synthesis of anti-ovalbumin and gamma-globulin and distribution of antibody-containing plasma cells. Brit. J. exp. Path. **37**, 61—75 (1956).

BERGLUND, K.: Effect of splenectomy on antibody formation in cortisone treated rats. Proc. Soc. exp. Biol. (N.Y.) **91**, 592—595 (1956).

DACIE, J. V.: The haemolytic anaemias, 2nd ed., part. 2. London: J. &.A. Churchill 1962.

DRESSER, D. W., WORTIS, H. H.: Use of an antiglobulin serum to detect cells producing antibody with low haemolytic efficiency. Nature (Lond.) **208**, 859—861 (1965).

EIDINGER, D., PROSS, H. F.: The immune response to sheep erythrocytes in the mouse. I. A study of the immunological events utilizing the plaque technique. J. exp. Med. **126**, 15—33 (1967).

ELLIS, E. F., SMITH, R. T.: The role of the spleen in immunity. Pediatrics **37**, 111—119 (1966).

ERICKSON, W. D., BURGERT, E. O., JR., LYNN, H. B.: The hazard of infection following splenectomy in children. Amer. J. Dis. Child. **116**, 1—12 (1968).

FLEMING, W. A., WILKINSON, P. C., WHITE, R. G.: Sites of biosynthesis of immunoglobulins in guinea-pigs immunized with bacteriophage φ X 174. Immunology **13**, 613—622 (1967).

FURTH, R. VAN, SCHUIT, H. R. E., HIJMANS, W.: The immunological development of the human fetus. J. exp. Med. **122**, 1173—1188 (1965).

Jerne, N. K., Nordin, A. A., Henry, C.: The agar plaque technique for recognizing antibody-producing cells. In: Cell-bound antibodies, eds. Amos, B., and Koprowski, H., p. 109—125. Philadelphia: The Wistar Institute Press 1963.

Kalpaktsoglou, P. K., Yunis, E. J., Good, R. A.: Early splenectomy and survival of inbred mice. Nature (Lond.) **215**, 633—634 (1967).

Kubai, L., Auerbach, R.: Neonatal splenectomy: absence of runting in mice. Nature (Lond.) **217**, 460 (1968).

Meier, H., Hoag, W. G.: Blood proteins and immune response in mice with hereditary absence of spleen. Naturwissenschaften **49**, 329 (1962).

Moody, J. K., Reed, N. D.: Neonatal splenectomy and survival of mice. Nature (Lond.) **218**, 1056—1057 (1968).

Pierce, J. C., Hume, D. M.: The effect of splenectomy on the survival of first and second renal homotransplants in man. Surg. Gynec. Obstet. **127**, 1300—1306 (1968).

Rowley, D. A.: The effect of splenectomy on the formation of circulating antibody in the adult male albino rat. J. Immunol. **64**, 289—295 (1950a).

— The formation of circulating antibody in the splenectomized human being following intravenous injection of heterologous erythrocytes. J. Immunol. **65**, 515—521 (1950b).

Shinefield, H. R., Steinberg, C. R., Kaye, D.: The effect of splenectomy on the susceptibility of mice inoculated with diplococcus pneumonia. J. exp. Med. **123**, 777—794 (1966).

Taliaferro, W. H., Taliaferro, L. G.: The dynamics of hemolysin formation in intact and splenectomized rabbits. J. infect. Dis. **87**, 37—62 (1950).

Winebright, J., Fitch, F. W.: Antibody formation in the rat. I. Agglutinin response to particulate flagella from Salmonella Typhosa. J. Immunol. **89**, 891—899 (1962).

Discussion

I. Szabó und Cs. Hadnagy: We have undertaken electrophoretic investigations of the serum proteins from the spleen compared to those of the circulating blood. These investigations were performed on normal and dysproteinemic dogs, as well as on patients suffering from hemolytic icterus, liver cirrhosis and M. Banti. There was no difference whatsoever, which proves that the blood deposited in the spleen is not richer in gamma globulin.

Die Funktion der Milz im Rahmen des RES * **

The Function of the Spleen as Part of the Reticulo-endothelial System

H. NOLTENIUS ***

Summary

The spleen has a very important function as a part of the reticuloendothelial system. The special function of this organ is determined by its histological architecture, by the amount of reticuloendothelial cells and by the close contact between these cells and the lymphoid tissue.

The main task of the spleen is the defense of the organism against bacteria, toxic proteins and possibly tumor growths. The spleen participates in various metabolic processes and plays a role in the endocrine system.

New experimental results indicate that the reticuloendothelial system in general and the reticuloendothelial system of the spleen should not be considered a fixed system but thought of as a pool of active mesenchymal cells which can change their shape and function quickly.

1924 schrieb ASCHOFF in seinem Bericht über das RES, daß die Darstellung des rein Morphologischen unter Umständen beim RES dürftig sei, die Einbeziehung der Funktion jedoch eine unlösbare Aufgabe darstellen würde.

Diese Vorbehalte gelten auch heute noch, vor allem bei der Behandlung des vorliegenden Themas, allerdings sind sie durch viele klinische und experimentelle Untersuchungen, die das RES betreffen und aus denen die Funktion der Milz im Rahmen des RES herausgelesen werden kann, abgeschwächt.

Die Milz spiegelt deutlich einen funktionellen Zustand des Gesamt-RES wider. Man beobachtet Milzvergrößerungen bei ausgedehntem Blutzerfall. Im Tierexperiment wird bei starker Belastung des RES, z.B. nach Angebot von Partikeln oder nach Organtransplantationen, eine starke Vergrößerung der Milz angetroffen. Andererseits ist bei einem Zusammenbruch der Abwehr des Organismus nicht selten die Milz verkleinert und zellarm.

Diese einzelnen Beispiele können als Hinweise auf die Bedeutung der Milzfunktion im Rahmen des RES gewertet werden. Es ist jedoch nicht leicht, im einzelnen die Funktion der Milz im Rahmen des RES zu beschreiben, erstens weil das RES weit über den Gesamtorganismus verstreut ist und man in der Regel bei experimentellen Untersuchungen das RES des ganzen Organismus und nicht nur das der Milz erfaßt, und zweitens weil in der Milz lymphatisches Gewebe eng mit dem RES verbunden ist, so daß man die Funktion der Milz im Grunde als das Ergebnis der Tätigkeit dieser beiden Zellsysteme zu betrachten hat.

---

* Die Arbeit wurde gefördert aus Mitteln der Deutschen Forschungsgemeinschaft, der Stiftung Volkswagenwerk und der Volhard-Schattauer-Stiftung.

** Prof. Dr. Dr. h.c. F. BÜCHNER zum 20. Januar 1970 gewidmet.

*** Aus dem Patholog. Institut der Universität Freiburg.

Die

Definition

des RES weicht von derjenigen von Aschoff kaum ab: das RES besteht danach aus mesenchymalen Zellen, die injizierte kleinere und größere Partikel oder Kolloid phagocytieren und speichern können. Dieses RES kommt in der Milz, im Lymphknoten, im übrigen lymphatischen Gewebe, in der Leber, im Knochenmark und Thymus vor, und Histiocyten und Bindegewebszellen sowie die Endothelien der Gefäße können mit in dieses System eingeordnet werden.

Die Morphologie der RE-Zellen ist ebenso uneinheitlich, wie ihre Fähigkeit zur Partikelaufnahme und -speicherung verschiedene Stärkegrade aufweist. Je nachdem, welche der funktionellen Möglichkeiten der RE-Zellen beansprucht werden, kann man auch von einer Stoffwechselmilz und von einer Abwehrmilz sprechen.

Während der

Entwicklung der Milz

werden zunächst die faserbildenden Reticulumzellen ausgebildet, wobei bald das entstehende Maschenwerk Anschluß an den Kreislauf erhält. Später erst tritt die phagocytierende Fähigkeit der RE-Zellen in der Milz hinzu. Innerhalb des RES selbst ist das Auftreten der Phagocytosefähigkeit wiederum zeitlich verschieden: man beobachtet z.B. beim jungen Hühnerembryo frühzeitig eine Speicherung von Partikeln in Endothelien, und erst in älteren Feten werden Partikel auch in der Milz, Leber und im Knochenmark nachgewiesen (Nicol et al.).

Im Gegensatz zum RES bildet sich, von äußeren Einflüssen abhängig, die weiße Pulpa erst nach der Geburt aus.

Die

Methoden

zur Untersuchung des RES und der Milz erfassen zum Teil die Phagocytosevorgänge an den einzelnen RE-Zellen, zum Teil die Funktion des Gesamt-RES. Die Einzelzellen werden licht- und elektronenmikroskopisch beobachtet. Besonders Pinocytose und Phagocytosemechanismen nach Injektion der verschiedensten Partikel sind Gegenstand dieser Untersuchungen (s. z.B. Holmes und Watson).

Die funktionellen Aspekte des RES werden in erster Linie durch Clearance-Verfahren nach Angebot von Partikeln, Kohle-Farbstoffgranula oder Asbestkristallen (Dourmashkin und Dougherty), von markierten Proteinen oder Lipoidemulsionen und anderen Stoffen analysiert (Di Luzio und Riggi).

Neben den bisher beschriebenen Aufnahmen von Partikeln und Substanzen zur funktionellen Beurteilung des RES werden die Clearance-Techniken neuerdings ergänzt durch Computer-Rechnungen, in die die verschiedensten experimentellen Variablen eingebracht werden können (Fred et al.). Auch radioaktive Substanzen werden für die Funktionsuntersuchung des RES verwertet, z.B. Thorotrast (Wagner und Bordfeld). Diese Substanz hat zudem den Vorteil, daß sie zu 90% im RES der Milz und der Leber abgelagert wird, wodurch in einem gewissen Ausmaß Untersuchungsergebnisse erhalten werden können, die auch in erster Linie die Milz betreffen.

Es gibt jedoch auch andere experimentelle Möglichkeiten, das RES der Milz und z.B. der Leber bevorzugt zu belasten. Neben den Kupfferschen Sternzellen sind nämlich die Milzzellen diejenigen RE-Elemente, die im Kontakt mit dem Blut sind. Wählt man Substanzen, die die Capillarmembran nicht überschreiten, so untersucht man vorwiegend diese Zellen. Partikel sollten bei derartigen Untersuchungen so gewählt werden, daß sie phagocytiert werden können, die Capillarschranke nicht überschreiten, eine homogene Größe haben und stabil im Blut sind. Ferner sollten sie nicht toxisch wirken und im Blut gut nachweisbar sein. Zu solchen Partikeln gehören z.B. Kohlepartikel (etwa 250 Å) und sacchariertes Eisenoxyd (25 Å). Auch Chromphosphat und Taubenerythrocyten sowie hitze-aggregierte

Serumproteine und Albumin-Globulin-Komplexe können verwendet werden (WAGNER und BORDFELD). Berücksichtigt man diese Faktoren, so kann eine gute Aussage über Phagocytosefähigkeit und Zellkinetik der RE-Milzzellen nach Partikelangebot gemacht werden (GILETTE und GOUILIAN). Die Fähigkeit der Proteinsynthese der Milzzellen wird in vitro insbesondere am Beispiel der Antikörperbildung untersucht.

Wichtige experimentelle Modelle zur Bearbeitung der funktionellen Rolle des RES sind

Stimulierung und Hemmung

dieses Systems.

Eine Hemmung der Funktion des RES wird u. a. durch ein großes Angebot an Partikeln erzielt. Diese „Blockade" scheint nicht durch eine Sättigung der Phagocyten einzutreten, sondern infolge einer Oberflächenspannungsveränderung der Membran der aufnehmenden Zellen (ASIDDAO et al.) bzw. durch eine Oberflächenspannung der Partikel selbst (KOENIG et al.). Elektronenmikroskopische Untersuchungen zeigten, daß z. B. 4 Std nach der Injektion von Thorotrast injizierte Kohlepartikel nicht innerhalb, sondern neben den Reticulumzellen liegen (WIENER et al.). Es sind aber nicht alle Zellen in gleicher Weise von der Blockierung betroffen (DRUTZ et al.).

Nach Blockade des RES durch Thorotrastinjektion wird — in geeigneter experimenteller Versuchsanordnung — die immunologische Reaktion um etwa eine Zehnerpotenz verringert (Abb. 1).

Die Bedeutung der Zelloberfläche für die Phagocytose kommt auch dadurch zum Ausdruck, daß Antikörper gegen Makrophagen die Phagocytose hemmen (JENNINGS und HUGHES). Auch die Hemmung des RES durch Serumfaktoren könnte auf dem gleichen Mechanismus beruhen (NORMAN und BENDITT, 1965a u. b).

Die große Bedeutung, die der Zellstoffwechsel für die Partikelaufnahme durch RE-Zellen hat, zeigt sich in der Hemmung der Phagocytose und Pinocytose durch die verschiedensten Stoffwechselwirkstoffe, wie z. B. 2,4-Dinitrophenol, Puromycin, Parafluorophenylalanin, Actinomycin (COHN, 1966), sowie durch niedrige Temperaturen oder ACTH und Cortison (HELLER).

Phagocytose und Pinocytose sind also abhängig von einem intakten ATP-System und von einer intakten Proteinsynthese. Im Gespräch ist übrigens ein Protein, welches für die Aufnahme von Partikeln mitverantwortlich sein soll und „Phagocytin" genannt wird (MALEC et al.). Andere tierexperimentelle Untersuchungen konnten allerdings lediglich einen Phagocytose-hemmenden Faktor nach Blockadeversuchen aus dem Serum von Mäusen isolieren, konnten jedoch keinen Phagocytose-steigernden Faktor nachweisen.

Eine Stimulierung der Funktionsfähigkeit des RES ist häufig durch eine Proliferation der RE-Zellen und eine damit verbundene Steigerung der Gesamtfunktion bedingt. Dies kann z. B. durch Glucan oder durch Zymosan erreicht werden. Ferner kann eine Steigerung der Pinocytose- und Phagocytosevorgänge durch DNS, RNS, saure Mucopolysaccharide, Hyaluronsäure, Heparin, Chondroitin-Schwefelsäure, Dextransulfat, Adenosin, Adenosin-5-phosphat (COHN u. PARKS, 1967a u. b; PISANO et al.) sowie durch Aristolochiasäure beobachtet werden.

Die bisher in experimentellen Zusammenhängen immer wieder erwähnte Phagocytosefähigkeit des RES ist auch ein sehr wichtiger Teil in der Ausübung der

Schutzfunktion der Milz.

In der Abwehrleistung dieses Organs ist dabei zunächst am augenfälligsten die Vernichtung von **Bakterien.** Bekanntlich hat eine Hemmung des RES eine Erhöhung der Pathogenität von Bakterien bei Infektionen und eine Steigerung der RES-Funktion eine Verminderung der Pathogenität von Erregern zur Folge. Bei dem Abwehrvorgang gegen Bakterien sind zwei Prozesse zu unterscheiden: Die eigentliche Aufnahme der Erreger und später deren intracellulärer Abbau.

Bei der Aufnahme der Erreger spielen Oberflächenspannungen und die bekannten Mechanismen der Pinocytose eine wesentliche Rolle. Die einzelnen Phagocytentypen verhalten sich bei der Phagocytose von Bakterien unterschiedlich, Makrophagen phagocytieren z.B. schneller als polymorphkernige Leukocyten (Nelson et al.). Bei der Aufnahme von Bakterien spielen Antikörper gegen diese Erreger eine wichtige Rolle (Biozzi und Stiffel). So beobachtet man z.B. nach einer Injektion von bakteriellen Lipopolysacchariden eine erhöhte Bakterienphagocytose (Cooper und Stuart). Trotz der Beteiligung immunologischer Abwehrmechanismen ist die Spezifität der Aufnahme umstritten. Injiziert man gleichzeitig Partikel wie Thorotrast, kolloidale Tusche und Bakterien, so werden diese nicht nur in einer Zelle, sondern unter Umständen sogar in einer Vacuole angetroffen (Reade und Lasley-Smith).

Die Aufnahme von Bakterien wird nicht nur durch Substanzen gehemmt, die auf die Oberfläche der Phagocyten wirken, sondern auch durch Stoffwechselgifte. Interessanterweise wird jedoch der Abbau einmal aufgenommener Bakterien hierdurch nicht mehr beeinflußt (Cohn, 1963).

Der Grad der intracellulären Verdauung eines Bacteriums hängt u. a. weniger von der Art des Bacteriums selbst als vielmehr von seinem Aufbau ab: So werden z.B. hitzegetötete Erreger leichter aufgelöst als lebende Bakterien. Innerhalb der Zellen des RES liegt eine erhebliche funktionelle Vielfalt vor, die sich z. T. auch in morphologischen und enzymcytologischen Befunden manifestiert (Stutte, Kenneth und Mc Fadden, Yamori und Mori). Kürzlich haben elektronenmikroskopische Untersuchungen nachgewiesen, daß ein Teil der Reticulumzellen dem Makrophagentyp mit einem Golgiapparat und reichlichen Lysosomen bei wenig endoplasmatischem Reticulum angehört; andere Reticulumzellen, meist periarteriell gelegen, haben dagegen reichlich endoplasmatisches Reticulum. Sie gehören den fixen Reticulumzellen an, die offenbar Proteine bilden können. Ferner wurde mitgeteilt, daß die Enzymausrüstung der Sinusendothelien von der der Reticulumzellen deutlich abzugrenzen ist. Vereinzelt wurden sogar Reticulumzellen mit Cilien beschrieben (Abdel-Bari und Sorenson).

In den intracellulären Abbau von Bakterien scheinen immunologische Vorgänge einzugreifen. Listeria monocytogenes z.B., das sich ebenso wie Bakterien (Suter) in Makrophagen nach der Aufnahme noch vermehren kann, hört mit dieser intracellulären Proliferation auf, wenn im Serum ein gegen dieses Bacterium gerichteter Antikörper nachgewiesen wird (Mackaness, 1961). Auch die Mitteilung, daß die Nachkommenschaft von Makrophagen, welche durch Listeria monocytogenes in vivo zur Proliferation angeregt wurden, die intracelluläre Erregervermehrung unterbindet (Mackaness, 1964), weist auf immunologische Vorgänge hin.

Sicherlich spielen auch Antikörper bei der Phagocytose von **Blutzellen** durch das RES, besonders auch durch das RES in der Milz, eine Rolle. Die Menge phagocytierter Erythrocyten ist nicht nur um so größer, je unterschiedlicher die genetische Differenz zwischen Empfänger- und Spendertier ist, sondern die Erythrocytenphagocytose wird direkt durch einen Erythrocyten-spezifischen Antikörper gesteuert: Es besteht ein direkter Zusammenhang zwischen der Erythrocytenphagocytoseintensität und der Höhe des gegen die Erythrocyten gerichteten Antikörpertiters. Übrigens ist gelegentlich beobachtet worden, daß RE-Zellen, die gegen Erythrocyten gerichtete Hämolysine bilden, Erythrocyten gleichzeitig phagocytieren können.

Im Rahmen des RES ist die Milz das Organ, welches besonders die fremden oder geschädigten oder überalterten Erythrocyten aufnehmen kann (HALPERN et al.), wobei sich interessanterweise die Gefäße der Milz den Erythrocytenabbauraten anpassen (WEISS).

Nicht nur Erythrocyten, auch Lymphocyten werden vom RES phagocytiert. In den Reticulumzellen des Thymus z. B. wurde die Phagocytose von sich entwickelnden Lymphocyten bei Ratten beobachtet. Strahlengeschädigte Lymphocyten konnten in Thymuszellen gleichfalls nachgewiesen werden, und zwar sowohl in epithelialen wie auch in mesenchymalen Zellelementen (KLUG).

Thrombocyten, die aus Thromben stammen, werden dagegen in erster Linie von Leukocyten und Monocyten des strömenden Blutes phagocytiert. Neben der Phagocytose von unterschiedlich großen Partikeln durch das RES hat die Aufnahme von **Proteinen** für den Organismus eine erhebliche Bedeutung.

Die Proteinaufnahme läßt sich bereits in in-vitro-Experimenten quantitativ und qualitativ verfolgen. Unter anderem wurde beobachtet, daß die Milzzellen aus einem Proteinangebot immer einen festen Prozentsatz herausnehmen, unabhängig davon, wie hoch die angebotene Proteinmenge ist (Tabelle 1) (NOLTENIUS und HAAS, 1969a). Nach Immunisierung dieser Milzzellen mit dem betreffenden Protein wird beobachtet, daß eine konstante Menge, nämlich etwa 0,2—0,9 µg pro 10^7 Milzzellen an

Tabelle 1. *Prozentual konstante Aufnahme von BSA durch 3×10^7 Milzzellen bei steigendem BSA-Angebot*

Zellzahl		3×10^7	3×10^7	3×10^7	3×10^7	3×10^7	3×10^7
J 125-BSA-Angebot	cpm	50 Mill.	5 Mill.	500 000	50 000	5000	500
	g	10^{-4}	10^{-5}	10^{-6}	10^{-7}	10^{-8}	10^{-9}
		476 400	49 700	5190	410	99	59
		504 110	47 560	4530	630	98	59
			48 100	4170	620	92	58
			48 860	4530	610	105	61
J 125-BSA-Aufnahme	cpm		36 070	3710	540	95	57
			46 360	3940	670	98	58
			52 430	5420	580	102	63
			50 350	4110	570	100	64
			50 960	4100	450	105	58
			42 425	4270	450	120	61
Mittelwert	cpm	490 200	47 226	4342	498	46,4	94,8
	10^{-12}g	980 000	94 000	8600	980	92	9,6
Aufnahme in % vom Angebot		0,98	0,94	0,86	0,98	0,92	0,96

Protein mehr aufgenommen wird (Noltenius und Haas, 1969b). Elektronenmikroskopisch wurde J 125-BSA perinucleär in Peritonealmakrophagen nachgewiesen (Ehrenreich und Cohn).

Die Bedeutung der Proteinaufnahme für den Organismus könnte zunächst in einer Funktionssteigerung dieses Systems liegen, wie es z.B. in der Kultur nach Endotoxingabe beobachtet wurde, nachdem das Endotoxin in die RE-Zellen abgelagert worden ist (Schrader et al.; Heilmann, 1965a; siehe aber Heilmann, 1965b).

Über die Phagocytose von Thromboplastin und von Fibrinaggregaten greift das RES in den Mechanismus der Blutgerinnung ein (McKay).

Weiterhin scheint das RES durch Aufnahme toxischer Proteine den Organismus zu schützen. Experimentell kann die Mortalität von Mäusen nach Injektion von verbrannten, homogenisierten Hautstücken durch eine Blockade des RES erheblich erhöht werden (Schrader et al.).

Neben den bisher erwähnten Substanzen und Partikeln, die vom RES aufgenommen werden können, ist auch die **Phagocytose von anderen Stoffen** mitgeteilt worden. Chromphosphat, Taubenerythrocyten und Eisenoxyd (Saccharide) (Benacerraf et al.) werden von Leber und Milz aufgenommen. Die Latexpartikelaufnahme (Schoenberg et al.) durch RE-Zellen ist experimentell häufig verwertet worden. Man hat z.B. festgestellt, daß die Höhe der Aufnahme unabhängig von der Größe der Latexpartikel ist — im allgemeinen ist die Höhe der Aufnahme durch RE-Zellen partikelgrößenabhängig — und daß die Verteilung der Latexpartikel in den verschiedenen Abschnitten des RES beeinflußt wird von der Ladung dieser Partikel (Wilkins und Myers). Ferner wurde ein wichtiges Phänomen auch bei diesen Untersuchungen festgestellt, daß nämlich Partikel von einem RE-Zelltyp aufgenommen werden können, später aber wieder im Blut erscheinen und dann in einem anderen Abschnitt des RES wieder auftauchen (Rephagocytose) (Schoenberg et al.). Die Phagocytose von Goldpartikeln eignet sich im Experiment (Zellkultur) besonders zur Beobachtung der verschiedenen Lysosomenstadien beim Abbau aufgenommener Partikel (Gordon et al.).

Die Bedeutung der Aufnahme von Stoffen wie Proteinen und anderen Substanzen für den Gesamtorganismus ist wahrscheinlich noch nicht restlos geklärt. Man vermutet z.B., daß Tumorabbauprodukte von Makrophagen der Milz phagocytiert werden (Morales). Unter Umständen könnte daraus die Fähigkeit der Milz bei der Tumorabwehr abgeleitet werden.

Besonders wichtig und häufig untersucht ist die Einwirkung des RES auf den *Stoffwechsel*. Man hat Hinweise, daß der Eisenstoffwechsel des Organismus vom RES dadurch beeinflußt wird, daß Eisendextran intracellulär in Reticulumzellen in Ferritin umgewandelt werden könnte (Moore et al.). Ferner bewirkt eine toxische Schädigung oder eine Blockade des RES, besonders auch des RES in der Milz, eine Hinderung des Einbaues von Eisen in Erythrocyten bzw. einen Abfall des Eisens im Serum.

Es wird immer deutlicher, daß das RES auch in den Cholesterinstoffwechsel eingreift. Experimentell wird durch Zymosan die Cholesterinclearance erhöht, andererseits kann eine Aktivierung des RES eine Hypercholesterinämie senken (Neveu et al.).

Schließlich ist tierexperimentell die Rolle des RES bei der Verarbeitung endogener Pigmente untersucht worden.

150

Das RES kann nicht nur einen unmittelbaren Einfluß auf den Stoffwechsel ausüben, sondern wirkt auch auf den Gesamtorganismus durch enge Beziehung zum

endokrinen System.

Beispielsweise tritt bei einer RES-Blockade eine erhebliche Aktivierung der Schild-
drüse auf, die thyreotropen Zellen im Hypophysenvorderlappen und die Lipoide in
den Nebennierenrinden vermehren sich. Zahlreiche experimentelle Untersuchungen
haben viele Beziehungen zwischen der Milz und endokrinen Organen sowie zu
anderen Organen des RES wie Thymus und Lymphknoten festgestellt.

Bisher wurden diejenigen Befunde skizziert, die einzelne Funktionen des RES
und ihre Bedeutung für den Gesamtorganismus behandeln, wobei die Rolle der Milz
nicht unmittelbar hervorgehoben wurde. An dieser Stelle soll diskutiert werden, ob

Besonderheiten der Milzfunktion im Rahmen des RES

bestehen.

Zunächst sei wiederholt, daß durch geeignete experimentelle Untersuchungen das
RES der Milz und der Leber vergleichsweise gut erfaßt werden kann (WAGNER
und BORDFELD). Für die Phagocytose scheinen einige Besonderheiten der Milz vor-
zuliegen. So beobachtet man bei Fütterung mit Lipiden und Cholesterin keine Aufnahme dieser Substanzen durch das RES der Milz, wohl aber durch das der Leber
und Lunge (BERNICK und PATECK). Diese Situation wird dann verändert, wenn zuvor
ein Typhus-TAB-Impfstoff injiziert worden ist und zu einer histiocytären Reaktion
in der Milz geführt hat. Durch eine Mangeldiät ist die Phagocytosefähigkeit der Milz
wesentlich zu verringern.

Nach Tuscheinjektionen beobachtet man eine massive Speicherung in Reticulumzellen der Milz, aber auch in Lymphocyten der Milz, dagegen eine sehr geringe Aufnahme durch das RES der Lymphknoten und des Thymus (TREPEL et al.). Die beobachtete lymphocytäre Phagocytose der Tuschepartikel ist durch Splenektomie fast
aufzuheben (TREPEL et al.). Die Phagocytose durch Makrophagen und Lymphocyten
in der Milz läßt sich auch in vitro durch Jod 125-BSA verifizieren (NOLTENIUS
und HAAS, 1969a; DEFRANCISCI et al.).

Eine schon zuvor erwähnte Besonderheit der Milz ist, daß hier der Blutzellabbau
stattfindet. Die Erhöhung der Phagocytoseaktivität durch Serumopsonine wirkt sich
am stärksten in der Milz und am wenigsten in der Lunge aus (SABA und DI LUZIO).

Das Phänomen der Rephagocytose wird am intensivsten im RES der Milz beobachtet (GABRIELI et al.). Die Milz zeigt auch betreffend der Speicherung aufgenommener Substanzen unterschiedliche Verhaltensweisen gegenüber anderen Organen. Bei länger andauernder Kohlespeicherung werden die Partikel vermehrt in
der Lunge und in der Leber gefunden.

Eine weitere besondere Möglichkeit der Milz ist, daß hier verschiedene Zelltypen entwickelt werden, die unterschiedliche Funktionen übernehmen können. In
Milzzellkulturen wurde z.B. die Entstehung neuer Plasmazellen beobachtet, nicht
aber in Kulturen aus Thymusgewebe, Knochenmarksgewebe oder Lymphknoten-
gewebe (JOACHIM). Auch in tierexperimentellen Untersuchungen konnte gezeigt
werden, daß unterschiedliche Entwicklungsmöglichkeiten der Zellen des RES je
nach Lokalisation des RES bestehen. Auf die Rolle des Milzgewebes bei der Lymphopoese sei hier nur kurz verwiesen (BAUER u. HARTWEG; GLOBERSON).

Diskutiert wird, ob in den Zellen der Milz ein Protein produziert werden kann, welches die Zellproliferation im Knochenmark beeinflußt (Bauer u. Hartweg). Aus Milzhomogenaten wurde darüber hinaus Erythropoietin isoliert (De Francisci). Nicht auf die Milz lokalisiert scheint die Entstehung von extramedullären Blutbildungsherden zu sein, die sich unter experimentellen Bedingungen (Saponin) aus dem RES aller Organe entwickeln können.

Rein quantitativ ist anzunehmen, daß die Milz bei der Infektionsabwehr eine erhebliche Rolle spielt. Bei einer Splenektomie ist die Infektionsanfälligkeit von Kindern um 50% erhöht (Ellis und Smith). Ferner ist das RES der Milz durch Infektionskrankheiten besonders stark betroffen, was auch die tägliche Erfahrung am Obduktionstisch zeigt.

Auf die besondere Bedeutung der Milz bei der Aufnahme sehr geringer Antigenmengen (Ellis und Smith) und der besonderen Verteilung der Antigene (Nossal et al., 1966) sowie auf die Funktion der Milz in der Antikörperbildung wird im Abschnitt Immunologie eingegangen.

Bei der

Tumorabwehr

erfüllt die Milz offenbar eine besondere Aufgabe. Bekanntlich sind Tumormetastasen in der Milz, die hämatogen entstehen, selten. Warum sie selten sind und häufig dann auch zu gar keiner Veränderung der Milz führen (Marymont und Gross), ist nicht bekannt. Aus hämodynamischen Gegebenheiten ist die Beobachtung jedenfalls nicht zu erklären. Andererseits gibt es Befunde, die zeigen, daß Milzmetastasen dann auftreten, wenn gleichzeitig das Knochenmark vom Tumor befallen ist und in der Milz Blutbildungsherde aufgetreten sind. Man hat angenommen, daß die Metastasierung mit einer Affinität der Tumorzellen zu Blutbildungsherden zusammenhängen könnte (Wuketich).

Vorübergehend hatte man gehofft, daß eine RES-Stimulierung zu einer depressorischen Wirkung auf die Tumorentwicklung führt. Dies konnte tierexperimentell jedoch nicht erreicht werden, im Gegenteil, nach Injektion von Freund's Adjuvans beobachtete man ein vermehrtes Auftreten überimpfter Sarkome und eine höhere Mortalität der Tiere (Schoenberg und Moore). Trotzdem muß aber das RES bei der Tumorabwehr durch die Milz mitwirken. Wird z.B. die Milz von einem Tumortier homogenisiert und das Homogenat einem anderen Tier gleichzeitig mit Tumorzellen transferiert, so wird das Tumorwachstum gehemmt. Wird das RES des Tumorempfängertieres jedoch vor der Injektion des Milzhomogenates geblockt, so tritt keine Behinderung der Tumorübertragung ein (Noda).

Tumoren selbst können die Funktion des RES offenbar auch beeinflussen. So ist z.B. die Phagocytosefähigkeit des RES bei akuten Leukämien stark herabgesetzt (McRipley et al.). Schließlich hatte man vermutet, daß in der Milz eine Behinderung der Mitosen das Wachstum der Tumorzellen beeinflußt. Es ergab sich jedoch, daß die Mitoseaktivität in Leber und Milz keine Unterschiede zeigt. Man nimmt daher an, daß eine Hemmung im Bereich der intermitotischen Phase in den Tumorzellen das Tumorwachstum beeinflußt (Miller und Milton). Schließlich scheint über immunologische Mechanismen die Tumorentwicklung in der Milz gehemmt zu werden (Tyndall et al.).

Milz und immunologische Reaktionen

Die Funktion der Milz im Rahmen des RES wird im wesentlichen bestimmt durch die Tatsache, daß an dieser Stelle eine große Menge von Gewebe konzentriert ist, welches sowohl für die Antigenaufnahme als auch die Antikörperproduktion verantwortlich ist. Allerdings wird im Einzelfall die Bedeutung der Milz für die immunologische Reaktion davon abhängen, in welcher Form das Antigen in den Organismus injiziert wurde. Bei einer intravenösen Injektion ist fast die gesamte immunologische Antwort des Organismus auf die Milz konzentriert (Simič und Petrovič).

Das Antigen, welches in die Milz gelangt, durchläuft die rote Pulpa und bleibt in den Randbereichen der weißen Pulpa liegen (NOSSAL, ADA und AUSTIN).

Das Antigen wird von Reticulumzellen aufgenommen (NOSSAL, ADA und AUSTIN), aber auch von sehr vielen anderen Zelltypen (BOSMAN et al.). In einem nicht immunisierten Meerschweinchen wird das Antigen in Makrophagen (85%) und in Lymphocyten und Plasmazellen (15%) beobachtet (BOSMAN et al.). Bei einem immunisierten Tier ist das Verhältnis gerade umgekehrt. Auch die Proteinaufnahme verändert sich quantitativ, wenn die Milzzellen von einem immunisierten Tier stammen. Die Mehraufnahme bei einem immunisierten Tier beträgt etwa 1 gamma Protein pro 10^7 Milzzellen, gleichgültig, wie hoch das Angebot ist (Tabelle 2). Es ist anzunehmen, daß die Mehraufnahme durch Antigen-sensitive Zellen der Milz erfolgt (SHEARER et al.).

Tabelle 2. *Vermehrte Aufnahme von J125-BSA durch Milzzellen (MZ) von gegen BSA immunisierten Meerschweinchen. Die spezifische Aufnahme errechnet sich aus der Differenz von der J125 BSA-Aufnahme durch immunisierte MZ und normale MZ. Die prozentuale Angabe der Mehraufnahme (%) bezieht sich auf das jeweilige Angebot (s. Noltenius u. Haas, 1969b)*

J125-BSA-Angebot an 3×10^7 Zellen		spezifische J125-BSA-Aufnahme				
		durch 3×10^7 Zellen		%	durch jede hundertste Zelle	
cpm	g	cpm	g		g	Moleküle
60 000	2×10^{-7}	248	$8,2 \times 10^{-11}$	0,41	$2,7 \times 10^{-16}$	$2,4 \times 10^3$
		178	$3,0 \times 10^{-11}$	0,30	$1,0 \times 10^{-16}$	$8,7 \times 10^2$
125 000	5×10^{-6}	933	$3,7 \times 10^{-8}$	0,75	$1,3 \times 10^{-14}$	$1,1 \times 10^4$
		507	$2,0 \times 10^{-8}$	0,41	$0,7 \times 10^{-13}$	$6,0 \times 10^5$
250 000	1×10^{-5}	485	$1,9 \times 10^{-8}$	0,20	$0,6 \times 10^{-13}$	$5,5 \times 10^5$
		1529	$6,1 \times 10^{-8}$	0,61	$2,0 \times 10^{-13}$	$1,7 \times 10^6$
500 000	2×10^{-5}	1624	$6,5 \times 10^{-8}$	0,32	$2,2 \times 10^{-13}$	$1,8 \times 10^6$
		3832	$1,5 \times 10^{-7}$	0,77	$5,0 \times 10^{-13}$	$4,3 \times 10^6$
1 000 000	4×10^{-5}	7689	$3,0 \times 10^{-7}$	0,77	$1,0 \times 10^{-12}$	$8,7 \times 10^6$
		7059	$2,8 \times 10^{-7}$	0,71	$0,9 \times 10^{-12}$	$8,1 \times 10^6$
		4458	$1,7 \times 10^{-7}$	0,45	$0,5 \times 10^{-12}$	$4,9 \times 10^6$
		4116	$1,6 \times 10^{-7}$	0,43	$0,5 \times 10^{-12}$	$4,6 \times 10^6$
		3102	$1,2 \times 10^{-7}$	0,31	$0,4 \times 10^{-12}$	$3,5 \times 10^6$
		2478	$9,9 \times 10^{-8}$	0,25	$3,3 \times 10^{-13}$	$2,8 \times 10^6$

Nach Injektion des Antigens wird das Keimzentrum geschädigt, bevor Antikörper im Serum nachweisbar sind, und in den Follikeln setzt eine Zellproliferation ein. Hierbei werden vermehrt Plasmazellen gebildet (CONGDON und MAKINODAN). Diese Plasmazellen sollen bereits 24 Std nach der Antigengabe in großer Anzahl vorhanden sein (LANGEVOORT et al.). Neben Plasmazellen entstehen unter dem Einfluß von Antigen auch Lymphoblasten.

Die Proliferation hängt wahrscheinlich mit einer Vermehrung der Antikörperbildenden Zellen zusammen. Diese sollen sich in den ersten 4 Tagen nach Antigeninjektion 3—4× bzw. 6—8× teilen (KRETCHMAR und CONOVER; BOSMA et al.).

Die Antikörperproduktion in der Milz ist so intensiv, daß Milzgewebe in vitro gleichfalls Antikörper produzieren kann (GLOBERSON und AUERBACH, JACHERTZ u.

Noltenius, Dutton). Neuerdings ergaben cytologische Untersuchungen eine sehr große Polymorphie Antikörper-bildender Zellen (Bosman et al.; Noltenius, Chahin, Rüppell u. Ruhl; Harris und Littleton) in der Modifikation einer von Jerne u. Mitarb. eingeführten Technik.

Die Funktion der Milz in der Immunologie scheint weniger auf Besonderheiten der Milzzellen als solchen zu beruhen als vielmehr auf Eigentümlichkeiten der anatomischen Struktur, die diese Antigen-aufnehmenden bzw. Antikörper-bildenden

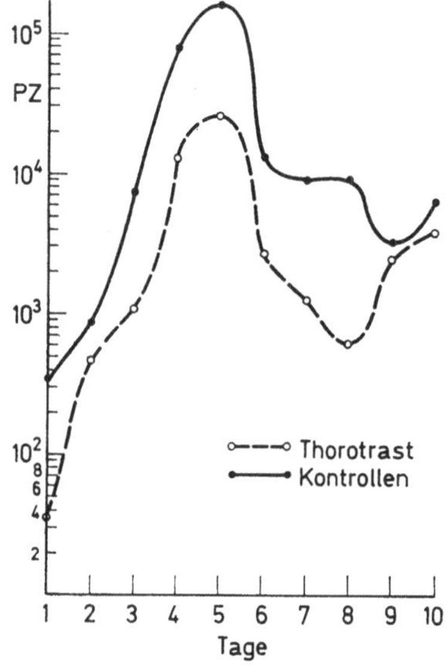

Abb. 1. Hochgradige Abnahme plaque-bildender Zellen (*PZ*) in der Mäusemilz während der ersten 10 Tage nach Immunisierung gegen Schafserythrocyten. Thorotrastgabe 24 Std vor Antigeninjektion. Maximum der Suppression am 5. Tag, Minimum am 10. Tag. (Aus: Noltenius, Knauf, Tan u. Chahin)

Zellen in engen Kontakt mit dem strömenden Blut bringt. So ergibt sich, daß nach einer Zerstörung der Milzzellen infolge Bestrahlung die Milz innerhalb von Stunden durch Zellen des strömenden Blutes neu besiedelt wird (Bosma et al.; Simić und Petrović).

Die Rolle des RES bei der immunologischen Reaktion wurde durch Blockadeversuche näher bestimmt. Schon 1924 (Gay und Clark) wurde eine Depression der immunologischen Reaktion nach RES-Blockade beschrieben (Cannon et al.; Cruchaud). Dies liegt möglicherweise an einer Behinderung der Proliferation Antikörper-bildender Zellen, wie sie nach Injektion von Thorotrast nachgewiesen werden konnte (Abb. 1) (Noltenius, Knauf, Tan u. Chahin).

Neuere Arbeiten zeigten, daß möglicherweise für die Unterdrückung der immunologischen Antwort nach Partikelinjektion nicht eine Blockade des RES, sondern eine Zellmembranveränderung der RES-Zellen verantwortlich zu machen ist (Cruchaud). Es würde sich dabei um eine Besetzung von Antigen-Receptoren auf der Zellmembran durch die injizierten Partikeln handeln, so daß die Antigen-Determinante nicht mehr an die Zelle herankommen könnte. Tatsächlich zeigt sich, daß bei einer gleichzeitigen Injektion von Antigen und Thorotrast die Entstehung Antikörper-bildender Zellen behindert wird, daß jedoch eine Behinderung dann nicht beobachtet wird, wenn das Thorotrast nur 60 sec nach der Antigengabe injiziert worden ist (Abb. 2). Der Befund zeigt nicht nur mit Wahrscheinlichkeit, daß Partikel die Zellmembran besetzen; er zeigt auch, daß möglicherweise die Induktion der Antikörpersynthese mit der Interaktion der antigenen Determinante und der Zellmembran zusammenhängt. Die Besonderheit der Milz für die Immunologie, auch im Rahmen des RES, könnte unter Umständen noch dadurch begründet sein, daß in diesem Organ phagocytierende und Antikörper-bildende Zellen dicht nebeneinander liegen. Es wird zur Zeit von vielen Immunologen angenommen, daß

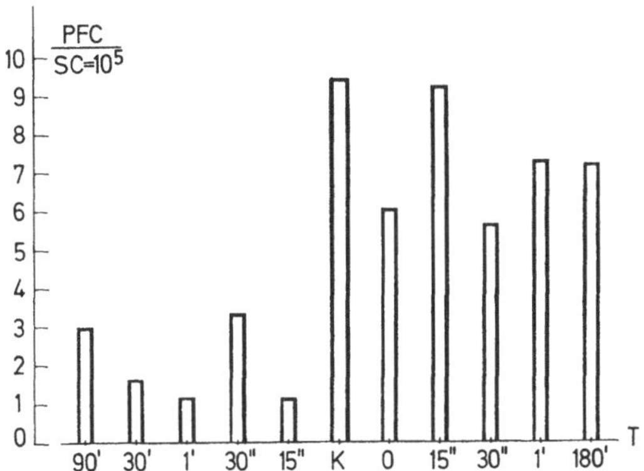

Abb. 2. Einfluß von Thorotrast auf die Entstehung plaque-bildender Zellen der Mäusemilz, 96 Std nach Immunisierung mit Schaferythrocyten (*SE*). Ordinate *PFC* plaque-bildende Zellen, *SC* Milzzellen. Abszisse: *T* zeitliche Beziehung zwischen *SE* und Thorotrastinjektion in min u. sec, *K* Kontrolle ohne Thorotrast, *O SE* und Thorotrast gleichzeitig injiziert. Ergebnis: erhebliche Einschränkung im Auftreten plaque-bildender Zellen bei Injektion von Thorotrast vor Antigengabe (links von *K* und *O*), keine Beeinflussung bei Thorotrastinjektion nach Antigengabe (rechts von *K* und *O*, 15 sec, 30 sec, 1 min, 180 min). (NOLTENIUS und CHAHIN, noch unveröffentlicht)

die immunologischen Zellen in zwei funktionell verschiedene Populationen aufzutrennen wären, von denen die einen das Antigen aufnehmen und verarbeiten und dann die Antigen-Determinante bzw. eine Informations-RNS an die Antikörperbildenden Zellen weitergeben (KABOTH et al., McDEVITT et al., FISHER, JACHERTZ u. NOLTENIUS, GALLILY and FELDMAN, AX et al., MOSIER).

Daß eine räumliche Beziehung zwischen Lymphocyten und Makrophagen eine Voraussetzung für die Entstehung der Antikörper sein könnte, wäre unter Umständen aus Befunden abzuleiten, die zeigen, daß Peritonalzellen nur in Ausnahmefällen zur Antikörperbildung angeregt werden können (BUSSARD u. LURIE) (Tabelle 3). Ob hierbei allerdings eine Interaktion zwischen phagocytierenden und antikörperbildenden Zellen eine Rolle spielt, sei dahingestellt. In diesem Zusammenhang ist wichtig darauf hinzuweisen, daß eine Thymektomie bei Neugeborenen zwar eine erhebliche Verminderung der immunologischen Reaktion, aber keine Beeinträchtigung der Phagocytose herbeiführt.

Insbesondere aber ist jüngst gezeigt worden, daß phagocytierende Zellen Antikörper bilden können und daß Antikörper-bildende Zellen phagocytieren können

Tabelle 3. *Auftreten von plaque-bildenden Zellen in einer Milzzell- bzw. Peritonealzellpopulation bei verschiedenen Mäusestämmen. Immunisierung mit 8×10^8 Schafserythrocyten, 7 Tage vor dem Töten der Tiere. Peritonealzellen 7 Tage nach i.p-Injektion von 2,0 ml sterilem Thioglykolat. Ergebnis: „normales" Auftreten plaques-bildender Zellen in den Milzen aller Mäusestämme; nur in den Peritonealzellpopulationen der CBA-Tiere geringe Anzahl plaque-bildender Zellen nachweisbar mit nur geringer hämolysierender Wirkung (kenntlich an Größe und Deutlichkeit der Plaques). (Noltenius und Chahin, noch unveröffentlicht)*

Mäuse-Stamm	Plaques/10^8Milzzellen	Plaques/10^8Peritonealzellen
CFI	$1,1 \times 10^4$	$\emptyset$
CFI	$4,4 \times 10^3$	$\emptyset$
CFI	$1,2 \times 10^4$	$\emptyset$
NMRJ	$1,3 \times 10^5$	$\emptyset$
NMRJ	$1,1 \times 10^5$	$\emptyset$
NMRJ	$2,3 \times 10^5$	$\emptyset$
CBA	$1,2 \times 10^4$	$3,5 \times 10^1$
CBA	$8,1 \times 10^3$	$5,1 \times 10^2$
CBA	$1,1 \times 10^4$	$8,0 \times 10^1$
CBA	$1,1 \times 10^4$	$3,5 \times 10^1$
CBA	$1,3 \times 10^4$	$\emptyset$
CBA	$2,0 \times 10^3$	$1,9 \times 10^2$

(Kammermeyer et al., Noltenius u. Chahin, 1969b; Noltenius, Chahin, Rüppell u. Ruhl). Diese funktionellen Befunde spiegeln sich auch in der Polymorphie der phagocytierenden und Antikörper-bildenden Zellen wider. Auf Grund dieser Befunde besteht keine experimentelle Notwendigkeit, die für die immunologische Reaktion verantwortlichen Zellen in zwei funktionell verschiedene Lager zu spalten.

Auf Grund unserer Untersuchungen vermuten wir persönlich, daß sehr viele Zelltypen, die in einer Milz vorkommen, Antigen aufnehmen und Antikörper produzieren können, daß diese bedeutende funktionelle Leistung nicht auf die Systeme limitiert ist, die von uns als reticuloendotheliales System einerseits und lymphoides Zellsystem andererseits bezeichnet werden.

Literatur

Abdel-Bari, W., Sorenson, G. D.: Ciliated cells in the spleen of adult rats. Anat. Rec. **152**, 480—485 (1965).

Aschoff, L.: I. Das retikuloendotheliale System. Ergebn. inn. Med. Kinderheilk. **26** 1—118 (1924).

Asiddao, L. B., Filkins, J. P., Smith, J. J.: Metabolic and surface factors governing phagocytosis in the perfused rat liver. J. reticuloendoth. Soc. **1**, 393—404 (1964).

Ax, W., Kaboth, U., Fischer, H.: I. Mitt.: Mikrokinematographische Beobachtungen an kultivierten Mäuse-Omenten; Nachweis gebildeter Antikörper. Z. Naturforsch. **21** b, 782 (1966).

Bauer, R., Hartweg, H.: Über die wechselseitigen Beziehungen von Milz und Knochenmark bei Strahlenreaktionen. V. Die Wirkung der Milzbestrahlung auf das normale und proliferierende Knochenmark. Fortschr. Röntgenstr. **96**, 676—682 (1962).

Benacerraf, B., Biozzi, G., Halpern, B. N., Stieffel, C.: Physiology of phagocytosis of particles by the RES. In: Physiopathology of the RES, ed. by Halpern, B. N. Oxford: Blackwell Sci. Publ. 1957.

BERNICK, S., PATECK, R.: Effect of cholesterol feeding on rat reticuloendothelial system. Arch. Path. **72**, 310—320 (1961).

BIOZZI, G., STIFFEL, C.: Role of normal and immune opsonins in the phagocytosis of bacteria and erythrocytes by reticuloendothelial cells. In: Mechanism of cell and tissue damage. Produced by Immune reactions (P. GRABAR and P. MIESCHER, editors), p. 249. Basel: B. Schwabe & Co. 1962.

BOSMA, M. J., PERKINS, E. H., MAKINODAN, T.: Further characterization of the lymphoid cell transfer system for the study of antigen-sensitive progenitor cells. J. Immunol. **101**, 963 (1968).

BOSMAN, C., FELDMAN, J. D., PICH, E.: Heterogeneity of antibody-forming cells. An electron microscopic analysis. J. exp. Med. **129**, 1029 (1969).

BURRI, C., ALLGÖVER, M.: Die Wirkung verbrannter, steriler Haut auf normale und RES-blockierte Mäuse. Z. ges. exp. Med. **138**, 378—384 (1964).

BUSSARD, A. E., LURIE, M.: Primary antibody response in vitro in peritoneal cells. J. exp. Med. **125**, 873—892 (1967).

CANNON, P. R., BAER, R. B., LULLIVAN, F. L., WEBSTER, J. R.: The influence of blockade of the reticulo-endothelial system on the formation of antibodies. J. Immunol. **17**, 441 (1929).

COHN, Z. A.: The fate of bacteria within phagocytic cells. II. The modification of intracellular degradation. J. exp. Med. **117**, 43 (1963).

— The regulation of pinocytosis in mouse macrophages. I. Metabolic requirements as defined by the use of inhibitors. J. exp. Med. **124**, 557 (1966).

— PARKS, E.: The regulation of pinocytosis in mouse macrophages. II. Factors inducing vesicle formation. J. exp. Med. **125**, 213 (1967a).

— — The regulation of pinocytosis in mouse macrophages. III. The inducing of vesicle formation by nucleosides and nucleotides. J. exp. Med. **125**, 457 (1967b).

CONGDON, C. C., MAKINODAN, T.: Splenic white pulp alteration after antigen inj.: Relation to time of serum antibody production. Amer. J. Path. **39**, 697—709 (1961).

COOPER, G. N., STUART, A. E.: Susceptibility of mice to pneumococcal infection after modification of RES by simple lipids. J. Path. Bact. **83**, 227—254 (1962).

CRUCHAUD, A.: The effect of reticuloendothelial blockade on antibody formation and immunologic tolerance. Lab. Invest. **19**, 15 (1968).

DE FRANCISCI, P., DE BELLA, G., CIFALDI, S.: Spleen as a production site for erythropoietin. Science **150**, 1830—1833 (1965).

DI LUZIO, N. R., RIGGI, S. J.: The development of a lipid emulsion for the measurement of reticulo-endothelial function. J. reticuloendoth. Soc. **1**, 136 (1964).

DOURMASHKIN, R., R. DOUGHERTY, R. M.: Phagocytosis of crystalline particles by cells grown in tissue culture. Exp. Cell Res. **25**, 480—484 (1961).

DRUTZ, D., KOENIG, M. G., ROGERS, D. E.: Further observations on the mechanism of reticuloendothelial blockade. J. exp. Med. **126**, 1087 (1967).

DUTTON, R. W.: In vitro studies of immunological responses of lymphoid cells. Adv. in Immunol. **6**, 253—336 (1967).

EHRENREICH, B. A., COHN, Z. A.: The uptake and digestion of iodinated human serum albumin by macrophages in vitro. J. exp. Med. **126**, 942 (1967).

ELLIS, E. F., SMITH, R. T.: The role of the spleen in immunity with special reference to the postsplenectomy problem in infants. Pediatrics **37**, 111—119 (1966).

FISHER, S.: Stimulation of splenic antigen uptake and of antibody response in mice by india ink or other blockading agents. Immunology **11**, 127 (1966).

FRED, R., HARRIS, J. G., PARKER, H. G., SHORE, M. C.: A mathematical model of RES phagocytic function. J. reticuloendoth. Soc. **4**, 524 (1967).

GABRIELI, E. R., YEOSTROS, S. J., DOGANER, Y., SNELL, F. M.: Reticuloendothelial system. Phagocytic and catabolic activity. As observed in rats and humans with cirrhosis. Arch. Path. **80**, 24—29 (1965).

GALLILY, R., FELDMAN, M.: The role of macrophages in the induction of antibody in x-irradiated animals. Immunology **12**, 197 (1967).

GAY, F. P., CLARK, A. R.: The reticulo-endothelial system in relation to antibody formation. J. Amer. med. Ass. **83**, 1296 (1924).

Gilette, R. W., Gouilian, D.: A study of the functional capacities of spleen cells after maintenance in vitro. Proc. Soc. exp. Biol. (N.Y.) 123, 64—66 (1966).

Globerson, A.: In vitro studies on radiation lymphoid recovery of mouse spleen. J. exp. Med. 123, 25—32 (1966).

— Auerbach, R.: Primary immune reactions in organ cultures. Science 149, 991—993 (1965).

Gordon, G. B., Miller, L. R., Bensch, K. G.: Studies on the intracellular digestive process in mammalian tissue culture cells. J. Cell Biol. 25, Nr 2, part II, 41—55 (1965).

Halpern, B. N., Biozzi, G., Benacerraf, B., Stiffel, C.: Phagocytosis of foreign red blood cells by the reticuloendothelial system. Amer. J. Physiol. 189, 520 (1957).

Harris, G., Littleton, R. J.: The effects of antigens and of phytohemagglutinin on rabbit spleen cell suspensions. J. exp. Med. 124, 621 (1966).

Heilmann, D. H.: In vitro studies on changes in the RES of rabbits after an injection of endotoxin. J. reticuloendoth. Soc. 2, 89—104 (1965a).

— The selective toxicity of endotoxin for phagocytic cells of the RES. Int. Arch. Allergy 26, 63—79 (1965b).

Heller, J. H.: Physiological stimulation and inhibition of the phagocytic function of the RES. In: Physiol. Pathol. of the RES (1957). Oxford: Blackwell.

Holmes, J. H., Watson, D. H.: The use of an electron-dense marker in the study of pinocytosis in mammalian cells grown in tissues culture. J. roy. micr. Soc., Ser. III, 82, 273—277 (1964).

Jachertz, D., Noltenius, H.: Antikörpersynthese in vitro. V. Die Informationsübertragung von der Antigen-verarbeitenden Zelle auf die Antikörper-produzierende Zelle. Z. med. Mikrobiol. u. Immunol. 152, 112—133 (1966).

Jennings, J. F., Hughes, L. A.: Inhibition of phagocytosis by antimacrophage antibodies. Nature (Lond.) 221, 79 (1969).

Jerne, N. K., Nordin, A. A., Henry, C.: The agar plaque technique for recognizing antibody producing cells. In: Cell-bound antibodies, p. 109. Philadelphia: Wistar Inst. Press 1963.

Joachim, H. L.: Continuous formation of plasma cells in long-term cultures of spleen. Exp. Cell Res. 38, 247—263 (1965).

Kaboth, M., Ax, W., Fischer, H.: II. Mitt.: Zur Immunmorphologie der „Plaque-bildenden" Milchflecken im Mäuseomentum. Z. Naturforsch. 21b, 789 (1966).

Kammermeyer, J. K., Root, R. K., Stites, D. P., Glade, P. R., Chessin, L. N.: The detection and characterization of phagocytic cells in established human cell lines synthesizing immunoglobulins. Proc. Soc. exp. Biol. (N.Y.) 129, 522 (1968).

Klug, H.: Elektronenmikroskopische Untersuchungen zur Phagocytose strahlengeschädigter Lymphocyten im Thymus von Ratten. Z. Zellforsch. 68, 43—56 (1965).

Koenig, M. G., Heyssel, R. M., Melly, A., Rogers, D. E.: The dynamics of reticuloendothelial blockade. J. exp. Med. 127, 117—142 (1965).

Kretchmar, A. L., Conover, W. R.: Early proliferation of transplanted spleen colony-forming cells. Proc. Soc. exp. Biol. (N.Y.) 129, 218 (1968).

Langevoort, H. C., Keuning, F. J., Meer, J. v. d., Nieuwenhuis, P., Oudendijk, P.: Histogenesis of the plasma cellular reaction in the spleen during primar antibody response in normal and sublethally x-irradiated rabbits. Proc. kon. ned. Akad. Wet. C, 64, 397—404 (1961).

Mackaness, G. B.: Cellular resistence to infection. J. exp. Med. 116, 381 (1961).

— The immunological basis of aquired cellular resistance. J. exp. Med. 120, 105 (1964).

Malec, J., Kornacka, L., Wojnarowska, M., Zakrewski, K.: The action of nuclear nucleoproteins during phagocytosis. Exp. Cell Res. 25, 457—460 (1961).

Marymont, J. H., Gross, S.: Patterns of metastatic cancer in the spleen. Amer. J. clin. Path. 40, 58—66 (1963).

McDevitt, H. O., Humphrey, J. H., Schlechter, J., Sela, M.: The localisation of antigen in relation to specific antibody-producing-cells I. use of a synthetic polypetide ((T, G)—A—L) labelled with iodine 125. Immunology 11, 337 (1966).

McFadden, K. D.: Some reticuloendothelial cells in the white pulp region of the rat spleen. J. Reticuloendoth. Soc. 5, 385—398 (1968).

McKay, D. G.: Disseminated intravascular coagulation. New York: Harper and Row Publ. 1965.

McRipley, J. R., Selvaraj, R. J., Glovsky, M. M., Sbarra, A. J.: The role of the phagocyte in host-parasite interactions. V. Phagocytic and bactericidal activities of leucocytes from patients with different neoplastic disorder. Cancer Res. 27, 674—685 (1967).

Miller, J. N., Milton, G. W.: Mitotic counts of metastatic carcinoma in the spleen and liver. J. Path. Bact. 85, 237—240 (1963).

Moore, R. D., Rupp, J., Mumaw, V., Schoenberg, M. D.: The RES in the rabbit. Phagocytosis of saccharated iron oxide. Arch. Path. 72, 51—60 (1961).

Morales, J. B.: Congenital rhabdomyoma, tuberous sclerosis and splenic histiocytosis. A histochemical study. Arch. Path. 71, 485—493 (1961).

Morrow, S. H., DiLuzio, N. R.: Reticuloendothelial function in thymectomized rats. Nature (Lond.) 205, 193—194 (1965).

Mosier, D. E.: Cell interactions in the primary immune response in vitro: A requirement for specific cell clusters. J. exp. Med. 129, 351 (1969).

Nelson, E., Blinzinger, K.-H., Hager, H.: Ultrastructural observations on phagocytosis of bacteria in experimental meningitis. J. Neuropath. exp. Neurol. 21, 155—169 (1962).

Neveu, T., Biozzi, G., Benacerraf, B., Stiffel, C., Halpern, B. N.: Role of reticuloendothelial system in blood clearance of cholesterol. Amer. J. Phys. 187, 269 (1956).

Nicol, T., Cox, E. G., Bilbey, D. L. J., Strachan, J. E.: Development of RES in avian embryos. Nature (Lond.) 154, 105—106 (1962).

Noda, A.: An experimental study on the role of the RES in host resistance against tumor with special reference to spleen. Arch. jap. Chir. 32, 69—97 (1963).

Noltenius, H., Chahin, M.: Können Antikörper-bildende Zellen phagozytieren? Naturwissenschaften 56, 140 (1969a).

— — Further evidence concerning macrophages producing 19 S-antibody in mice. Experientia (Basel) 25, 401 (1969b).

— — Rüppell, V., Ruhl, P.: Gestalt und Funktion antikörperbildender Zellen der Maus in der Frühphase der Immunantwort. Verh. dtsch. Ges. Path. 53 (1969), im Druck.

— Haas, W.: The uptake of iodinated protein by spleen cells of guinea-pigs in vitro. Experientia (Basel) 25, 76 (1969a).

— — Erhöhte in vitro-Aufnahme von Rinderserum-Albumin und Gammaglobulin durch „immunisierte" Milzzellen. Naturwissenschaften 56, 375 (1969b).

— Knauf, J., Tan, S., Chahin, M.: Beinflussung immunologischer Reaktionen durch radioaktive Substanzen. Langenbecks Arch. Chir., im Druck.

Normann, S. J., Benditt, E. P.: Function of the RES. I. A study on the phenomenon of carbon clearance inhibition. J. exp. Med. 122, 693—707 (1965a).

— — Function of the RES. II. Participation of a serum factor in carbon clearance. J. exp. Med. 122, 709—719 (1965b).

Nossal, G. J., Ada, G. L., Austin, C. M.: Antigens in immunity IX. The antigen content of single antibody-forming cells. J. exp. Med. 121, 945 (1965).

— Austin, C. M., Pye, J., Mitchell, J.: Antigens in immunity. XII. Antigens trapping in the spleen. Int. Arch. Allergy 29, 368—383 (1966).

Pisano, J. C., Patterson, J. T., Di Luzio, N. R.: Reticuloendothelial blockade: effect of puromycin on opsonin-dependent recovery. Science 162, 565—567 (1968).

Reade, P. C., Lasley-Smith, I. R.: The functional development of the RES. II. The histology of blood clearance by the fixed macrophages of foetal rat. Immunology 9, 61—66 (1965).

Saba, T. M., Di Luzio, N. R.: Comparative evaluation of the influence of opsonins on hepatic, splenic and pulmonary phagocytosis. Proc. Soc. exp. Biol. (N.Y.) 125, 630—633 (1967).

Schoenberg, M. D., Gilman, P. A., Mumaw, V. R., Moore, R. D.: Proliferation of the RES and phagocytosis. Exp. molec. 2, 126—143 (1963).

— Moore, R. D.: Effect of Freund's adjuvant on sarcoma 180 in mice induced inflammation and RE alterations. Arch. Path. 72, 446—454 (1961).

Schrader, W. H., Woolfrey, B. E., Brunning, R. D.: Studies with tritiated endotoxin. III. The local Shwartzmann reaction. Amer. J. Path. 44, 579—611 (1964).

Shearer, G. M., Cudkowicz, G., Priore, R. L.: Cellular differentiation of the immune system of mice. Frequency of unipotent splenic antigen-sensitive units after immunization with sheep erythrocytes. J. exp. Med. **129**, 185 (1969).

Simić, M. M., Petrović, M. Z.: Immunological restoration to the locally irradiated spleen with circulating lymphocytes. Nature (Lond.) **220**, 1354 (1968).

Stutte, H. J.: Zur Zytologie und Fermentzytochemie der menschlichen Milz. Untersuchungen an Ausstrichpräparaten. Klin. Wschr. **45**, 210—217 (1967).

Suter, E.: Multiplications of tubercle bacilli within mononuclear phagocytes in tissue cultures derived from normal animals and animals vaccinated with BCG. J. exp. Med. **97**, 235 (1953).

Trepel, F., Waubke, R., Begemann, H.: Phagocytose durch Lymphocyten. Klin. Wschr. **44**, 256—261 (1966).

Tyndall, R. C., Otten, J. A., Teeter, E., Bowles, N. D.: Inhibition of solid tumor formation by prior immunization with formalized neoplastic spleen extracts. Proc. Soc. exp. Biol. (N.Y.) **125**, 399—402 (1967).

Wagner, H. N., Bordfeld, P. A.: Evaluation of structure and function of spleen with radioactive tracers. J. Amer. med. Ass. **199**, 202—206 (1967).

Weiss, C.: The structure of fine splenic arterial vessels in relation to hemoconcentration and red cell destruction. Amer. J. Anat. **111**, 131—174 (1962).

Wiener, J., Spiro, D., Margaretten, W.: An electron microscopic study of RES blockade. Amer. J. Path. **45**, 783 (1964).

Wilkins, D. J., Myers, P. A.: Studies on the relationship between the electrophoretic properties of colloide and their blood clearence and organ distribution in the rat. Brit. J. exp. Path. **47**, 568—576 (1966).

Wuketich, S.: Zur Frage der metastatischen Milzkarzinose. Verh. dtsch. Ges. Path. **45**, 245—249 (1961).

Yamori, T., Mori, Y.: Fine structure of the RES in the spleen with special reference to the red pulp. J. exp. Med. **91**, 367—374 (1967).

Diskussion

H. Finger: Zu dem Vortrag von Herrn Noltenius möchte ich zwei Bemerkungen machen. Die erste bezieht sich auf den zur Diskussion gestellten Befund, daß bislang nicht beantwortet werden kann, ob die bei Zweitimmunisierung nachweisbare gesteigerte Antigenaufnahme etwas mit dem Boostereffekt zu tun hat. Ich glaube, daß ein solcher Zusammenhang nicht gegeben ist. Immunisiert man nämlich Tiere 6 Wochen nach der Erstimmunisierung mit einer subimmunogenen Dosis von 5×10^5 oder 1×10^6 Schaferythrocyten, die nach Erstimmunisierung von Mäusen auf cellulärer und humoraler Ebene zu keiner meßbaren Immunitätsreaktion führen, so ist ein typischer Boostereffekt nachweisbar, der in erster Linie durch die bevorzugte Bildung 7 S-Hämolysin-produzierender Milzzellen charakterisiert ist. Außerdem können Serumhämolysine und Hämagglutinine nachgewiesen werden. Das bedeutet aber nicht, daß diese Zweitinjektion einer subimmunogenen Dosis von Schaferythrocyten ausreichend ist, um eine maximale Sekundärreaktion zur Ausbildung zu bringen. Vielmehr läßt sich zeigen, daß dafür eine wesentlich höhere Erythrocytendosis erforderlich ist.

Zweitens: Haben Sie weitere Hinweise dafür, daß die im Zentrum eines Plaque liegende phagocytierende Zelle tatsächlich den lysierenden Antikörper synthetisiert hat? Es wäre u. a. auch denkbar, daß der eigentliche Antikörperproduzent, wenn das auch nicht die Regel ist, mit lysiert wurde und somit die im Zentrum mancher Plaques liegenden Phagocyten überhaupt nichts mit der Lysis der umgebenden Erythrocyten zu tun haben.

H. Noltenius: In jedem Plaque ist bei unserer Technik eine zentrale Zelle vorhanden. Durch Hemmung der Proteinsynthese (Puromycin, Actinomycin) ist die Entstehung der Plaques zu verhindern. Bei geeigneter Anordnung sind 100% der plaque-bildenden Zellen durch Trypanblau oder ähnliches markiert. Selbst wenn man unterstellt, daß die plaquezentralen Zellen den Antikörper an der Oberfläche tragen, ohne ihn gebildet zu haben, so müßten doch auch einige plaque-zentrale Zellen vorhanden sein, die den Antikörper selbst gebildet haben. Das heißt aber, daß auch diese Zellen phagocytieren können bzw., was wichtiger ist, daß phagocytierende Zellen nach der Phagocytose Antikörper bilden können.

S. Thierfelder: Herr Noltenius hat festgestellt, daß die RES-Zellen an der Initialphase der immunologischen Reaktionen beteiligt seien. Wie sind dann aber die Experimente zu verstehen, wonach Knochenmarkszellen der Maus nicht in der Lage sind, eine immunologische Reaktion einzuleiten, wohl aber die Zellen des D. thoracicus?

H. Noltenius: Wir behaupten nicht, daß die antikörperbildenden Zellen dem RES angehören; wir stellen aber fest, daß sie phagocytieren können. Im übrigen meinen wir, daß die Begriffe „RES", „Makrophage", „Lymphocyt" etc. funktionell nicht zu stark auf eine Tätigkeit eingeengt werden sollten.

R. Neth: Es ist möglich, spezifische Antigenantworten mit der Ferritin-Reaktion auch lichtmikroskopisch mit der Sulfid-Silber-Methode sichtbar zu machen und die einzelnen Zellen mit positiver Reaktion sicher einzuordnen (siehe Diskussionsbeitrag Neth). Diese Methode arbeitet für die morphologische Einordnung der Zellen besser als die von Ihnen benutzten Methoden.

H. Brücher: Uns interessierte ebenfalls die Frage, welche Zellen bei Anwendung der Jerne-Technik Antikörper bilden. Primär mit Schaferythrocyten immunisierte Tiere wurden nach 96 Std, d.h. zur Zeit des Maximums der Antikörperbildung, getötet, die Milz entfernt, eine Zellsuspension daraus hergestellt und nach Jerne-Technik auf Objektträgern verarbeitet. Unter den ausgesäten Zellen fanden sich in erster Linie Lymphocyten. Außerdem ist ein gewisser Prozentsatz von Plasmazellen anzutreffen. Im Zentrum der Lysehöfe finden sich als plaque-bildende Zellen lediglich Plasmazellen, die zum Teil nekrobiotische Veränderungen aufweisen. Eindeutig als Lymphocyten zu bezeichnende Zellen konnten wir in den Plaques nicht antreffen.

Zur Immunglobulinbildung in der menschlichen Milz

Immunoglobulin Synthesis in the Human Spleen

W. Mondorf, K. A. Lennert und M. Kollmar *

Summary

Quantitative determinations of the three major immunoglobulins were made according to the immunodiffusion method of Mancini *et al.* in 23 patients following splenectomy.

A significant decrease of IgM concentration was noticed whereas concentrations of IgG and IgA proved to be unchanged.

It seems probable that the decrease in IgM concentration is due to the reduction of IgM producing cells following splenectomy.

Die möglichen Auswirkungen der Splenektomie auf den menschlichen Organismus waren Gegenstand vieler Untersuchungen (Begemann; Ellis u. Smith u.a.). Das Interesse einiger Autoren war darauf gerichtet, eine Beeinträchtigung des immunkompetenten Systems nachzuweisen.

Nach Finland und Broberger soll die Antikörperbildung bei Splenektomierten nicht verändert sein.

Die antikörpertragenden Serumfraktionen wurden in diesen Untersuchungen überwiegend mit der Papierelektrophorese bestimmt. Wesentliche Abweichungen von der Norm wurden bei Splenektomierten nicht nachgewiesen.

Neuere Untersuchungstechniken, die eine exakte Bestimmung der einzelnen Immunglobulinfraktionen erlauben, veranlaßten uns, gesunde milzlose Menschen zu untersuchen, deren Milz nach traumatischer Ruptur entfernt worden war. Orientierend bestimmten wir anfänglich mit der Immunoelektrophorese die drei großen Immunglobulinfraktionen IgG, IgA und IgM und beobachteten dabei in einem hohen Prozentsatz deutlich schwächere IgM-Präcipitate als in normalen Vergleichsseren. Dies veranlaßte uns, die Immunglobuline mit der radialen Immunodiffusion nach Mancini zu messen. Wir verwendeten *Partigen*-Immunodiffusionsplatten der Behringwerke/Marburg mit den dazugehörigen Standardseren. Die Ergebnisse sind in Tabelle 1 wiedergegeben. Es handelt sich um 22 posttraumatisch Splenektonierte (20 ♂ und 2 ♀) im Alter zwischen 4 und 50 Jahren. Der früheste Zeitpunkt der Immunglobulinbestimmung war 5 Tage, der längste 41 Jahre nach Splenektomie. Die Immunglobuline IgG und IgA waren gegenüber einem normalen Vergleichskollektiv nicht verändert. Dagegen war der Mittelwert von IgM auf 94 mg/100 ml $\pm 48\%$ gegenüber 159 mg/100 ml $\pm 74\%$ des Vergleichskollektivs signifikant erniedrigt mit einem $p < 0{,}005$.

---

* Abteilung für Nephrologie des Zentrums der Inneren Medizin (Direktor: Prof. Dr. med. J. Frey) und der Chirurgischen Klinik (Direktor: Prof. Dr. med. R. Geissendörfer) der Johann Wolfgang Goethe-Universität Frankfurt/Main.

Tabelle 1. *Immunglobulinkonzentrationen bei gesunden, milzlosen Menschen, deren Milz nach traumatischer Ruptur entfernt worden war*

Fall-Nr.	Alter (bei Op.)	Zeitraum von Op. bis IgM-Bestimmung	Immunglobuline (mg/100 ml Behring-Stand.)		
			Ig-M	Ig-A	Ig-G
1	8 J.	5 Tg.	92	238	948
2	12 J.	1 Wo.	86	404	1650
3	6 J.	1 Wo.	62	100	880
4	33 J.	2 Wo.	44	144	560
5	16 J.	6 Mo.	100	284	1776
6	22 J.	8 Mo.	67	172	1120
7	34 J.	1 J.	100	184	1552
8	6 J.	2 J.	220	132	1512
9	8 J.	3 J.	64	212	820
10	32 J.	4 J.	130	168	1260
11	19 J.	4 J.	120	220	1200
12	4 J.	4 J.	116	200	400
13	30 J.	4 J.	25	76	741
14	28 J.	5 J.	97	160	1280
15	50 J.	6 J.	78	196	1000
16	24 J.	5 J.	208	228	1300
17	11 J.	6 J.	40	340	1140
18	40 J.	6 J.	108	408	1140
19	50 J.	6 J.	44	236	1172
20	24 J.	8 J.	128	408	1348
21	21 J.	9 J.	62	92	1220
22	7 J.	41 J.	78	140	1040
Mittelwert (n = 22)		20 Männer, 2 Frauen	94	215	1139
Standardabweichung			± 48	± 98	± 335
Normalwerte (n = 67)			159	218	1220
Standardabweichung			± 74	± 99	±423

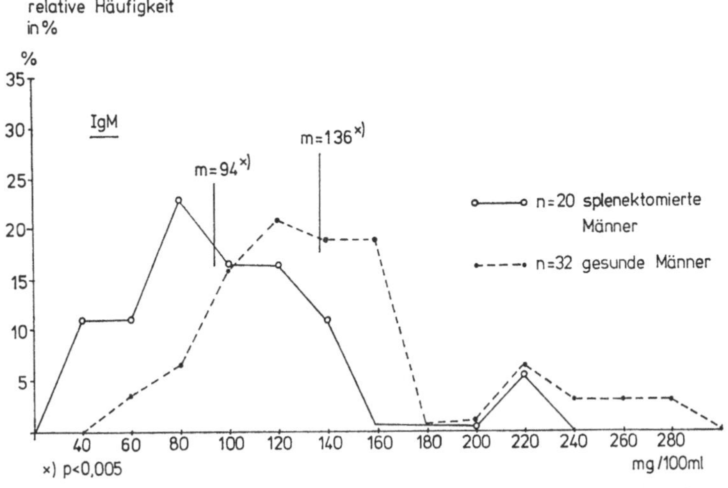

Abb. 1. Relative Häufigkeit von IgM bei 20 männlichen Splenektomierten im Vergleich zu 32 gesunden Männern

Die Abb. 1 zeigt, daß nur 9 Fälle von 22 im Normbereich liegen und kein Fall den Normbereich überschreitet, jedoch 13 Fälle deutlich darunter liegen. In einem Falle ist IgM auf 16% des normalen Mittelwertes reduziert. Die IgA- und IgG-Werte verhalten sich dazu völlig uncharakteristisch. Vergleicht man die IgM-Werte von 20 splenektomierten männlichen Patienten in einer relativen Häufigkeitsverteilung mit einem Kollektiv gesunder Männer (Abb. 2), so findet sich eine deutliche Ver-

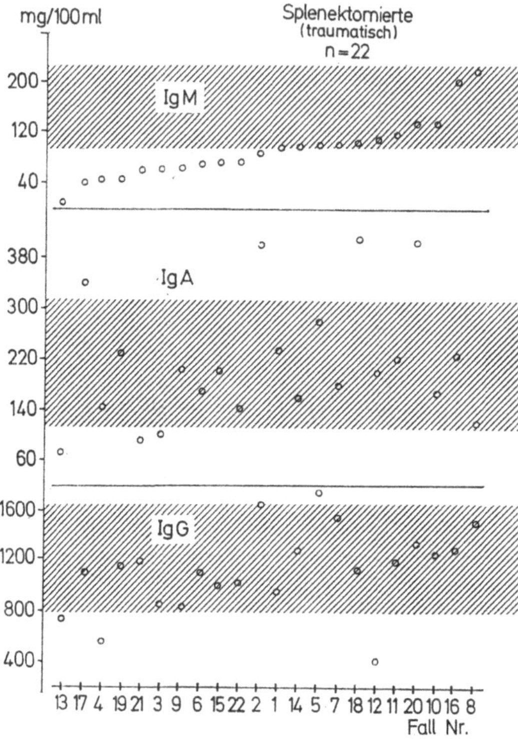

Abb. 2. Immunglobuline (IgM, IgA, IgG) von 22 Splenektomierten (Milzentfernung bei gesunden Personen nach Milzruptur), geordnet nach steigenden Konzentrationen von IgM. Korrespondierend dazu die Werte von IgA und IgG

schiebung zu niederen Werten hin. Es überrascht die sehr günstige Verteilung der Werte bei den Splenektomierten. Dieses kleine Kollektiv kann nur als Stichprobe einer Grundgesamtheit angesehen werden. Nach dem Verlauf dieser Kurve ist jedoch zu vermuten, daß größere Fallzahlen die Gesamtverteilung nur wenig ändern werden.

Auf die Milz als wesentlichen Bildungsort der IgM-Globuline haben Pribilla und andere Autoren hingewiesen.

Die günstigen Ergebnisse mit der Plaque-Technik von Jerne, mit der nach intravenöser Immunisierung komplementbindende IgM-Antikörper in der Milz nachgewiesen werden, spricht für diese Annahme. Weitere Hinweise sind die hohe Konzentration von IgM im zirkulierenden Blut und die nur geringen Mengen im Gewebe und auf den Schleimhäuten, wie die Tabelle 2 zeigt.

Tabelle 2. *Verteilung der Immunglobuline im menschlichen Organismus.*
(Modifiziert nach O. Günther)

Immun-globuline	im Kreislauf	im Gewebe	in der Schleimhaut
IgM	$+++$	$+$	$+$
IgG	$+++$	$+++$	$++$
IgA	$++$	$+++$	$+++$
IgE	$+$	$+++$	$-$

Tierexperimentelle Befunde von BATTISTO u. Mitarb. ergaben, daß die Synthese direkt Plaque-bildender Zellen, d. h. Zellen mit IgM-Antikörpern, die zur Hämolyse führen, in splenektomierten Mäusen nur geringgradig in den Lymphknoten erfolgt. Bei erblich milzlosen Mäusen fehlte sie völlig und wurde erst nach Hyperimmunisierung gering nachweisbar. DE CARVALHO u. Mitarb. sahen ebenfalls eine von der Antigendosis abhängige Immunantwort bei splenektomierten Ratten. Geringe Antigendosen erzeugten bei diesen im Vergleich zu Kontrolltieren eine wesentlich abgeschwächte Immunantwort. Die von uns gefundene Verminderung der IgM-Globuline nach Splenektomie werden durch diese tierexperimentellen Befunde verständlich.

Literatur

BEGEMANN, H., GEHLE, W.: Die Auswirkungen der posttraumatischen Splenektomie. Dtsch. med. Wschr. **84**, 449—455 (1959).

BROBERGER, O., GYULAI, F., HIRSCHFELDT, J.: Splenectomy in childhood. A clinical and immunological study of 42 children splenectomized 1951—1958. Acta paediat. (Uppsala) **49**, 679—689 (1960).

CARVALHO, I. F. DE, BOREL, Y., MIESCHER, P. A.: Influence of splenectomy in rats on the formation of 19S and 7S antibodies. Immunology **12**, 505—515 (1967).

ELLIS, E. F., SMITH, R. T.: The role of the spleen in immunity with special reference to the postsplenectomy problem in infants. Pediatrics **37**, 111—119 (1966).

FINLAND, M.: Serious infections in splenectomized children. Pediatrics **27**, 689—691 (1961).

PRIBILLA, W.: Über einige Funktionen der Milz. Internist (Berl.) **8**, 345—357 (1967).

Diskussion

F. GRAMLICH: Wir haben auch die Blutsera von posttraumatisch Splenektomierten untersucht und dabei eine Verminderung der Gamma-M-Globuline nicht gesehen (Näheres s. S. 401).

W. MONDORF: Zum Hinweis von Herrn GRAMLICH, daß er keine signifikanten Veränderungen von IgM bei seinen Splenektomierten gefunden hat, möchte ich auf die Methodik der Immunodiffusion hinweisen. Unsere langjährigen Erfahrungen mit dieser Methode konnten den Fehler der Methode, ausgedrückt im Variabilitätskoeffizienten (V.K.), auf ca. 1% herabsetzen. Wiederholte Kontrollen unserer Meßergebnisse auch in anderen Laboratorien (Behring-Werke) konnten die Exaktheit unserer Meßergebnisse bestätigen.

Das auch für uns überraschende Ergebnis einer IgM-Verminderung bei gesunden milzlosen Menschen bedarf wohl noch höherer Fallzahlen, um als gesichert angesehen werden zu können. Methodische Fehler halten wir in unseren Fällen für ausgeschlossen. Ich rege daher einen Austausch der Seren an.

G. HADNAGY: Wir untersuchten die Eiweißfraktionen des Milzdepotblutes und konnten feststellen, daß diese sich nicht von dem zirkulierenden Blut unterscheiden. Das bedeutet, daß der Gammaglobulin-Gehalt des Milzdepotblutes nicht höher ist.

Immunologisch kompetente Milzzellen nach primärer und sekundärer antigener Stimulierung unter dem Einfluß von adjuvanten und immunsuppressiven Stoffen *

Immunologically Competent Spleen Cells after Primary and Secondary Antigenic Stimulation under the Influence of Adjuvant and Immunosuppressive Substances

H. FINGER **

Summary

As compared to the immunization only with sheep erythrocytes, the injection of this antigen in combination with killed cells of *Bordetella pertussis* causes an accelerated and prolonged multiplication of antibody-forming spleen cells in mice. Furthermore it was found that the bacterial adjuvant significantly increased the process of priming for the secondary response. When the primary immune response of mice to sheep erythrocytes was depressed by treatment with cyclophosphamide, the spleens of cyclophosphamide-treated mice contained only 5 % of the numbers of antibody-forming spleen cells found in the corresponding controls. In spite of this a typical secondary response was provoked by a booster injection given 43 days after the primary immunization. Thus it may be suggested that memory cells can develop without being engaged in antibody production.

Bei der Maus enthält die Milz etwa ein Drittel des gesamten lymphatischen Gewebes, das an der Antikörperbildung beteiligt ist (MAKINODAN und ALBRIGHT). Wählt man Schaferythrocyten (SE) als immunisierendes Antigen, läßt sich der Gehalt der Milz an antikörperbildenden Zellen mit Anwendung der direkten (JERNE et al.) und indirekten Antikörper-Plaque-Technik (DRESSER und WORTIS, STERZL und RIHA) quantitativ ermitteln. Die direkt Plaques bildenden Milzzellen (DPMZ) sind überwiegend als 19 S-Hämolysin produzierende Zellen aufzufassen (ROWLEY und FITCH, MÖLLER und WIGZELL), während der Nachweis der 7 S-Produzenten erst nach Anwendung eines Anti-7 S-Serums gelingt (WORTIS et al., PLOTZ et al., EMMERLING u. FINGER), weshalb man auch von indirekt Plaques bildenden Milzzellen (IPMZ) spricht.

Immunisiert man NMRI-Mäuse mit einer mehrfach gesättigten Antigendosis von 4×10^8 Schaferythrocyten, setzt die Proliferation der 19 S-Produzenten nach etwa 42 Std ein und erreicht bei einer Verdoppelungszeit von etwa 8 Std am 4. Tag ihren Höhepunkt. Unmittelbar danach fallen die Zahlen an 19 S-Produzenten steil ab, so daß nach 2—3 Wochen nur noch wenige 19 S-Produzenten gefunden werden (Abb. 1). Die 7 S-Produzenten sind erst vom 4. Tage an nachweisbar und erreichen in der Regel bereits 1 Tag später ihren Gipfel. Nach Erreichen der maximalen

---

* Diese Untersuchungen wurden durch die Deutsche Forschungsgemeinschaft gefördert.
** Institut für Hygiene und Mikrobiologie der Universität Würzburg (Vorstand: Prof. Dr. H. SEELIGER).

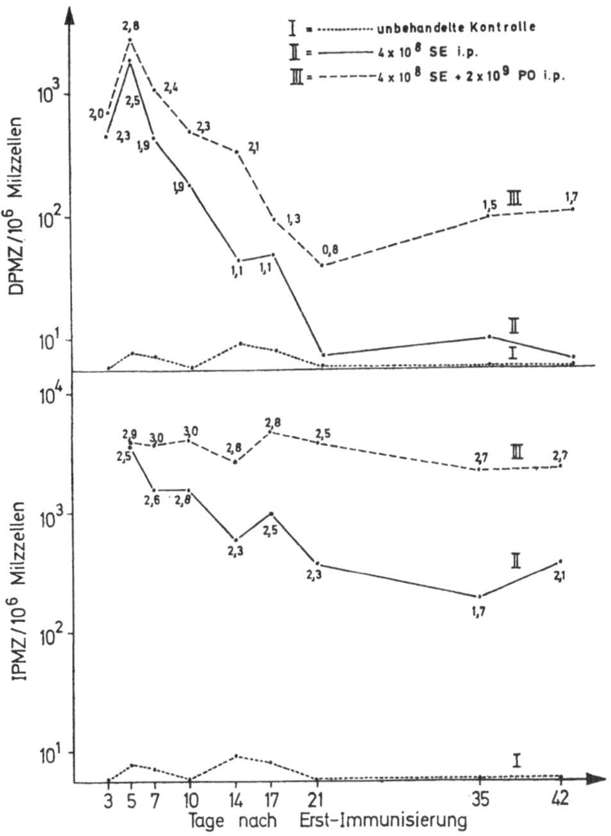

Abb. 1. Der Einfluß von Pertussisorganismen (*PO*) auf die Produktion direkt (*DPMZ*) und indirekt Plaques bildender Milzzellen (*IPMZ*) bei mit 4×10^8 Schaferythrocyten (*SE*) immunisierten Mäusen. Die Zahlen an den Markierungspunkten repräsentieren die mittleren Fehler der Mittelwerte

celluären Reaktion fällt die Zahl der 7 S-Produzenten zunächst ebenfalls steil ab. Mit Beginn der 3. Woche setzt sich der weitere Abfall jedoch nur langsam fort, so daß 6 Wochen nach Erstimmunisierung noch etwa 100 7 S-Hämolysin produzierende Zellen/10^6 Milzzellen gefunden werden (Abb. 1). Bis zum 75. Tage nach primärer antigener Stimulierung konnte kein weiterer Abfall beobachtet werden (FINGER, EMMERLING, TUSCH u. BREDT).

Erfolgt die Erstimmunisierung der Mäuse durch eine simultane intraperitoneale Injektion von 4×10^8 SE und 3×10^9 abgetöteten Zellen von *Bordetella pertussis,* setzt die Proliferation der 19 S-Produzenten bereits nach 30 Std ein, um am 4. Tage eine erhöhte Maximalzahl zu erreichen. Der danach einsetzende Abfall vollzieht sich im Vergleich zur korrespondierenden Kontrolle (ohne Adjuvans) wesentlich verzögerter (Abb. 1). Noch stärker ausgeprägt ist unter dem Einfluß der Pertussisorganismen (PO) die Vermehrung der 7 S-Produzenten, die noch 6 Wochen nach der Immunisierung 10mal so hoch waren wie die der ohne PO immunisierten Kontrolle (Abb. 1). Die durch PO bewirkte Vermehrung von DPMZ und IPMZ

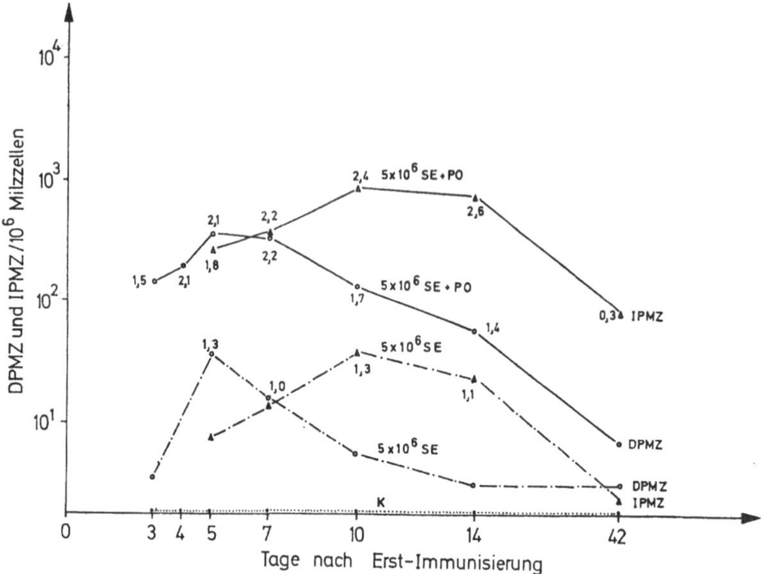

Abb. 2. Der Einfluß von Pertussisorganismen (*PO*) auf die Entwicklung von direkt (*DPMZ*) und indirekt Plaques bildenden Milzzellen (*IPMZ*) bei erstmals mit einer immunogenen Schwellendosis von 5×10^6 Schaferythrocyten (*SE*) immunisierten Mäusen. *K* unbehandelte Kontrolle. Die Zahlen an den Markierungspunkten repräsentieren die mittleren Fehler der Mittelwerte

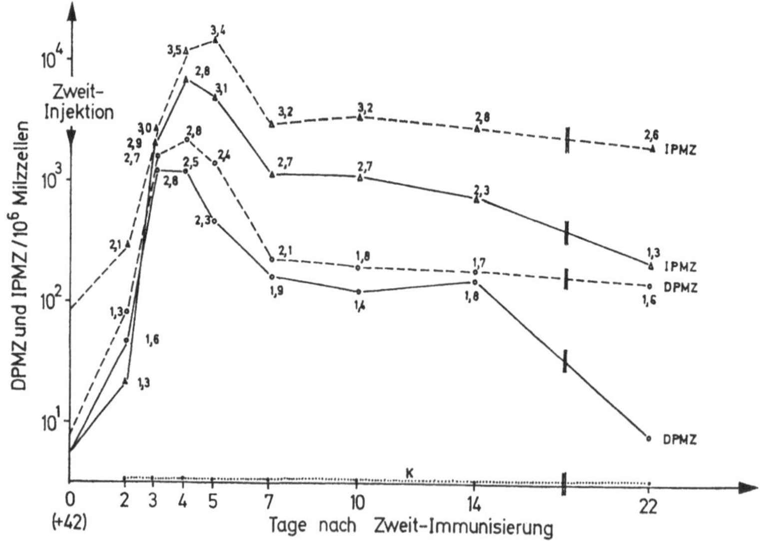

Abb. 3. Direkt (*DPMZ*) und indirekt Plaques bildende Milzzellen (*IPMZ*) nach Boosterung mit 4×10^8 Schaferythrocyten bei 6 Wochen vorher mit 5×10^6 *SE* (△———△)oder 5×10^6 *SE* und 3×10^9 Pertussisorganismen (*PO*) (△= = =△) erstmals immunisierten Mäusen. *K* unbehandelte Kontrolle. Die Zahlen an den Markierungspunkten repräsentieren die mittleren Fehler der Mittelwerte

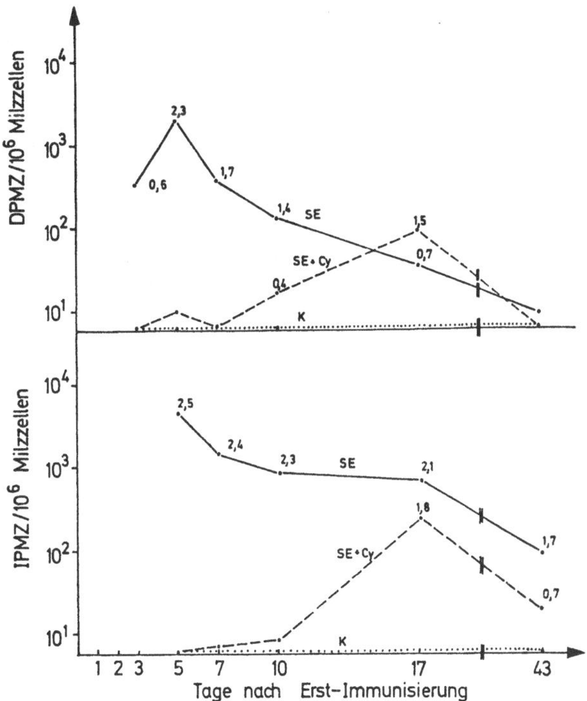

Abb. 4. Der Einfluß von Cyclophosphamid (*CY*) auf die Kinetik von direkt (*DPMZ*) und indirekt Plaques bildenden Milzzellen (*IPMZ*) bei erstmals mit 4×10^8 Schaferythrocyten (*SE*) immunisierten Mäusen. *K* unbehandelte Kontrolle. Die Zahlen an den Markierungspunkten repräsentieren die mittleren Fehler der Mittelwerte

in den Mäusemilzen ist aber noch um 100% höher anzusetzen, da die nach PO-Applikation auftretende Hypersplenie auf einer Zellvermehrung um 100% und auf einer Vermehrung der RNS- und Proteinmenge in der Einzelzelle beruht (FINGER, BENEKE u. EMMERLING, 1968a und b).

Die durch PO bewirkte Verkürzung der Induktionsphase und die gesteigerte Bildung von antikörperbildenden Milzzellen sind auch dann nachweisbar, wenn das Adjuvans zusammen mit einer immunogenen Schwellendosis von 5×10^6 Schaferythrocyten injiziert wird, die eine auf cellulärer Ebene eben meßbare Immunitätsreaktion bewirkt (Abb. 2). Der PO-Einfluß bezieht sich aber nicht nur auf die primäre Immunitätsreaktion. Vielmehr präpariert das Adjuvans zudem das lymphoretikuläre Gewebe der Maus für die immunologische Zweitreaktion, was auf eine gesteigerte Bildung von Gedächtniszellen zurückzuführen ist (FINGER, EMMERLING u. BRÜSS, 1969a; EMMERLING, FINGER u. BRÜSS; FINGER, EMMERLING u. OFFENHAMMER). Erhielten die Mäuse der beiden Versuchsgruppen, deren Kinetik in Abb. 2 dargestellt ist, 6 Wochen nach der Erstimmunisierung eine Zweitinjektion von 4×10^8 Schaferythrocyten, waren bei beiden Gruppen typische Sekundärreaktionen nachweisbar, charakterisiert durch die bevorzugte Bildung von 7S-Produzenten, während die Maximalwerte an 19S-Produzenten höchstens 20% der nach primärer Immunisierung gefundenen Zahlen ausmachen (EMMERLING, FINGER u. BRÜSS).

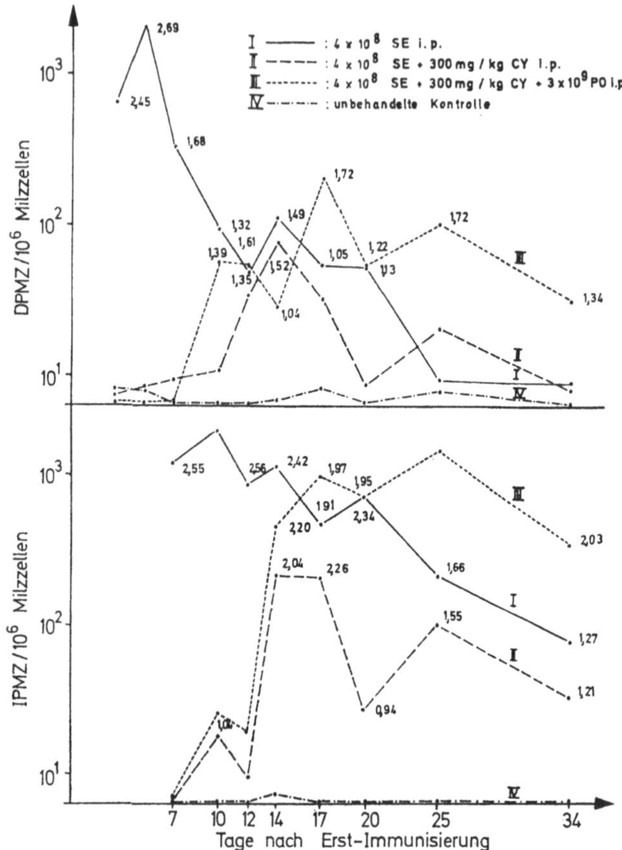

Abb. 5. Der Einfluß von Pertussisorganismen (*PO*) auf die Bildung von direkt (*DPMZ*) und indirekt Plaques bildenden Milzzellen (*IPMZ*) bei mit Cyclophosphamid (*CY*) behandelten Mäusen. Die Zahlen an den Markierungspunkten repräsentieren die mittleren Fehler der Mittelwerte

Außerdem waren die Maximalwerte an 19 S- und 7 S-Produzenten früher nachweisbar als nach Erstimmunisierung (Abb. 3).

Nach Boosterung mit 4×10^8 SE lag aber der Gipfel der 7 S-Produzenten bei den mit 5×10^6 SE und 3×10^9 PO erstimmunisierten Mäusen mehr als doppelt so hoch wie der pro 10^6 Milzzellen ermittelte Wert der ohne PO vorbehandelten Mäusegruppe. Dabei erwies sich die Differenz der maximalen IPMZ-Werte als statistisch signifikant ($t = 2,915$; $p < 0,0125$).

Verabfolgten wir NMRI-Mäusen zum Zeitpunkt der Erstimmunisierung mit 4×10^8 SE eine einmalige Dosis von 8 mg Cyclophosphamid (CY), wurden in der 1. Woche nach der Immunisierung für DPMZ und IPMZ Werte gefunden, die denen unbehandelter Kontrolltiere entsprechen (Abb. 4). Erst nach dem 10. Versuchstag stiegen die Zahlen an DPMZ und IPMZ zögernd an und erreichten am 17. Versuchstag die Maximalwerte, die nur etwa 5% der Höchstzahlen der nur mit SE behandelten Versuchsgruppe repräsentierten (Abb. 4). In den Seren der mit CY

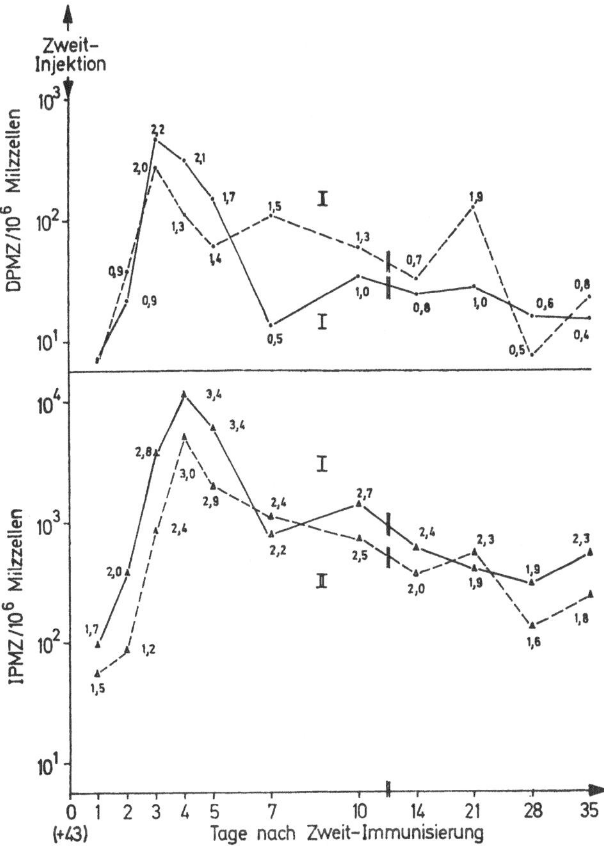

Abb. 6. Vergleich der Zahlen an direkt (*DPMZ*) und indirekt Plaques bildenden Milzzellen (*IPMZ*) nach Boosterung mit 4×10^8 Schaferythrocyten (*SE*) bei 6 Wochen vorher mit
4×10^8 *SE* (Gruppe I) oder 4×10^8 *SE* und 8 mg Cyclophosphamid (*CY*) behandelten Mäusen (Gruppe II). *K* unbehandelte Kontrolle. Die Zahlen an den Markierungspunkten repräsentieren die mittleren Fehler der Mittelwerte

behandelten Mäuse waren während der 43tägigen Versuchsdauer keine Hämolysine
nachweisbar. Wie aus der Abb. 5 ersichtlich ist, läßt sich die durch 300 mg/kg
Cyclophosphamid bewirkte Depression antikörperbildender Milzzellen mittels zusätzlicher Injektion von 3×10^9 PO deutlich vermindern (FINGER u. EMMERLING).
Um zu prüfen, ob eine möglichst komplette Unterdrückung der primären Immunitätsreaktion in der Lage ist, die Ausbildung der immunologischen Zweitreaktion zu
beeinträchtigen, erhielten Mäuse, deren primäre Kinetik unter dem Einfluß von CY
in Abb. 4 dargestellt ist, 6 Wochen nach Erstimmunisierung eine Zweitinjektion
von 4×10^8 SE. Aus Abb. 6 geht hervor, daß es auch bei Mäusen mit weitgehend
unterdrückter Primärreaktion zu einer zwar verminderten, aber typischen Sekundärreaktion kommt (FINGER, EMMERLING u. BRÜSS, 1969b). Dafür sprachen auch die
photometrisch bestimmten Serumhämolysintiter. Diese Befunde stützen die von
NOSSAL et al. formulierte Hypothese, daß Gedächtniszellen unabhängig von den
antikörperbildenden Milzzellen entstehen.

H. Finger

Literatur

Dresser, D. W., Wortis, H. H.: Use of an antiglobulin serum to detect cells producing antibody with low haemolytic efficiency. Nature (Lond.) **208**, 859 (1965).

Emmerling, P., Finger, H.: Untersuchungen zur Spezifität der indirekten Plaque-Technik. II. Die Entwicklungskapazität unterschiedlicher Antiseren gegen 7S- und 19S-Immunglobuline bei der indirekten Antikörper-Plaque-Technik. Z. Immun.-Forsch. (1969, im Druck).

— — Brüss, E.: Einfluß von Bordetella pertussis auf das lymphatische Gewebe von Mäusen. V. Der Einfluß von Bordetella pertussis auf die Präparation des lymphoreticulären Gewebes für die immunologische Zweitreaktion. Z. med. Mikrobiol. Immunol. **155**, 48 (1969).

Finger, H., Beneke, G., Emmerling, P.: Hypersplenie der Maus nach Injektion von Bordetella pertussis. Z. Naturforsch. **23 b**, 288 (1968 a).

— — — Einfluß von Bordetella pertussis auf das lymphatische Gewebe von Mäusen. I. Erhöhung der Milzgewichte weißer Mäuse nach Injektion von Bordetella pertussis. Z. med. Mikrobiol. Immunol. **154**, 23 (1968 b).

— Emmerling, P.: Der Einfluß von Bordetella pertussis auf das lymphatische Gewebe von Mäusen. IV. Der Einfluß von Bordetella pertussis auf die Kinetik der Antikörperbildung bei mit Cyclophosphamid behandelten Mäusen. Z. Immun.-Forsch. **136**, 351 (1968).

— — Brüss, E.: The influence of Bordetella pertussis on the preparation of mouse spleens for the secondary immune response. Canad. J. Microbiol. **15**, 814 (1969 a).

— — — Das immunologische Gedächtnis der Maus nach Cyclophosphamid-Behandlung. Z. Immun.-Forsch. **138**, 191 (1969 b).

— — Offenhammer, A.: Increased primary immune response and priming of mice to subimmunogenic doses of sheep erythrocytes. Experientia (Basel) **25**, 866 (1969).

— — Tusch, H., Bredt, W.: Der Einfluß von Bordetella pertussis auf das lymphatische Gewebe von Mäusen. III. Die Beeinflussung der Kinetik der Antikörperbildung durch Bordetella pertussis. Z. Immun.-Forsch. **136**, 268 (1968).

Jerne, N. K., Nordin, A. A., Henry C.: The agar plaque technique for recognizing antibody-producing cells. In: Cell-bound antibodies (B. Amos u. H. Koprowski, eds.), p. 109. Philadelphia: Wistar Institute Press 1963.

Makinodan, T., Albright, J. F.: Proliferative and differentiative manifestations of cellular immune potential. Progr. Allergy **10**, 1 (1967).

Möller, G., Wigzell, H.: Antibody synthesis at the cellular level. Antibody-induced suppression of 19S and 7S response. J. exp. Med. **121**, 969 (1965).

Nossal, G. J. V., Austin, C. M., Ada, G. L.: Antigens in immunity. VII. Analysis of immunological memory. Immunology **9**, 333 (1965).

Plotz, P. H., Talal, N., Asofsky, R.: Assignment of direct and facilitated hemolytic plaques in mice to specific immune globulin classes. J. Immunol. **100**, 744 (1968).

Rowley, D. A., Fitch, F. W.: The mechanism of tolerance produced in rats to sheep erythrocytes. I. Plaque forming cells and antibody response to single and multiple injections of antigen. J. exp. Med. **121**, 671 (1965).

Sterzl, J., Riha, I.: Detection of cells producing 7S antibodies by the plaque technique. Nature (Lond.) **208**, 858 (1965).

Wortis, H. H., Taylor, R. B., Dresser, D. W.: Antibody production studied by means of the LHG assay. I. The splenic response of CBA mice to sheep erythrocytes. Immunology **11**, 603 (1966).

Diskussion

H. Noltenius: 1. Sie sprechen also doch von antikörperbildenden Zellen. Gestern haben Sie bestritten, daß diese Zellen Antikörper bilden können.

2. Wurde die 19S-Antikörperbildung durch 2-Mercaptoäthanol überprüft? Nur die dann zurückbleibenden Zellen sind als 7S-Zellen zu werten.

H. FINGER: *Zu 1.*: Ich habe weder bezweifelt noch bestritten, daß an der Entstehung der Lysisbezirke (Plaques) von Zellen produzierte und sezernierte Hämolysine beteiligt sind. Vielmehr habe ich die Meinung vertreten, daß die Anwesenheit von anderen Zelltypen als Lymphocyten und Plasmazellen innerhalb eines Lysisbezirkes nicht ohne weiteres den Schluß erlaubt, die an der Entstehung der Plaques beteiligten Hämolysine seien von eben diesen Zellen, etwa Reticulumzellen, produziert worden.

Zu 2.: Eine Unterscheidung von 19S- und 7S-Hämolysin produzierenden Zellen mittels Anwendung von 2-Mercaptoäthanol, wie sie von Herrn NOLTENIUS vorgeschlagen wurde, ist nicht möglich, da 2-Mercaptoäthanol zu einer Komplementinaktivierung und einer Schädigung der Zellen führt. Die Spezifität der indirekten Antikörper-Plaque-Technik ergibt sich aus den Arbeiten von PLOTZ et al., WORTIS et al., sowie EMMERLING u. FINGER. Wenn sich in der Literatur divergierende Ergebnisse finden, dürfte das — sieht man von unterschiedlichen Tierarten und anderen äußeren experimentellen Bedingungen einmal ganz ab — nicht zuletzt auf Unterschiede der verwendeten Technik zurückzuführen sein. So wird in einer Reihe von Arbeiten die benutzte Agarsorte nicht einmal erwähnt. Die Agarqualität und der Gebrauch von DEAE-dextran sind aber von entscheidender Bedeutung für die Empfindlichkeit der direkten und indirekten Plaque-Technik [FINGER u. EMMERLING, Z. Immun.-Forsch. **136**, 145 (1968)]. Für die Präparation der Oberschichten dürfte nach eigener Erfahrung die Verwendung von Agarose oder von Oxoidagar Nr. 3 mit Zusatz von DEAE-dextran optimal sein. Umgekehrt bewirkt der Zusatz von DEAE-dextran zur Agarose eine nahezu komplette Depression der Plaque-Bildung.

Antikörper-produzierende Zellen in der Milz
bei Ehrlich-Ascites-Tumoren

Plaque-Forming Cells in the Spleen of Ehrlich Ascites Tumor-Bearing Mice

P. G. Scheurlen und K. J. Lennartz *

Summary

The plaque formation of spleen cells of mice intravenously immunized with sheep erythrocytes was measured after intraperitoneal or intramuscular inoculation of Ehrlich ascites tumor cells.

There was no change in the number of nucleated cells and of the weight of spleens after ascites formation, while the amount of plaque-forming cells was distinctively diminished, thus showing a depression of the primary immune response. Animals bearing solid tumors were characterized by splenic enlargement probably due to localized tumor necrosis. The number of plaque-forming cells did not exceed those of the controls.

In früheren Untersuchungen konnte nachgewiesen werden, daß die Transformation der Blutlymphocyten nach Stimulation durch Phytohämagglutinin in vitro bei Patienten mit neoplastischen Prozessen eingeschränkt und die DNS-Synthese gegenüber derjenigen in stimulierten normalen Lymphocyten vermindert ist. Die Lymphocytenreaktion ist bei metastasierten Tumoren stärker gehemmt (Scheurlen). Da die Transformation der Lymphocyten ein Modell cellulärer Immunreaktionen ist, kann man aus diesen Befunden auf Beziehungen zwischen Depression cellulärer Immunleistung und Tumorbildung bzw. -ausbreitung schließen, wobei sich die Frage erhebt, welcher der beiden Vorgänge Ursache und welcher Folge ist.

Dieses Problem kann zunächst nur tierexperimentell angegangen werden. Wir prüften die Immunantwort der Milz nach Immunisierung. Über einige Ergebnisse dieser Versuche soll hier berichtet werden.

Material und Methoden

Weiße Mäuse (Stamm NMRI) wurden mit Hammelerythrocyten (H'Ery) immunisiert und nach 4 bzw. 5 bzw. 6 Tagen die Anzahl kernhaltiger Milzzellen sowie die in der Milz auftretenden Hämolysin-produzierenden Zellen gezählt, die in einer Suspension von Hammelerythrocyten in Agargel Hämolyse-Plaques gebildet hatten (Plaque-bildende Zellen: PBZ).

Folgende Tumoren wurden untersucht:

a) Ehrlich-Ascitestumoren (diploider Ehrlich-Ascitestumor): Die Injektion der zur Immunisierung verwandten Erythrocyten erfolgte am 10. Tag nach der intraperitonealen Inoculation der Tumorzellen (etwa 15×10^6 Zellen). Die Milzen wurden 4 bzw. 5 bzw. 6 Tage danach entnommen.

---

* Aus der Medizinischen Universitätsklinik Köln (Direktor: Professor Dr. R. Gross) und dem Pathologischen Institut der Universität Köln (Direktor: Professor Dr. M. Eder).

b) Solide wachsender diploider Ehrlich-Ascitestumor. Etwa 15×10^6 Zellen wurden i.m. an einer Hinterpfote injiziert. Es bildeten sich solitäre, nicht metastasierende, nicht ulcerierende Tumoren von etwa 4 g Gewicht und einer Größe von durchschnittlich 3 cm Durchmesser. In diesem Kollektiv erfolgte die Immunisierung nach etwa 3—5 Wochen. Diese Zeitpunkte ergaben sich aus dem aus anderen Untersuchungen (LENNARTZ et al.) bekannten Wachstumsverhalten der Tumoren, die bei längerer Beobachtungszeit zum Tode führten. Als Kontrollen wurden nicht immunisierte Tumortiere sowie Normaltiere mit und ohne Immunisierung eingesetzt, die unter gleichen Versuchsbedingungen gehalten wurden und deren Körpergewicht mit dem der Tumortiere übereinstimmte.

Ergebnisse

Milzgewicht (Abb. 1): Bei normalen Kontrollen wie auch bei den Tumortieren war das Milzgewicht nach Immunisierung höher. Während bei den Tieren mit lokalisiertem Tumor das Gewicht der Milz auf etwa das Doppelte der Norm anstieg, fanden sich bei den Tieren mit Ascites keine Unterschiede gegenüber den Kontrollen.

Da während der unterschiedlich langen Beobachtungszeit sich auch das Körpergewicht änderte, mußte das Milzgewicht in Beziehung zum Gesamtkörpergewicht gebracht werden. Es zeigte sich, daß das relative Milzgewicht im allgemeinen bei den immunisierten Tumortieren (Ascitestumor und vor allem solitärer Tumor)

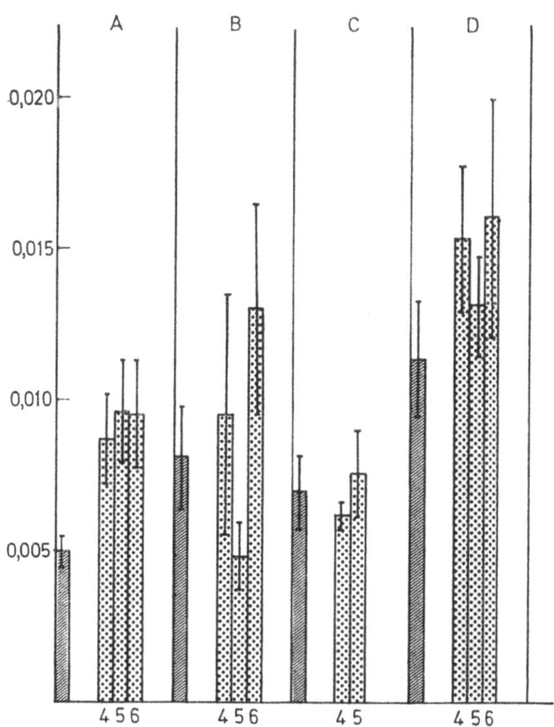

Abb. 1. Relatives Milzgewicht (Milzgewicht — Mausgewicht). Gruppe A: Kontrollen; Gruppe B: Tiere mit Ascitestumor; Gruppe C: Kontrollen; Gruppe D: Tiere mit lokalisiertem, solitärem Tumor. Tiere der Gruppe A und B bzw. der Gruppe C und D wurden jeweils unter gleichen Versuchsbedingungen gehalten. Schraffierte Säulen: Nichtimmunisierte Tiere. Säulen mit Punkten: Tiere nach Immunisierung (4, 5 oder 6 Tage nach Antigenapplikation)

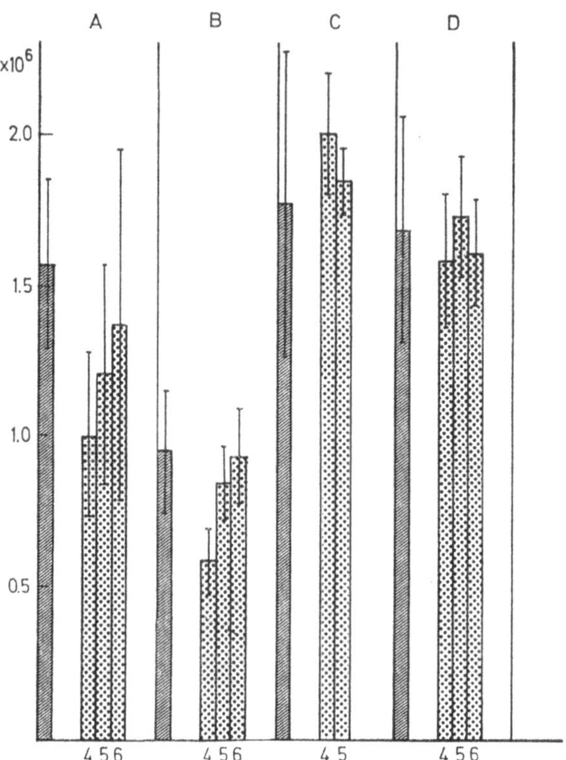

Abb. 2. Anzahl der kernhaltigen Zellen, bezogen auf das Milzgewicht („Zelldichte der Milz")

höher als bei den immunisierten Kontrollen ist. Auch konnte festgestellt werden, daß die Immunisierung als solche ebenfalls zu einer Größenzunahme der Milz führt. In allen diesen Messungen wurden die Körpergewichte nach Abzug der Ascitesflüssigkeit bzw. des Gewichtes der solitären Tumoren ermittelt.

Zahl der kernhaltigen Zellen in der Milz (Abb. 2): Die Größenzunahme in der Milz ist vorwiegend durch eine Zunahme der Anzahl kernhaltiger Zellen bedingt. Dementsprechend wurden die höchsten Zellzahlen bei Tieren mit lokalisiertem Tumor gemessen. Bemerkenswert ist, daß die Zellzahl bei den Tieren mit Ascitestumoren deutlich geringer ist, dabei jedoch sich nicht sicher von den Kontrollen unterscheidet. — Über die Abhängigkeit der Milzgröße von der Zahl kernhaltiger Zellen erhält man Aufschluß durch die Bestimmung der Zelldichte. Die Untersuchungen zeigen, daß die Immunisierung in der hier angegebenen Form zu keiner Änderung in der Zelldichte führt. Auffallend ist lediglich, daß bei den über längere Zeit beobachteten Tieren (Tiere mit lokalisierten Tumoren) und ihren entsprechenden Kontrollen die Zelldichte größer ist, vor allem gegenüber den Tieren mit Ascitestumoren.

Plaque-bildende Zellen (PBZ) der Milz (Abb. 3): Hier ist zunächst festzustellen, daß jeweils am 5. Tag nach der Immunisierung die Zahl der PBZ am höchsten ist, und zwar sowohl bei den Tumortieren wie auch bei den Kontrolltieren. Demnach

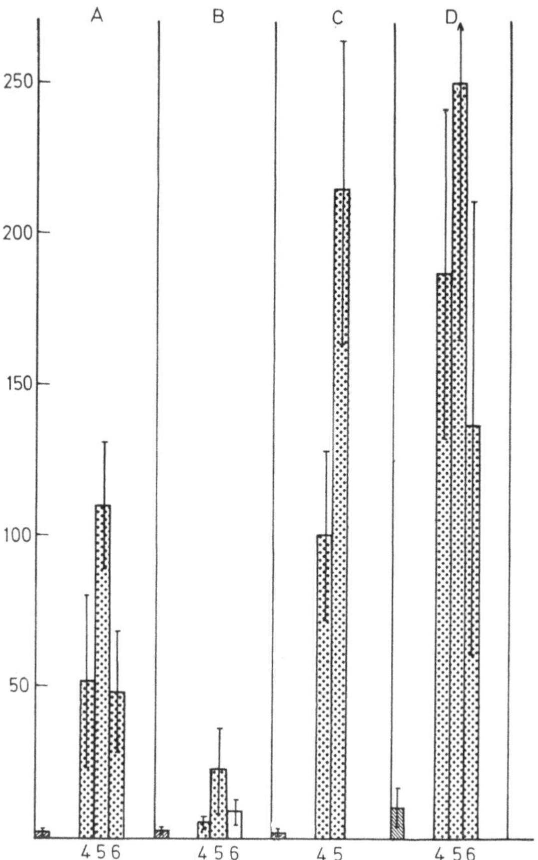

Abb. 3. Plaque-bildende Zellen (PBZ) in der Milz: 4 bzw. 5 bzw. 6 Tage nach Immunisierung

kommt es während des Tumorwachstums nicht zu einer zeitlichen Verschiebung dieser immunologischen Reaktion. Unterschiede finden sich jedoch in der Intensität: Bei den Tieren mit Ascites-Tumoren war die Zahl der PBZ deutlich gegenüber den Kontrollen und auch gegenüber den anderen Versuchstieren herabgesetzt. Daraus muß geschlossen werden, daß hier entweder die Proliferation der PBZ vermindert ist oder diese Zellen nicht in der Lage sind, Hämolysine zu bilden. Der Unterschied ist deutlich, wobei bemerkt werden muß, daß die Gesamtzellzahl der Milz bei diesen Tieren gegenüber den Kontrollen nicht vermindert ist. Ganz anders verhalten sich die Tiere mit solitären Tumoren. Hier sieht man, verglichen mit den dazugehörigen Kontrollen, eher eine Vermehrung der PBZ. Diese Tiere reagieren also auf die bei allen Tierkollektiven gleich große Menge des injizierten Antigens stärker. Dieser Befund ist bislang schwer zu interpretieren, da die Milzgröße bzw. die Zahl der kernhaltigen Zellen zu berücksichtigen ist. Aus Abb. 4 ist zu ersehen, daß der Anteil der PBZ an den Milzzellen bei den Tieren mit Ascites eindeutig herabgesetzt ist, die Immunantwort also bei diesem Tumortyp gestört ist. Bezieht man die PBZ auf die Zellzahl der Milz, so findet man auch bei den Tieren mit lokalisiertem Tumor

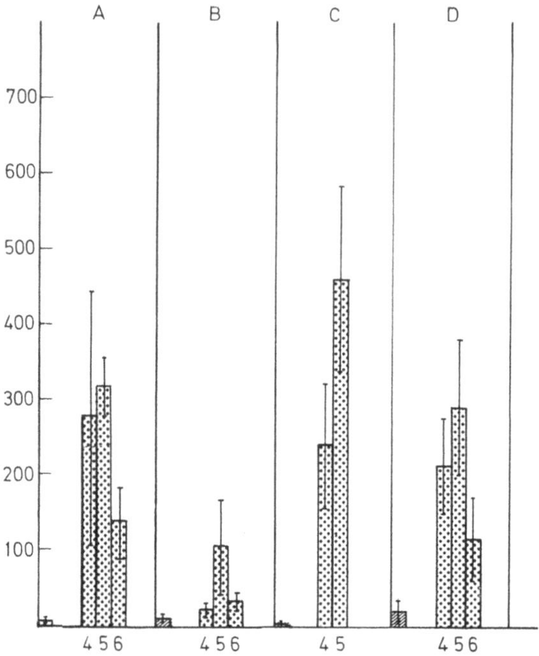

Abb. 4. Plaque-bildende Zellen je 10^6 Milzzellen

eine Verminderung. Deutlicher wird dieser Befund, wenn man die Anzahl der PBZ in Beziehung setzt zum relativen Milzgewicht.

Diskussion

Als Ergebnis der Versuche ist festzustellen, daß die Reaktion der Milz und die Proliferation ihrer Zellen, ungeachtet ihrer Qualität, in den beiden hier untersuchten Tumormodellen verschieden sind insofern, als Milzgröße und Milzzellzahl bei den Tieren mit solitären Tumoren deutlich höher sind als bei den Kontrollen. Hierbei mag die längere Beobachtungszeit eine Rolle spielen; es kann auch nicht ganz ausgeschlossen werden, daß sich hinter der Größenzunahme der Milz ein „spodogener Milztumor" verbirgt, der durch die in den solitären Tumoren sich entwickelnden Nekrosen verursacht sein könnte. — Was die eigentliche immunologische Reaktion der Milz anbelangt, so zeigen unsere Versuche, daß bei Tieren mit Ascites die Fähigkeit der Milz zur immunologischen Primärreaktion stark eingeschränkt ist. Es ist noch nicht sicher auszumachen, inwieweit hier die Ascitesbildung als solche eine bloß mechanische Bedeutung hat; wir halten dies für wenig wahrscheinlich, da bei den Tieren mit Ascites Milzgröße und Milzzellzahl nicht vermindert waren. Die Anzahl der PBZ war bei den Tieren mit lokalisiertem, solitärem Tumor zwar höher. Da aber die Zahl der kernhaltigen Milzzellen und das Milzgewicht ebenfalls höher waren, ergibt sich schließlich, daß der Anteil an Plaque-bildenden Zellen gegenüber den entsprechenden Kontrollen vermindert war.

Zusammenfassend zeigen somit die Untersuchungen, daß während und durch die Tumorentwicklung Immunreaktionen gehemmt werden können.

Literatur

Lennartz, K. J., Maurer, W., Eder, M.: Autoradiographische Untersuchungen über die Dauer der DNS-Verdoppelung und die Generationszeit bei Ascitestumoren (Maus) mit unterschiedlichen Chromosomen-Stammlinien und von verschiedener Abstammung. Z. Krebsforsch. **71**, 267 (1968).
Scheurlen, P. G.: Der Einfluß zytostatischer Maßnahmen auf die Lymphozyten-Transformation in vitro. Dtsch. Krebskongr., Berlin 1968.

Diskussion

H. Noltenius: Wie hoch war der background bei den Tumortieren?

P. G. Scheurlen: Der background war gleich groß bei Ascites-Tumoren und bei normalen Kontrollen. Bei Tieren mit lokalisiertem Tumor war der background etwa doppelt so hoch, jedoch mindestens 30—40mal geringer als bei immunisierten Tumortieren.

K. E. Fichtelius: I would like to raise a technical question with reference to Dr. Finger's and Dr. Scheurlen's papers, which may be of a broader interest.
Both Dr. Finger and Dr. Scheurlen made counts of spleen cells and based their conclusions on the assumption that their spleen cell counts were correct, or at least not influenced by some kind of systematic error.
White blood cells suspended in Ringer, Tyrode or some other kind of physiological salt solution form aggregates. This process is rather fast at room temperature and becomes quite obvious within 10 minutes. The aggregate formation can be prevented and the aggregates can be dissolved by the addition of serum to the suspension, or better of saline liver extract. The addition of liver extract can increase the cell count three times in routine procedures.
We do not know anything about the mechanisms behind the suspension stability of white blood cells. Pertussis (Dr. Finger's paper) or ascites tumor cells (Dr. Scheurlen's paper) may influence this suspension stability resulting in erroneous cell counts.

Einfluß von L-Asparaginase auf eine lichtmikroskopisch darstellbare celluläre Immunreaktion *

Light Microscopical Demonstration of a Cellular Immune Reaction after Treatment with L-Asparaginase

R. Neth, F. Bläker, A. Sackey und H. Schmidtke **

Summary

The sulfide silver reaction can be readily utilized for the detection of ferritin iron by light microscopy.

With this method it was possible to demonstrate specific binding of ferritin to the immunologically competent cells of spleen, lymph nodes and peripheral blood after immunization with apoferritin.

Using the same technique, no cells giving a specific reaction with ferritin were found in non-immunized control animals or those immunized with human IgG.

Treatment with L-asparaginase before and 3 days after the injection of apoferritin caused a positive reaction in large lymphocytes. There was no reaction without treatment with L-asparaginase.

Lichtmikroskopische Darstellungen cellulärer immunologischer Reaktionen mit Hilfe von Ferritin, bzw. Ferritin gekoppelten Antigenen sind mit der Sulfid-Silber-Reaktion (Timm) möglich (Neth et al.). 4 Tage nach Injektion von Apoferritin (20 mg/kg) in eine Hinterpfote findet man bei den Kaninchen eine spezifische Bindung von Ferritin an Lymphocyten aus den regionalen Lymphknoten.

Zellsuspensionen aus Milzgewebe wurden von Kaninchen gewonnen, die mit Apoferritin oder humanem IgG immunisiert waren bzw. kein Antigen erhalten hatten. Nur in Zellen aus dem Milzgewebe der mit Apoferritin immunisierten Tiere fand sich eine spezifische Reaktion mit Ferritin. Eine Woche nach der Immunisierung mit Apoferritin fanden sich im peripheren Blut einzelne kleine Lymphocyten, die eine positive Reaktion zeigten. 7 Tage später, nach einer 2. Antigeninjektion, war die Reaktion der Zellen mit Ferritin wesentlich stärker. 50% großer und mittelgroßer stark basophiler Lymphocyten und etwa 10% der kleinen Lymphocyten zeigten eine positive Reaktion.

Wurden die Tiere vor der 1. Apoferritin-Injektion und in den nachfolgenden 3 Tagen mit 200 mg/kg L-Asparaginase behandelt, sah man eine Woche später bei 80% großer Lymphocyten eine stark positive Reaktion mit Ferritin (Abb. 1a). Eine Woche nach der 2. Apoferritin-Injektion war die Reaktion in den großen Lymphocyten gleich. Bei den kleinen Lymphocyten war der Anteil mit positiver Reaktion etwa gleich dem bei nur mit Apoferritin behandelten Tieren. Die Reaktion war aber in den einzelnen Zellen stärker (Abb. 1b).

* Mit Unterstützung der Deutschen Forschungsgemeinschaft.
** Universitätskinderklinik Hamburg-Eppendorf.

Die Ergebnisse zeigen, daß mit Hilfe dieser Methoden lichtmikroskopisch spezifische Reaktionen lymphatischer Zellen cytochemisch dargestellt werden können. Damit würde eine Zuordnung spezifischer Antigenantworten zu morphologisch definierten Zelltypen möglich sein.

ASTALDI et al. und MCELWAIN et al. haben auf eine Hemmung der Lymphocyten-Transformation durch L-Asparaginase in vitro und in vivo hingewiesen. GRUNDMANN hat tierexperimentell allergische Reaktionen vom verzögerten Typ durch Anwendung von L-Asparaginase unterdrücken können. Diese Befunde beweisen eine Hemmung der cellulären Immunreaktionen durch L-Asparaginase.

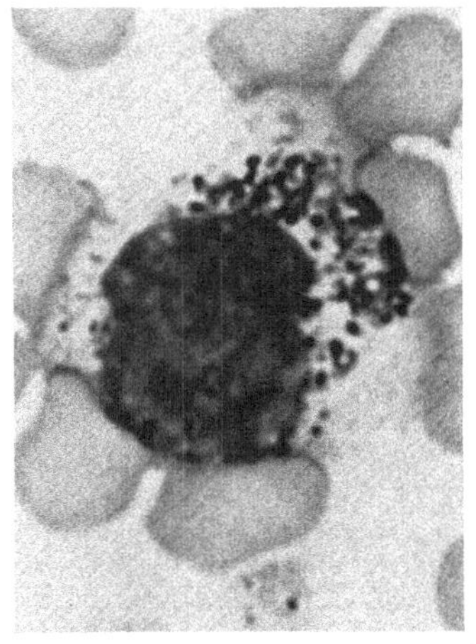 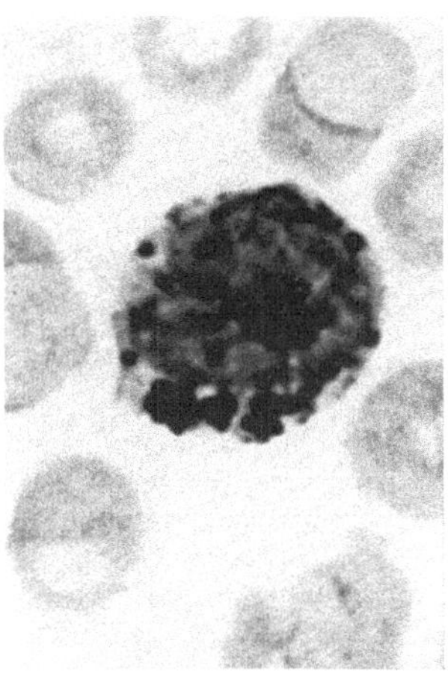

a   b

Abb. 1. a Großer Lymphocyt mit positiver Ferritin-Reaktion. Eine Woche nach Injektion von Apoferritin und Behandlung mit L-Asparaginase. b Mittelgroßer, stark basophiler Lymphocyt mit positiver Ferritin-Reaktion. Zwei Wochen nach der 1. und eine Woche nach der 2. Apoferritin-Injektion und Behandlung mit L-Asparaginase. 2400 ×

Demgegenüber wird die Immunglobulinbildung durch L-Asparaginase aktiviert. OETTGEN fand einen Anstieg aller Immunglobuline nach L-Asparaginase. Die Funktion großer Lymphocyten im Rahmen immunologischer Abwehrprozesse ist bisher im einzelnen nicht geklärt. Nach den mitgeteilten Untersuchungen sind die großen Lymphocyten vor allem nach L-Asparaginase-Gabe in der Lage, mit dem zur Immunisierung verwandten Antigen spezifisch zu reagieren. Da durch Asparaginase die cellulären immunologischen Abwehrvorgänge gehemmt werden (GRUNDMANN), besitzen die großen Lymphocyten offenbar schon die Fähigkeit einer spezifischen Antigen-Adaptation, aber noch nicht die ausgereiften Funktionen der cellulären immunologischen Abwehr.

Literatur

ASTALDI, G., BURGID, G. R., KRČ, J., GERAN, R., ASTALDI, JR., A. A.: Lancet 1969II, 423.
GRUNDMANN, E.: Paul Ehrlich-Ges. 1969.
MCELWAIN, T. J., HAYWARD, SUSAN K.: Lancet 1969II, 527.
NETH, R., BECKMANN, H., MAAS, B., SCHÄFER, K. H.: Klin. Wschr. 44, 687 (1966).
— BLÄKER, F.: Klin. Wschr. (ersch. demn.).
OETTGEN, H. F.: Paul Ehrlich-Ges. 1969.
TIMM, F.: Dtsch. Z. ges. gerichtl. Med. 46, 706 (1958).

Die Cytologie in Milz und Knochenmark nach Transplantation hämopoetischer Zellen unter der Wirkung von Antilymphocytenserum *

Cytology of Spleen and Bone Marrow Following Transplantation of Hematopoietic Cells and Application of Antilymphocytic Serum

E. Rodriguez-Paradisi, W. Mempel **, O. Balk und S. Thierfelder ***

Summary

The cytology of spleen and bone marrow was examined in lethally irradiated CBA mice grafted with syngeneic (CBA) or allogeneic ($C_{57}Bl_6$) bone marrow. 20 to 24 days after transplantation relative cell counts were normal in syngeneic mice while marked lymphopenia and myelocytosis in spleen and bone marrow as well as erythroblastopenia in bone marrow persisted after transplantation of allogeneic bone marrow. To investigate the mechanism of the erythroblastopenia, parental CBA spleen cells were grafted on lethally irradiated ($C_{57}Bl_6 \times$ CBA)F_1 hybrids. The cell donors had previously been treated either weakly or optimally with ALS.

While recipients of the weakly treated group also showed lymphopenia and erythroblastopenia, the recipients of the optimally treated donors had neither lymphopenia nor erythroblastopenia. It was concluded that the erythroblastopenia and not only the lymphopenia was a consequence of the immune reaction only of the donor, independent of the reactivity of the host.

Die Histologie der Maus nach Transplantation hämopoetischer Zellen wurde von verschiedenen Autoren bearbeitet (Übersicht s. van Bekkum u. De Vries). Cytologische Befunde des Knochenmarks transplantierter Tiere wurden nur vereinzelt mitgeteilt (Barnes et al., Gross et al.), cytologische Befunde der Milz fehlen in diesem Zusammenhang überhaupt.

Im folgenden soll gezeigt werden, daß die Cytologie von Milz und Knochenmark nach Transplantation hämopoetischer Zellen eine sinnvolle Ergänzung der histologischen Methode darstellt, die insbesondere histologisch weniger auffällige Zellverschiebungen aufdeckt. Ferner wurde eine Behandlung mit dem immunsuppressiven Antilymphocytenserum (ALS) in die Untersuchungen einbezogen, um Einsicht in den Mechanismus der gefundenen Zellverschiebungen nach Transplantation inkompatibler Zellen zu gewinnen.

---

* Studie im Rahmen der Assoziation Hämatologie EURATOM-GSF Nr. 031-64-1 BIAD.

** Mitglied des Sonderforschungsbereichs 37.

*** Institut für Hämatologie, Assoziation mit EURATOM, München (Leiter: Prof. Dr. W. Stich); Institut für Biologie (Leiter: Prof. Dr. O. Hug) der Gesellschaft für Strahlenforschung Neuherberg bei München.

Methodik

a) Ausstriche: Die Zellen wurden aus der durchschnittenen Milz und dem ausgedrückten Femurmark gewonnen und mit einem feinen Pinsel ausgestrichen und nach MacNeal gefärbt. Morphologische Einteilung in Anlehnung an die von Yoffey et al. angegebenen Kriterien. Es wurden mindestens 1000 Zellen pro Maus ausgezählt. Alle Werte in den wiedergegebenen Kurven stellen Mittelwerte von 3—4 Tieren dar.

b) Antilymphocytenserum: 3 Kaninchen wurden mit 1×10^8 Lymphknotenzellen der Maus i.v. immunisiert und 3 Wochen später an 3 aufeinanderfolgenden Tagen mit jeweils 1×10^8 Lymphknotenzellen geboostert. Das 4 Tage nach der letzten Injektion gewonnene Serum schwankte in Agglutinations-Cytotoxicitäts- und Komplementbindungsreaktionen zwischen einem Titer von 1/1000 und 1/8000. Seine immunsuppressive Wirkung in vivo bestand in der Unterdrückung der akuten Transplantat-gegen-Wirtkrankheit nach Transplantation von Milzzellen parentaler Spender auf F_1-Hybride.

c) Transplantation: Etwa 4×10^7 Knochenmark- oder Milzzellen von 12 Wochen alten $C_{57}Bl_6$ bzw. CBA-Spendern wurden auf gleich alte letalbestrahlte CBA- bzw. $(C_{57}Bl_6 \times$ CBA)F_1-Empfängertiere übertragen. Die syngene und allogene Transplantation erfolgte mit Knochenmarkzellen, die Transplantation parentaler Zellen (CBA) auf F_1-Hybride mit Milzzellen. Bestrahlung: 24 Std vor der Transplantation erhielten die Empfängertiere eine Ganzkörperbestrahlung mit Gammastrahlen aus einer Cs^{137}-Quelle, 900 r (Siemens, 7 KCi; 60 r/min; ohne Blende, 70 cm Abstand). Die Tiere wurden vom 13. Tag post transpl. an in regelmäßigem Abstand getötet. In diesem Zeitraum wird einerseits die Repopulation des bestrahlten Empfängermarkraums mit Spenderzellen abgeschlossen, andererseits erreicht die allogene Krankheit in unserem System zwischen dem 20. und 30. Tag post transpl. ihre höchste Mortalität. Für die einzelnen Tage wurden immer diejenigen Tiere ausgewählt, die dem Gewichtsdurchschnitt aller im Versuch befindlichen Tiere am nächsten lagen.

d) Immunsuppression: Die Spendertiere erhielten 9 Tage vor der Transplantation täglich 0,25 ml ALS i.p. an 6 folgenden Tagen oder — in der unvollständig immunsupprimierten Gruppe — 6 Tage vor Transplantation täglich 0,25 ml ALS i.p. an 3 folgenden Tagen.

Ergebnisse

1. Während sich Lymphocyten und Erythroblasten (im Knochenmark) sowie myeloische Zellen (eosinophile und neutrophile Myelocyten und Granulocyten in der Milz) etwa 20 Tage nach syngener Transplantation von Knochenmark den Werten unbe-

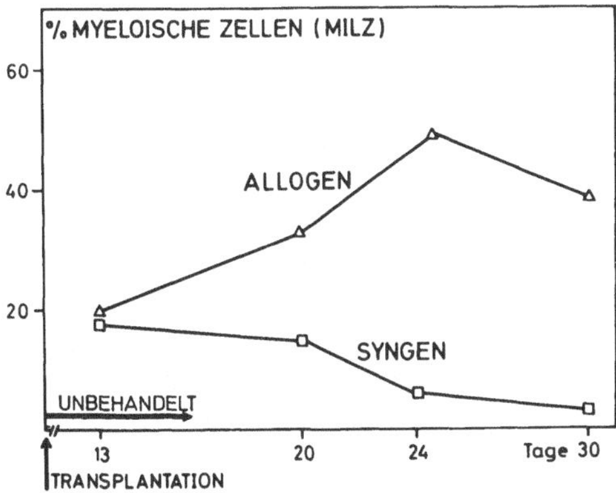

Abb. 1. Myeloische Zellen (eosinophile und neutrophile Myelo- und Granulocyten) der Milz nach syngener und allogener Knochenmarktransplantation. (Alle auf den Kurven der Abb. 1—5 angegebenen Werte sind Mittelwerte von jeweils 3—4 Tieren.) Während die myeloischen Zellen nach syngener Transplantation allmählich auf die Werte unbehandelter Tiere zurückgehen, nehmen sie nach allogener Transplantation noch weiter stark zu

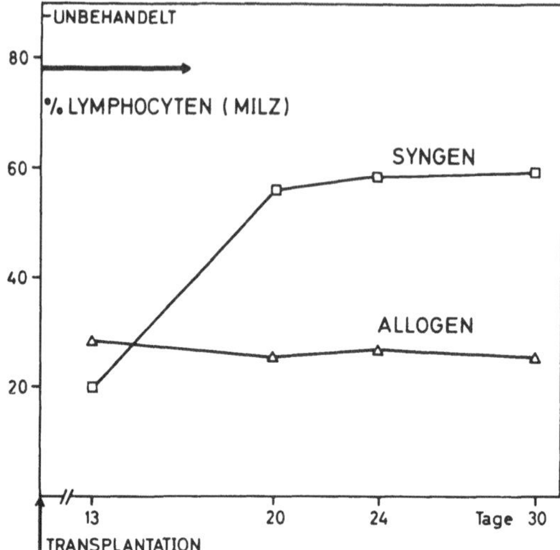

Abb. 2. Lymphocyten der Milz nach syngener und allogener Knochenmarktransplantation. Im Gegensatz zur syngenen Transplantation persistiert die Lymphopenie nach allogener Transplantation

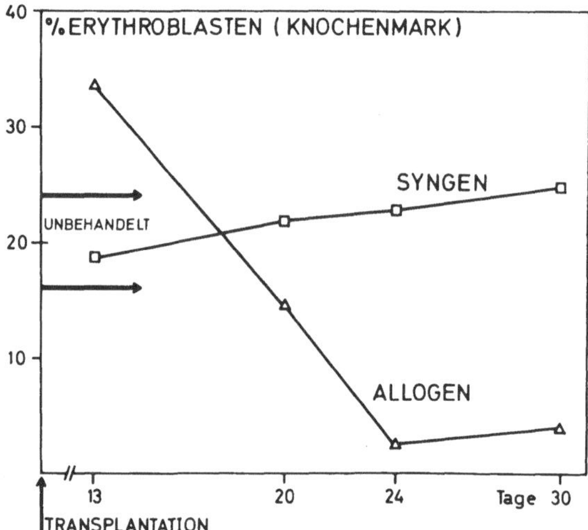

Abb. 3. Erythroblasten im Knochenmark nach syngener und allogener Knochenmarktransplantation. Auffällig ist die ausgeprägte Erythroblastopenie nach allogener Transplantation

handelter Kontrolltiere mehr und mehr annähern, kam es nach allogener Transplantation zu einer deutlichen Lymphopenie und Erythroblastopenie sowie einer persistierenden Myelocytose als Ausdruck der allogenen Krankheit (s. Abb. 1—3).

2. Zur Klärung des Mechanismus dieser Zellverschiebungen, insbesondere der Erythroblastopenie wurden parentale Milzzellen des CBA-Stammes auf $(C_{57}Bl_6 \times CBA)F_1$-Empfänger transplantiert. Die eine potentielle Wirt-gegen-Transplantatreaktion ausschließenden Zellverschiebungen bestanden in einer relativen Lympho-

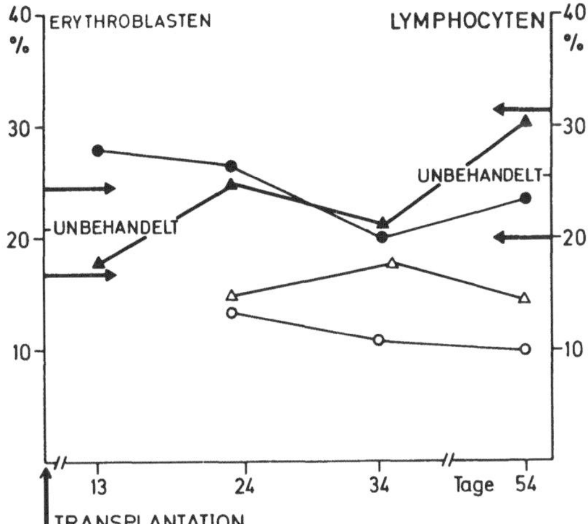

Abb. 4. Erythroblasten und Lymphocyten im Knochenmark nach Transplantation parentaler Milzzellen auf F_1-Hybride. Die Spendertiere wurden entweder schwach oder stark mit ALS behandelt (s. Methodik). △—△; ▲—▲ Lymphocyten und ○—○; •—• Erythroblasten im Empfänger von schwach (umrandet) oder stark (ausgefüllt) ALS-vorbehandeltem Milzmark. Die Lympho- und Erythroblastopenie der chronischen Transplantat-gegen-Wirtreaktion läßt sich mit einer optimalen ALS-Behandlung vollständig unterdrücken

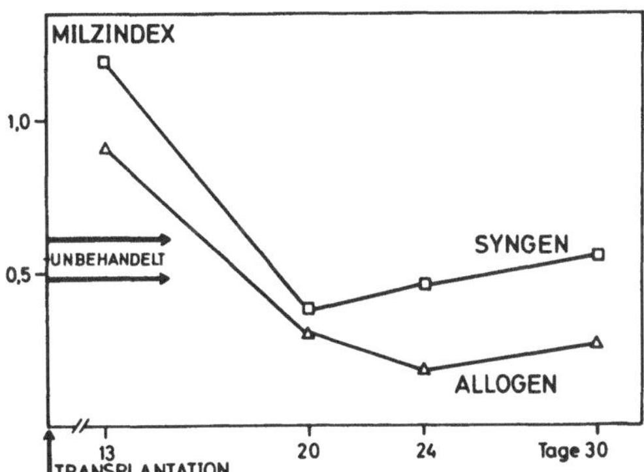

Abb. 5. Milzindices (Milzgewicht bezogen auf die linke Niere) nach syngener und allogener Knochenmarktransplantation. Der Milzgewichtsverlust nach allogener Knochenmarktransplantation ist Ausdruck einer absoluten Milzzellverarmung

penie und Erythroblastopenie (s. Abb. 4). Wurde in diesem Tiermodell die Transplantat-gegen-Wirtreaktion durch eine optimale ALS-Behandlung der Spendertiere (s. Methodik) unterdrückt, so bewegten sich Lymphocyten- und Erythroblastenwerte innerhalb der Norm unbehandelter Tiere (s. Abb. 4).

3. Um einen Eindruck von den absoluten Zellzahlen in der Milz zu gewinnen, wurden die Milzindices nach syngener und allogener Knochenmarktransplantation festgestellt. Die Milzindices (Milzgewicht bezogen auf die linke Niere) fielen nach allogener Transplantation deutlich unter die Norm unbehandelter Tiere ab und stiegen nur ante finem wieder leicht an, wahrscheinlich infolge einer septisch vergrößerten Milz (Abb. 5).

Besprechung

Die histologisch schon beschriebene und hier cytologisch nachgewiesene Lymphopenie des Knochenmarks ist ein typischer Befund nach allogener Knochenmarktransplantation (Congdon und Urso, De Vries und Vosz, Ilbery et al.). Gorer und Boyse sprechen vom „allergischen Tod", einem Erschöpfungszustand der Spenderlymphocyten, welcher nach maximaler Stimulation der Spenderlymphocyten durch inkompatible Empfängerantigene zurückbleibt. Die persistierende Metaplasie in der Milz dürfte als Versuch der myeloischen Zellen aufzufassen sein, die durch Lymphopenie bedingte Infektanfälligkeit bei allogener Krankheit zu kompensieren (van Bekkum u. De Vries).

Weniger bekannt ist die deutliche Erythroblastopenie bei allogener Krankheit. Sie dürfte Ausdruck der vereinzelt bei Strahlenchimären beschriebenen Erythrocytenverminderung sein, eines Anämietyps, dessen Entstehung van Bekkum als bislang ungeklärt bezeichnet. Eine Immunreaktion der Spenderzellen gegen die Empfängererythrocyten mit resultierendem positivem Coombstest (Pionelli und Brooke; Porter) hält van Bekkum als Erklärung vor allem bei älteren Strahlenchimären, die kaum noch Empfängererythrocyten besitzen dürften, für unzureichend.

Die dargelegten Untersuchungen sollten in diesem Zusammenhang eine zweite Erklärung für die Entstehung der Anämie mit Erythroblastopenie bei allogener Krankheit prüfen, nämlich eine Verminderung von Spendererythroblasten durch eine wiedererwachende Immunabwehr des Empfängers, durch eine Wirt-gegen-Transplantatreaktion also. Die Übertragung parentaler Milzzellen auf Empfänger der 1. Filialgeneration schließt aus immungenetischen Gründen eine Wirt-gegen-Transplantatreaktion weitgehend aus. Sie führt zu einer akuten Transplantat-gegen-Wirtreaktion, die innerhalb von 10 Tagen tödlich endet und in dieser kurzen Zeitspanne keine der allogenen Krankheit analoge cytologische Untersuchung gestattet.

Mit einer schwach immunsuppressiven Behandlung durch ALS läßt sich die eigentlich akute Transplantat-gegen-Wirtreaktion jedoch zu einer chronischen protahieren mit einem der allogenen Krankheit zeitlich entsprechenden Gewichtsabfall und einer ähnlichen Mortalität. Wie die Kurven in Abb. 4 zeigen, kommt es in diesem Versuchsmodell zu einem auch cytologisch der allogenen Krankheit ähnelnden Lymphocyten- und Erythroblastenabfall. Eine optimale Spenderbehandlung mit ALS verhindert dagegen Lymphopenie, Erythroblastopenie und — die hier nicht gezeigte — Myelocytose der Milz. Da, wie gesagt, das gewählte Versuchsmodell aus immungenetischen Gründen eine Wirt-gegen-Transplantatreaktion ausschließt, wie sie bei der allogenen Krankheit diskutiert werden könnte, darf gefolgert werden, daß die geschilderten Zellverschiebungen allein Folge einer Transplantat-gegen-Wirtreaktion sind, wobei insbesondere Spendererythroblasten durch die ablaufende Immunreaktion der Spender„immunocyten" vermindert werden. Davis et al. zeigten im System der homologen Krankheit (der akuten Transplantat-gegen-Wirtreaktion) einen verminderten Eiseneinbau. Die Autoren diskutieren eine Verminderung erythrocytärer Vorstufen als Folge des verstärkten Lymphocytenuntergangs in diesem System, der von einer hypothetischen multipotentiellen Stammzelle eine verstärkte Lymphocytennachbildung zu ungunsten der Erythroblastennachbildung abverlangt. Die in unseren Untersuchungen nachgewiesenen Erythroblastenverschiebungen bieten ein sinnvolles cytologisches Äquivalent zu den Untersuchungen von

186

DAVIS et al. Ihre Vorbeugung durch Immunsuppression der Spender mit ALS festigt überdies die Annahme eines allein durch Spenderzellen verursachten Wirkungsmechanismus.

Literatur

BARNES, D., BLAND, M., LOUTIT, J.: Colony-forming units in murine radiation chimaeras. Advance in transplantation, p. 419—422. Copenhagen: Munksgaard: 1968.

BEKKUM, D. VAN, VRIES, M. DE: Radiation Chimeras. London: Logos Press-Academic Press 1967.

CONGDON, C., URSO, I.: Homologous bone marrow in the treatment of radiation injury in mice. Amer. J. Path. 33, 749—767 (1957).

DAVIS, W., SCHOFIELD, R., COLE, L.: Decreased erythropoietic activity of spleen cell grafts in the presence of allogeneic target tissue. Exp. Hemat. 9, 60 (1966).

GORER, P., BOYSE, E.: Pathological changes in F 1 Hybrid mice following transplantation of spleen cells from donors of the parental strains. Immunology 2, 182 (1959).

GROSS, A., DAVIES, A., ROSIEK, O., KOLLER, P.: Haematological studies upon mouse radiation chimeras. In: La greffe des cellules hematopoiétiques allogénique, p. 337—345. Paris: Edition du CNRS 1965.

ILBERY, P., KOLLER, P., LOUTIT, J.: Immunological characteristics of radiation chimeras. J. nat. Cancer Inst. 20, 1051—1089 (1958).

MacNEAL, W.: Tetrachrome blood stain. J. Amer. med. Ass. 78, 1122—1129 (1922).

PIONELLI, S., BROOKE, M.: An immune hemolytic anemia as a compound of secondary disease in rabbit radiation chimares. Transplant. Bull. 7, 428—429 (1960).

PORTER, K.: Immune hemolysis: A feature of secondary disease and runt disease in the rabbit. Ann. N.Y. Acad. Sci. 87, 391—402 (1960).

VRIES, M. DE, VOSZ, O.: Delayed mortality of radiation chimeras: A pathological and hematological study. J. nat. Cancer. Inst. 28, 1403—1432 (1959).

YOFFEY, J., ANCIL, R., HOLT, J., SMITH, B., HERDAN, G.: A quantitative study of the effects of compound E, compound F and compound A upon the bone marrow of the guinea-pig. J. Anat. (Lond.) 88, 115—123 (1954).

Milz und Lymphknoten bei der Marburger Affenkrankheit
Spleen and Lymph Nodes in the "Marburger Affenkrankheit"

K. Hübner und P. Röttger *

Summary

In the "Marburg Virus" Disease there is — in addition to remarkable changes in liver and other organs — a new type of splenopathy and of virus lymphadenitis.

The spleen shows a nearly complete disappearance of the white pulp and an insudation of the cords of the red pulp, which contains fibrin and PAS-positive material near to the sinus walls. This insudation seems to disappear between the 14th and 16th day of the illness. In the lymph nodes follicular necrosis, diffuse hyperplasia of the pulp, follicular and sinusoidal giant cells and a remarkable macrophagocytosis are observed.

Intracytoplasmic perinuclear vacuolization in basophilic stem cells of the pulp as well as in retothelial cells of the sinuses seems to be specific for this viral disease. This type of vacuolization could be demonstrated in all examined lymph nodes and even in the remaining lymphoid tissue of the spleen. It corresponds to intracytoplasmic antigen deposition as seen with the fluorescence microscope in infected guinea pigs.

Vor zwei Jahren wurde in Frankfurt und in Marburg eine bisher unbekannte Infektionskrankheit durch grüne Meerkatzen eingeschleppt. Man weiß jetzt, daß es sich bei dem Erreger (Siegert et al., May u. Knothe) um ein pantropes Virus handelt, das sich auf fast alle Laboratoriumstiere übertragen läßt und dessen Pathogenität sich im Tierversuch je nach Passagezahl unterschiedlich verhält (Siegert et al.). Beim Menschen geht die Erkrankung in der akuten Phase (Martini et al., Stille et al.) mit hohem Fieber, einem charakteristischen maculo-papulösen Exanthem sowie mit Leuko- und Thrombopenie einher. Im Differentialblutbild werden neben einer — der Schwere des Infekts entsprechenden — toxischen Granulierung der segmentkernigen Leukocyten 5—10% lymphomonocytäre Zellen (Stille et al.) — „atypische Lymphocyten und Plasmazellen, Plasmazellen und pyroninophile Blasten" (Martini et al.) — beobachtet. Fast regelmäßig fallen auch Lymphknotenschwellungen auf.

Wir haben zwei Fälle dieser Erkrankung obduziert. Auf Grund der klinischen Beobachtungen und unserer pathologisch-anatomischen Befunde halten wir es für berechtigt, die Veränderungen an Milz und Lymphknoten gesondert darzustellen und zu erörtern.

Klinische Angaben

Bei unserem ersten Fall handelt es sich um einen 42 Jahre alten Mann, der am 10. Tag der Erkrankung, bei unserem zweiten Fall um eine 64 Jahre alte Frau, die am 9. Krankheitstag

* Senckenbergisches Pathologisches Institut der Universität Frankfurt/Main (Direktor: Prof. Dr. W. Rotter).

188

gestorben ist. Beide Patienten starben im Koma, bei beiden bestand final eine ausgeprägte hämorrhagische Diathese. Über die Einzelheiten der Krankheitsverläufe wurde an anderer Stelle berichtet (STILLE et al.).

Makroskopischer Befund

Bei dem 42 Jahre alten Mann waren die Lymphknoten deutlich, bei der 65 Jahre alten Frau mäßig vergrößert. In beiden Fällen zeigten die Lymphknoten eine vermehrte Konsistenz und eine grauweißliche Schnittfläche. Bei beiden Patienten fiel die feste Konsistenz der Milz auf. Sie war mäßig vergrößert. Auf der Schnittfläche war die Trabekelstruktur bei scharfkantigen Schnitträndern noch erkennbar. Die Pulpa zeigte einen graurötlichen Glanz und war nicht abstreifbar. Im ganzen erinnerte der Milzbefund etwas an eine Pulpaamyloidose.

Histologische Befunde

Lymphknoten

a) In den *Lymphknoten des 42 Jahre alten Patienten* ist die Follikelstruktur im Prinzip noch erhalten. Zahlreiche Follikel weisen jedoch zentral von Kerntrümmern durchsetzte fibrinoide Nekrosen auf. Die Follikel sind nicht vergrößert. Sie erscheinen durch eine ausgeprägte diffuse Hyperplasie der Lymphknotenpulpa auseinandergedrängt. Die Sinus der Pulpa wie die Randsinus sind deutlich verbreitert (Abb. 3). Das Zellbild in Pulpa und Sinus ist dabei außerordentlich bunt. Bei den basophilen Stammzellen der Pulpa und den Retothelzellen der Sinus (Abb. 4f, h) sind die Kerne vergrößert sowie teils hyperchromatisch mit grobscholliger Chromatinstruktur, teils optisch fast leer erscheinend mit bis zu drei großen, schwach eosinophilen Nucleolen bei deutlich hervortretender Kernmembran. Das Cytoplasma dieser Zellen ist charakterisiert durch einen Kranz perinucleärer, eng aneinander liegender 1—3μ im Durchmesser großer rundlicher Vacuolen (Abb. 4f, h). Neben den gelegentlich auch zweikernigen (Abb. 4e) Reizformen des Reticulums finden sich in Sinus und Pulpa reichlich Riesenzellen — sowohl mit Riesenkernen (Abb. 4b) als auch mehrkernig (Abb. 4a), ferner 15—20μ im Durchmesser große Kerntrümmerphagen (Abb. 4d).

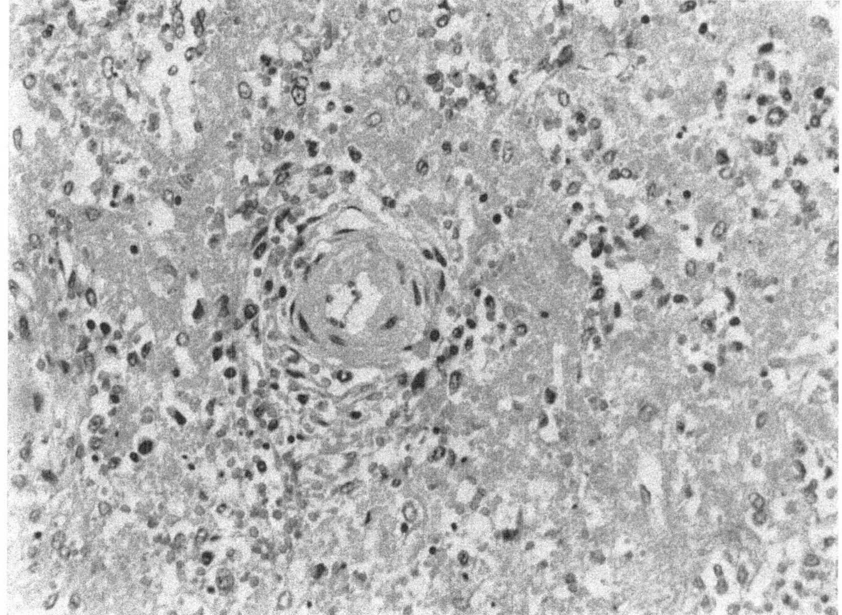

Abb. 1. Milz bei der Marburger Affenkrankheit, 42jähriger Mann, Follikelschwund, Pulpa-Insudation, HE, 250×

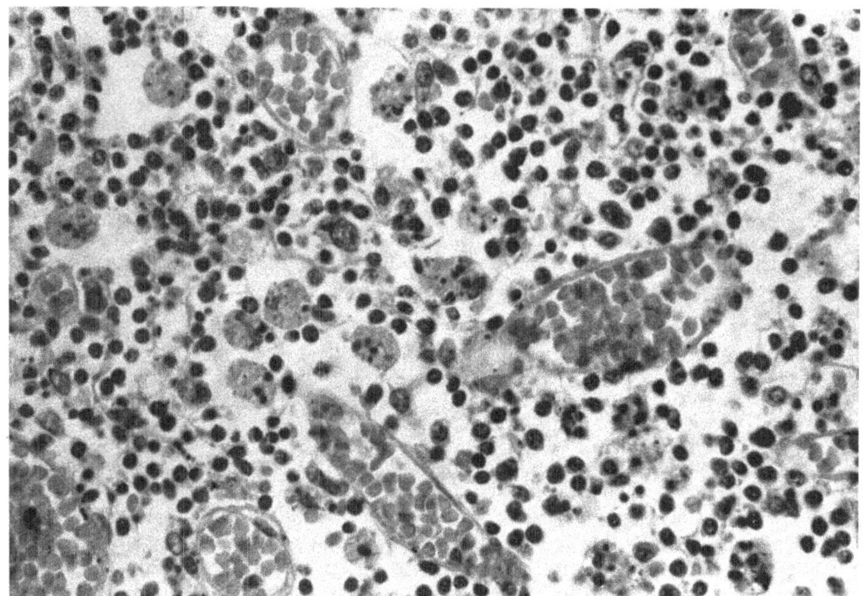

Abb. 2. Lymphknoten bei der Marburger Affenkrankheit, 42jähriger Mann, „Bunte Sinus-retikulose", HE, 250×

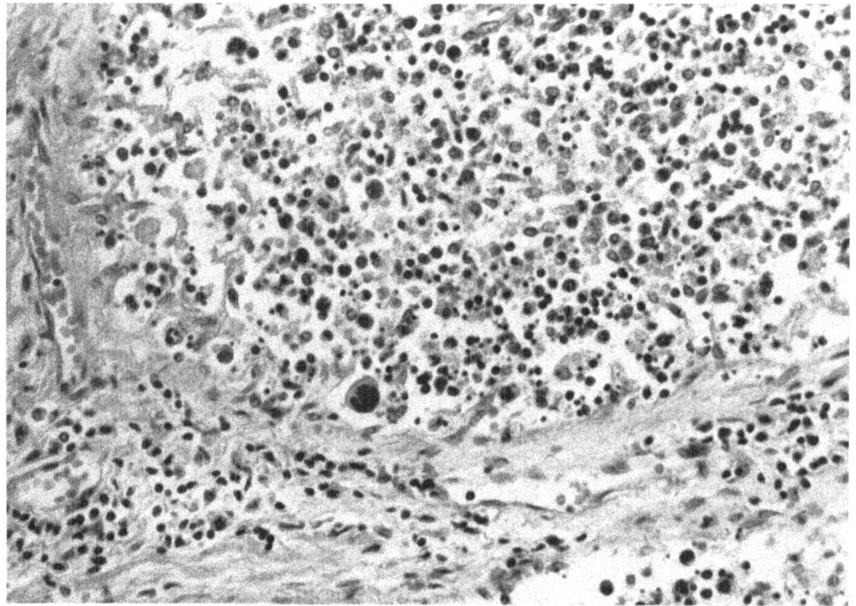

Abb. 3. Lymphknoten bei der Marburger Affenkrankheit, 64jährige Frau, Hyperämie und übergroße Makrophagen der Pulpa, HE, 400×

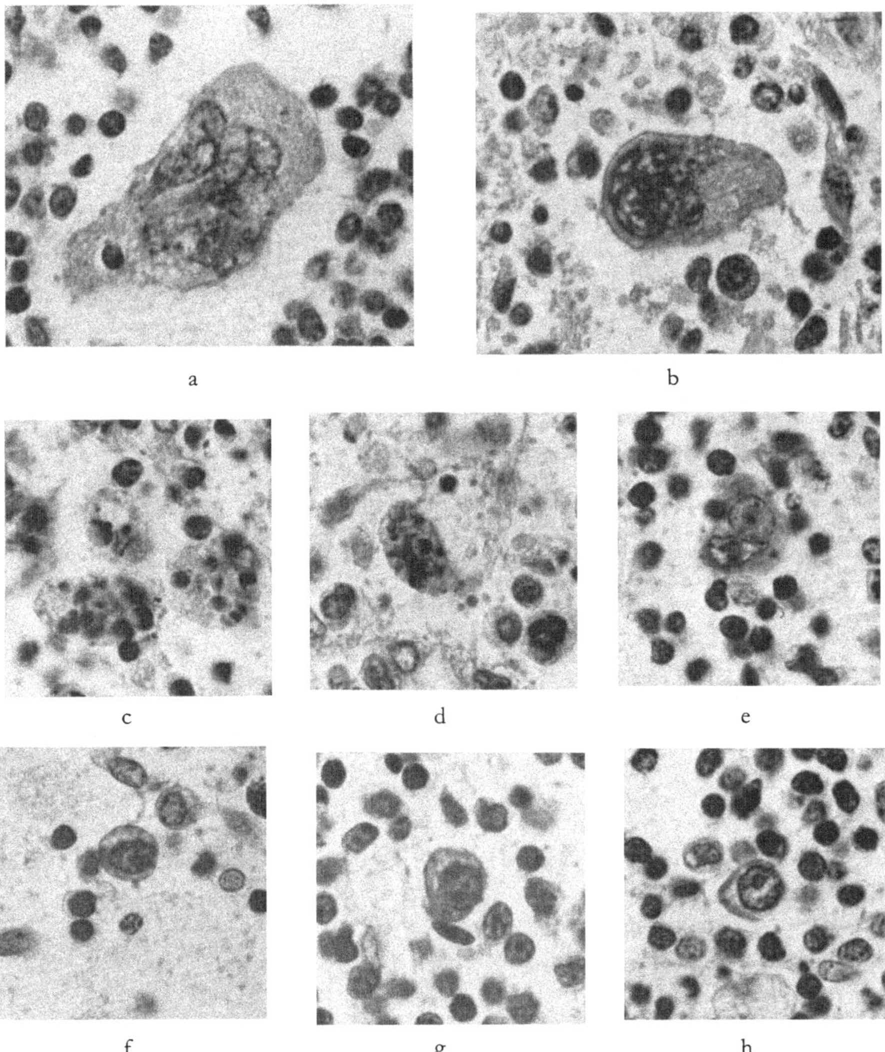

Abb. 4a—h. Zellformen bei Marburg-Virus-Lymphadenitis, HE, 1000 ×. a Warthin-Finkel-deysche Riesenzelle mit Phagocytose; Follikel. b Großkernige Riesenzelle; Sinus. c Kern-trümmer-Makrophagen („groß"). d Kerntrümmer-Makrophagen („klein"). e Zweikernige Reticulum-Zelle; Pulpa. f Cytoplasma-Vacuolen-Kette; Sinus. g Cytoplasma-Vacuolen-Kette; Pulpa. h Cytoplasma-Vacuolen-Kette; Pulpa

Mehrkernige Riesenzellen vom Warthin-Finkeldey-Typ (Abb. 4a) liegen im Randbereich der Follikel. Die Gewebsmastzellen sind in diesen Lymphknoten deutlich vermehrt (2500 bis 3000/cm²). Eine plasmacelluläre Reaktion ist nirgends erkennbar.

b) Bei den *Lymphknoten der 64 Jahre alten Patientin* könnte man beim Vergleich mit dem obigen Befund fast eine andere Erkrankung vermuten. Follikel sind nicht erkennbar, die Randsinus nicht wesentlich verbreitert. In der Pulpa wird das Bild beherrscht durch eine hochgradige Hyperämie und durch zahlreiche riesige, 30—40µ im Durchmesser große Makrophagen (Abb. 4c). Diese haben meist Kerntrümmer von Lymphocyten phagocytiert. Ihre großen längsovalen Kerne sind abgeblaßt und randständig, das Cytoplasma ist schwach eosinophil granuliert (Abb. 2). Aus den Reizformen des Reticulums in Pulpa und Sinus wird die Identität der Erkrankung mit dem ersten Fall zweifelsfrei ersichtlich; die Kern- und Cytoplasma-Veränderungen stimmen vollständig überein (Abb. 4g). Gelegentlich — jedoch sehr viel seltener als im ersten Fall — erkennt man auch in diesen Lymphknoten groß- und mehrkernige Riesenzellen. Im Gegensatz zum ersten Fall sind die Gewebsmastzellen allenfalls geringgradig vermehrt und ist stellenweise eine deutliche plasmacelluläre Reaktion erkennbar.

Milz

Anders als bei den Lymphknoten ist histologisch der Milzbefund nahezu identisch.

Die *rote Pulpa* ist zellarm. Das Reticulum ist maskiert durch die Abscheidung eosinroter, feingranulierter Insudatmassen, in welche die englumigen Sinusoide mit ihren deutlich hervortretenden Uferzellen eingebettet erscheinen (Abb. 1). Das Insudat enthält ein Netzwerk von Fibrin (Heidenhain-Mallory) und saure Mucopolysaccharide (PAS) und hat das im Prinzip erhaltene (Versilberung nach Gomori) Retikulin-Gerüst deutlich auseinandergedrängt.

Die *weiße Pulpa* ist insgesamt hochgradig reduziert. Viele Follikel sind nekrotisch, wobei sich zwischen den beiden Fällen geringfügige Unterschiede zeigen insofern, als es sich bei dem 42 Jahre alten Mann ausschließlich um fibrinoide Nekrosen handelt, während bei der 64 Jahre alten Frau bereits eine partielle Hyalinisierung der Follikelnekrosen erkennbar ist. Die übrigen Follikel sind bei beiden Fällen in gleichem Ausmaß atrophisch, d. h. bis auf kleine Reste in Nachbarschaft der Zentralarterien (Abb. 1) weggeschmolzen und durch Blutmassen ersetzt. In diesen Resten des lymphadenoiden Gewebes finden sich in beiden Fällen retikuläre Reizformen, die mit denen der Lymphknoten übereinstimmen.

Besprechung der Befunde

Lymphknoten und Milz zweier, an der Marburger Affenkrankheit verstorbener Patienten weisen Veränderungen auf, die in der von uns untersuchten akuten Krankheitsphase eine Abgrenzung der Befunde von denen anderer Virusinfekte gestatten. Eine bunte „Sinusretikulose" ist mit Follikelnekrosen in Lymphknoten und Milz, mit einer Hyperplasie der Lymphknotenpulpa, mit dem Auftreten von Riesenzellen, z. T. vom Warthin-Finkeldeyschen Typ, und einer in dieser Form noch nicht bekannten Veränderung der Milzpulpa kombiniert. Wir halten es für unwahrscheinlich, daß allein die Spezifität des Virus für die erhobenen Befunde verantwortlich ist. Vielmehr dürften hier zwei zusätzliche Faktoren eine Rolle gespielt haben. Einmal fanden sich Hinweise dafür, daß bei den Patienten zum Zeitpunkt des Todes eine hochgradige Virämie bestanden hat, ließen sich doch im Tierversuch noch mit einer Serumverdünnung von 10^{-10} tödliche Infekte erzeugen. Zum anderen dürfte von Bedeutung gewesen sein, daß es sich um den Kontakt mit einem Virus gehandelt hat, mit dem noch niemals eine humane immunologische Auseinandersetzung erfolgt ist. Für die Richtigkeit dieser Überlegungen scheint uns das Vorhandensein von Follikelnekrosen in Lymphknoten und Milz zusprechen. Derartige Befunde sind im Erwachsenenorganismus ungewöhnlich, während sie uns im frühen Kindesalter von akuten Virusinfekten durchaus geläufig sind. Überhaupt wird die Reaktion der Lymphknoten zu dem von uns untersuchten Zeitpunkt vorwiegend von den Zeichen der toxisch-degenerativen Gewebsschädigung bestimmt. Hier ist neben den Follikelnekrosen besonders das Auftreten von z. T. riesigen Kerntrümmer-Makrophagen zu nennen, wobei die Makrophagen immer wieder sichelartige, Feulgen-positive Partikel gespeichert haben, denen zunächst bei der Marburger Affenkrankheit besondere Bedeutung beigemessen worden ist (Gedigk et al.). Wir sind davon überzeugt, daß es sich dabei um Kernreste handelt, um so mehr, als wir in Lymphknotenbezirken, die reichlich Kerntrümmer enthielten, nicht selten derartige sichelförmige Kernfragmente in nur noch schattenhaft erkennbaren Lymphocyten nachweisen konnten. Von Interesse erscheint, daß auch bei der Masern-Lymphadenitis solche Kerntrümmer als „basophile Körperchen" beschrieben und als Einschlußkörper diskutiert worden sind (GRÄFF, VOSTEEN). Die bei der Masern-Lymphadenitis beobachteten übergroßen Makrophagen entsprechen weitgehend den riesigen Makrophagen unseres zweiten Falles.

Auch die Reaktion der Sinus ist wohl mehr im Sinne der toxisch-degenerativen Alteration als im Sinne der unmittelbaren Auseinandersetzung mit dem Virus zu werten. Beide Fälle zeigten qualitativ die gleichen Veränderungen. Sie waren bei dem 42jährigen Patienten lediglich sehr viel ausgeprägter. Beide Fälle zeigten das Vollbild einer bunten „Sinusretikulose" mit unterschiedlich großen, z. T. hyperchromatischen Zellformen, wobei besonders die ein- und mehrkernigen Riesenzellen, darunter einige vom Warthin-Finkeldey-Typ, imponierten. Ähnliche Befunde sind bisher nur von ROBB-SMITH bei Kindern beschrieben worden, der eine lymphoide Manifestation von Hechts Riesenzellenpneumonie vermutete.

Die unmittelbare Auseinandersetzung des lymphatischen Gewebes mit dem Virus findet — von den Riesenzellen abgesehen — ihren Niederschlag im Auftreten zahlreicher Reizformen der Lymphknotenpulpa. Dabei scheint das Auftreten eines Kranzes kernnaher Cytoplasmavacuolen in diesen Reizformen ein Specificum dieser Infektionskrankheit zu sein. Von den spontan besonders in Plasmazellen auftretenden Cytoplasmavacuolen unterscheiden sich die in unseren Fällen beobachteten Vacuolen durch ihre konstante kernnahe Lokalisation und ihre gleichmäßige Größe. SLENCZKA lokalisierte an dieser Stelle in Milzzellen fluorescenzmikroskopisch entsprechend große Antigenkomplexe. Wir halten es deshalb durchaus für möglich, daß die in den retikulären Reizformen nachgewiesenen Vacuolen perinucleären Viruskonzentrationen entsprechen. Da diese dicht gelagerten Vacuolen häufig konfluieren, könnte es sich auch bei den von SLENCZKA u. Mitarb. in Milz-Tupfpräparaten nachgewiesenen band- oder spiralförmigen Antigenkomplexen, die etwa 1—2 μ breit und 10 μ lang waren, um nach dem Zelluntergang freigewordene Virusvacuolenketten gehandelt haben.

Von den bisher bekannten Virus-Lymphadenitiden weicht der Befund bei einem der von uns untersuchten Fälle auch durch eine ausgeprägte Mastocytose ab, die sonst mehr für chronische Affektionen charakteristisch ist (LENNERT). Ob die Ursache dieses Befundes unmittelbar auf den Virusinfekt zurückzuführen ist, läßt sich nicht eindeutig entscheiden, zumal nur einer der beiden Fälle eine eindeutige Mastocytose aufwies. Auch hinsichtlich der unterschiedlichen Lymphknotenbefunde unserer beiden Fälle vermögen wir keine eindeutige Aussage zu machen. Einmal ist daran zu denken, daß das unterschiedliche Alter der Patienten eine Rolle für eine verschiedenartige Reaktion des lymphatischen Gewebes spielen könnte. Sichere Hinweise für eine altersabhängige Reaktion der Lymphknoten sind jedoch nie erhoben worden. Für wahrscheinlicher halten wir vielmehr, daß die klinischen Angaben bezüglich des ersten Krankheitstags vielleicht doch nicht der Wirklichkeit entsprachen, die abweichenden mikroskopischen Befunde des zweiten Falles (geringere „Sinusretikulose", Hyperämie, diffuse Pulpahyperplasie mit Fehlen von Follikeln, Auftreten riesiger Kerntrümmerphagen, partiellen Hyalinisierungen von Follikel-

K. Hübner und P. Röttger

nekrosen und einer plasmacellulären Reaktion) also nicht Ausdruck einer anders-
artigen Lymphknotenreaktion sind, sondern lediglich einer späteren Phase der
gleichen Erkrankung entsprechen. Nach den von Gedigk u. Mitarb. veröffentlichten Befunden späterer Krankheitstage ließen sich die Befunde unseres zweiten
Falles besser um den 12. Krankheitstag einordnen, wobei insbesondere die plasmacelluläre Reaktion für eine spätere Krankheitsphase spricht.

Während die von uns beobachteten Lymphknotenveränderungen zumindest teilweise auch bei anderen Viruserkrankungen auftreten, zeigt die Milz bei der Marburger Affenkrankheit ein bisher noch nicht bekanntes Bild. Beide von uns untersuchten Fälle wiesen die gleichen Veränderungen auf. Eine weitgehende Atrophie
der weißen Pulpa wurde von der Abscheidung eines fibrin- und mucopolysaccharid-
haltigen Insudates in die zellarme rote Pulpa begleitet. Gedigk fand diese Veränderungen nur bei Patienten, die bis zum 14. Krankheitstag verstorben waren und
an diesem Krankheitstag bereits in einem deutlich geringeren Ausmaß. Alle späteren
Krankheitsphasen ließen diese Veränderungen der roten Pulpa vermissen. Die Ursache der Pulpainsudation ist zweifellos in einer akuten toxischen Alteration der
Sinusoidwände zu sehen. Ob das Pulpainsudat auch Thrombocytenaggregate enthält, wie Gedigk vermutete, vermögen wir an Hand unserer lichtmikroskopischen
Untersuchungen nicht zu entscheiden.

Literatur

Gedigk, P., Bechtelsheimer, H., Korb, G.: Die pathologische Anatomie der Marburg-
  Virus-Krankheit (sog. „Marburger Affen-Krankheit"). Dtsch med. Wschr. 93, 590—601
  (1968).
— Korb, G., Bechtelsheimer, H.: Die pathologische Anatomie der „Marburg-Virus"-
  Krankheit. Verh. dtsch. Ges. Path. 52, 317—320 (1968).
Gräff, S.: Primärinfekt und Primärkomplex der Masern. Dtsch. med. Wschr. 1937,
  1357—1360.
Lennert, K.: Lymphadenitis ohne erkennbare Spezifität einschließlich reaktive Hyperplasie.
  In: Handbuch der speziellen pathologischen Anatomie und Histologie, Bd. I/3 A. Berlin-
  Göttingen-Heidelberg: Springer 1961.
Martini, G. A., Knauff, H. G., Schmidt, H. A., Mayer, G., Baltzer, G.: Über eine
  bisher unbekannte, von Affen eingeschleppte Infektionskrankheit: Marburger Virus-
  Krankheit. Dtsch. med. Wschr. 93, 559—571 (1968).
May, G., Knothe, H.: Bakteriologisch-virologische Untersuchungen über die in Frank-
  furt/M. aufgetretenen Infektionen durch Meerkatzen. Dtsch. med. Wschr. 93, 620—622
  (1968).
Robb-Smith, A. H. T.: The lymph node biopsy. In: Recent advances in clinical pathology,
  p. 350—370. London: J. &. A. Churchill 1947.
Siegert, R., Shu, H.-L., Slenczka, W.: Isolierung und Identifizierung des „Marburg-
  Virus". Dtsch. med. Wschr. 93, 604—612 (1968).
— — — Peters, D., Müller, G.: Zur Ätiologie einer unbekannten, von Affen ausge-
  gangenen menschlichen Infektionskrankheit. Dtsch. med. Wschr. 92, 2341—2342 (1967).
Slenczka, W., Shu, H.-L., Piepenburg, G., Siegert, R.: Antigen-Nachweis des „Marburg-
  Virus" in den Organen infizierter Meerschweinchen durch Immunfluoreszenz. Dtsch.
  med. Wschr. 93, 612—616 (1968).
Stille, W., Böhle, E., Helm, E., Rey, W. van, Siede, W.: Über eine durch Cercopithecus
  aethiops übertragene Infektionskrankheit. Dtsch. med. Wschr. 93, 572—582 (1968).
Vosteen, K. H.: Der zeitliche Ablauf der histologischen Reaktion am Waldeyer'schen
  Rachenring bei Masern. Arch. Ohr.-, Nas.- u. Kehlk.-Heilk. 164, 12—22 (1953).

Diskussion

A. GEORGII: Es gibt noch weitere Virusinfektionen, die mit Nekrosen und anderen fibrinoiden oder fibrinhaltigen Ablagerungen im lymphoretikulären Gewebe einschließlich der Milz einhergehen. Dazu gehört vor allem das Ektromelie-Virus bei Mäusen; im Experiment lassen sich eindeutige Dosis-Wirkungsbeziehungen zwischen der Gabe infektiöser Viruseinheiten und Häufigkeit sowie Größe der Nekrosen und Auftreten von Riesenzellen im Lymphknoten nachweisen. Deshalb glaube ich nicht, daß morphologische Unterschiede zwischen den beiden vorgetragenen Fällen durch eine unterschiedliche Krankheitsdauer, sondern durch graduelle Unterschiede in der Virusinfektion oder besser: Virusvermehrung zu erklären sind. Daß eine vollständige Rückbildung von Nekrosen ohne erkennbare Residuen im Lymphknoten möglich ist, erscheint weniger wahrscheinlich. — Die Vacuolisierung im Cytoplasma lympho-retikulärer Zellen ist von größtem Interesse im Hinblick auf die Vacuolisierung oder Ballonisierung von Zellkernen bei DNS-Virusreplikation (z. B. Polyoma) im Kern von Wirtszellen.

P. RÖTTGER: Riesenzellen, wenn auch in deutlich verminderter Anzahl, fanden wir auch in den Lymphknoten unseres zweiten Falles. Das Auftreten von Follikelnekrosen bei dieser perakut verlaufenden Infektion hat uns nicht überrascht. Den Befund der roten Milzpulpa deuten wir nicht als Nekrose, sondern als eine Transsudation. Ob das Insudat — wie GEDIGK vermutete — auch Thrombocyten-Aggregate einschließt, vermögen wir lichtmikroskopisch nicht zu entscheiden. Zur Frage einer dosisabhängigen unterschiedlichen Reaktion möchte ich bemerken, daß beide Patienten in einer Krankheitsphase gestorben sind, in der regelmäßig eine exzessive Virämie beobachtet worden ist.

III. Die einzelnen Blutzellsysteme in ihrer Beziehung zu Milzfunktion und Milzkrankheiten

The Relationship of the Various Blood Cell Lines to Splenic Function and Splenic Diseases

a) Milz und Erythrocyten

Spleen and Erythrocytes

Milz und Erythrocytenbildung *

Spleen and Erythropoiesis

H. Löffler **

Summary

After birth the human spleen retains the potency to produce erythrocytes. This phenomenon is revealed under pathologic conditions:
1. in severe anemias;
2. independently of specific and non-specific stimulation in cases of osteomyelosclerosis;
3. in neoplastic conditions (Di-Guglielmo's syndrome).

As an important pool of iron the spleen can indirectly influence the production of erythrocytes. As yet there is no clear cut evidence for factors of the spleen that stimulate or inhibit the erythropoiesis.

After subsidence of the reactions due to surgery, loss of the healthy spleen does not cause any change in the number of reticulocytes in the peripheral blood. Nevertheless, the spleen may sequestrate reticulocytes and thereby probably influences the maturation of reticulocytes.

The occurrence of Howell-Jolly bodies in erythrocytes after splenectomy in cases of agenesis or atrophy of the spleen can be explained by loss of the pitting function of the spleen.

There is no clear cut evidence for humoral factors of the spleen which influence the denucleation of normoblasts. Crosby has proved the pitting function for hemosiderin granules.

Markedly altered erythrocytes with Heinz bodies are eliminated by the spleen; after splenectomy they are eliminated by the bone marrow and liver. There is strong evidence for the pitting effect concerning Heinz bodies if the red cells are not too heavily altered.

It is suggested that there is a connection between Heinz bodies and esterase-positive inclusions in erythrocytes, which may be augmented after splenectomy. Moreover, erythrocytes with acid phosphatase activity are seen in greater numbers after splenectomy. Red cells in splenic veins show a higher degree of spherocytosis and a decreased osmotic resistance. After splenectomy the number of target cells is increased.

There are no significant biochemical differences between red cells of splenic artery and splenic vein.

---

* An den experimentellen Untersuchungen sind Fräulein Hahn, Dr. Gunzer und Dr. Pralle beteiligt, für die Mithilfe bei den cytochemischen Untersuchungen danke ich Fräulein Schäfer.

** Medizinische Kliniken und Polikliniken der Justus Liebig-Universität Gießen (Direktoren: Prof. Dr. H. J. Dengler, Prof. Dr. H. A. Kühn, Prof. Dr. H. G. Lasch).

Die Erythropoese der Milz beginnt beim Menschen Ende des 4. Fetalmonats und erreicht bereits Ende des 5. Monats ihren Höhepunkt. Vom 6. Monat an verschwindet sie allmählich wieder und erlischt — wie bei den meisten Säugern — um die Zeit der Geburt (Tischendorf). Postnatal erfolgt die Erythrocytenbildung beim Gesunden nur noch im Knochenmark. Die Potenz zur Erythrocytenbildung bleibt jedoch erhalten und sie kann unter bestimmten pathologischen Bedingungen wieder erwachen. Dies geschieht verständlicherweise bei Neugeborenen und Kindern rascher als beim Erwachsenen. Postnatale Erythrocytenbildung in der Milz wird beobachtet bei schweren Anämien, z.B. bei Perniciosa, seltener bei hämolytischen und anderen Anämien, bei schweren Infekt- und Tumoranämien, besonders dann, wenn eine neoplastische Infiltration des Knochenmarkes vorliegt. Auch der unspezifische Reiz einer schweren Allgemeininfektion kann die erythropoetische Potenz der Milz sichtbar werden lassen. Die bei verschiedenen Anämien auftretende Milzerythropoese hat sicher keine große funktionelle Bedeutung (Heimpel). Werden die Ursachen der genannten Zustände beseitigt und die Anämie verschwindet, dann bildet sich auch die Milzerythropoese wieder zurück.

Diesen als kompensatorische Reaktion aufzufassenden Zuständen steht die extramedulläre Blutbildung beim Osteomyelosklerose-Syndrom gegenüber, welche von spezifischen oder unspezifischen Reizen primär unabhängig ist. Bei ihr ist die Grenze zur neoplastischen Proliferation verwischt. Diese wird beim Di-Guglielmo-Syndrom in den verschiedensten Varianten, von der reinen Erythrämie bis zur Panmyelose, beobachtet und zeichnet sich pathologisch-anatomisch u.a. durch extramedulläre Erythropoeseherde in der Milz aus.

Hinweise für eine extramedulläre Erythropoese erhält man bereits aus dem peripheren Blutbild: Man findet eine Ausschwemmung von Erythroblasten, die häufig Kernanomalien aufweisen, eine ausgeprägte Aniso- und Poikilocytose, wie sie regelmäßig und am ausgeprägtesten beim Osteomyelosklerose-Syndrom gefunden wird.

Die Unterscheidung einer benignen extramedullären Erythropoese von der neoplastischen ist rein cytologisch häufig nicht möglich. Das wichtigste cytochemische Unterscheidungskriterium ist die starke PAS-Reaktion der neoplastischen Erythroblasten, die bei Osteomyelosklerose-Syndrom oder extramedullärer Erythropoese aus anderer Ursache bisher nie beobachtet wurde (Abb. 1). Die einzige Störung der Erythropoese, bei der ebenfalls eine entsprechend starke PAS-Reaktion auftreten kann, ist die Thalassaemia major. Der sichere Nachweis einer extramedullären Milzerythropoese gelingt durch die Milzpunktion sowie durch die Körperoberflächenmessung nach Gabe von radioaktivem Eisen. Bezüglich weiterer Einzelheiten zum Thema extramedulläre Erythropoese der Milz verweise ich auf die Vorträge von R. Fischer u. Mitarb. sowie von Wetzel u. Mitarb.

Wenn die Milz postnatal normalerweise auch nicht mehr Ort der Erythropoese ist, so kann sie doch mittelbar in die Erythrocytenbildung eingreifen: Neben Leber und Knochenmark ist die Milz ein wichtiges Speicherorgan für Eisen. Bei erhöhtem Bedarf des Knochenmarks infolge Blutverlust gibt sie vermehrt Eisen an die Blutbahn ab und dient damit der Hämoglobinbildung (Heilmeyer). Diese Funktion wird jedoch nach Milzverlust von den anderen Speichern übernommen und bedingt keine Sonderstellung der Milz.

Die früher viel diskutierte Produktion erythropoetischer Stoffe in der Milz ließ sich bis heute nicht mit Sicherheit nachweisen und sie spielt — selbst wenn sie statt-

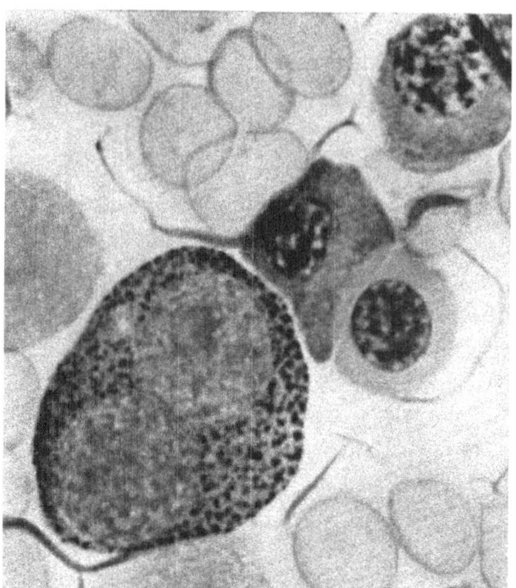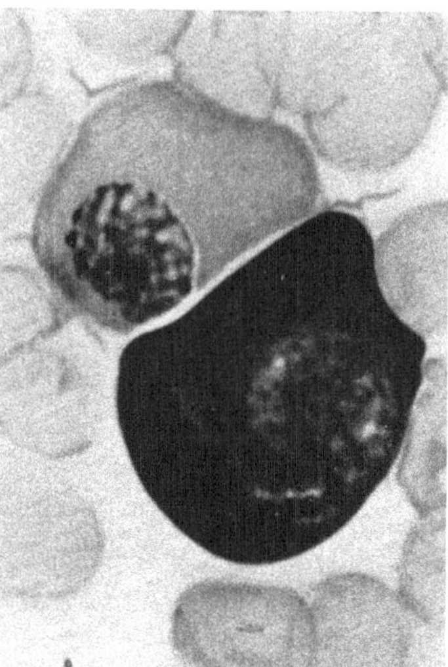

Abb. 1. Knochenmarkausstriche bei Erythrämie. Sehr starke PAS-Reaktion im Cytoplasma eines großen Teils der pathologischen Erythroblasten. 1400 ×

finden sollte — sicher keine wesentliche Rolle, wenn man bedenkt, daß nach Entfernung der gesunden Milz und Ausgleich des durch die Operation bedingten Blutverlustes keine Anämie eintritt und die Regulation der Erythropoese quantitativ ungestört bleibt (HEILMEYER, 1955; HITTMAIR). Im Experiment ließ sich nachweisen, daß splenektomierte Ratten auf Blutentzug genauso reagieren wie gesunde Kontrolltiere, das gleiche gilt für Kaninchen und Meerschweinchen. Beim Hund fanden WALDMANN u. Mitarb. nach Splenektomie eine signifikante Abnahme des zirkulierenden Erythrocytenvolumens und eine verminderte Erythrocytenproduktion bei normaler Erythrocyten-Überlebenszeit. Sie diskutieren zwei Möglichkeiten als Ursache dieser Befunde: 1. Sie sind bedingt durch die Entfernung der Milz als Erythrocyten-Reservoir. 2. Die Milz produziert humorale Faktoren, die die Produktion der Erythrocyten kontrollieren. Nach den Untersuchungen von STREICHER ist die verzögerte Regeneration nach Blutentzug bei splenektomierten Hunden mit dem gleichzeitigen Eiweißverlust zu erklären, da nach Reinfusion des Plasmas die Regeneration ebenso rasch erfolgt wie bei den normalen Kontrolltieren. In jedem Falle muß berücksichtigt werden, daß Untersuchungen beim Hunde nicht ohne weiteres auf den Menschen übertragen werden können, da die Hundemilz eine erheblich stärkere Speicherfunktion besitzt und damit in weit größerem Maße als Reservoir für Erythrocyten dienen kann als die menschliche Milz.

Auch der Nachweis eines die Erythropoese hemmenden Milzfaktors ist bisher nicht gelungen. Nach Splenektomie ist der Umfang der Eiseninkorporation in Erythrocyten unverändert (REMMELE).

Kürzlich wurde über eine den Eiseneinbau in Erythrocyten reduzierende Substanz berichtet, welche nach Röntgenbestrahlung der Milz entsteht (DALOS et al.). Die Frage ist allerdings, ob es sich um eine physiologische Substanz oder um ein durch die Bestrahlung entstandenes pathologisches Produkt handelt.

Weitere Hinweise über den Einfluß der Milz auf die Erythropoese erhoffte man sich aus der Bestimmung der Reticulocyten nach Splenektomie. Unter Berücksichtigung der vorliegenden Ergebnisse kann zusammenfassend festgestellt werden, daß der Verlust der Milz beim Gesunden nach Abklingen der operationsbedingten Veränderungen keine signifikanten Veränderungen der Reticulocytenzahl zur Folge hat (HEILMEYER, STÖRMER und KAUTZSCH, WIEDERMANN und WONDRAK). Zwischen der Reticulocytenzahl des Milzarterien- und des Milzvenenblutes bestehen beim Hunde keine signifikanten Differenzen (BERENDES, eigene Untersuchungen). Signifikante Unterschiede wurden jedoch zwischen der Reticulocytenzahl des peripheren Blutes und der Reticulocytenzahl von Milztupfpräparaten festgestellt: Die Reticulocytenzahl im Milzblut liegt wesentlich höher. Diese Befunde wurden bei Kranken mit hämolytischen Anämien sowie bei normalen Hunden erhoben (JANDL; BERENDES). CROSBY fand bei Patienten mit hämolytischer Anämie, die durch Splenektomie nicht geheilt wurden, eine Verdoppelung der Reticulocytenzahl ohne Änderung der Erythrocyten-Überlebenszeit, der Gallenfarbstoff-Produktion und der Menge der zirkulierenden Erythrocyten. Es wurde diskutiert, ob die Erhöhung der Reticulocytenzahl nach Splenektomie auf einer früheren Freisetzung der Reticulocyten aus dem Knochenmark beruht (CROSBY; LORBER) oder darauf, daß die Reticulocyten bei vorhandener Milz wegen ihrer Größe und Klebrigkeit in dieser zurückgehalten werden, bis sie reifen, kleiner und weniger klebrig werden; bei fehlender Milz würden sie also in größerer Zahl im strömenden Blut erscheinen. Für die zweite Ansicht liefert der Befund der erhöhten Reticulocytenzahl im Milzblut selbst Hinweise. Die Tatsache jedoch, daß beim Gesunden nach Milzverlust und nach Abklingen der operationsbedingten Veränderungen praktisch immer normale Reticulocytenwerte gefunden wurden, spricht dafür, daß es sich bei dem Sequestrieren der Reticulocyten durch die Milz um keine wesentliche Milzfunktion handelt.

Mit der von JANDL und BERENDES vertretenen Ansicht, daß Reticulocyten von der Milz zurückgehalten werden können, bis sie kleiner und weniger klebrig sind, schneiden wir das Problem der Beziehung zwischen Milz und Erythrocytenreifung an.

Seit den von HIRSCHFELD und WEINERT 1914 und 1915 publizierten Untersuchungen wissen wir, daß zwischen dem Verlust der Milz und dem Auftreten von Howell-Jolly-Körper-haltigen Erythrocyten im peripheren Blut ein Zusammenhang besteht. Wir wissen heute, daß es sich bei diesen Gebilden um DNS, also um Kernsubstanz handelt. Diese Befunde wurden zunächst bei Patienten mit Perniciosa, dann aber auch bei anderen Erkrankungen, bei Gesunden nach Milzruptur und bei splenektomierten Tieren erhoben. In der Studie von BEGEMANN und GEHLE ist wohl die größte Zahl von posttraumatisch splenektomierten Probanden untersucht worden. Bei 91% von 110 untersuchten Ausstrichen sind Howell-Jolly-Körper-haltige Erythrocyten gefunden worden. Der Anteil dieser Erythrocyten liegt beim Gesunden nach Milzverlust nicht sehr hoch: STÖRMER und KAUTZSCH fanden 1—14$^0/_{00}$, WIEDERMANN und WONDRAK mit zwei Ausnahmen immer unter 2% und bei den in der Gießener Chirurgischen Universitätsklinik Nachuntersuchten wurden maximal 84$^0/_{00}$ gefunden. Gelegentlich muß man mehrere Tausend Erythrocyten durchmustern, ehe man einen Erythrocyten mit Howell-Jolly-Körpern findet. Ihr vollständiges Fehlen läßt den Verdacht aufkommen, daß Nebenmilzen vorhanden sind. Zwei Ansichten über die Ursache des Auftretens der Howell-Jolly-Körper nach Splenektomie stehen sich gegenüber: 1. Die Milz verhindert die Entstehung der Howell-Jolly-Körper, sie spielt also bei der Erythroblasten-Entkernung eine Rolle. 2. Die Milz entfernt die Howell-Jolly-Körper aus den Erythrocyten.

Für die zweite Möglichkeit wurde bisher kein direkter Beweis erbracht. Der fehlende Nachweis von Howell-Jolly-Körpern im normalen Knochenmarkausstrich und im Milzarterienblut veranlaßte Hittmair zu der Formulierung, daß die spezifische Funktion der Milz des Erwachsenen nicht auf der Entfernung der Jolly-Körperchen, sondern auf der Verhinderung ihrer Entstehung beruhe. Wenn man allerdings bedenkt, daß aus jedem oxyphilen Normoblasten ein Reticulocyt und schließlich ein Erythrocyt wird, müßte man nach Milzverlust mit viel mehr Howell-Jolly-Körperchen rechnen, als sie tatsächlich gefunden werden. Wenn die Milz also bei der Normoblastenentkernung eine Rolle spielt, so kann sie nicht sehr bedeutend sein.

Wenn man konzidiert, daß auch beim normalen Menschen gelegentlich irreguläre Mitosen mit Absprengung von DNS vorkommen, die bei der Eliminierung des Kernes nicht erfaßt wird, so ist denkbar, daß diese wenigen dann als Howell-Jolly-Körper imponierenden Einschlüsse von der Milz herausgefiltert werden. Sie werden, wenn auch manchmal erst nach langem Suchen, nach Wegfall dieser Filterfunktion der Milz sichtbar. Nach den elektronenoptischen Untersuchungen von Jung besteht kein Zweifel, daß die Milz prinzipiell in der Lage ist, derartige Zelleinschlüsse aus den Erythrocyten zu entfernen.

Dieser von Crosby als „pitting-effect" bezeichnete Vorgang wurde von ihm durch Übertragung siderocytenreichen Blutes auf Empfänger mit und ohne Milz für Eiseneinschlüsse bewiesen. Bisher nicht mit Sicherheit bewiesen ist, daß es sich hierbei um einen Reifungseffekt der Milz auf normale Erythrocyten handelt, da beim Gesunden nach Milzverlust sehr widersprüchliche Angaben vorliegen. So fanden Störmer und Kautzsch keine Vermehrung des Siderocyten nach Splenektomie, Bernauer (zitiert nach Weinreich) konnte keinen Unterschied des Siderocytengehaltes zwischen Milzarterien- und Milzvenenblut feststellen, und Waldmann u. Mitarb. fanden nach Splenektomie beim Hund keine Zunahme des Siderocytengehaltes. Die eigenen Untersuchungen bei Hunden ergaben ebenfalls keinen Unterschied zwischen Milzarterien- und Milzvenenblut. Dem stehen die Beobachtungen von Begemann und Gehle gegenüber, die bei 75% ihrer splenektomierten Probanden mehr als $3^0/_{00}$ Siderocyten feststellten. Vielleicht erklären die Beobachtungen von Wiedermann und Wondrak diese Diskrepanz: Sie fanden nämlich nur in den ersten Jahren nach Splenektomie eine Siderocytenvermehrung. Regelmäßig nachweisbar und eindrucksvoll ist die Siderocytenvermehrung nach Entfernung der Milz bei konstitutionellem hämolytischen Ikterus und bei Zuständen pathologischer Siderocytenvermehrung. Zusammengefaßt sprechen viele Befunde für einen Reinigungseffekt der Milz bezüglich der Eiseneinschlüsse in den Erythrocyten, und es gibt keinen sicheren Hinweis für eine humorale Beeinflussung des Eiseneinbaues bei der Erythrocytenbildung im Knochenmark.

Ähnlich wie bei den Howell-Jolly-Körpern wurde auch für die Heinzschen Innenkörper diskutiert, ob sie während der Milzpassage aus den Erythrocyten herausgelöst werden können, ohne daß die Erythrocyten selbst zerstört werden. Eine Stütze erhielt diese Ansicht durch den Nachweis von Heinzschen Innenkörpern bei hämolytischen Anämien von Kindern mit Milzaplasie und mit anderen Anomalien. Schließlich wurde entdeckt, daß Neugeborene und insbesondere Frühgeborene besonders häufig zu spontaner Innenkörperbildung neigen (Übersicht bei BETKE sowie KLEIHAUER). Bisher wurde — soweit ich sehe — kein Enzymdefekt bei den Innenkörperanämien der Kinder mit angeborener Milzaplasie und bei jener Sondergruppe von Innenkörperanämien mit Mesobilifuscinurie gefunden, doch liegt der Verdacht nahe, daß entweder ein Enzymdefekt oder eine Hämoglobinanomalie vorliegt, da bekanntlich die Bildung von Heinzschen Innenkörpern spontan oder nach Zufuhr der verschiedensten Noxen besonders leicht bei Störungen des Glutathionstoffwechsels (z. B. bei Glutathion-Reductase- oder Glucose-6-Phosphat-Dehydrogenasemangel) oder Hämoglobinanomalien (Hb-Zürich, Hb H u. a.) vorkommt. Sicher ist, daß nach Milzexstirpation Heinzsche Innenkörper in viel größerer Zahl auftreten als bei vorhandener Milz (ZADEK und BURK; SELWYN; Übersicht bei DACIE).

Experimentell fanden ROTHBERG et al. bei Kaninchen nach hohen Dosen von Acetylphenylhydrazin, daß die Milz die veränderten Erythrocyten vollständig entfernt; wurde die Milz exstirpiert, dann blieben die Heinzkörper-haltigen Erythrocyten länger in der Zirkulation, wurden schließlich jedoch von Leber und Knochenmark eliminiert. Nach den Untersuchungen von AZEN und SCHILLING bei Ratten kann nicht sicher entschieden werden, ob die Milz die Heinzkörper-haltigen Erythrocyten ganz oder ob sie z. T. nicht nur die Heinzkörper aus den intakten Erythrocyten entfernt. Dieser Effekt ist möglicherweise dosisabhängig (s. auch DACIE). Für die zumindest partielle Pitting-Funktion der Milz hinsichtlich der Heinzkörper-Elimination sprechen auch die Untersuchungen von SCHMID et al. (s. auch KOYAMA et al.). Bisher existiert kein sicherer Beweis dafür, daß die Milz die Entstehung der Heinzschen Innenkörper verhindert.

Im Zusammenhang mit den Heinzschen Innenkörpern sei noch kurz auf die unspezifische Esterasereaktion der Erythrocyten hingewiesen. Ohne Zweifel ist diese Reaktion im cytochemischen Präparat teilweise mit der Substantia granulo-filamentosa verknüpft (PETERS Lit.). Außerdem findet man meist peripher gelegene rundliche esterasepositive Strukturen, die von PETERS regelmäßig im Neugeborenenblut nachgewiesen wurden und nach seinen Untersuchungen zumindest teilweise Heinzschen Innenkörpern entsprechen. Nachdem von MERKER bereits auf eine Erhöhung der esterasepositiven Erythrocyten nach Splenektomie aufmerksam gemacht worden war, hatten wir Gelegenheit, bei einer Patientin mit nicht-sphärocytärer hämolytischer Anämie, bei einer weiteren Patientin mit konstitutionellem hämolytischen Ikterus jeweils vor und nach Splenektomie sowie bei einem Patienten mit Thalassaemia minor die Esteraseaktivität in den Erythrocyten zu bestimmen. Nach Splenektomie fanden wir immer eine Vermehrung der peripher gelegenen esterasepositiven Strukturen in den Erythrocyten (Abb. 2). Die bisher durchgeführten Untersuchungen bei splenektomierten Kaninchen scheinen diesen Befund zu bestätigen, doch fehlen uns noch ausreichende Verlaufsbeobachtungen.

Mit den verfügbaren cytochemischen Methoden kann in reifen Erythrocyten keine Aktivität von saurer Phosphatase erfaßt werden; lediglich bei erheblich gesteigerter Regeneration finden sich einzelne feine Körnchen des Reaktionsproduktes in großen Erythrocyten, die Reticulocyten entsprechen. Bei der vorhin erwähnten Patientin mit hereditärer Sphärocytose wurde während der Operation Milzarterien-, Milzvenen-Blut sowie Blut von der Schnittfläche untersucht, und es zeigte sich ein höherer Anteil von Erythrocyten mit saurer Phosphataseaktivität sowie mehr saure Phosphatase-positive Strukturen pro Erythrocyt im Milzarterien- und Milzblut als im

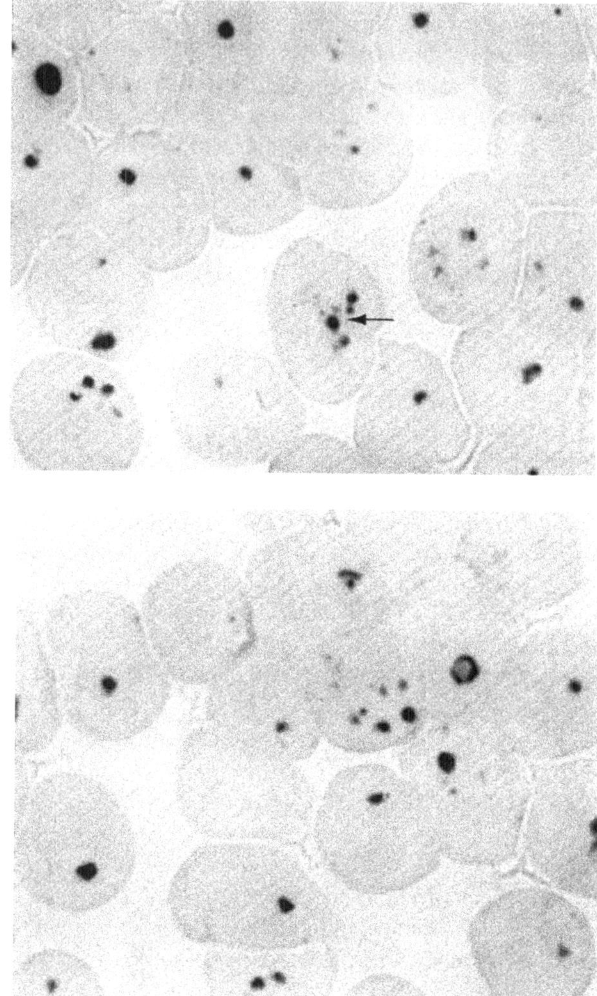

Abb. 2. Periphere Blutausstriche bei nicht-sphärocytärer hämolytischer Anämie nach Splenektomie. Esterasereaktion mit α-Naphthylacetat und Hexazoniumpararosanilin. In den meisten Erythrocyten sieht man rundliche Strukturen mit Esteraseaktivität, in einigen feinere Körnchen, die netzartig miteinander verbunden sind (Pfeil). Ca. 2000 ×

Milzvenenblut. Es ist möglich, daß die cytochemisch erfaßbare saure Phosphatase der jungen Erythrocyten auf die elektronenoptisch nachgewiesenen Reste des Golgi-apparates zurückzuführen ist. Diese Strukturen könnten während des Aufenthaltes der Reticulocyten in der Milz im Rahmen der Ausreifung zumindest teilweise verschwinden. Dies würde erklären, warum nach Splenektomie vermehrt Erythrocyten mit saurer Phosphatase auftreten.

Während der Milzpassage erfahren die Erythrocyten insofern eine Veränderung, als durch Wasseraufnahme der sphärische Index erhöht und die osmotische Resistenz herabgesetzt wird (HEILMEYER; CHANUTIN et al.). Ferner ist bekannt, daß der Erythrocytendurchmesser nach Splenektomie infolge Oberflächenvergrößerung bei gleichem Zellvolumen zunimmt. Hierdurch werden die Erythrocyten dünner und manifestieren sich im Ausstrich als Target-Zellen. STÖRMER und KAUTZSCH fanden nach Splenektomie 1—40$^0/_{00}$, WIEDERMANN und WONDRAK im Durchschnitt 100$^0/_{00}$ Target-Zellen. Da nach den Untersuchungen von CROSBY durch den Milzverlust nicht die bereits vorhandenen Erythrocyten entsprechend verändert werden, sondern allmählich durch eine neue Population mit größerer Oberfläche ersetzt werden, wird ein Einfluß der Milz auf die Reifung der Erythrocytenoberfläche angenommen. Wie dies geschieht, ist bisher unklar.

Die chemischen Unterschiede zwischen den Erythrocyten von Milzarterien- und Milzvenenblut scheinen nur gering zu sein. Nach PRANKERD haben die Erythrocyten der Milzschnittfläche einen gering erhöhten Natrium- und Kaliumgehalt. Wir haben gemeinsam mit HAHN und PRALLE die Aktivität der Glucose-6-Phosphatdehydrogenase, der Malat-Dehydrogenase sowie Lactat und Pyruvat in Erythrocyten des Milzarterien- und Milzvenenblutes bestimmt und konnten dabei bisher keine signifikanten Unterschiede erfassen. Auch beim Kaninchen konnten WEINREICH u. Mitarb. keine Differenz zwischen Milzarterien- und Milzvenenblut feststellen.

Literatur

AZEN, E. A., SCHILLING, R. F.: J. Lab. clin. Med. **62**, 59 (1963).
BEGEMANN, H., GEHLE, W.: Dtsch. med. Wschr. **84**, 449 (1959).
BERENDES, M.: Blood **15**, 558 (1959).
BERNAUER: Diss. Freiburg 1957 (zit. nach WEINREICH).
BETKE, K.: Toxische hämolytische Anämien. In: Handbuch der Kinderheilkunde, Bd. VI. Berlin-Heidelberg-New York: Springer 1967.
CHANUTIN, A., LENTZ, E. A., LUDEWIG, S.: Amer. J. Physiol. **173**, 474 (1953).
CROSBY, W. H.: Blood **14**, 399 (1959).
DACIE, J. V.: The haemolytic anaemias. Part IV. London: J. & A. Churchill Ltd. 1967.
DALOS, B., DÖKLEN, A., HORVATH, M.: Nature (Lond.) **222**, 1075 (1969).
HEILMEYER, L.: Bibl. haemat. **3**, 21 (1955).
— Der Eisenstoffwechsel. In: Handbuch der inneren Medizin, 5. Aufl., Bd. II/1. Berlin-Heidelberg-New York: Springer 1968.
HEIMPEL, H.: Erythropoese und Erythrocytenumsatz. In: Handbuch der inneren Medizin, 5. Aufl., Bd. II/1. Hrsg. L. HEILMEYER. Berlin-Heidelberg-New York: Springer 1968.
HIRSCHFELD, H.: Dtsch. med. Wschr. **1915**, 1099, 1129.
— WEINERT, A.: Berl. klin. Wschr. **51**, 1026 (1914).
HITTMAIR, A.: Bibl. haemat. **3**, 1 (1955).
— Physiologie und Pathologie der Milz. München-Berlin-Wien: Urban & Schwarzenberg 1969.
JANDL, J. H.: J. clin. Invest. **37**, 905 (1958).
JUNG, F.: Klin. Wschr. **36**, 63 (1958).
KLEIHAUER, E.: Fetales Hämoglobin und fetale Erythrozyten. Stuttgart: Enke 1966.
KOYAMA, S., AOKI, S., DEGUCHI, K.: Mie med. J. **14**, 143 (1964).
LORBER, M.: Blood **13**, 972 (1958).
MERKER, H.: Folia haemat. (München), N.F. **9**, 366 (1964).
PETERS, H.: Acta haemat. (Basel) **37**, 240 (1967).
PRANKERD, T. A. J.: Quart. J. Med. **29**, 199 (1960).
REMMELE, W.: Die humorale Steuerung der Erythropoiese. Berlin-Göttingen-Heidelberg: Springer 1963.
ROTHBERG, H., CORALLO, L. A., CROSBY, W. H.: Blood **15**, 1180 (1959).
SCHMID, R., BRECHER, G., CLEMENS, T.: Blood **14**, 991 (1959).

Selwyn, J. G.: Brit. J. Haemat. **1**, 173 (1955).
Störmer, A., Kautzsch, E.: Med. Klin. **53**, 628 (1958).
Streicher, H.-J.: Langenbecks Arch. klin. Chir. **293**, 245 (1960).
Tischendorf, F.: Die Milz. In: Handbuch der mikroskopischen Anatomie des Menschen,
    Bd. VI/6. Berlin-Heidelberg-New York: Springer 1969.
Waldmann, Th. A., Weissman, Sh. M., Berlin, N.: Blood **15**, 873 (1960).
Weinreich, J.: Ergebn. inn. Med. Kinderheilk., N.F. **19**, 1 (1963).
— Koehler, E., Wieghardt, R.: Klin. Wschr. **45**, 729 (1967).
Wiedermann, B., Wondrak, E.: Z. ges. inn. Med. **17**, 20 (1962).
Zadek, J., Burg, K.: Folia haemat. **41**, 333 (1930).

Experimentelle Erzeugung von enzymhaltigen Heinzschen Innenkörpern

Experimental Production of Enzyme Containing Heinz Bodies

H. Peters *

Summary

Heinz bodies in erythrocytes of newborn or splenectomized humans exhibit a strongly positive alpha naphthyl acetate esterase reaction. In contrast, Heinz bodies formed by in vitro treatment of erythrocytes with phenylhydrazine show no enzyme activity. In rabbits acetylphenylhydrazine treatment also results in the production of enzyme-negative Heinz bodies in circulating erythrocytes, whereas bone marrow erythroblasts yield Heinz bodies of a distinctly enzyme-positive type. Erythrocytes with strongly enzyme-positive Heinz bodies are detectable in the blood of acetylphenylhydrazine-injected animals a few days later. This indicates that formation of enzyme-positive Heinz bodies results from an effect on the bone marrow.

Thus, distinction between the action of Heinz body-inducing agents on bone marrow and on the peripheral blood is possible as shown by our experiments.

Mit Hilfe von Doppelfärbungen konnte gezeigt werden, daß Heinzsche Innenkörper menschlicher Erythrocyten das cytochemisch nachweisbare Enzym Alpha-Naphthyl-Acetat-Esterase („unspezifische Esterase") enthalten (Peters). Dieser Befund war insofern erstaunlich, als reife Erythrocyten nicht in der Lage sind, Proteine und damit Enzyme zu synthetisieren.

In weiterführenden Untersuchungen diente das Blutgift Phenylhydrazin bzw. Acetylphenylhydrazin zur Erzeugung von Heinzkörpern in vitro sowie in vivo beim Kaninchen.

Hohe Dosen von Phenylhydrazin führen in der Blutzellkultur, bei menschlichem ebenso wie bei Kaninchenblut, zur Hämolyse. Geringere Dosen verursachen lediglich eine Denaturierung von Hämoglobin-Anteilen. Aggregate dieses denaturierten Hämoglobins lassen sich phasenoptisch in der Zelle erkennen und außerdem mit Hilfe von Brillantkresylblau oder Nilblausulfat als Heinzsche Innenkörper supravital anfärben.

Diese in vitro erzeugten Innenkörper sind jedoch esterasenegativ, im Gegensatz zu den Heinzkörpern, die man im Neugeborenen- und Erwachsenenblut physiologisch findet, und sie werden auch nach längerer Kultivierung im Brutschrank nicht esterasepositiv.

Gleiche fermentnegative Innenkörper treten aber auch auf, wenn man Kaninchenerythrocyten in vivo durch subcutane Injektion von Acetylphenylhydrazin vergiftet.

---

* Pathologisches Institut der Universität Kiel.

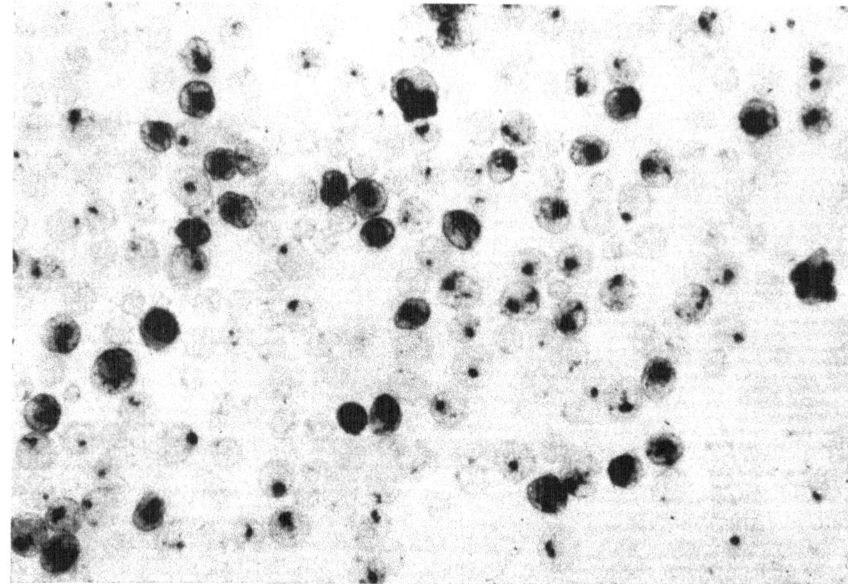

Abb. 1. Häufung von extrem esterasehaltigen Reticulocyten und Erythrocyten im peripheren Kaninchenblut 5 Tage nach Injektion von Acetyl-Phenylhydrazin. Das Reaktionsprodukt der α-Naphthyl-Acetat-Esterase-Reaktion liegt bei den Reticulocyten im Bereich der Substantia granulofilamentosa, in den reifen Erythrocyten zeigt es die für Heinzkörper typische periphere Lokalisation. 560 ×

Es kommen hier jedoch zwei weitere Effekte hinzu: Einmal wird durch die teilweise Hämolyse die Knochenmarks-Aktivität stimuliert; wir bekommen also in der Folgezeit eine starke Ausschüttung von Reticulocyten aus dem Knochenmark.

Zweitens: Die frisch aus dem Knochenmark ausgeschütteten jungen Zellen, die zum Zeitpunkt der Phenylhydrazin-Gabe noch kernhaltige Vorstufen waren, tragen ebenfalls Heinzsche Innenkörper, die jetzt aber stark esterasepositiv sind. Die Vermutung, daß es sich hierbei lediglich um die Substantia granulofilamentosa der Reticulocyten handelt, kann in Doppelfärbungen widerlegt werden.

Hierbei wird das Blut zuerst mit Nilblau supravital gefärbt, wodurch die charakteristische Fadenstruktur der Subst. granulofilamentosa entsteht. Die anschließende Fermentreaktion zeigt, daß die stark fermentpositiven Innenkörper nicht identisch mit der Subst. granulofilamentosa sind, ihr jedoch angehören können.

Der Verlauf nach der Injektion von Phenylhydrazin zeigt eine Zunahme der Zahl fermentpositiver Zellen ebenso wie die Zunahme der Fermentaktivität jeder einzelnen Zelle.

Am 5. Tag p.i. ist das Vollbild erreicht (Abb. 1), danach wird die Zahl der aus dem Knochenmark ausgestoßenen stark esterasehaltigen Zellen wieder geringer. In diesem Bild sieht man einen exzessiven Gehalt an unspezifischer Esterase in den Zellen, wie er sonst in peripheren Blutzellen nicht zu finden ist. Weiter wird deutlich, daß die esterasepositiven Innenkörper über das Reticulocyten-Stadium hinaus in den Zellen persistieren, ein weiterer Hinweis darauf, daß sie der Subst. granulofilamentosa nicht zugehören.

206

Es läßt sich zusammenfassend also sagen, daß nach in-vivo-Gabe von Phenyl-hydrazin in den kernhaltigen Knochenmarks-Zellen unspezifische Esterase syntheti-siert wird, während die reifen Erythrocyten des peripheren Blutes auf dieselbe Schädigung nicht mit der Synthese eines Enzyms antworten können. Umgekehrt kann man alle Heinzkörper, die esterasepositiv sind, in ihrer Entstehung auf den Zeitpunkt vor der Erythroblasten-Entkernung zurückdatieren.

Diese Befunde sowie der Nachweis von saurer Phosphatase im Zusammenhang mit Heinzkörpern durch Herrn LÖFFLER werfen die Frage auf, ob Heinzkörper nicht dem Lysosomenkomplex zuzuordnen sind.

Literatur

PETERS, H.: Die Lokalisation der unspezifischen Esterase in foetalen Erythrozyten und deren Vorstufen. Acta haemat. **37**, 240—252 (1967).

Zur Bedeutung der Milz bei sideroachrestischer Anämie

On the Role of the Spleen in Sideroachrestic Anemia

H. OERKERMANN *

Im Zusammenhang mit dem Referat von LÖFFLER möchte ich noch auf die Funktion und das Verhalten der Milz bei dem Krankheitsbild der sideroachrestischen Anämie hinweisen. Hier kommt der Milz, was besonders durch die Untersuchungen von CROSBY (CROSBY sowie CROSBY und SHEEHY) belegt wurde, in gesteigertem Maße die Aufgabe zu, aus den vermehrt anfallenden Siderocyten das nicht im Hämoglobinmolekül verankerte Eisen zu eliminieren. Sie tut dies aufgrund ihres besonderen anatomischen Baus. Indem die Siderocyten durch die engen Stomata der Sinuswände hindurchgezwängt werden, werden aus ihnen die Eisengranula gewissermaßen „herausgemolken", wie es HEILMEYER sehr treffend formuliert hat (HEILMEYER, 1962). Das Eisen gelangt anschließend in die milzständigen Zellen des RHS, wo es entweder gespeichert oder von dort in andere Organe, beispielsweise in die Leber oder in das Knochenmark, transportiert wird.

Dieser Vorgang zählt an und für sich zu den physiologischen Funktionen der Milz; denn auch normalerweise entstehen in gewissem Umfange Siderocyten, deren Eisengranula in der Milz entfernt werden. Bei der sideroachrestischen Anämie wird die Milz jedoch in dieser Hinsicht besonders stark beansprucht, und es ergibt sich die Frage, ob sie hierdurch, vielleicht aber auch als Reaktion auf die sich bei der sideroachrestischen Anämie nicht selten entwickelnde Pigmentcirrhose der Leber, eine Aktivierung erfährt, die zum sog. Hypersplenismus führt. Ungeklärt ist nämlich bislang noch immer, wie die Leuko- und Thrombocytopenie zustande kommt, die bei der sideroachrestischen Anämie relativ häufig zu beobachten ist, und es ist in Erwägung zu ziehen, daß die Milz hierbei eine Rolle spielt.

Ein Hinweis darauf ergab sich für uns aus der Untersuchung mehrerer Fälle von sideroachrestischer Anämie, über die bereits an anderer Stelle berichtet wurde (LENNERT und OERKERMANN). Hier trat besonders in einem Falle ein splenogener Effekt in Erscheinung, weshalb ich diesen Fall in seinen wesentlichen Punkten kurz schildern möchte **.

Es handelte sich um eine Anaemia sideroachrestica hereditaria bei einem 20jährigen Manne. Im fortgeschrittenen Stadium der Erkrankung hatten sich bei ihm eine Hepato- und Splenomegalie entwickelt, gleichzeitig war es zu einer Verminderung der Thrombocyten bis auf Werte um 70000 pro mm³ und der Leukocyten bis auf 900 pro mm³ gekommen. Im Knochenmark war histobioptisch eine deutliche Verminderung der Granulocytopoese und der Megakaryocyten festzustellen gewesen, bei hochgradiger Hyperplasie und Sideroblastose

---

* Medizinische Universitätsklinik Köln.

** Die klinischen Daten verdanken wir Herrn Prof. Dr. BAMBERGER, Direktor der Univ.-Kinderklinik Heidelberg, und Herrn Prof. Dr. A. LINKE, damaligem Oberarzt der Med. Univ.-Klinik Heidelberg (Direktor: Prof. Dr. MATTHES).

der Erythropoese. Nach Durchführung einer Splenektomie normalisierten sich die Leuko- und Thrombocytenwerte wieder und änderten sich auch bis zum Tode des Patienten, 9 Monate später, nicht mehr. Eine Besserung der Anämie trat nicht ein. Das histologische Bild des Knochenmarkes post mortem ergab, im Vergleich mit dem früheren Befund, die Wiederherstellung einer regelrechten Thrombo- und Granulocytopoese. Das Bild der Erythropoese war unverändert geblieben. Die exstirpierte Milz bot histologisch eine hochgradige Pulpahyperplasie mit nur mäßiger Siderose der Reticulumzellen. Die Follikel waren hyperplastisch und zeigten floride Keimzentren. Eine während der Operation durchgeführte Leberbiopsie sowie die Leberhistologie post mortem ließen Veränderungen im Sinne einer ausgeprägten Pigmentcirrhose mit massiver Eiseneinlagerung erkennen.

Mögliche Wechselwirkungen zwischen Milz und Granulo- bzw. Thrombocytopoese an dieser Stelle zu erörtern, hieße späteren Vorträgen und Referaten, die sich eingehender mit diesem Problem befassen werden, vorzugreifen. Ich möchte daher lediglich noch einmal hervorheben, daß bei einer primären Störung der Erythropoese, wie der sideroachrestischen Anämie, eine Stimulierung der Milz möglich zu sein scheint, die dann ihrerseits zu einer zusätzlichen Hemmung des megakaryocytären und des granulopoetischen Systems führen kann.

Literatur

Crosby, W. H.: Blood **12**, 165 (1957).
— Sheehy, T. W.: Brit. J. Haemat. **6**, 56 (1960).
Heilmeyer, L.: Med. Klin. **4**, 121 (1962).
Lennert, K., Oerkermann, H.: Beitr. path. Anat. **136**, 34 (1967).

Diskussion

A. M. Ganzoni: Siderocyten lassen sich experimentell erzeugen durch
  a) Blutung oder Injektion von Phenylhydrazin oder
  b) Pyridoxinmangel (Deiss, A. et al.: J. Clin. Invest. **45**, 353, 1966).

In der ersten Situation sind praktisch alle Reticulocyten Siderocyten; werden diese in vitro inkubiert, findet eine quantitative Einwanderung von Nicht-Hämoglobineisen in Hämoglobineisen statt. Die Anämie-induzierten Reticulocyten, übertragen in Empfängertiere, verschwinden rasch in Gegenwart oder Abwesenheit der Milz. Andererseits läßt sich in vitro keine Abnahme der durch den Pyridoxinmangel induzierten Siderocyten beobachten; auch ist für ihre Entfernung in vivo die Präsenz der Milz notwendig. Thorell hat vor längerer Zeit gezeigt, daß der junge Erythroblast zunächst mehr Eisen aufnimmt als er für die Pigmentsynthese benötigt. Dieser „Storage-Eisenpool" wird im Verlaufe der Differenzierung immer kleiner, um dann ganz zu verschwinden. Eigene Untersuchungen zeigten eine Unabhängigkeit der cellulären Eiseninkorporation vom Eisenangebot.

F. Heckner: Wir haben 2 Fälle von Hämochromatose beobachtet, die irrtümlich splenektomiert und mehrere Jahre lang mit dem Befund einer extremen Siderocytose beobachtet wurden. In jedem Erythrocyt befand sich ein Eisengranulum. Ich möchte annehmen, daß die mit dem Milzverlust einhergehende Einbuße des pitting-Effektes sich bei derartigen Fällen ebenso auswirkt, wie bei den Kernresten der Normoblasten, während die physiologischen Siderocyten auch vom milzlosen Organismus irgendwie verkraftet werden.

N. Söderström: Nach unseren Erfahrungen gibt es 2 Typen von Howell-Jolly-Körperchen, die in gewöhnlichen Ausstrichen kaum zu unterscheiden sind.
1. Bei gewissen Blutkrankheiten, vor allem megaloblastischen Anämien, gibt es — bei erhaltener Milz — Howell-Jolly-Körperchen, die in der Tat intracellulär in den Erythrocyten zu finden sind. Im Knochenmark findet man hierbei auch ähnliche Kernsplitter in den Normoblasten.

2. Nach Splenektomie auftretende Howell-Jolly-Körperchen befinden sich *nicht* innerhalb der Zellmembranen, also nicht intracellulär. Sie sind an der Außenfläche der Erythrocyten angeklebt und sind auch ziemlich reichlich ganz frei zwischen den Erythrocyten zu finden. Im Knochenmark findet man hierbei nie Normoblasten mit entsprechenden Kernsplittern. Howell-Jolly-Körperchen nach Splenektomie sind also freie Kernfragmente, die zusammen mit den Erythrocyten aus dem Knochenmark ausgeschwemmt werden und recht häufig an den Erythrocyten anhaften.

H. Pietschmann: Eine positive cytochemische Reaktion der sauren Phosphatase in den Erythrocyten konnten wir u. a. bei einer chronischen hämolytischen Anämie mit Innenkörperbildung infolge abnormalen Hämoglobins („Hb Wien") — es handelt sich um einen Aminosäureaustausch in der β-Kette — beobachten.

R. Neth: Zwischen den biochemisch nachweisbaren enzymatischen Aktivitäten und den Esterase-positiven Erythrocyten besteht keine positive Korrelation (Schröder u. Mitarb., Klin. Wschr. 1967). Findet man nach Milzexstirpation, bezogen auf die Reticulocytenzahl, einen Anstieg der biochemisch nachweisbaren enzymatischen Aktivitäten in den Erythrocyten?
Handelt es sich bei den nach der Milzexstirpation vermehrt auftretenden Esterase-positiven Erythrocyten um den Nachweis von Lysosomen bzw. Mitochondrienresten?
Wie erklären sich unsere Befunde (gemeinsam mit Schröder) bei einer Patientin mit einer aplastischen Anämie und Milzexstirpation: Wir sahen, verglichen mit dem Spenderblut vor der Transfusion und dem Blut der Patientin direkt nach der Transfusion, einen starken Anstieg (100—300%) sowohl der Esterase-positiven Erythrocyten als auch der biochemisch nachweisbaren enzymatischen Aktivität der Erythrocyten innerhalb der folgenden Wochen.

H. Peters: Es gibt einen interessanten Befund von Moser, der schon älter als das Lysosomenkonzept ist, daß Heinzsche Innenkörper von einer elektronenmikroskopisch darstellbaren einfachen Membran umschlossen werden. Das scheint mir ein wichtiger Hinweis für die Lysosomenverwandtschaft von Heinzschen Innenkörpern zu sein.

A. Hittmair: Die Ursache einer lienalen Erythropoese ist ein Mesenchymreiz, der zur Wiederaufnahme der Blutbildung vom embryonalen Typ führt. Daher die Anämie vom embryonalen Typ.
Der Einfluß der Milz auf die Erythropoese erfolgt über neurovegetativ gesteuerte, humorale Wirkstoffe. Sie sind dementsprechend unter normalen Verhältnissen nicht, wohl aber unter pathologischen nachzuweisen. Jolly-Körper-Bildung ist charakteristisch für hepatolienale (embryonale) Blutbildung und beim Erwachsenen für Milzdysfunktion; mit der Entkernung hat sie nichts zu tun. Man findet sie *nicht* bei Normalen im Mark und auch nicht im Milzarterienblut. Man findet sie in kernhaltigen Erythrocyten und Reticulocyten. Man findet sie *weniger* in solchen als in reifen Erythrocyten.

H. Löffler (Schlußwort): Die Beziehung von Heinz-Körpern und Lysosomen erscheint mir noch ungeklärt. Für die positive saure Phosphatasereaktion halte ich eine andere Erklärung für diskutabel, nämlich die Deutung als Rest des Golgi-Feldes.
Es gibt keinen sicher belegten Hinweis, wonach die Milz die Bildung von Jolly-Körpern humoral verhindert; vielmehr spricht alles dafür, daß die Milz die Jolly-Körper entfernt.

Cytochemie des Nichthämoglobineisens der Erythrocyten nach Splenektomie und bei Milzinsuffizienz*

Cytochemistry of Erythrocytic Non-Hemoglobin Iron after Splenectomy and in Splenic Insufficiency

K. Hausmann **

Summary

The non-heme iron of peripheral red blood cells from 100 normal subjects, 63 patients splenectomized for different diseases and 798 patients with a normal or enlarged spleen has been studied cytochemically by means of the Prussian blue reaction and the sulphide silver reaction and related to other hematological criteria, iron metabolism and clinical conditions. Argyrogranular erythrocytes containing small to coarse iron particles which were enlarged by silver coating were encountered in much greater numbers than siderocytes and reticulocytes in the majority of splenectomized cases. Similar cytological and cytochemical features as seen after splenectomy including the appearance of Howell-Jolly bodies and Pappenheimer bodies were observed in 36 patients with acute anemia of alcoholism and in 3 cases with neoplastic blood diseases despite a normal or enlarged spleen. These findings suggest a "pitting" insufficiency of the spleen which is reversible in alcoholics within a few weeks after with drawal of alcohol.

Nach Splenektomie erscheinen in reifen Erythrocyten mehr oder weniger zahlreiche Jolly-Körper, Pappenheimer-Körperchen, Eisengranula (Bilger u. Tetzner; Crosby; Deiss et al.; Douglas u. Dacie), Heinz-Körper (Selwyn) und Partikelchen mit positiver unspezifischer Esterase-Reaktion (Merker). Elektronenmikroskopisch fanden sich membranumgebene, „autophage Vacuolen" mit polymorphem Inhalt in Form von Ribosomen, Mitochondrien, Ferritin und Hämoglobin, sowie saurer Phosphatase-Reaktion (Kent et al.).

In früheren Arbeiten (Hausmann, 1963a und b, 1967) wurde nachgewiesen, daß mit Hilfe der sehr empfindlichen Sulfidsilberreaktion nach Entfernung der Milz zusätzlich zu den groben, mit der Berliner Blau-Reaktion faßbaren Siderosomen noch feine, „argyrogranuläre" Eisenpartikel und diffus verteiltes Eisen (Argyrochromasie) lichtmikroskopisch sichtbar gemacht werden können. Diese Untersuchungen wurden inzwischen auf 63 splenektomierte Patienten ausgedehnt und seit kurzem durch die Bestimmung der Alpha-Naphthylacetatesterase und der sauren Phosphatase (Leder) ergänzt. Außerdem zeigten insgesamt 36 Patienten mit Alkoholanämie und 3 Kranke mit Hämoblastosen trotz normaler oder vergrößerter Milz ähnliche cytologische und cytochemische Befunde in den Erythrocyten wie nach Splenektomie, die in diesen Fällen auf eine z. T. reversible, zumindest partielle Milzinsuffizienz hinweisen.

---

* Mit Unterstützung der Deutschen Forschungsgemeinschaft.

** Hämatologische Abt. des Allg. Krankenhauses St. Georg Hamburg (Chefarzt: Dr. K. Hausmann)

Material und Methoden

Cytochemisch untersucht wurde Venenblut (1 mg EDTA auf 1 ml Blut) von 63 Patienten nach Splenektomie, 100 Kontrollpersonen und 798 Patienten mit Blutkrankheiten, Leberkrankheiten, Tumoren und Infekten. Verlaufskontrollen besonderer Befunde wurden in verschieden langen Abständen bis zu insgesamt 8 Jahren durchgeführt.

Zellen mit positiver Sulfidsilberreaktion, Siderocyten, Reticulocyten und Zellen mit positiver saurer Phosphatase-Reaktion wurden auf 1000 Erythrocyten ausgezählt. Bei der Auswertung der Sulfidsilberreaktion wurden in Abhängigkeit von der Zahl und Größe der Granula und der Farbintensität der diffusen Braunfärbung des Cytoplasma der Erythrocyten insgesamt 8 Untergruppen unterschieden, aber zur Vereinfachung in den Abbildungen nur die Gesamtzahl der argyrogranulären Elemente ohne oder mit argyrochromem Cytoplasma angegeben. Letztere Elemente spielten bei Splenektomierten zahlenmäßig nur eine untergeordnete Rolle (Durchschnittswerte in den einzelnen Gruppen um 20$^0/_{00}$). Bei den Vitalgranulierten der Brillantkresylblaufärbung wurden echte Reticulocyten (4 Reifungsstufen) zusammengefaßt und den eingranulären Zellen mit feinsten bis mittelgroßen Granula gegenübergestellt. Die Zählung der Eingranulären war mit erheblicher Unsicherheit belastet, da es sich z. T. um winzige Partikelchen an der Grenze der mikroskopischen Sichtbarkeit handelte. Die Alpha-Naphthylacetatesterase und die saure Phosphatase wurden nach den Angaben von Leder bestimmt, die weitere Methodik zum Studium des Eisenstoffwechsels an anderer Stelle beschrieben (Hausmann et al., 1969). Eine Tabelle mit statistischer Auswertung der Ergebnisse in den einzelnen Gruppen mußte aus Raumgründen fortgelassen werden.

Ergebnisse

Im peripheren Blut von Normalpersonen wurden nur vereinzelt Siderocyten, jedoch regelmäßig einige argyrogranuläre Erythrocyten mit feinen Partikelchen nachgewiesen (Abb. 1). Granula mit positiver saurer Phosphatase fehlten im Gegensatz zu den relativ zahlreichen Teilchen mit unspezifischer Esterase fast vollständig.

Bei Reticulocytenkrisen der behandelten Eisenmangelanämie und perniziösen Anämie oder den Reticulocytosen hämolytischer Anämien wurden im Durchschnitt 6—36mal mehr argyrogranuläre Erythrocyten als Siderocyten gefunden, die Zahl der Reticulocyten aber nur zu 43—76% erreicht. Selbst in einem erst kürzlich beobachteten Fall von schwerster Hämolyse im Verlauf einer chronischen Lymphadenose wurden bei einem Serumeisenspiegel von 237 Gamma-% und einer Transferrinsättigung von 75% 69% Reticulocyten, 53% argyrogranuläre Erythrocyten, 47% Siderocyten und 36% Partikelchen positiver saurer Phosphatase nachgewiesen. Bei 2 Kranken mit Reticulocytose und Hyposiderämie waren nur 10% aller Reticulocyten im Sulfidsilberbild feinst-granuliert.

Nach Splenektomie erreichte der Anstieg der Siderocyten und argyrogranulären Erythrocyten sein Maximum meistens nach etwa 3 Monaten. Patienten, bei denen die Milz wegen traumatischer Ruptur, Thrombocytopenie, Hämoblastose bzw. Autoaggressionskrankheit entfernt worden war, zeigten normale oder leicht erniedrigte Serumeisenwerte, 5—10mal höhere argyrogranuläre Erythrocyten als Reticulocyten und 30—36mal mehr argyrogranuläre Erythrocyten als Siderocyten (Abb. 1). Diese Zahlenunterschiede verringerten sich bei Hämolysen und Panmyelopathien auf das 4—7fache. Bei Patienten, die wegen Hämolyse oder Panmyelopathie splenektomiert worden waren, variierten die Zellzahlen in Beziehung zur Aktivität und Effektivität der Erythropoese, der Höhe des Serumeisenspiegels, der Transferrinsättigung und der Transfusionstherapie. Die höchsten Werte für Siderocyten und argyrogranuläre Erythrocyten (Abb. 2) wurden bei gesteigerter Erythropoese und Hypersiderämie,

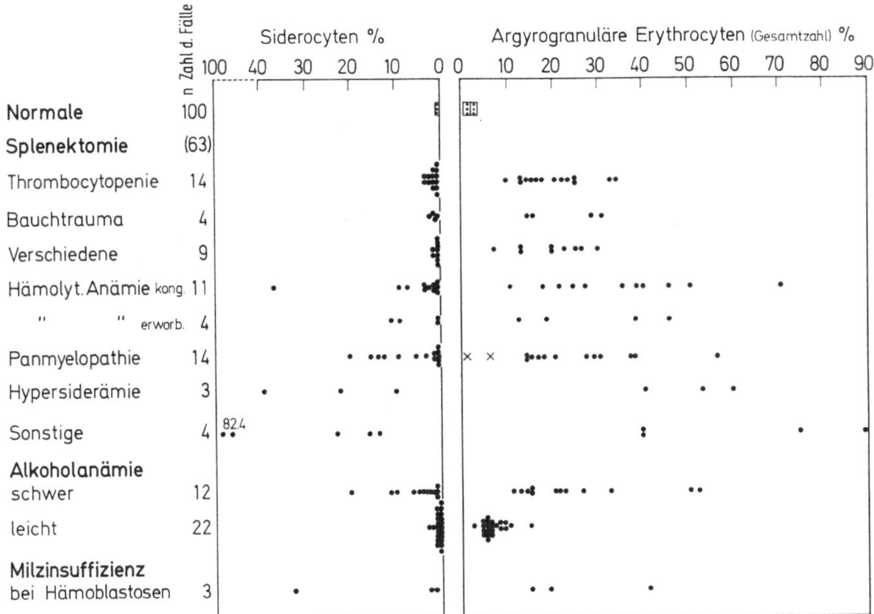

Abb. 1. Streuungsdiagramm der Siderocyten und argyrogranulären Erythrocyten in verschiedenen Krankheitsgruppen nach Splenektomie und bei Milzinsuffizienz. Bei Normalpersonen Mittelwert, Standardabweichung und Streubereich der argyrogranulären Erythrocyten angegeben. ✗ : Extrem verminderte Erythropoese

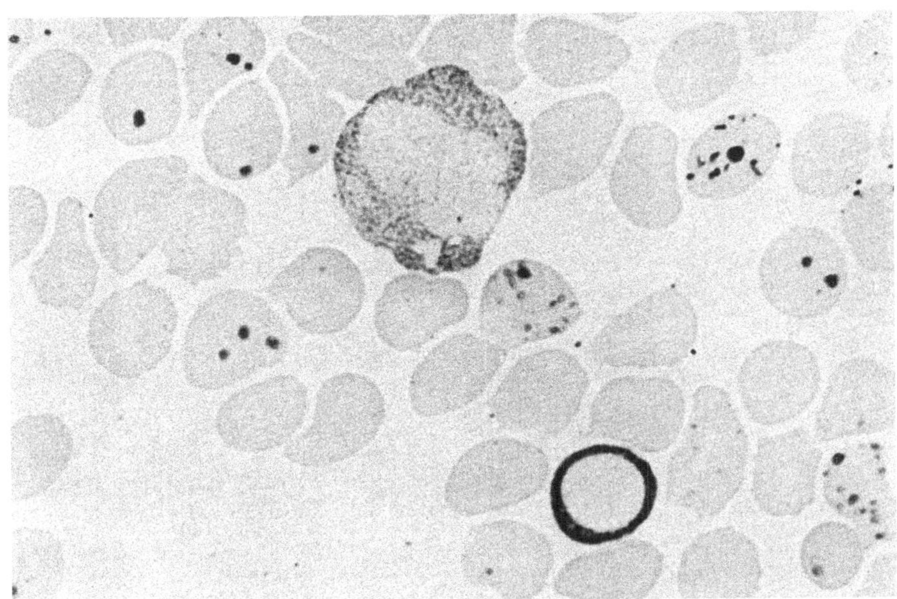

Abb. 2. Splenektomie und totale Magenresektion. Serumeisen 146 γ-%, Transferrinsättigung 85%, 7,4% Siderocyten. Normale Erythropoese. Blutausstrich. Sulfidsilberreaktion ohne Gegenfärbung. 40,6% argyrogranuläre Erythrocyten mit feinen und groben Granula. Oben 1 argyrochromer Monocyt. Unten 1 stark positiver argyrochromer Lymphocyt

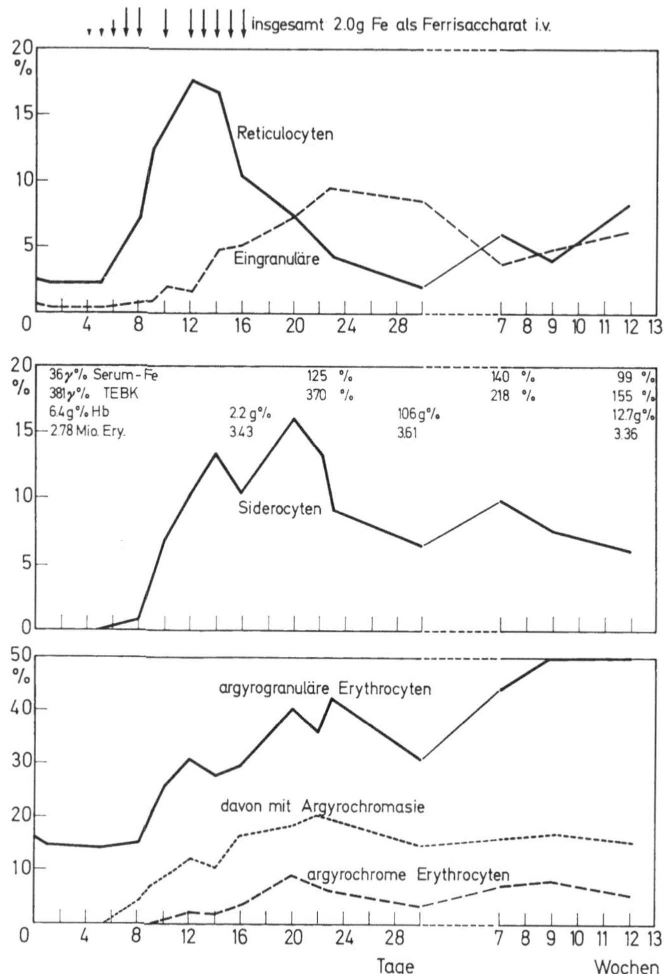

Abb. 3. Eisenmangelanämie infolge Oesophagusvaricenblutungen bei Lebercirrhose 6 Jahre nach Splenektomie wegen Panmyelopathie. Veränderungen der vitalgranulierten und nicht-hämoglobineisenhaltigen Zellen unter der Therapie

jedoch nur vereinzelt bei Normosiderämie beobachtet. In einem Fall von schwerer Eisenmangelanämie (Abb. 3) waren zunächst nur feinste Granula im Sulfidsilberbild, aber keine Siderocyten und keine Pappenheimer-Körperchen zu erkennen. Unter der Einwirkung des parenteral zugeführten Eisens kam es zu den in der Abb. 3 graphisch dargestellten Veränderungen und einem Anstieg der Pappenheimer-Körperchen auf 23%. Die Patientin starb wenige Wochen nach Abschluß der Beobachtungen im Leberkoma.

Ähnliche cytologische und cytochemische Veränderungen der Erythrocyten wie nach Splenektomie einschließlich des Auftretens von Jolly-Körperchen und Pappenheimer-Körperchen, aber in einem Verhältnis der beträchtlich vermehrten argyrogranulären Erythrocyten zu den Reticulocyten von 2:1 konnten bei insgesamt 14 Alkoholikern mit hyperchromer Anämie und Kokardenzellen im Blut-

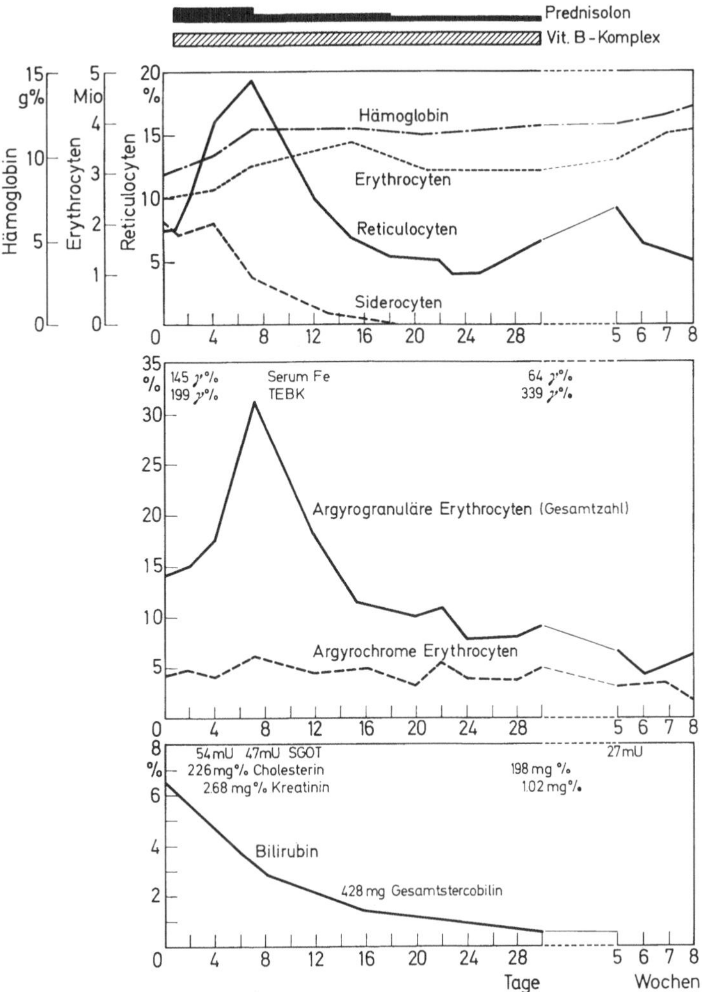

Abb. 4. Remission einer akuten Alkoholanämie. Außerdem Alkoholhepatitis bei mäßig fortgeschrittener Lebercirrhose und Fettleber. Aufnahme wegen Delir. Polyneuropathie. 1 Monat nach Krankheitsbeginn uncharakteristische Ferrokinetik ohne erythroklastische Milzaktivität

ausstrich nachgewiesen werden. Die Existenz einer normal großen oder vergrößerten Milz wurde durch die Milzszintigraphie oder Sektion gesichert. Mit einer Ausnahme bestanden gleichzeitig eine alkoholische Hepatitis bei Fettleber bzw. Lebercirrhose und weniger regelmäßig eine Polyneuropathie und ein Alkoholdelir. 6 Patienten starben im Leberkoma. Bei 5 Kranken bildeten sich die hämatologischen Befunde nach Alkoholkarenz und unter intensiver Infusionstherapie einschließlich Vitamin B-Komplex-Gaben zurück. Ein solcher Verlauf ist in der Abb. 4 graphisch dargestellt. 4 Kranke zeigten im Knochenmarkausstrich ringförmige Sideroblasten (HINES) und in einem Fall außerdem zusätzlich noch Megaloblasten mit Riesenformen der Myelopoese. In diesen Fällen kam es zu Beginn der Remission zu einer stärkeren Siderocytenkrise als bei den anderen Kranken. Weitere 22 Alkoholiker ließen die beschriebenen Befunde in weit geringerer Ausprägung mit winzigen Pappenheimer-Körperchen und einzelnen feinen Granula im Sulfidsilberbild der Erythrocyten erkennen (Abb. 1).

Die stärkste Vermehrung der Pappenheimer-Körperchen, Siderocyten (82%), argyrogranulären Erythrocyten (91%) und der sauren Phosphatase (78%) zeigte ein 1944 nach einer Bauchverletzung splenektomierter Patient mit schwerem Alkoholabusus, der von seinem Hausarzt wegen zunächst ungeklärter Anämie in den letzten 7 Monaten vor der Krankenhausaufnahme noch Eisen oral und parenteral erhalten hatte. Auch hier gingen die Veränderungen nach Einsetzen einer Reticulocytenkrise innerhalb von 4 Wochen auf etwa die Hälfte zurück.

Unter 136 Patienten mit Hämoblastosen, deren Blut cytochemisch genauer untersucht wurde, fanden sich in 3 Fällen trotz vergrößerter Milz Einschlußkörperchen der Erythrocyten wie nach Splenektomie (Abb. 1). Es handelte sich um eine Osteomyelosklerose mit Myeloblastenschub, eine chronische Lymphadenose nach intensiver Röntgenbestrahlung der Milz und eine fortgeschrittene chronische Myelose. In dem letzten Fall ging der Befund unter erfolgreicher Cytosin-Arabinosid-Therapie zurück. Bei dem Patienten mit der chronischen Lymphadenose persistierten die Veränderungen mehrere Jahre bis zum Tode.

Da nach Splenektomie das Auftreten von Innenkörpern beschrieben wurde (Selwyn), wurde die Sulfidsilberreaktion in normalen Erythrocyten nach Vorbehandlung mit Acetylphenylhydrazin in vitro (Beutler) untersucht. Je nach Zugabe von Sauerstoff oder Luft konnten fein- bis grobgranuläre Heinzkörper mit positiver Sulfidsilberreaktion nachgewiesen werden. Diese Partikelchen zeigten aber in Bezug auf Zahl, Größe und Intensität der Silberfärbung deutliche morphologische Unterschiede zu den Sulfidsilberbildern, die nach Splenektomie beobachtet wurden (Abb. 2).

Diskussion

Die mitgeteilten Ergebnisse zeigen, daß nach operativer Entfernung der Milz bereits in Patientengruppen mit normaler Erythropoese und sonst normalem Eisenstoffwechsel eine fein- bis mittelgranuläre Siderose peripherer Erythrocyten auftritt, die mit der Sulfidsilberreaktion infolge des starken Vergrößerungseffektes der Silberanlagerung weitaus vollständiger als mit der Berliner Blau-Reaktion erfaßt wird. Letzteres gilt auch für den Nachweis feingranulären Nichthämoglobineisens in den Reticulocyten bei therapeutisch ausgelösten Reticulocytenkrisen und chronischen Reticulocytosen hämolytischer Anämien. Dagegen führen eine anhaltende Hypersiderämie und erhöhte Transferrinsättigung zu einer überwiegend grobgranulären Siderose, die bereits mit der Berliner Blau-Färbung darstellbar ist. In solchen Fällen können die sonst stark divergenten Zahlen argyrogranulärer Erythrocyten und Siderocyten einander nähern. Wenn die Eisenüberflutung im Verlauf einer hochdosierten parenteralen Eisentherapie die Speicherungskapazität der Zellorganellen im Bereich der Erythropoese übersteigt, entsteht bei intakter Milzfunktion eine diffuse Siderose der roten Blutzellen (Hausmann, 1967), nach Splenektomie aber ein diffus-grobgranuläres Bild. Bei konstanter Normosiderämie deutet eine grobgranuläre Anreicherung des Nichthämoglobineisens auf eine intracellulär verstärkte Eisenaufnahme während der Zellreifung.

Das Schwinden argyrogranulärer Erythrocyten nach Einsetzen einer Erythroblastenphthise (Abb. 1) spricht für die Annahme, daß die mit der Sulfidsilberreaktion dargestellten Partikel Reste „anaboler Eisenspeicher" der Erythropoese sind, die nicht für den Hämoglobinaufbau verbraucht und nicht in der Milz (CROSBY) entfernt wurden. Obwohl Heinz-Körper, die nach Einwirkung von Acetylphenylhydrazin auf normale Erythrocyten in vitro (BEUTLER) auftraten, jetzt im Gegensatz zu früheren, negativen Versuchen (HAUSMANN u. NETH; HAUSMANN, 1963a) eine positive Sulfidsilberreaktion gaben, wurden ähnliche Befunde bei splenektomierten Patienten und in einem Fall von Phenacetinvergiftung mit 41,2% Innenkörpern vermißt. Weitere cytochemische Untersuchungen müssen zeigen, ob der Hämoglobinabbau in Heinz-Körpern, die bei Hämoglobinopathien, toxischen Anämien oder Splenektomierten (SELWYN) vorkommen, über die Denaturierung und Polymerisation des Blutfarbstoffs (JANDL et al.) hinaus zu einer Öffnung des Porphyrinrings führt, so daß das Verdoglobineisen mit der SSR-Reaktion nachgewiesen werden kann.

Die cytologischen und cytochemischen Befunde nach Splenektomie, insbesondere die starke Vermehrung argyrogranulärer Erythrocyten gegenüber den Reticulocyten sind so charakteristisch, daß ein gleichartiges Bild bei Patienten mit Alkoholanämie oder Hämoblastose, aber normaler oder vergrößerter Milz den Verdacht auf eine zumindest partielle Störung der Milzfunktion lenken muß. Im Tierexperiment an Ratten hemmen bereits hohe Einzeldosen Alkohol die Funktion des reticuloendothelialen Systems hinsichtlich der Aufnahme von Albumin-Mikroaggregaten (ALI u. NOLAN). Jolly-Körper, Pappenheimer-Körper, Siderocyten, stark vermehrte argyrogranuläre Erythrocyten, eingranuläre Reticulocyten und zahlreiche saure Phosphatase-Granula in reifen Erythrocyten weisen bei hyperchromer Anämie, Kokardenzellen und fehlenden anamnestischen Anhalten für eine vorangegangene Splenektomie weit häufiger auf das Bestehen einer akuten Alkoholanämie hin, als die Erhöhung des Cholesterinspiegels (ZIEVE), die in keinem Fall der vorliegenden Untersuchungen gefunden wurde. Die beschriebenen Veränderungen bilden sich relativ schnell zurück, da die Funktionsstörung der Milz bei Alkoholkarenz reversibel ist. In den Remissionsphasen überschneiden sich eine granuläre Siderose der Reticulocyten und der reifen Erythrocyten. Eine persistierende partielle Milzinsuffizienz wird bei Hämoblastosen nur selten beobachtet.

Literatur

ALI, M. V., NOLAN, J. F.: Alcohol induced depression of reticuloendothelial function in the rat. J. Lab. clin. Med. **70**, 295—301 (1967).

BEUTLER, E.: The hemolytic effect of primaquine and related compounds. A review. Blood **14**, 103—139 (1959).

BILGER, R., TETZNER, K. H.: Über siderophile Einschlußkörperchen in den Zellen des erythropoetischen Systems. Acta haemat. (Basel) **9**, 137—153 (1953).

CROSBY, W. H.: Normal functions of the spleen relative to red blood cells: a review. Blood **14**, 399—408 (1959).

DEISS, A., KURTH, D., CARTWRIGHT, G. E., WINTROBE, M. M.: Experimental production of siderocytes. J. clin. Invest. **45**, 353—364 (1966).

DOUGLAS, A. S., DACIE, J. V.: The incidence and significance of iron-containing granules in human erythrocytes and their precursors. J. clin. Path. **6**, 307—313 (1953).

GRASSO, J. A., HINES, J. D.: A comparative electron microscopy study of refractory and alcoholic sideroblastic anaemia. Brit. J. Haemat. **17**, 35—44 (1969).

Hausmann, K.: Der zytochemische Nachweis des Nichthämoglobineisens der Erythropoese mit Hilfe der Sulfidsilbermethode. In: Zytochemie und Histochemie in der Hämatologie. Freiburg 1962, S. 582—586, 590—591. Berlin-Göttingen-Heidelberg: Springer 1963a.
— Cytochemical demonstration of the sulphide silver technique. Proc. 9th Congr. Europ. Soc. Haemat., Lisbon II/1, p. 133—136, 1963b.
— Lokalisation und zytochemische Differenzierung locker gebundener Schwermetalle in Blut- und Knochenmarkzellen. Proc. 10th Congr. Europ. Soc. Haemat., Strasbourg 1965, part II, p. 80—84, 1967.
— Kuse, R., Bartels, H., Heinrich, H. C.: Iron stores general factors and iron absorption. Acta haemat. (Basel) **42**, 203—217 (1969).
— Neth, R.: Zur Lokalisation und Bedeutung der Schwermetalle in Blutzellen. Verh. dtsch. Ges. inn. Med. **66**, 1069—1070 (1960).
Hines, J. D.: Reversible megaloblastic and sideroblastic marrow abnormalities in alcoholic patients. Brit. J. Haemat. **16**, 87—101 (1969).
Jandl, J. H., Engle, L. K., Allen, D. W.: Oxydative hemolysis and precipitation of hemoglobin. I. Heinz body anemias as an acceleration of red cell aging. J. clin. Invest. **39**, 1818—1836 (1960).
Kent, G., Minick, O. T., Volini, F. I., Orfei, E.: Autophagic vacuoles in human red cells. Amer. J. Path. **48**, 831—857 (1966).
Leder, L. D.: Der Blutmonozyt. Berlin-Heidelberg-New York: Springer 1967.
Merker, H.: Über unspezifische Erythrozytenesterasen und ihre Beziehungen zur Erythrozytenregeneration. Folia haemat., N.F. **9**, 366—374 (1964).
Selwyn, J. G.: Heinz bodies in red cells after splenectomy and after phenacetin administration. Brit. J. Haemat. **1**, 173 (1955).
Zieve, L.: Jaundice, hyperlipemia and hemolytic anemia: A heretofore unrecognized syndrome associated with alcoholic fatty liver and cirrhosis. Ann. intern. Med. **48**, 471—496 (1958).

Diskussion

H. Heimpel: Sie haben die bemerkenswerte Aussage gemacht, daß es Ihnen gelingt, in intakten Erythrocyten Hämoglobineisen aus dem Tetrapyrrolring abzuspalten und cytochemisch nachzuweisen. Wie machen Sie das? Woher wissen Sie, daß das cytochemisch nachweisbare Eisen wirklich aus dem Hämoglobin stammt?

R. Neth: Die Hyperchromasie darf man als Zeichen für ein Mißverhältnis zwischen Eisenangebot und Hämoglobinsyntheseleistung ansehen. Erklären die von Ihnen gezeigten Fälle nach Eisentherapie den vermehrten Eisengehalt der Erythrocyten durch die starke Eisenzufuhr oder durch eine pathologisch selektiv verminderte Hämoglobinsyntheseleistung?

K. Hausmann (Schlußwort):

Zu Heimpel: Eine Öffnung des Porphyrin-Rings in Innenkörpern wird angenommen, wenn die Sulfidsilberreaktion in diesen Partikeln positiv ausfällt, wie bisher nur bei Versuchen in vitro mit Acetylphenylhydrazin gezeigt wurde. Ein derartiges Ereignis aber konnte in vivo bei einer toxischen Innenkörperanämie mit 41,2% Heinz-Körpern nicht eindeutig nachgewiesen werden. Man kann daher annehmen, daß verschiedenartige Innenkörper vorkommen, je nachdem ob nur das Globin denaturiert (tox. Innenkörper mit negativer Sulfidsilberreaktion und negativer saurer Phosphatase) oder in grünen Abbauprodukten des Hämoglobins der Porphyrinring geöffnet (tox. Innenkörper mit positiver Sulfidsilberreaktion und negativer Phosphatase) ist, bzw. Membranen mit positiver saurer Phosphatase (Membran-Innenkörper, Milzinnenkörper) vorkommen.

Zu Neth: Bei Hypersiderämie und erhöhter Transferrinsättigung, die eine Eisenüberflutung des Blutplasma bedeuten, kann die Erythropoese mehr Eisen aufnehmen, als für die Hb-Bildung verbraucht wird. Dann entsteht bei normaler Milz eine diffuse Siderose, bei fehlender oder insuffizienter Milz eine überwiegend granuläre Siderose der Erythrocyten. Solche Befunde sind aber bei Normosiderämie äußerst selten bzw. weniger stark ausgeprägt.

Sequestration von Reticulocyten in der Milz

Sequestration of Reticulocytes in the Spleen

A. M. GANZONI *

Summary

Following exchange transfusion with plasma-diluted normal blood anemic rats were given ^{59}Fe. 24 hours later the labeled reticulocytes were injected into normal and splenectomized recipients, and the circulating activity was followed over the next 2 days. There was no significant difference between the two groups. In a further experiment intact rats were injected with a known dose of ^{59}Fe-labeled anemia-induced reticulocytes and of ^{59}Cr-labeled mature red cells. 2.1% of the red cells and 3.4% of the circulating reticulocytes were sequestrated in the spleen.

Vor Beendigung des Reifungsprozesses tritt die entkernte erythropoetische Zelle als Reticulocyt, d. h. mit einem Rest präzipitierbarer Ribonukleoproteide, aus dem Knochenmark in die freie Zirkulation (NIZET). Die erythropoetische Aktivität des Markes bestimmt damit die Zahl der zirkulierenden Reticulocyten; diese wird außerdem beeinflußt durch Veränderungen der Reticulocytenmaturationszeit, welche in der normalen erwachsenen Ratte 30 Std, im Tier mit akuter Blutungsanämie 75 Std beträgt (GANZONI et al.); schließlich wurde der Milz die Rolle zugeschrieben, durch selektive Sequestration die Konzentration der zirkulierenden jungen Erythrocyten zu beeinflussen (JANDL, WINCHELL et al.). Im Rahmen experimenteller Studien an der Ratte über das Schicksal des unter vermehrter erythropoetischer Stimulation gebildeten Macroreticulocyten (BRECHER et al.) erfuhr dieses Problem besondere Aufmerksamkeit (GANZONI et al.) Zwei verschiedene Methoden wurden eingesetzt. Die erstere basierte auf der Verfolgung der zirkulierenden Aktivität nach Injektion von ^{59}Fe-markierten Reticulocyten in normale und splenektomierte Tiere; die zweite hatte die quantitative Erfassung der splenischen Sequestration von Reticulocyten im Überschuß gegenüber normalen Erythrocyten zum Ziel.

In beiden Versuchsanordnungen fanden anämieinduzierte Reticulocyten eines definierten Alters Verwendung. Mehrfach geblutete Ratten wurden mit plasmaverdünntem Blut normaler Spendertiere durch einen Jugulariskatheter austauschtransfundiert und die zirkulierenden Reticulocyten weitgehend entfernt. Unmittelbar darauf erfolgte die Injektion von transferringebundenem ^{59}Fe. 24 Std später wurden die Tiere ausgeblutet und die Experimente mit den 0—24 Std alten Reticulocyten begonnen; das mittlere Volumen dieser Zellen erreichte das 1,75fache der Norm, der mittlere Hämoglobingehalt das 1,35fache (GANZONI). Die Zahl der verabreichten Reticulocyten lag in allen Fällen innerhalb des Bereiches der Gesamtzahl der zirkulierenden Reticulocyten der normalen Ratte, d. h. zwischen 0,45 und $2,1 \times 10^9$ Zellen.

---

* Medizinische Universitäts-Poliklinik Zürich (Direktor Prof. R. HEGGLIN †).

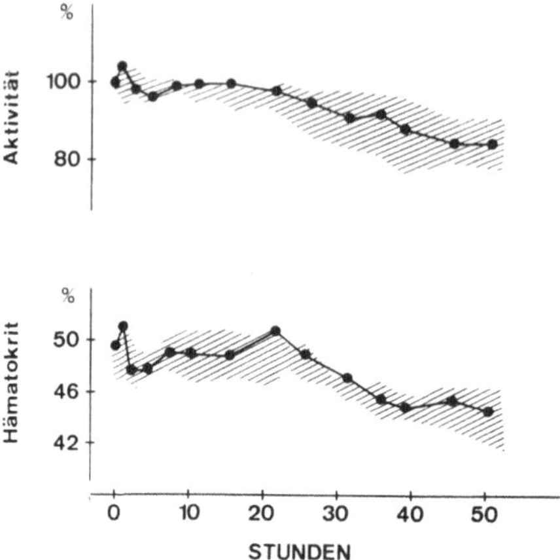

Abb. 1. 0—24 Std alte, ^{59}Fe-markierte, anämieinduzierte Reticulocyten wurden drei normalen Empfängertieren (schraffierte Fläche) und einer splenektomierten Ratte übertragen und anschließend die zirkulierende Aktivität zusammen mit dem Hämatokrit durch wiederholte Blutentnahmen aus einer Schwanzvene verfolgt. Ein rascher Aktivitätsabfall in den intakten Empfängertieren wurde nicht beobachtet. Die Entfernung einer bedeutenden Zahl von Reticulocyten durch die Milz war damit unwahrscheinlich

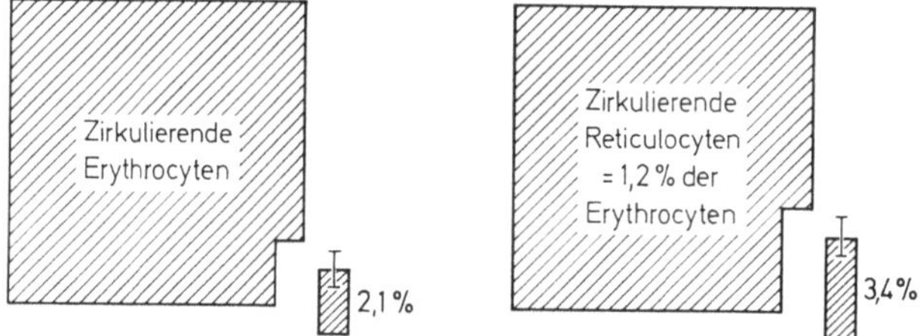

Abb. 2. 6 intakte Ratten erhielten gemessene Dosen eines Gemisches ^{51}Cr-markierter normaler Erythrocyten und ^{59}Fe-markierter anämieinduzierter Reticulocyten. In je 3 Tieren wurde 1 und 6 Std nach Injektion das Gesamterythrocytenvolumen und das Milzerythrocytenvolumen sowie das Aktivitätsverhältnis ^{59}Fe/^{51}Cr im zirkulierenden Blut und in der Milz bestimmt. Die durchschnittliche Zahl der injizierten Reticulocyten entsprach 1,2 % der zirkulierenden Erythrocyten. 2,1 % der normalen Erythrocyten lokalisierten sich in der Milz, gegenüber 3,4 % der Macroreticulocyten

Drei normalen und einem splenektomierten Empfängertier wurden derart präparierte und markierte junge Reticulocytenpopulationen übertragen (Abb. 1). Der Verlauf der zirkulierenden Aktivität, bestimmt in 0,02 ml der Schwanzvene entnommenen Vollblutes, war in beiden Fällen gleich: Während der ersten 24 Std trat ein nur sehr geringer Abfall ein, während des folgenden Tages sanken Aktivität und Hämatokrit in paralleler Weise. Die Sequestration einer bedeutenden Zahl von Reticulocyten hätte als Aktivitätsabfall in den nicht-splenektomierten Tieren in Erscheinung treten müssen. Das Resultat ist außerdem schwer vereinbar mit dem Konzept der raschen Destruktion einer bedeutenden Fraktion der anämieinduzierten Macroreticulocyten (Stohlman).

In einem weiteren Experiment erhielten 6 intakte Ratten gleichzeitig ein Gemisch von ^{51}Cr-markierten normalen Erythrocyten und ^{59}Fe-markierten Macroreticulocyten. Das Gewicht der injizierten Dosis wurde in Beziehung gebracht mit dem Gewicht und der Aktivität einer Standarddosis, woraus sich die verabreichte Aktivitätsmenge berechnen ließ. Je 3 Tiere wurden 1 und 6 Std nach Versuchsbeginn geopfert, das Aktivitätsverhältnis ^{59}Fe/^{51}Cr im peripheren Blut und in der exstirpierten Milz bestimmt und aufgrund der Verdünnung der ^{51}Cr markierten Erythrocyten das Gesamt-Erythrocytenvolumen und das Erythrocytenvolumen der Milz berechnet. Wie in Abb. 2 dargestellt, lokalisierten sich durchschnittlich 2,1% der normalen Erythrocyten und 3,4% der Reticulocyten in die Milz.

Eine quantitativ bedeutsame, selektive Sequestration von Reticulocyten durch die Milz war in dieser Versuchsanordnung nicht erkennbar. Der Befund erklärt aber die gegenüber dem peripheren Blut erhöhte Reticulocytenfraktion in Milzausstrichen (BERENDES).

Literatur

BERENDES, M.: The proportion of reticulocytes in the erythrocytes of the spleen as compared with those of circulating blood, with special reference to hemolytic states. Blood **14**, 558 (1959).

BRECHER, G., STOHLMAN, F., JR.: Reticulocyte size and erythropoietic stimulation. Proc. Soc. exp. Biol. (N.Y.) **107**, 887 (1961).

GANZONI, A. M.: Unveröffentlichte Resultate.

— HILLMANN, R. S., FINCH, C. A.: Maturation of the macroreticulocyte. Brit. J. Haemat. **16**, 119 (1969).

JANDL, J. H.: Sequestration of reticulocytes and of abnormal red cells by filtration at low pressures. J. clin. Invest. **37**, 905 (1958).

NIZET, A.: Observations sur les conditions de libération des hématies à partir de la moelle osseuse. Acta Biol. Belg. **3**, 313 (1943).

STOHLMAN, F., JR.: Humoral regulation of erythropoiesis. VII. Shortened survival of erythrocytes produced by erythropoietin or severe anemia. Proc. Soc. exp. Biol. (N.Y.) **107**, 884 (1961).

WINCHELL, H. S., POLLYCOVE, M., FISCH, M., LAWRENCE, J. H.: Human reticulocyte kinetics. Clin. Res. **14**, 171 (1966).

Die Frühentwicklung der Milz menschlicher Feten mit Befunden zur Problematik der Erythropoese
Embryonic Development of the Human Spleen and Erythropoiesis

D. Liebermann-Meffert *

Summary

1. The unity of the "triad of organs" liver, stomach and spleen is characterized not only by circulatory and functional interrelationships but also by an anatomical relationship between spleen and stomach due to the embryonic development of the spleen in the mesenchyme of the gastric wall.

2. The foci of erythropoiesis, composed of cells at all stages of the second generation of erythrocytes, appear at a significantly earlier period of evolution than previously assumed. The spleen exhibits a predominantly erythropoietic activity at the stages investigated by us. Manifestations of phagocytosis are less evident.

3. The change in the color of the spleen from light to dark, its separation from the gastric wall, its increase in volume and its change in shape are causally related to the appearance of foci of erythropoiesis.

4. The transient subdivision of the spleen into lobes is the cause of its ultimate segmental nature.

Ausgangspunkt für die vorliegende Studie waren Untersuchungen an menschlichen Keimen über die Lage und Formgestaltung des Magens und seiner Mesenterien (Liebermann-Meffert, 1969a, b). Da in den frühen Stadien der menschlichen Fetalperiode eine sehr enge Lagebeziehung der Milzanlage zum Magen besteht, habe ich auch die durch makroskopische Untersuchungsmethoden erfaßbare kontinuierliche Frühentwicklung der menschlichen Milz dargestellt. Während einige Veröffentlichungen über die Entwicklung des Zellbildes der Milz (Toldt, Tonkoff, Kollmann, Sabin, Hartmann, Ono, Bergel und Gut, Holyoke, Tischendorf) und des Milzausstriches (Knoll, 1927, 1929, 1932, 1948, 1957; Mundorff; Warninghoff und Hausmann) vorliegen, sind die in der frühen Fetalzeit zu beobachtenden Veränderungen des Erscheinungsbildes dieses Organs kaum beschrieben worden (Toldt, Tonkoff, Kollmann, Benkert). Angaben über das Aussehen der Milz für den Zeitraum des Beginns der hämopoetischen Tätigkeit fehlen.

Material und Methode

Die Untersuchung erfolgte von dem Zeitpunkt an, an welchem eine Lupenpräparation im Oberbauchgebiet technisch durchführbar war (ca. 10 mm SSL) bis zu dem Zeitraum, in welchem die Milz ihre definitive Lagefixierung erreichte (ca. 120—150 mm SSL). 137 in Formol-Alkohol fixierte menschliche Feten einer lückenlosen Entwicklungsreihe von 10 bis 200 mm wurden in verdünnter Fixierungsflüssigkeit unter der binocularen Lupe präpariert.

* 7801 Opfingen bei Freiburg/Br.

Die wachstumsbedingten Form- und Lageveränderungen des Magens, die Lageentwicklung
von Milz und Pankreas und die der Mesenterien wurden notiert. Die Projektionsbilder der
Milz auf die dorsale Magenwand wurden aufgezeichnet, die Milz zur Größenbestimmung
aus der Regio gastro-mesogastrica entfernt und durch Auflegen auf Millimeterpapier ausgemessen.

Die photographische Darstellung der Präparate erfolgte in einer mit Aqua dest. ver-
dünnten Formol-Alkohollösung.

Zur histologischen Aufarbeitung[1] wurden 18 besterhaltene Feten ausgesucht. Kriterien
für ein Optimum des Erhaltungszustandes waren nicht nur das Aussehen des Feten, sondern
das Vorhandensein einer harten und dunkelgefärbten Leber und die im Schnittpräparat zu
fordernde Intaktheit der Magenschleimhaut. Die SSL lag zwischen 8,5 und 90,0 mm. Von
diesen Feten wurden Serien unterschiedlicher Schnittdicke (zwischen 4 μ und 10 μ) ange-
fertigt und die Schnitte nach folgenden Methoden bearbeitet: Hämatoxylin-Eosin, Kernechtrot, Azan, May-Grünwald-Giemsa-Färbung nach MUNDORFF und KNOLL, Giemsa-Fär-
bung nach LENNERT, Kresylviolett, PAS-Reaktion, Turnbull-Blau-Reaktion.

Bei der tabellarischen Auswertung der Schnittpräparate lassen sich die Milzbreiten bzw.
-längen nicht aus der Haftstieldicke und den „freien Flächen der Milz" addieren, da jeweils
die kürzeste, oft schräg liegende Breite des Milzhaftstiels — einschließlich der dünnen
Mesenterialhaftungen — gemessen wurde. Megaloblasten wurden nur dann ausgemessen
und notiert, wenn sie in einem Schnitt durch ihren Kern als solche erkennbar waren. Die
niedrigen Durchmesserwerte der Normoblasten und Erythrocyten beruhen darauf, daß im
Schnittpräparat jeweils benachbart liegende Zellen (je 100 pro Serie, Literatur BEGEMANN
und HARWERTH), also auch Anschnitte von Erythrocyten ausgemessen wurden. Sie unterscheiden sich daher auch von den Maßangaben von MUNDORFF und FRUHLING et al.

Aus Gründen der Zweckmäßigkeit habe ich die Feten in Gruppen ähnlicher SSL zusammengefaßt und die für jede Gruppe charakteristischen Befunde gemeinsam beschrieben;
die Scheitel-Steißlänge erlaubt jedoch keine exakte Entwicklungseinstufung. Bei längen-
mäßig kürzeren Feten können oft fortgeschrittenere Lage- und Gewebsdifferenzierungen
festgestellt werden als bei größeren Feten.

Tabelle 1. *Untersuchungsgut*

Gruppe	I	13 Feten mit einer SSL	8— 12 mm
Gruppe	II	12 Feten mit einer SSL	10— 16 mm
Gruppe	III	34 Feten mit einer SSL	15— 30 mm
Gruppe	IV	30 Feten mit einer SSL	30— 50 mm
Gruppe	V	34 Feten mit einer SSL	50— 80 mm
Gruppe	VI	18 Feten mit einer SSL	80—120 mm
Gruppe	VII	14 Feten mit einer SSL	120—200 mm

Terminologie

In Anlehnung an die von DANKMEIJER und MIETE gegebene Nomenklatur werden ab-
weichend von der bisherigen Bezeichnung statt Mesogastrium dorsale in den Frühstadien
der Entwicklung die mittelständige in der Längsachse des Keims verlaufende mesenteriale
Scheidewand der Coelomhöhle richtiger als *Mesenterialmassiv* oder *Regio mesenterialis* und die
mesenchymale dorsale Anhaftung des Magens an das Mesenterialmassiv als *Regio gastro-
mesogastrica* benannt.

Die Anhaftungsstelle der Milz an der Magenwand und an der Regio gastro mesogastrica
wird als *Milzhaftstiel* und das Oberflächenepithel der Milzanlage wird nicht als Coelom-
epithel, sondern als *Mesothel* bezeichnet. Bezüglich der Nomenklatur der Blutzellen und deren
Beurteilung halte ich mich an die Angaben von KNOLL (1927, 1955), MUNDORFF, HECKNER,
ROHR et al. und HEILMEYER-HITTMAIR.

---

1 Herrn Dr. med. H. RASTETTER, Oberarzt am Krankenhaus München-Schwabing,
Herrn Prof. Dr. med. W. OEHLERT, Path. Institut der Universität Freiburg, Herrn Prof.
Dr. med. D. WEINREICH, Freiburger Diakonissenkrankenhaus, danke ich für ihre tech-
nische Hilfe und ihre fachliche Beratung.

Befunde

Gruppe I (Feten mit einer SSL 8—12 mm)

Der Magen erscheint unterhalb der Diaphragmaanlage als linksgerichtete, taschenförmige Ausbuchtung. Während sein oberer Teil, dem noch der Fundus fehlt, frei in die Peritonaealhöhle ragt und nur an der kleinen Kurvatur mit breiter Basis am Mesenterialmassiv anhaftet, wird die Hinterwand des unteren Magenteils von der Regio gastro-mesogastrica vollständig umfaßt. Letztere verläuft mit proximalem Ansatz in der Höhe der Incisura angularis ventriculi quer zur Längsachse über die Magenhinterwand bis zur großen Kurvatur und setzt sich dann nach distal in den Gefäßpankreasstiel (Vogt, 1918) fort. Im oberen Teil der Regio gastro-mesogastrica, lateral an der Magenhinterwand, ist das Mesenchym vorgewölbt und spongiös verdickt. Hier ist bei einem Teil der Feten eine mit der Lupenvergrößerung eben erfaßbare helle Zone zu erkennen. Diese primäre Anlage der Milz erscheint wegen ihrer größeren Gewebsdichte heller als das sie umgebende lockere Mesenchym. Die obere Begrenzung der Milz liegt auf der Höhe der Incisura angularis sehr distal am Magen.

Im Querschnittpräparat des 8,5 mm SSL Feten ist die Milzanlage durch hochprismatische dunkler tingierte Mesothelzellen, deren längsovale Kerne senkrecht zur Wandbegrenzung stehen und durch eine deutliche Furchenbildung im Oberflächenzellverband charakterisiert. Die Mesothelzellen begrenzen cranial die Magenwand, caudal das Mesenterialmassiv. Das unter ihnen liegende Mesenchym ist nicht von dem des Magens oder des Mesenterialmassivs zu unterscheiden. Recessus, welche die Milzanlage von der Magenwand oder dem Massivum trennen, gibt es nicht. Die Milzanlage ist 310 μ lang, im oberen Drittel 52 μ, im unteren 340 μ breit bei einer Gesamtlänge des Magens von 1100 μ und einem maximalen Breitendurchmesser von 1135 μ. Die Dicke des mehrreihigen Oberflächenmesothels schwankt zwischen 16,8 μ und 10,8 μ.

Gruppe II (Feten mit einer SSL 10—16 mm)

Der Magen nimmt durch ein vorwiegend seine cranialen und dorsalen Wandpartien betreffendes Wachstum deutlich an Umfang zu. Die Milzanlage, deren oberer Pol im Gewebe der dorsalen Magenwand haftet, wird durch dieses ungleichmäßige Wachstum der Magenwand nach lateral in Richtung auf die große Kurvatur verschoben. Ihre obere Grenze bleibt jedoch noch distal in Höhe der Incisura angularis ventriculi (Abb. 1). Der untere Milzanteil liegt dem auffallend lockeren Mesenchym der Regio gastro-mesogastrica an. Die nun deutlich abgrenzbare Milzanlage ist in der Aufsicht länglich bis oval, ihre Breite beträgt $^1/_3$ bis $^1/_4$ ihres Durchmessers. Im Schnittpräparat des 15 mm SSL Feten ergibt sich eine Länge von 700 μ zu maximal 325 μ Breite. Der Längendurchmesser der Milz liegt schräg zur Magenlängsachse, dabei zeigt ihr oberer Pol weiter nach medial. Die Milzoberfläche besitzt 3—4 Vorbuckelungen mit dazwischen liegenden Kerben, die im Schnittpräparat wie Einstülpungen des Mesothels erscheinen.

Gruppe III (Feten mit einer SSL 15—30 mm)

Das in diesem Entwicklungsstadium im gesamten Oberbauchgebiet Auffallendste ist die relative und rasche Umfangzunahme des oberen Teils des Magens. Da die craniale Dorsalfläche der primitiven Milz in das Mesenchym der Magenwand übergeht, gelangt als Folge des ungleichen Wachstums der Magenwand die Milzanlage aus ihrer Stellung dorsal vom Magen weiter nach lateral und jetzt auch nach cranial. Sie ragt als deutlich erkennbarer, homogen heller Vorsprung nach hinten in die Peritonaealhöhle. Vorn ist die Milz durch eine mehrmals leicht eingekerbte Kante von der Magenwand und dem Mesenterium getrennt, ihre dorsale Fläche geht ohne Niveauunterschied in das Nachbargewebe über. Erst im caudalen Bereich hebt sich die im Querschnittpräparat dreieckig erscheinende Milz mit einer kleinen freien Fläche auch dorsal von der Mesenterialwand ab. Caudal erfolgt von diesem Stadium an die Trennung der Milzanlage von der Magenwand durch einen Recessus, den Recessus lienalis der Bursa omentalis. Die Form der Milz ist in der Aufsicht längsoval, wobei die caudale Fläche breiter als die craniale ist. Die Längsachse der Milz ist quer von hinten oben nach vorn unten ausgerichtet. Dieser optische Befund läßt sich anhand der

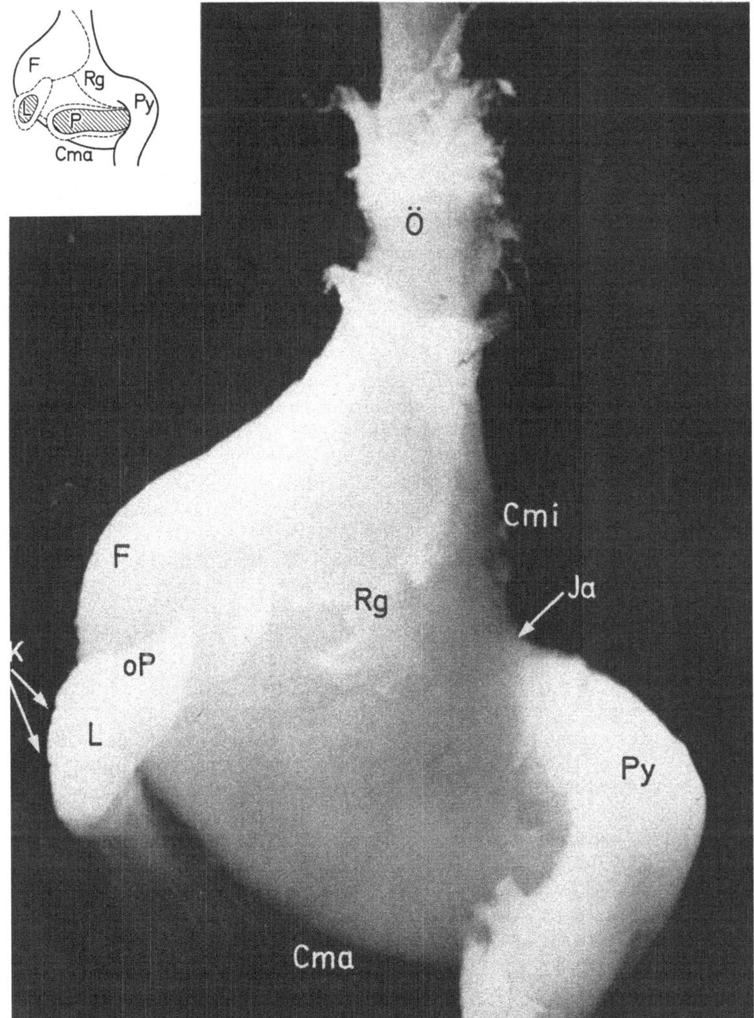

Abb. 1. Menschl. Fet, SSL 13,9 mm, Formol-Alkohol fixiert. Hinterwand eines präparierten Magens mit Ansatzlinien der Regio gastro-mesogastrica und der Milzanlage. Der obere Pol der homogen hellen Milzanlage haftet im Mesenchym der Magenhinterwand. Die Milzachse verläuft von medial nach lateral. *Ö* Oesophagus, *F* Gegend des späteren Fornix, *Rg* Teil der Regio gastro-mesogastrica, *Cma* primäre große Kurvatur, *oP* oberer Pol der Milzanlage, *L* Milzanlage, *K* Einkerbungen in der Milzanlage, *Cmi* kleine Kurvatur, *Ja* Incisura angularis, *Py* Pylorus, *P* Pankreas. Die Umrisse der Milzanlage und des Magens werden durch das Schema dargestellt

Entfernung der Milzhaftung von der großen Kurvatur objektivieren. Der Längendurchmesser der Milz beträgt im Durchschnitt 1299,1 µ, ihr Breitendurchmesser 481,6 µ.

Das Gewebe der Milzanlage besteht unter einem kubischen bis flachen Mesothel aus einer Anhäufung von Mesenchymzellen, die sich durch ihre dichtere Lage von denen des Magens und des Mesenterium unterscheiden. Diese Zellen haben nur wenig Protoplasma und polygonale, rundovale oder längliche Kerne von unterschiedlicher Chromatindichte.

An der Milzperipherie liegen mehrere größere ovale dichter strukturierte und dunkler tingierte Kerne in herdförmiger Anordnung. Im Maschenwerk des Mesenchymgewebes finden sich diffus verstreut oder auch in einem der Endothel besitzenden capillären Gefäße Megaloblasten und Normoblasten der 2. Erythrocyten-Generation reiferen Alters.

Gruppe IV (Feten mit einer SSL 30—50 mm)

Der mit seiner Hinterwand nur teilweise am Mesenterialmassiv fixierte Magen füllt den linken Oberbauchraum weitgehend aus. Die Milz liegt in der Gegend der großen Kurvatur. Sie ist als helles Organ gegen Magen und Mesenterium deutlich abgegrenzt. Die dem Magen abgewandte freie Seite der Milz ist flach und zeigt — bei gleicher Schräglage wie bei der vorigen Gruppe — nach hinten in die Peritonaealhöhle. Der obere Teil der Milzanlage hat einen dorsal unter seinem oberen Pol gelegenen Sporn, welcher der mächtigen Fornixkuppe des Magens anliegt und ohne Begrenzung in das Mesenchym der Magenwand übergeht (Abb. 2b). Dieser kann nur unter Verletzung der oberflächlichen Schicht des Magens aus dieser entfernt werden. Der untere Teil der Milzanlage liegt der Regio gastro-mesogastrica vorne mit freier eingekerbter Kante, hinten zunächst ohne Niveauunterschied an. Erst weiter caudal entsteht bei Zunahme der Breite der Milzanlage auch dorsal eine Kante. Der sich nach oben erweiternde Recessus lienalis der Bursa omentalis und mehrere kleinere Nebenrecessus trennen die Milz zunehmend vom Magen (Abb. 2a). Die Anheftung der Milz erfolgt noch immer an deren Dorsalseite über mehrere Mesenterialblätter. Der durchschnittliche Längendurchmesser der Milz der Gruppe IV beträgt 2227,1 µ, ihr größter Breitendurchmesser 685,8 µ. Mit zunehmender Reife — bei den untersuchten Feten frühestens bei 38 mm SSL — treten zunächst vereinzelt hellbraune Zonen in der Mitte der Milz auf (Abb. 3a). Bei etwas älteren Stadien ordnen sich diese rotbraun werdenden Zonen, die so aussehen, als ob sie aus Sagokörnern bestünden, im Zentrum des in der Peripherie noch hell erscheinenden Organs (Abb. 3b).

Das Schnittpräparat zeigt, daß das Milzgewebe vorwiegend aus indifferenten Mesenchymzellen besteht. Diese unterscheiden sich nur durch ihre wesentlich dichtere Lagerung von denen des Magens. Viele kleine Gefäße mit stellenweise dicker Endothelwand durchziehen die Milz. Die Endothelzellen wölben ihre Kerne stark gegen das Lumen vor. In den Gefäßen oder diffus im Mesenchym verteilt, finden sich Megaloblasten, welche gelegentlich 2 Kerne enthalten, und Normoblasten der zweiten Erythrocyten-Generation. Neben diesen ungeordnet liegenden roten Zellen sind bei den reiferen Feten Makroblasten, Normoblasten und Erythrocyten (5,6 µ Durchmesser) in unterschiedlich großen Rundherden oder Strängen — mit 4—24 oder mehr Erythrocyten — im Mesenchym der Milz angeordnet. Mit zunehmendem Keimalter vergrößern sich diese Herde durch Vermehrung der Erythrocytenzahl. Vereinzelt sind mitotische und amitotische Zellteilungen, sehr selten große Mesenchymzellen mit Kernfragmenten roter Zellen als Inhalt zu beobachten. Gelegentlich finden sich Zellen mit breitem, basophil anfärbbarem Protoplasma. Nahe den Erythrocytenansammlungen oder in deren Zentrum, frei im Mesenchym oder um Capillaren, liegen kleinere Herde deutlich vergrößerter Zellen (10—15 µ). Diese besitzen ein dichteres Chromatingerüst und sind dunkler tingiert als die übrigen Zellen (4—6 µ).

Gruppe V (Feten mit einer SSL 50—80 mm)

Die Milz liegt in der Höhe des Fornix mit $^1/_3$ ihrer Masse hinter der großen Kurvatur des Magens. An diesem ist sie mit ihrer Dorsalseite fixiert. Verursacht durch eine weitere Vergrößerung des Recessus lienalis der Bursa omentalis nach oben, erfolgt während dieser Entwicklungsperiode durch das Zwischenschieben mehrerer kleinerer Spalten die Trennung des oberen Milzsporns von der Magenhinterwand. Die Milz erfährt eine sehr rasche Volumenzunahme und hat bei den verschiedenen Feten ein sehr unterschiedliches Aussehen. (Abb. 3a—d). Sie zeigt alle Formübergänge zwischen längsoval und abgeplattet, rund, dreieckig oder vorgebuckelt oder vielfältig gelappt und höckrig. Die Zahl der im unteren Teil des Milzzentrums auftretenden dunkelkörnigen Verdichtungen vermehrt sich (Abb. 3b), so daß bei älteren Feten nur noch die schmalen Zwischen- und Randzonen hell erscheinen. Die Fläche der hellen Bezirke wird immer kleiner. Der größte Durchmesser der Milz ist von lateral dorsal oben nach medial ventral unten ausgerichtet. Bei den älteren Feten be-

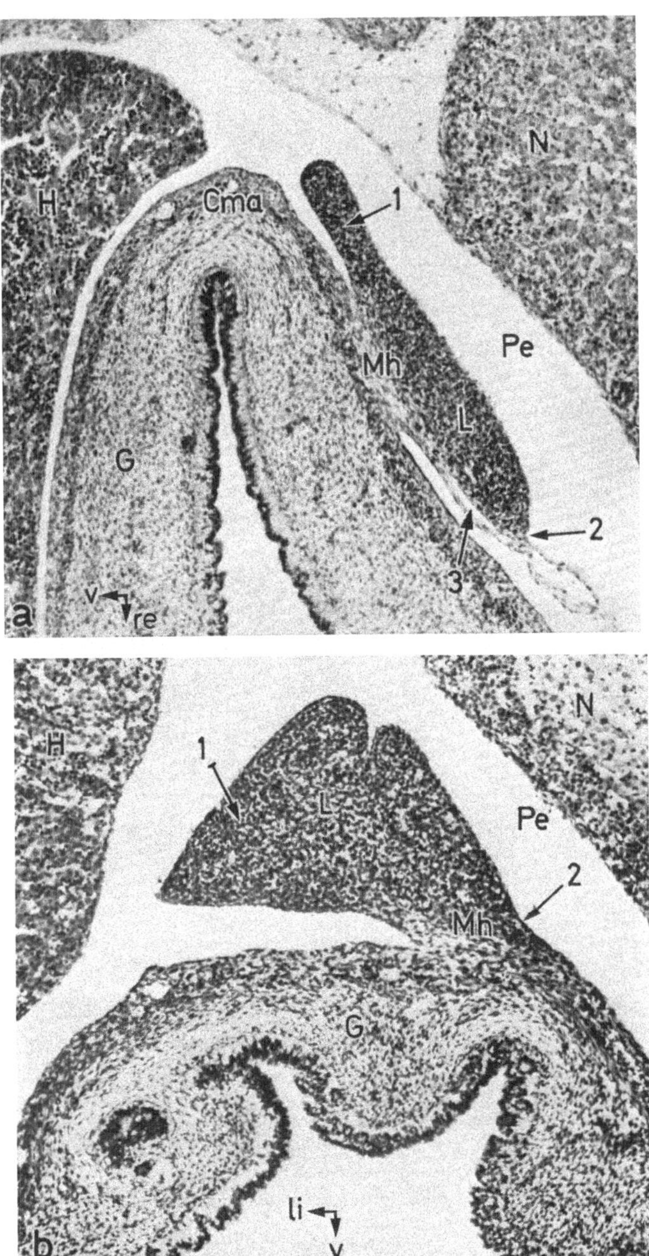

Abb. 2. a Menschl. Fet, SSL 35,7 mm, Formol-Alkohol fixiert. Schnittpräparat quer, 8μ, Azan-Färbung, Schnitt durch den Magen im mittleren Drittel von unten gesehen. Der Schnitt liegt etwa in Milzmitte. Seitlich ragt die Milz frei in die Peritonaealhöhle ($\downarrow$ 1), in der Mitte haftet sie noch in der Magenwand, hinten geht sie ohne Niveauunterschied in die Regio gastro-mesogastrica über ($\downarrow$ 2). Deutlich sind kleine Recessus zwischen Milz und Regio gastro-mesogastrica zu sehen ($\downarrow$ 3). *H* Leber, *G* Magen, *N* Nebenniere, *Cma* gr. Kurvatur, *Mh* Milzhaftstiel, *L* Milz, *Pe* Peritonaealhöhle, *li* links, *v* vorn. b Menschl. Fet, SSL 40,0 mm, Formol-Alkohol fixiert. Schnittpräparat quer, 10μ, Azan-Färbung, Schnitt durch den Magen im oberen Bereich der Milz. Das Milzgewebe geht ohne bindegewebige Trennung in das Magenmesenchym über. Die dorsale Fixierung der Milz ist deutlich zu sehen. Bezeichnung wie unter 2a

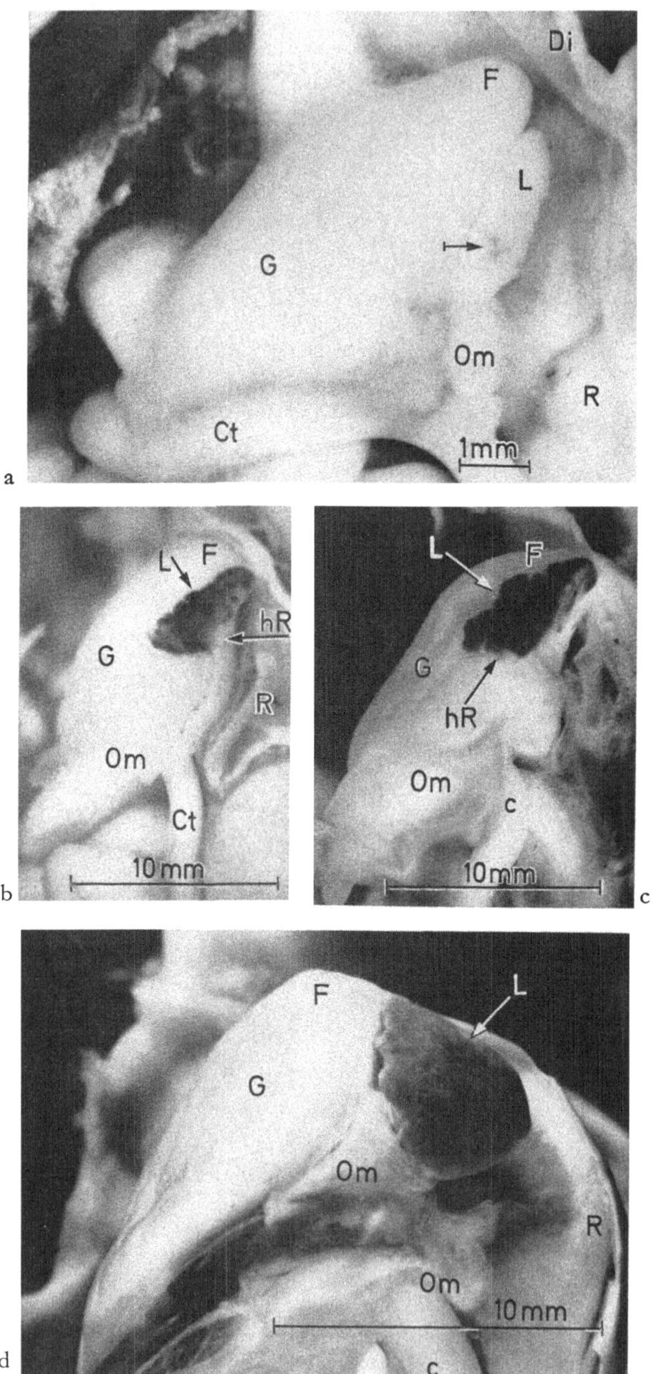

Abb. 3. a Menschl. Fet, SSL 38,9 mm, Formol-Alkohol fixiert. Seitenansicht des Magens und der Milzanlage von lateral links hinten. Die Milzanlage ist mit breiter Basis an der Regio gastro-mesogastrica fixiert. Sie weist in ihrem Zentrum hellbraune Herde auf (↑).

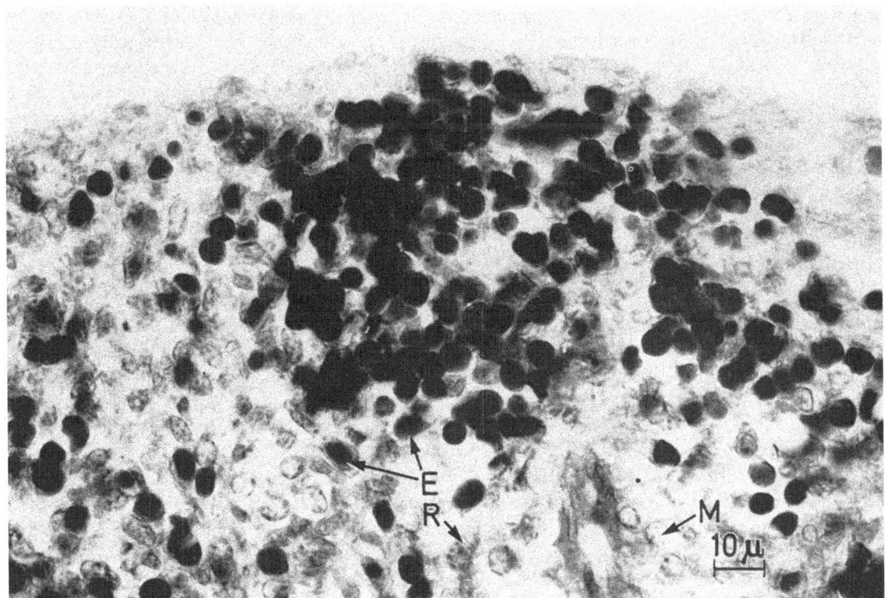

Abb. 4. Menschl. Fet, SSL 51,2 mm, Formol-Alkohol fixiert. Schnittdicke 10μ, Vergr. ca. 300fach. Färbung Azan. Die Erythropoeseherde buckeln die Milzoberfläche vor und geben der Milz das feinhöckrige Aussehen. *E* Normoblasten, *M* Mesenchymzelle, *R* große Mesenchymzelle

ginnen vom Mesenchym des Gefäßpankreasstiels (VOGT) ausgehende Fixierungen zwischen der Regio gastro-mesogastrica und der hinteren Bauchwand den dorsalen Teil des Milzhaftstiels zu erfassen. Die Milz hat im Gruppendurchschnitt einen Längendurchmesser von 1966,7 μ.

Das Schnittbild zeigt eine wesentliche Vergrößerung der Herde der rasch an Zahl zunehmenden roten Blutzellen. Einige Herde buckeln die Oberfläche der Milz vor (Abb. 4). Neben einer deutlichen Verminderung der Zellen der ersten Erythrocyten-Generation sind alle Reifestadien der zweiten Erythrocyten-Generation (Proerythroblasten, Makroblasten, Normoblasten und Erythrocyten) vorhanden. Einzelne Blutzellen liegen in capillaren oder präcapillaren Gefäßen. An mehreren Stellen gehen Endothel-ausgekleidete Räume direkt in Gewebespalten über, deren Wände aus Mesenchymzellen gebildet werden (vgl. LEWIS mit Befunden bei der Ratte). Deutlich sind nun auch einige große Reticulumzellen, welche Fragmente von Erythroblastenkernen enthalten, zu erkennen; kleinere Kernpartikel liegen jedoch auch frei im Maschenwerk der Milz. Das in diesem Entwicklungsstadium nachweisbare

---

Abb. 3. b Menschl. Fet, SSL 66,0 mm, Formol-Alkohol fixiert. Der Magen und die Milz sind von lateral hinten zu sehen. Die linke Niere wurde teilweise entfernt. Die Milz liegt mit einem großen Teil ihrer Masse noch hinter dem Magen im Bereich der großen Kurvatur. Ihre Randzone ist noch hell, vom Zentrum her nimmt die dunkle sagoartige „Körnung" zu. c Menschl. Fet, SSL 52,0 mm, Formol-Alkohol fixiert. Seitenansicht des Magens und der Milz von lateral links. Die grobgelappte Milz ist in ihren zentralen Partien einheitlicher dunkel gefärbt, ihre Randzone ist noch hell. Sie zeigt, obgleich die SSL kleiner als bei b ist, ein weiter entwickeltes Stadium. d Menschl. Fet, SSL 105,2 mm, Formol-Alkohol fixiert. Seitenansicht des Magens und der Milz. Die Lappenbildung der Kante ist wesentlich weniger stark ausgeprägt, die Oberfläche gleichmäßig fein gekörnt. *G* Magen, *L* Milz, *F* Fornix, *Om* Omentum majus, *Di* Diaphragma, *C* Colon, *R* Nieren, *Pa* Pankreas, *hR* helle Randzone

Eisen liegt ebenfalls frei oder in Reticulumzellen. Nunmehr sind erstmals auch — bei jüngeren Feten weniger, bei älteren massenhaft — braunschwarze körnige oder nadelförmige, oft in Vacuolen eingeschlossene Pigmentablagerungen zu beobachten. Diese Ablagerungen können sich den roten Blutzellen oder den Reticulumzellen anlegen; sie finden sich aber auch in deren Cytoplasma oder frei im Maschenwerk der Milz. Sie sind im ungefärbten Präparat gleichfalls braunschwarz und behalten ihre Farbe bei den verschiedenen Kernfärbungen. Die Turnbullblau-Reaktion ist negativ. Das Pigment ist sehr resistent gegen Lösungsmittel; es löst sich erst nach 4tägiger Behandlung mit Ammoniaklösung.

Gruppe VI (Feten mit einer SSL 80—120 mm)

Das relative Organwachstum der Milz beginnt das des Magens zu übertreffen. Die Milz liegt mit ihrem größeren Anteil neben dem Fornix des Magens, dessen große Kurvatur sie nach ventral umfaßt. Sie ist allseitig von Magen und Regio gastro-mesogastrica abgehoben und zeigt eine scharfe und unterschiedlich gelappte Kante. Obgleich ihre Form noch immer polygonal ist, ist ihre Einteilung in Lappen nicht mehr so stark ausgeprägt. An ihrer ganzen Oberfläche ist die Milz nun gleichmäßig dunkelbraunrot gefärbt und zunächst gröber, dann gleichmäßig fein gekörnt. Der durchschnittlich größte Längendurchmesser, welcher immer ventral liegt, beträgt 7103,1 µ, der Breitendurchmesser 4125,0 µ. Infolge der stattfindenden peritonaealen Fixierungsvorgänge verbindet sich der aus der Regio gastro-mesogastrica hervorgegangene dorsale Teil des Milzhaftstiels mit dem Peritonaealüberzug der hinteren Bauchhöhle. Caudal von der Milz verlängert sich das hier spongiös verdichtete Mesenchym faltig nach vorne in das an der Magenvorderwand liegende Omentum majus.

Das Maschenwerk des Milzmesenchyms ist ausgefüllt mit vorwiegend reifen Erythrocyten in herdförmiger Anordnung. Alle Reifestadien der zweiten Erythrocyten-Generation sind in größerer Anzahl ebenfalls vorhanden. Dagegen fehlen die Megaloblasten der ersten Generation. Es finden sich ferner große Reticulumzellen und solche mit basophilem Protoplasma, welche Kernfragmente oder auch vollständige Normoblasten enthalten. Kugelige oder stäbchenförmige eisennegative Pigmentablagerungen liegen frei sowie an Blut- oder Mesenchymzellen angelagert.

Gruppe VII (Feten mit einer SSL 120—200 mm)

Durch die breitbasige Fixierung des dorsalen Milzhilusgewebes an die Oberbauchrückwand hat die Milz ihre endgültige Lage in der Peritonaealhöhle erhalten. Der Milzhilus ist noch relativ breit, die ihm abgewandte Fläche der Milz bildet eine frei nach lateral und dorsal in die Bauchhöhle reichende, überall abgekantete Wölbung. Von lateral in situ betrachtet, hat die Milz die Form eines Dreiecks mit abgerundeten Ecken, dessen Basis nach ventral zeigt. Die Randzone der Milz weist wenige, peripher liegende Einkerbungen auf. Eine Gliederung in einzelne Lappen liegt nicht mehr vor. Die Farbe der Milz ist einheitlich dunkel rotbraun, ihre Oberfläche ist gleichmäßig fein gekörnt. Im Vergleich zum Magen hat die Milz auffallend an Masse zugenommen. Der Längendurchmesser beträgt im Gruppendurchschnitt 17 264,3µ, der Breitendurchmesser 11 771,4µ.

Diskussion

Mit einem Hinweis auf die geringe Zahl der Arbeiten über die Milzentwicklung führt v. Herrath aus: „Die mangelnde Kenntnis über die Milzentwicklung und -differenzierung erscheint zu einem Zeitpunkt, an dem die Entwicklung aller übrigen Organe fast restlos aufgeklärt ist, somit durch das Fehlen einer genügend breiten Vergleichsgrundlage bedingt." v. Herrath führt die voneinander abweichenden Ergebnisse der Untersuchungen im Schrifttum, Untersuchungen, welche an Tieren unterschiedlicher Klassen durchgeführt und dann auf die menschliche Entwicklung übertragen worden waren, auf typologische Unterschiede des untersuchten Materials zurück.

Ebenso haben HOCHSTETTER, WEIDENREICH, STEPHAN, BOURDELLE, GRASSÉ und LAVOCAT, VALLOIS und TISCHENDORF auf die verschiedenartige Milzentwicklung selbst innerhalb der Säuger hingewiesen. Ich verzichte daher auf einen Vergleich meiner an menschlichem Untersuchungsmaterial erhobenen Befunde mit den Ergebnissen der häufig zitierten Veröffentlichungen an Tieren (CHORONSHITZKY, THIEL und DOWNEY, JANOŠIK, ALFEJEW, LEWIS), weil ich wie LIFSCHITZ der Ansicht bin, „daß für den Menschen geltende Verhältnisse nur an menschlichen Embryonen studiert werden dürfen".

Im Frühstadium der fetalen Entwicklung befindet sich die Milzanlage an der linken Seite eines breiten mittelständigen Mesenchymmassivs in direktem Kontakt zum Magen. Als erste Differenzierung der Milz aus dem Mesenterialmassiv tritt im Anschluß an eine Verdickung des visceralen Mesothels hier eine lokalisierte Vermehrung der Mesenchymzellen auf (TOLDT, TONKOFF, KOLLMANN, SABIN, HARTMANN, ONO, BERGEL und GUT, HOLYOKE, TISCHENDORF). Dieser Vorgang (SSL ca. 8—15 mm) fällt in den Zeitraum, in dem der Fet bereits unter der Lupe untersucht werden kann. Man sieht lateral am Magen das Mesenchym am oberen Ansatz der Regio gastro-mesogastrica zu einem deutlichen Wulst verdickt und in seiner Konsistenz aufgelockert. Im Zentrum dieser Vorwölbung liegt die von TOLDT, TONKOFF und KOLLMANN im Makropräparat beobachtete helle Verdichtungszone, welche die Milzanlage darstellt.

Die Form- und Lageänderung des Magens (DANKMEIJER und MIETE, MIETE, LIEBERMANN-MEFFERT) infolge des asymmetrischen Wachstums der Magenwand, verursacht auch eine Lageverschiebung der Milz nach lateral und oben.

Meine Beobachtung, daß sich die Milz bis zu einer SSL von ca. 60 mm nur unter Defektbildung seiner Wandschichten aus dem Magen lösen läßt, bestätigt den lichtmikroskopischen Befund von TONKOFF, welcher die Milzanlage in ihrem proximalen Teil ohne Grenzmembran (TOLDT) in das Mesenchym der Magenwand übergehen sieht (Abb. 2b). Allerdings nimmt TONKOFF einen früheren Zeitpunkt für das Freiwerden der Milz aus der Magenwand an. Die Lösung der Milz, welche zunächst caudal der Regio gastro-mesogastrica, ebenfalls ohne Niveauunterschied und ohne Trennung durch Spalten anliegt, erfolgt, indem Spaltbildungen (Abb. 2a) und die Erweiterung der Bursa omentalis nach oben von distal her das Mesogastrium mit der Milzanlage vom Magen abheben. Zuletzt löst sich infolge des Auftretens zahlreicher kleiner Recessus im Mesenchym der dorsale Sporn des oberen Pols der Milzanlage aus der Magenwand. Diese Spalten dienen somit dem gleichen Zweck, wie dies BROMAN für die Intestinalderivate beschrieben hat, nämlich: der Isolierung der Milz. In zeitlichem und kausalem Zusammenhang mit der Entstehung der Recessus und der sich weitenden und wieder verschmelzenden Spalten (KANAGASUNTHERAM) erfolgt ein auffallendes Eigenwachstum der ursprünglich im Mesenterialmassiv lokalisierten Organanlagen (LIEBERMANN-MEFFERT, 1969a, b). Das relative Wachstum der Organe paßt sich später schubweise (vgl. BENKERT) und in derselben Reihenfolge, wie ihr Wachstum erfolgte, dem allgemeinen Körperwachstum wieder an. Bei der von HARTMANN angegebenen „Abschnürung" der Milz (25 mm Embryo) und dessen Hilusbildung handelt es sich in Wirklichkeit nicht um eine eigentliche Abschnürung, sondern um eine nun beginnende stärkere Volumenzunahme der Milzanlage. Die bei diesem Vorgang entstehende Kantenbildung an der ventralen Randzone der Milz ist dorsal infolge der Fixierung der Milz an dieser

Stelle weniger stark ausgeprägt. Der dem Magen adhärente obere Milzpol (Abb. 2b) weist zunächst zugunsten des unteren Pols ein vermindertes Breitenwachstum auf. Dieses gleicht sich jedoch nach dem Freiwerden aus der Magenwand wieder aus. Die ursprünglich platte Milz wölbt sich bei Feten mit einer SSL zwischen 50 und 80 mm durch ihr die übrigen Organe nun übertreffendes Eigenwachstum an ihrer freien Seite. Sie wird polygonal und hat meist die Form eines unregelmäßigen Tetraeders (so auch Hittmair, 1969). Auffallend in diesem Stadium ist die mit tiefen Spalten einhergehende ausgeprägte Lappenbildung der Milz (Abb. 3c). Dieser Befund erklärt die von Dreyer bei der Kontrastinjektion beobachtete Segmentierung der Milz.

Im Verlauf der peritonaealen Fixierungsvorgänge geht das aus der Regio gastromesogastrica als Milzhaftstiel hervorgegangene dorsocaudale Milzligament mit der Peritonaealwandung der hinteren Bauchhöhle eine immer fester werdende Verbindung ein; die Milz erhält ihre endgültige Lagefixierung im linken Oberbauch. Besonders beachtlich erscheint mir dabei die Tatsache, daß der seröse Überzug der Milz, welcher aus dem primitiven Mesothel über der Milzanlage hervorgeht (Bergel und Gut), nicht an die Peritonaealwand fixiert wird.

Das Zellbild der Milz ist in den Entwicklungsstadien 25—60 mm SSL, in denen die Milzanlage noch als helles Organ in Erscheinung tritt, durch die gleichmäßige Lagerung ungleich geformter protoplasmaarmer Mesenchymzellen charakterisiert. Vorwiegend in der Milzperipherie lokalisierte Mesenchymzellen waren schon Hartmann durch eine dunklere Tingierung aufgefallen, jedoch nicht beurteilt worden. Diese Zellen unterscheiden sich außerdem von den übrigen Mesenchymzellen durch ihre dichter strukturierten, großen und ovalen Kerne, sowie ihre herdförmige Anordnung. Gleichartige Mesenchymzellherde haben im Milzparenchym dieselbe Position, die Knoll für die perivasculären Erythroblastennester älterer Stadien beschrieben hat.

Obgleich die Zellansammlungen noch keine roten Zellen besitzen, halte ich diese Zellen, welche in der gleichen herdförmigen Anordnung und Lokalisation auch in späteren Entwicklungsstadien noch innerhalb und in der Nähe der erythropoetischen Herde anzutreffen sind, für Ausgangsformen der Erythropoese. Herdförmig angeordnete Zellen wurden von Zamboni und Westin auch im elektronenmikroskopisch untersuchten Material beobachtet. Sie entsprechen m. E. den polyvalenten Mesenchymzellen, die Knoll (1927) und Hartmann als Stammzellen der zweiten Erythrocyten-Generation ansehen. Eine Beurteilung nach dem Zellbild allein ist schwierig, da, wie Storti vermerkt, die Umwandlung der Mesenchymzellen sich meist der Beobachtung entzieht und hämocytoplastische Übergangsstadien fehlen. Zum Zeitpunkt des Auftretens der Mesenchymzellherde ist die Milz noch nicht erythropoetisch tätig. Auch Knoll (1927, 1932) lehnt für dieses Altersstadium die Erythropoese in der Milz ab. Zwar finden sich verstreut in Spalten des Maschenwerks der Milz (Hartmann) und in Präcapillaren einige reifere Normoblasten (vgl. Mundorff für das periphere Blut), zur Hämopoese in der Milz fehlen aber noch die von Knoll (1927, 1929, 1932) geforderten Voraussetzungen, nämlich die herdförmige Anordnung der roten Zellen der zweiten Generation und das Vorhandensein jüngerer Zellstadien. Die Erythropoese in der Milz beginnt jedoch zu einem wesentlich früheren Zeitpunkt als dies Lifschitz, welche Feten erst von 150 mm an untersuchte, Knoll (1927), dem Untersuchungsergebnisse über Zwischenstadien fehlen, oder HARTMANN angenommen haben. Nach meinen Befunden ist dies vielmehr schon bei einer SSL von 40—80 mm der Fall. In dem bis dahin homogen hellen Organ treten mit großem zeitlichen Intervall (SSL zwischen 39 und 70 mm) dunkle Verdichtungszonen in der Milz auf (Abb. 3a). Die dunklen Herde bestehen beim Vergleich mit dem lichtmikroskopischen Bild dieser Stadien aus den beschriebenen großen Mesenchymzellen, aus Zellen, welche den Hämocytoblasten (BLOOM und BARTELMEZ, GILMOUR) ähnlich sind, sowie aus Makroblasten, Normoblasten und Erythrocyten. Sie liegen ohne Grenzmembran im Milzgewebe und stellen sicher Erythropoeseherde dar (LIFSCHITZ, NAEGELI, KNOLL, 1927, 1929, 1932, 1956, ONO). Die herdförmige Anordnung und das Vorhandensein aller Reifestadien der roten Zellen widerspricht der Auffassung von MAXIMOW (1927), daß es sich um bloße Ansammlungen von Erythrocyten aus dem allgemeinen Kreislauf handelt, oder auch um eine Retention der roten Zellen in der Milz zu deren Ausreifung (WARNINGHOFF und HAUSMANN). Mit Sicherheit spricht der Befund gegen die Ansicht von ROSENBERG, daß die Milz nur ein Ort der Zerstörung der „primitiven Erythrocyten" sei.

Die braunen, sagokornartigen (Abb. 3b), kugeligen Herde buckeln stellenweise die Milzoberfläche vor. Die ungleiche Vermehrung der zunächst einzeln auftretenden und später konfluierenden Erythroblastenherde verursacht nicht nur die dunklere Farbe der Milz, sondern ändert auch deren Erscheinungsbild. Die Erythropoeseherde sind somit verantwortlich für die Höcker- und Lappenbildung der Milz. Mit dem Auftreten der dunklen Zonen, d.h. der Entstehung der Erythropoeseherde — in dieses Stadium legt MUNDORFF den Wechsel der Erythrocytengenerationen — vermindern sich auch hier die Zellen der ersten Erythrocytengeneration. Quantitativ herrschen im Schnittbild der jüngeren Feten bis etwa 50 mm SSL die unreifen roten Zellen der 2. Generation, bei den älteren die kernlosen Elemente zahlenmäßig vor. Mit der Zunahme der Erythroblastenherde sieht man die von MUNDORFF und KNOLL (1927) in dieser Zeit im peripheren Blut beschriebene Anisocytose der roten Zellen. In gleicher Weise, wie es KNOLL in der Leber beobachtete, treten mit den Erythroblasteninseln in der Milz auch vermehrt, jedoch niemals massenhaft (ROSENBERG) Zellen auf, welche Blutzellen oder Kernfragmente phagocytiert haben (vgl. HITTMAIR) und deren Aussehen großen Mesenchymzellen ähnlich ist (MAXIMOW, BLOOM und BARTELMEZ, GILMOUR). Entgegen den Angaben von KNOLL (1927) habe ich Kernpartikel jedoch auch frei im Maschenwerk der Milz gefunden. Kerne oder Teile von diesen sind allerdings nicht in so großer Zahl anzutreffen wie zu diesem Zeitpunkt einer maximalen Kernausstoßung zu erwarten wäre. Eine Zelle, bei der man ein Stadium des Entkernungsvorganges im histologischen Bild nachweisen könnte, war nicht zu finden. Andererseits sprechen die Befunde bei der kurzen Kernüberlebenszeit und der geringen Zahl freier Kerne im Blut (WEICKER) nicht gegen die Tatsache der Kernausstoßung. Wenn ROSENBERG in Kulturversuchen aus einem Milzabstrich eine Zerstörung des erythropoetischen Systems mit starken Zerfallserscheinungen und eine ausgedehnte Phagocytose zerfallender Blutzellen durch metaplasierte Reticulumzellen feststellt, so ergibt sich daraus die Frage, ob derartige Reaktionen nicht in erster Linie durch die Eigenart des Kulturmediums bzw. einer Gewebeschädigung durch Änderung des Umgebungsmilieus hervorgerufen werden. Bei in situ belassenen Organen konnte ich derartige massive Veränderungen nie sehen.

Teils körnige, teils nadelförmige braunschwarze kristallinische Pigmente, welche innerhalb des Cytoplasma der Mesenchymzellen oder frei im Mesenchymgewebe lagen und massenhaft bei Feten von ca. 50—80 mm SSL an auftraten, bereiteten zunächst Schwierigkeiten in der Beurteilung der Schnittpräparate. Mit verschiedenen Färbemethoden konnte ich bei diesen, gegen Lösungsmittel sehr resistenten Ablagerungen freies Eisen, Kernzerfallsprodukte oder Bestandteile des Bilirubinabbaus ausschließen. Als sich nach einer 4tägigen Behandlung der Schnitte mit Ammoniaklösung die hartnäckigen Niederschläge doch noch entfernen ließen, war deren Herkunft geklärt. Es handelte sich um Hämoglobin, welches unter dem Einfluß von Formol in Methämoglobin umgewandelt wurde und auskristallisierte. Das gleiche Phänomen beobachtete Browicz an formalinfixierten Leberpräparaten. Wenn auch diese Niederschläge Artefakte sind, so steht ihr Auftreten doch in zeitlichem Zusammenhang mit der Vermehrung der Erythropoeseherde, der Phagocytose und dem in diesem Zeitraum erfolgenden Entkernungsvorgang der Normoblasten.

Literatur

Alfejew, S.: Über die embryonale Histogenese der kollagenen und retikulären Fasern des Bindegewebes bei Säugetieren. Z. Zellforsch. 3, 149—168 (1926).

Amano, S., Hagio, K.: Embryonalhämatopoese beim Menschen. Acta Sch. med. Univ. Kioto 23, 38—62 (1940).

Benkert, W.: Untersuchungen über den Situs und die Entwicklung der Bauchorgane menschlicher Keimlinge der 7. bis 13. Woche mit dem Jakobhagen'schen Coelom-Längenindex. Z. Anat. Entwickl.-Gesch. 105, 333—348 (1936).

Bergel, A., Gut, H.: Zur Frühentwicklung der Milz beim Menschen. Z. Anat. Entwickl.-Gesch. 103, 20—29 (1934).

Bloom, W., Bartelmez, G. W.: Hematopoiesis in young human embryos. Amer. J. Anat. 67, 21—53 (1940).

Bourdelle, E., Grassé, P. P., Lavocat, R.: Ordre des cétacés. Dans Grassé, P. P., Traité de zoologie, vol. XVII, 1. Paris: Masson 1955.

Broman, I.: Die Entwicklungsgeschichte der Bursa omentalis und ähnlicher Rezeßbildungen bei den Wirbeltieren. Wiesbaden: J. F. Bergmann 1904.

Browicz, T.: Über Krystallisationsphänomene in der Leberzelle. Abh. in Zbl. allg. Path. path. Anat. 12, 171—172 (1901).

— Das mikroskopische Bild der Leberzelle nach intravenöser Hämoglobininjektion. Abh. in Zbl. allg. Path. path. Anat. 12, 172—173 (1901).

— Meine Ansichten über den Bau der Leberzelle. Virchows Arch. path. Anat. 168, 1—22 (1902).

Choronshitzky, B.: Die Entstehung der Milz, Leber, Gallenblase, Bauchspeicheldrüse und des Pfortadersystems bei den verschiedenen Abteilungen der Wirbeltiere. Anat. H. 13, 363—623 (1899).

Dankmeijer, J., Miete, M.: Le développement précoce de l'estomac chez l'embryon humain. C. R. Ass. Anat. 103, 341—344 (1958).

Dreyer, B. J. van R.: The segmental nature of the spleen. Blood 18, 468—476 (1961).

Fruhling, L., Roger, S., Jobard, P.: L'hématologie normale (tissus et organes hématopoiétiques, sang circulant) de l'embryon, du foetus et du nouveau né humain. I. Mémoire. Sang 20, 267—277 (1949a).

— — — L'hématologie normale (tissus et organes hématopoiétiques sang circulant) de l'embryon, du foetus et du nouveau né humain. II. Memoire. Sang 20, 313—324 (1949b).

Gilmour, J. R.: Normal haemopoiesis in intrauterine and neonatal life. J. Path. Bact. 52, 25—55 (1941).

HARTMANN, A.: Die Milz. In: MÖLLENDORFF, W. v., Handbuch der mikroskopischen Anatomie des Menschen, Bd. VI, 1. Berlin: Springer 1930.

HECKNER, F.: Leitfaden der Blutzellkunde. München-Berlin: Urban & Schwarzenberg 1965.

HEILMEYER, L., HITTMAIR, A.: Handbuch der speziellen Hämatologie. München-Berlin: Urban & Schwarzenberg 1968.

HERRATH, E. v.: Bau und Funktion der normalen Milz. Berlin: W. d. Gruyter & Co. 1958.

HITTMAIR, A.: Die Physiologie und die Pathologie der Milz. München-Berlin-Wien: Urban & Schwarzenberg 1969.

HOCHSTETTER, F.: Die Entwicklung des Blutgefäßsystems. In: HERTWIG, O., Handbuch der vergleichenden und experimentellen Entwicklungslehre der Wirbeltiere, Bd. III, 2. Jena: G. Fischer 1906.

HOLYOKE, E. A.: The role of the primitive mesothelium in the development of the mammalian spleen. Anat. Rec. 65, 333—345 (1936).

JANOŠIK, J.: Le développement de la rate et ses relations avec la "Bursa Omentalis". Arch. Biol. (Liège) 32, 493—519 (1922).

KANAGASUNTHERAM, R.: Development of the human lesser sac. J. Anat. (Lond.) 91, 118—206 (1957).

KNOLL, W.: Blut und blutbildende Organe menschlicher Embryonen. Denkschr. schweiz. naturforsch. Ges. 64, 1—81 (1927).

— Untersuchungen über embryonale Blutbildung beim Menschen. Z. mikr.-anat. Forsch. 18, 199—233 (1929).

— Die Blutbildung beim Embryo. In: HIRSCHFELD, H., und A. HITTMAIR, Handbuch der allgemeinen Hämatologie, Bd. I, 1. Berlin u. Wien: Urban & Schwarzenberg 1932.

— Der Gang der Erythropoese beim menschlichen Embryo. Schweiz. med. Wschr. 78, 979 (1948).

— Die Entwicklung der blutbildenden Gewebe und des Blutes beim Menschen. In: HEILMEYER, L., und A. HITTMAIR, Handbuch der gesamten Hämatologie. München-Berlin-Wien: Urban & Schwarzenberg 1957.

KOLLMANN, G.: Die Entwicklung der Lymphknötchen in dem Blinddarm und im Processus vermiformis, die Entwicklung der Tonsillen und der Milz. Arch. Anat. Physiol. 155—186 (1900).

LEWIS, O. J.: Circulation in the spleen of the foetal rabbit. J. Anat. (Lond.) 90, 282—289 (1956).

LIEBERMANN-MEFFERT, D.: Form- und Lageentwicklung des menschlichen Magens und seiner Mesenterien. Acta anat. (Basel) 72, 376—410 (1969)

— Die Entwicklung der Mesenterien des menschlichen Oberbauches unter neuen Gesichtspunkten. Acta anat. (Basel) (im Druck).

LIFSCHITZ, S.: Über die Entwicklung der embryonalen Milz. Inaug.-Diss. Zürich 1906.

MAXIMOW, A.: Über embryonale Blutbildung. Bemerkungen zu dem Referat HERM. SCHRIDDES: Über Degeneration des Blutes unter normalen und krankhaften Verhältnissen. Zbl. allg. Path. path. Anat. 20, 145—153 (1909).

— Bindegewebe und blutbildende Gewebe. In: MÖLLENDORFF, W. v., Handbuch der mikroskopischen Anatomie des Menschen, Bd. II. Berlin: Springer 1927.

MIETE, M.: Enkele aspecten van de embryonale ontwikkeling van de menselijke maag. Thesis, Leiden 1960.

MUNDORFF, H.: Das zahlenmäßige Verhältnis und der Wechsel der beiden Erythrocytengenerationen beim menschlichen Embryo. Z. mikr.-anat. Forsch. 9, 468—498 (1927).

NAEGELI, O.: Allgemeine Embryologie, Histologie und Biologie der Blutzellen und blutbildenden Organe. In: A. SCHNITTHELMS Handbuch. Berlin: Springer 1925.

ONO, K.: Untersuchungen über die Entwicklung der menschlichen Milz. Z. Zellforsch. 10, 573—603 (1930).

ROHR, K., OECHSLIN-KUTTER, R., UEHLINGER, A.: Tabulae haematologicae. Stuttgart: G. Thieme 1966.

ROSENBERG, M.: Fetal hematopoiesis. Case report. Blood 23, 66—78 (1969).

SABIN, F. R.: Die Entwicklung des Blutes, des Gefäßsystems und der Milz. In: KEIBEL, F., und F. P. MALL, Handbuch der Entwicklungsgeschichte des Menschen, Bd. II. Leipzig: S. Hirzel 1911.

Stephan, F.: Morphologie générale du systéme circulatoire. Dans P. P. Grassé, Traité de zoologie, vol. XII. Paris: Masson & Cie. 1954.

Thiel, A., Downey, H.: The development of the mammalian spleen with special reference to its hematopoietic activity. Amer. J. Anat. **28**, 278—339 (1921).

Tischendorf, F.: Die Entwicklung der Milz. In: Möllendorff, W. v., und W. Bargmann, Handbuch der mikroskopischen Anatomie des Menschen, Bd. VI, 6. Berlin-Heidelberg-New York: Springer 1969.

Toldt, C.: Die Darmgekröse und Netze im gesetzmäßigen und im gesetzwidrigen Zustand. Denkschr. ksl. Akad. Wiss. **56**, 1—46 (1889a).

— Zur Anatomie der Milz. Wien. klin. Wschr. **2**, 989—990 (1889b).

Tonkoff, W.: Die Entwicklung der Milz bei den Amnioten. Arch. mikr. Anat. **56**, 392—458 (1900).

Vallois, H.: Ordre des primates. Dans P. P. Grassé, Traité de zoologie, vol. XVII, 2. Paris: Masson & Cie. 1955.

Warninghoff, G., Hausmann, K.: Die Morphologie der embryonalen Hämatopoese des Menschen im Vergleich zu postfetalen Blutbildungsstörungen. Acta haemat. (Basel) **14**, 273—291 (1955).

Weicker, H.: Das Mengen- und Zeitgefüge der Erythropoese unter physiologischen und pathologischen Bedingungen. Schweiz. med. Wschr. **87**, 1210—1218 (1957).

Weidenreich, F.: Das Gefäßsystem. In: Bolk, L., Göppert, E., Kallius, E., und Lubarsch, W. Handbuch der vergleichenden Anatomie der Wirbeltiere, Bd. VI. Berlin u. Wien: Urban & Schwarzenberg 1933.

Zamboni, L., Westin, B.: The ultrastructure of the human fetal spleen. J. Ultrastruct. Res. **11**, 469—493 (1964).

Diskussion

H. Löffler: Wie sicher können Sie Erythroblasten ohne histochemische Methoden als Zellen der roten Reihe rein morphologisch erkennen?

D. Liebermann-Meffert: Da ich an formalinfixiertem Material (Serienschnitten) und nicht mit Ausstrichpräparaten gearbeitet habe, konnte ich die meisten cytochemischen Reaktionen nicht durchführen. Die Beurteilung der Zellen bei dünnen Schnittpräparaten (4—6μ) ist jedoch nicht schwierig. Es sind in den Erythropoeseherden rote Zellen der 2. Erythrocytengeneration aller Reifestadien einwandfrei zu differenzieren.

Milzfunktion und Erythrocytenabbau

Splenic Function and Break-Down of Erythrocytes

W. Pribilla *

Summary

From the middle of the last century the spleen was considered as the effective organ in erythrocyte destruction. The spleen may indeed under pathological circumstances sequestrate and destroy great amounts of erythrocytes. But this does not necessarily mean that this will happen under normal conditions too. In fact, the spleen of normal persons appears to take only a minimum part in erythrocyte destruction. This article deals with the normally existing relations between spleen and erythrocyte destruction. The fate of the aged erythrocytes will be presented first, then the relation of the spleen to these processes will be discussed.

It is quite reasonable to assume that erythrocytes are subject to ageing and have a rather constant life span. Old erythrocytes differ from young ones in numerous physical, biochemical and structural features. It is not yet possible to decide whether the process of ageing starts primarily with a change of the structure or metabolism of the erythrocytes. From the calculation of the erythrocyte turnover and of the behavior of the bilirubin, it must be concluded that the erythrocytes do not die from intravascular lysis, but finally become subject to intracellular destruction. It is not known how the phagocytic cells recognize aged erythrocytes. Experimental assays demonstrate that the intracellular destruction of erythrocytes as well as of erythrocyte particles takes only a short time.

It seems likely that the spleen plays a part in the destruction of aged erythrocytes. This organ is especially well equipped for phagocytosis. A sequestration of erythrocytes in a normal spleen can also be provoked in normal persons by chemical or other alterations of the red blood cells. A close relation between spleen and erythrocytes is also suggested by the erythrocyte changes which regularly occur after splenectomy in otherwise normal persons. The spleen indeed appears to be a control which guards the quality of the erythrocytes. Nevertheless, the life span of erythrocytes will not be prolonged in normal persons after splenectomy, and the erythrocyte count does not rise after that operation. It must be concluded that normally the spleen is of only minor importance for the destruction of old erythrocytes and that its part in the elimination of these cells can be taken over rapidly and completely by other organs of the body. This concept is supported by numerous experiments with healthy animals, as well as by the observation that the erythrocytic enzyme pattern does not differ in cells from the splenic artery and vein.

Die Frage nach den Beziehungen der Milz zum Erythrocytenabbau ist seit der Mitte des vorigen Jahrhunderts immer wieder gestellt und unterschiedlich beantwortet worden. Nachdem Ecker 1847 und Kölliker 1849 die Fähigkeit der Milz zur Zerstörung von Blutkörperchen beschrieben hatten, galt dieses Organ lange Zeit als Grab oder als Friedhof der Erythrocyten. Diese Auffassung wurde z.B. noch 1930 von Hirschfeld u. Mühsam in ihrer bekannten Monographie über die Chirurgie der Milz ohne Einschränkung vertreten. Diese Autoren stützten ihre

---

* II. Med. Abteilung des Städt. Krankenhauses Berlin-Moabit (Direktor: Prof. Dr. W. Pribilla).

Ansicht durch den Hinweis, daß es an frischen Milzpartikeln leicht möglich ist, Erythrocyten in verschiedenen Abbaustufen oder auch eine Erythrophagocytose zu erkennen. Sie verschwiegen allerdings nicht, daß man dies bei den Milzen normaler Menschen am wenigsten findet. Immerhin wurde aus diesen Befunden auf eine extracelluläre und eine intracelluläre Erythrocytenzerstörung in der Milz geschlossen, wobei es offen blieb, ob dies als eine aktive oder passive Leistung der Milz anzusehen sei. Auch die experimentelle Medizin (Übersicht s. Hittmair) hat sich mit der erythrocytenzerstörenden Funktion der normalen Milz eingehend beschäftigt. So wurden z.B. die Erythrocytenzahlen in der Milzarterie und der Milzvene miteinander verglichen oder in der Milzvene nach freiem Hämoglobin gefahndet. Eindeutige Beweise für eine Zerstörung der Erythrocyten in der Milz konnten diese und ähnliche Experimente allerdings nicht liefern. Trotzdem hat sich die Auffassung, daß enge Beziehungen zwischen der Milz und dem Erythrocytenabbau bestehen müssen, lange gehalten. Es kann aber nicht übersehen werden, daß daneben auch andere Ansichten vertreten worden sind. So wurde es z.B. unter dem Eindruck der an Enten und Gänsen vorgenommenen Versuche von Minkowsky u. Naunyn auch für möglich gehalten, daß die Leber die entscheidende Rolle beim Erythrocytenabbau spielen könnte, insbesondere auch deshalb, weil die Bilirubinbildung mit diesem Organ eng verbunden ist. Der Kliniker Naegeli nahm dagegen 1931 an, daß Erythrocyten in Milz und Leber und darüber hinaus auch im Knochenmark und mitunter sogar in Lymphdrüsen abgebaut und zerstört werden können. Er stellte sich dabei vor, daß die unbrauchbar gewordenen Blutelemente durch die Milz zunächst meist nur angedaut und dann in der Leber vernichtet werden. Auch in unserer Zeit sind die Ansichten zu diesem Problem noch nicht einheitlich. Hayhoe u. Whitby halten die normale Milz nicht für ein wichtiges Organ des Erythrocytenabbaues. Wintrobe hält dagegen noch an der besonderen Bedeutung der Milz für den normalen Erythrocytenabbau fest; doch bezeichnet er dieses Organ mit einer gewissen Beschränkung nur noch als den „Hauptfriedhof“ der Erythrocyten. Bessis vertritt dagegen die Auffassung, daß die Erythrocyten normalerweise im Knochenmark zugrunde gehen. Bildung und Untergang der Erythrocyten würden sich demnach am gleichen Ort abspielen; eine Vorstellung, die unter Berücksichtigung der bekannten Wiederverwendung zahlreicher Erythrocytenbestandteile zur Produktion neuer Erythrocyten durchaus nicht abwegig erscheint.

Diese unterschiedlichen Meinungen zeigen, daß es nicht ganz einfach ist, über das Thema Milzfunktion und Erythrocytenabbau zu referieren. Es ist dabei meines Erachtens wesentlich, zwischen den normalen Verhältnissen und den pathologischen Zuständen zu unterscheiden. Unter krankhaften Bedingungen ist die Milz zweifellos in der Lage, Erythrocyten in großer Menge zu sequestrieren und zu zerstören. Darüber sind wir — dies wird der Vortrag von Herrn Heimpel zeigen — gut unterrichtet. Bei diesen Zuständen ist die Milz nach einem Wort von Wintrobe nicht nur der Friedhof der Erythrocyten, sondern das Schlachthaus. Unter physiologischen Bedingungen, auf die ich mich beschränken werde, ist das offensichtlich nicht so. Allerdings muß man hinzufügen, daß die Informationen über die normalen Bedingungen zwischen der Milz und den Erythrocyten recht lückenhaft und unvollkommen sind. Dieser Unterschied unserer Kenntnisse über die erythroklastische Bedeutung der Milz beim Normalen und beim Kranken ist sehr auffallend. Die Gründe für diese Differenz sind vielfältig. Dabei spielt das grundsätzliche Dilemma der Milzforschung eine Rolle, daß man nämlich die Ergebnisse von Tierversuchen nicht ohne weiteres auf die menschlichen Verhältnisse übertragen kann. Außerdem werden die Untersuchungen über die normale Milzfunktion auch dadurch erschwert, daß einerseits eine experimentelle Überprüfung der Milzleistung beim Gesunden nur in sehr begrenztem Maße möglich ist und daß andererseits Ergebnisse, die bei Patienten gewonnen wurden, keineswegs Rückschlüsse auf die normale Tätigkeit der Milz erlauben. Auch die für die Milzforschung an sich wichtige Gruppe sonst gesunder Menschen, denen nach einem Unfall die Milz entfernt wurde, ist kein ideales Forschungsobjekt, da bei ihnen oft nicht nur die Milz, sondern auch noch andere Organe verletzt wurden oder aber Blutverluste und Infektionen den Zustand des Betroffenen verändern bzw. auch Bluttransfusionen oder andere therapeutische Maßnahmen das Bild verwischen können. Meist fehlen bei solchen Menschen auch ausreichende präoperative Daten, die erst einen Vergleich mit der Zeit vor der Milzentfernung ermöglichen würden. Schließlich wird die experimentelle Forschung über die Aufgaben der Milz im Rahmen des Blutzellabbaus auch dadurch behindert, daß es mit einfachen Methoden nicht möglich ist, alte Erythrocyten zuverlässig zu erkennen. Wenn trotz dieser Schwierigkeiten versucht werden soll, eine Übersicht darüber zu geben, ob und gegebenenfalls wie die Beziehungen der normalen Milz zum Erythrocytenabbau heute zu beurteilen sind, dann möchte ich die Diskussion dieses Problems in zwei Teile zerlegen. Zunächst soll gefragt werden: Was wissen wir über das Schicksal der alten Erythrocyten? Dann soll untersucht werden, ob es Indizien dafür gibt, daß die Milz mit diesem Schicksal verknüpft ist.

Bei der Betrachtung der Erythrocyten kann man nun entweder die gesamte Erythrocytenpopulation eines Menschen global untersuchen oder aber das Augenmerk auf den einzelnen älter werdenden Erythrocyten richten. Beide Verfahren können uns helfen, zu der ersten Frage Stellung zu nehmen. Das zahlenmäßige Verhalten der Erythrocytenpopulation gibt gute Hinweise auf den Erythrocytenumsatz und damit auf die Alterungs- und Abbauvorgänge der Erythrocyten. Bei diesen Überlegungen kann davon ausgegangen werden, daß die Erythrocytenmasse eines gesunden erwachsenen Menschen konstant bleibt und daß die Erythrocytenlebensdauer rund 120 Tage beträgt. Dieser Wert ist mit zahlreichen unterschiedlichen Methoden (Übersicht s. WINTROBE) ermittelt worden. Es muß demnach angenommen werden, daß täglich $^1/_{120}$ der Erythrocytenmasse zugrunde geht und im gleichen Maße neu gebildet wird. Bei einer Gesamtzahl von 25 000 Milliarden Erythrocyten bedeutet dies eine tägliche Destruktion von rund 208 Milliarden bzw. in der Sekunde einen Abbau von rund 2,4 Millionen Erythrocyten (FRICK). Aus diesen sterbenden Erythrocyten werden nun täglich rund 6500 mg Hämoglobin frei. Wenn diese Menge, welche die Bindungskapazität des Haptoglobins weit übersteigt, frei ins Plasma des zirkulierenden Blutes gelänge, müßten eine Hämoglobinämie und eine Hämoglobinurie auftreten. Dies ist bekanntlich nicht der Fall. Diese einfache Beobachtung läßt sich am leichtesten dadurch deuten (CROSBY), daß man einen intracellulären Erythrocytenabbau annimmt; zumindest spricht das Fehlen einer deutlichen Hämoglobinämie des Gesunden gegen eine einfache intravasale Lyse der Erythrocyten.

Wenn man nun das Schicksal des einzelnen Erythrocyten betrachtet, dann ist die in unserem Zusammenhang am meisten interessierende Frage: Wodurch wird die Lebensdauer der Erythrocyten begrenzt? Wir haben darüber keine genauen

Kenntnisse; doch wird mit guten Gründen ganz allgemein angenommen, daß die Erythrocyten einem Alterungsvorgang unterliegen. Jeder Erythrocyt stellt eine biologische Einheit dar, welche aus einem aus Proteinen und Lipiden zusammengesetzten Stromagerüst sowie einer Membran besteht und die neben zahlreichen Fermenten als funktionell wichtigsten Bestandteil das Hämoglobin enthält. Seinen Energiebedarf deckt der Erythrocyt bekanntlich im wesentlichen durch den enzymatisch gesteuerten Abbau von Glucose. Mit der so gewonnenen Energie werden Zellbestandteile erneuert, das Gefälle zwischen intra- und extracellulärer Elektrolytkonzentration gewährleistet und die Stabilität des Hämoglobins garantiert, d. h. die funktionelle und morphologische Integrität der Zelle hängt von dieser energieliefernden Stoffwechselleistung des Erythrocyten ab. Für das Schicksal der roten Blutkörperchen ist es sicher bedeutungsvoll, daß der ausgereifte Erythrocyt nicht mehr in der Lage ist, neue Enzyme zu bilden, d. h. er ist auf die Enzymausstattung angewiesen, die er nach Abschluß der Reifung besitzt. Es wird angenommen, daß die Zelle dann, wenn die Enzymaktivität nachläßt, an Vitalität verliert. Tatsächlich sind zahlreiche Veränderungen der alternden Erythrocyten bekannt geworden. Alte Erythrocyten sind — wie man schon längere Zeit weiß — mechanisch leichter lädierbar als junge Erythrocyten (Stewart et al.). Auch die Aktivität der Glykolysefermente nimmt ab, der Glucoseverbrauch geht zurück, der Lipidgehalt der alten Zellen wird geringer, ebenso der intracelluläre Kalium-, Natrium- und Wassergehalt. Alte Erythrocyten enthalten mehr Methämoglobin als junge und besondere Verbindungen des Hämoglobins mit Glutathion (Marti, Gehrmann u.a.). Danon hat sich in letzter Zeit eingehend mit den alternden Erythrocyten beschäftigt. Er weist besonders auf die Verminderung der Elastizität und eine veränderte elektrische Ladung der alten Erythrocyten hin. Dadurch können sie leichter agglutiniert werden. Elektronenoptisch sichtbare Unterschiede in der Membranstruktur alter und junger Erythrocyten sind beschrieben worden. Auch im Experiment lassen sich Unterschiede zeigen. So unterliegen alte Erythrocyten z. B. leichter einer immunologisch oder auch osmotisch bedingten Lyse als junge Zellen. Trotz dieser sicher sehr eindrucksvollen Versuchsergebnisse und Kenntnisse ist es aber zur Zeit noch eine offene Frage, wie diese mit dem Alter der Zellen deutlicher werdenden Veränderungen eingeleitet werden. Es ist durchaus möglich, daß am Beginn die Erschöpfung der Fermentsysteme und ein damit verknüpftes Absinken der Stoffwechselleistung der ganzen Zelle oder der Oberflächenfunktion stehen (Dacie u.a.); doch könnte die Alterung auch primär durch eine mechanisch bedingte Änderung der Membranstruktur eingeleitet werden. Dies wäre insbesondere deshalb vorstellbar, weil der Erythrocyt, der im Laufe seines Lebens immerhin eine Strecke von rund 400 km (Frick) zurücklegt, beim Passieren der Capillaren oder auch des Herzens immer wieder mechanischen Insulten ausgesetzt ist. Zu diesem Problem sind zweifellos noch weitere Untersuchungen notwendig.

Was wird nun aus den alten Erythrocyten? Diese so oft gestellte Frage kann auch heute noch nicht zuverlässig beantwortet werden. Die Spur des sterbenden Erythrocyten verliert sich im Dunkel unserer Unkenntnis. Mit histologischen Methoden ist es nicht möglich, diese Frage zu lösen. Ich verweise hier auf die immer wieder zitierten Arbeiten von Rous u. Robertson aus den Jahren 1917 bzw. 1923. Diese Autoren haben bei sorgfältiger und systematischer Durchmusterung von histologischen Präparaten aus zahlreichen Organen nur in einem ganz geringen

Maße phagocytierte Erythrocytenabbauformen gefunden. Sie vertraten daher die Ansicht, daß die alten Erythrocyten durch die mechanischen Insulte während der Zirkulation auseinanderbrechen und daß diese Teile immer weiter zertrümmert werden, bis schließlich nur noch ein aus Erythrocytensubstanz bestehender Staub übrig bleibt, der leicht und für den Untersucher nicht mehr sichtbar phagocytiert wird. Ein solcher Abbauprozeß würde nicht zu einer Hämoglobinämie führen, da die Erythrocytenbruchstücke ihren Hämoglobinanteil behalten. Eine solche Fragmentierung der Erythrocyten ohne Hämoglobinverlust ist auch experimentell bewiesen. FRICK hat deshalb den Erythrocyten mit roter Gelatine verglichen, die man auch in Stücke zerteilen kann, ohne daß die rote Farbe ausläuft. Die in jedem Blutausstrich anzutreffenden Poikilocyten oder auch Mikrocyten dürfen vielleicht als solche Erythrocytenbruchstücke angesehen werden. In neuerer Zeit haben BESSIS u. Mitarb. in eindrucksvollen und zum Teil auch als Film dokumentierten Untersuchungen tatsächlich zeigen können, daß Erythrocytenbruchstücke leicht und schnell phagocytiert werden bzw. auch, daß bei der Phagocytose eines ganzen Erythrocyten dieser oft in einzelne Stücke zerlegt wird, die dann von verschiedenen Makrophagen aufgenommen werden. Der intracelluläre Abbau dieser Erythrocytenteile erfolgt schnell, d.h. schon nach wenigen Minuten ist nicht mehr zu erkennen, wo der phagocytierte Teil in der Zelle gelegen hat (POLICARD, BESSIS, MIESCHER u.a.). Die Schnelligkeit des intracellulären Abbaus mag die Ursache dafür sein, daß dieser Vorgang normalerweise histologisch nicht erfaßt werden kann.

Wenn man dieser durchaus wahrscheinlichen Auffassung über den physiologischen Erythrocytenabbau folgt und annimmt, daß phagocytierende Zellen letzten Endes das Schicksal der Erythrocyten besiegeln, dann bleibt aber noch die wichtige Frage, wie diese phagocytierenden Zellen die alten Erythrocyten erkennen können; denn nur diese werden normalerweise von den Makrophagen aufgenommen. MIESCHER hat dies mit in vitro gealterten markierten Erythrocyten in verschiedenen Tierversuchen demonstriert. Die gealterten Erythrocyten wurden bei diesen Versuchen mit derselben Geschwindigkeit wie Fremdkörper aus der Zirkulation entfernt. Auch beim Menschen haben BOTHWELL u. FINCH mit überalterten Blutkonserven die schnelle Elimination dieser Erythrocyten gezeigt. BESSIS (1964) spricht in diesem Zusammenhang geradezu von einer Euthanasie, die der Organismus gegenüber den alten Zellen anwendet, indem er sie vernichtet. Offenbar handelt es sich hierbei um eine aktive Zell-Leistung, d.h. die Makrophagen werden nur gegen veränderte oder alte Zellen aggressiv. BESSIS hält es für möglich, daß hier eine Art von Chemotaxis vorliegt. Er nimmt zumindest für die sterbende Zelle an, daß diese Stoffe abgibt, welche die Makrophagen anlocken, ein Vorgang, den er als Nekrotaxis bezeichnet. In ähnlicher Weise lassen sich auch die Beobachtungen von CLARK u. CLARK deuten. Am Kaninchenohr sahen diese Autoren, daß extravasal gelegene Erythrocyten von wandernden Makrophagen zunächst gar nicht beachtet wurden; erst nach 18 Std beginnt die Phagocytose.

Welche Rolle kann man nun der Milz bei diesen Abbauvorgängen zusprechen? Hat sie überhaupt eine Bedeutung für den normalen Erythrocytenabbau? Prinzipiell erscheint es durchaus möglich, daß die Milz an der Entfernung alter Erythrocyten beteiligt ist. Dieses Organ ist in hervorragendem Maße zur Phagocytose eingerichtet. Es besitzt eine spezielle Gefäßarchitektur, die es ermöglicht, Erythrocyten in die Reichweite phagocytierender Zellen zu bringen (WEISS), und es hat normaler-

weise zweifellos gewisse Beziehungen zu den Erythrocyten. Auf die phagocytierenden
Elemente und die Phagocytosefähigkeit der Milz brauche ich hier nicht im einzelnen
einzugehen. Ich verweise auf die Arbeiten von Lennert u. Stutte, Gross et al.,
Weiss, Tischendorf u.a. Wichtig für das hier abzuhandelnde Thema scheinen mir
aber die Beziehungen der Milz zu den Erythrocyten zu sein. Diese lassen sich in
verschiedener Weise demonstrieren: erstens durch die Veränderungen der Erythrocyten nach Splenektomie beim Gesunden; zweitens durch die Möglichkeit, auch
beim Normalen eine Erythrocytensequestrierung in der Milz durch Veränderung
der Erythrocytenstruktur zu provozieren. Nach dem Verlust der Milz treten im
Blut des Betroffenen regelmäßig Erythrocyten mit Jolly-Körperchen und in ver-
mehrtem Maße auch Siderocyten sowie „Target-cells" und gelegentlich auch
Normoblasten auf (Übersicht s. Pribilla, Weinreich u.a.). Diese allgemein bekannten Veränderungen haben zu der Annahme geführt, daß die Milz normalerweise eine Kontrollfunktion über die Erythrocyten ausübt, d.h. sie beläßt nur
Erythrocyten in der Zirkulation, die hinsichtlich ihrer Qualität gewisse Minimal-
forderungen erfüllen; die anderen Zellen bleiben dagegen in der wie ein Filter
wirkenden Milz hängen. Die gleiche Filterfunktion ist es auch, welche es der Milz
ermöglicht, durch Hitze oder chemische Einwirkungen alterierte Erythrocyten aus
dem Blut zu eliminieren. Es ist wahrscheinlich, daß auch alte Erythrocyten von der
Milz sequestriert werden. Dies anzunehmen, legen auch die beim Gesunden von
zahlreichen Autoren durchgeführten Untersuchungen mit radioaktiv markierten
Erythrocyten nahe. Dabei findet man immer einige zusätzliche Impulse über der
Milz, d.h. die über diesem Organ gemessene Radioaktivität wird nicht nur durch
die Menge der die Milz passierenden radioaktiven Erythrocyten bestimmt (Hughes-
Jones u. Szur, Pribilla, Ernst u. Röttgen, Gehrmann u.a.). Vermutlich werden
die gealterten Erythrocyten von den Makrophagen der Milz an ihren schon dargelegten strukturellen und biochemischen Veränderungen erkannt. Ob für die Aus-
sonderung dieser alten Zellen die Kreislaufverhältnisse der Milz eine besondere
Bedeutung haben, scheint mir weniger wahrscheinlich zu sein, da bei normalen
Milzen der Anteil des Blutes, der ins langsame Compartment gelangt, offenbar
äußerst klein ist. Die Masse der Erythrocyten durchläuft die Milz auf direktem Wege
in etwa 30—60 sec (Jandl u. Aster, Lennert u. Stutte u.a.). So entkommen die
meisten Erythrocyten den biochemisch und mechanisch ungünstigen Bedingungen
des langsamen Compartments. Tatsächlich konnte kürzlich von Weinreich, Birk
u. Schreiber an laparotomierten Menschen (mit Ulcus ventriculi oder duodeni
bzw. Carcinom) gezeigt werden, daß sich zahlreiche Erythrocytenfermente im Blut
der Milzarterie und der Milzvene völlig gleich verhielten. Ein für die Erythrocyten
ungünstiger Effekt der Passage durch die normale Milz konnte also nicht festgestellt
werden.

Wenn auch eine Beteiligung der Milz am Abbau gealterter Erythrocyten anzunehmen ist, so ist es doch ganz sicher, daß dieses Organ nicht der einzige Ort ist,
an dem alte Erythrocyten aus dem Blut eliminiert werden. Wenn dies so wäre, dann
dürfte nach der Entfernung der normalen Milz eine Verlängerung der Erythrocyten-
Lebensdauer oder auch eine Polyglobulie erwartet werden. Beides tritt nicht ein.
Ob ein sonst normaler Mensch seine Milz hat oder nicht, ist für die Lebensdauer der
Erythrocyten gleichgültig (Allgöwer u. Miescher, Weinreich, Schlegel u. Böttner, Böttner u. Schlegel u.a.). Dies wurde auch in zahlreichen Tierversuchen beim

Hund (SINGER u. WEISS), beim Kaninchen (MIESCHER, EHRENSTEIN u. LOCKNER, GARDNER et al.), bei Mäusen (ULTMANN u. GORDON) und — mit etwas unterschiedlichen Resultaten — auch für die Ratte (THOMPSON et al., BELCHER u. HARRISS, HALL et al., TIZIANELLO et al., ULTMANN u. GORDON u. a.) gezeigt. Bei diesen Tieren ist allerdings die Beteiligung der Milz am Erythrocytenabbau recht verschieden. Sie ist am stärksten ausgeprägt beim Hund und bei der Ratte; dagegen sind bei der Maus Leber und Milz zu gleichen Teilen am Erythrocytenabbau beteiligt, während beim Kaninchen das Knochenmark die entscheidende Rolle spielt. Nach der Entfernung der Milz verlagert sich der Erythrocytenabbau beim Hund auf Leber, Knochenmark und Lunge, bei der Ratte auf Leber und Knochenmark, bei der Maus auf die Leber. Für den Menschen ist es nicht bekannt, wie groß der Anteil der Milz am Erythrocytenabbau normalerweise ist; doch ist sicher, daß diese Funktion unabhängig davon, wie groß sie sein mag, ohne Schwierigkeit und ohne Verzögerung von anderen Gebieten des Körpers übernommen werden kann. So ist es heute nicht mehr möglich, die Milz als den Friedhof der Erythrocyten anzusehen; ja selbst die Rolle des Hauptfriedhofs erscheint keineswegs als gesichert. Die Milz ist vermutlich nur ein Ort des Erythrocytenabbaus neben vielen anderen Bezirken des Organismus, in denen alte Erythrocyten oder ihre Bruchstücke durch die Einwirkung von Makrophagen vernichtet werden. Dies dürfte im gesamten reticulohistiocytären Gewebe möglich sein.

Literatur

ALLGÖWER, M., MIESCHER, P.: s. MIESCHER.

BELCHER, E. H., HARRISS, E. B.: Studies of red cell life span in the rat. J. Physiol. (Lond.) **146**, 217 (1959).

BESSIS, M.: Studies on cell agony and death: an attempt at classification. In: DE REUCK, A. V. S., u. KNIGHT, J., Ciba Foundation Symposium: Cellular injury. London: Churchill 1964.

— Lebensgeschichte der roten Blutkörperchen. Sandoz Monographien 1966.

BÖTTNER, H., SCHLEGEL, B.: Die Lebensdauer der Erythrocyten. In: HEILMEYER, L., u. HITTMAIR, A., Handbuch der gesamten Hämatologie, Bd. II, Teil 2, 2. Halbband. München-Berlin: Urban & Schwarzenberg 1960.

BOTHWELL, T. H., HURTADO, A. V., DONOHUE, D. B., FINCH, C. A.: Erythrokinetics. IV. The plasma iron turnover as a measure of erythropoiesis. Blood **12**, 409 (1957).

CLARK, E. R., CLARK, E. L.: The fate of extruded erythrocytes. Their removal by lymphatic capillaries and tissue phagocytes. Amer. J. Anat. **38**, 41 (1926).

CROSBY, W. H.: Red cell destruction — role of the spleen. XI.Th. Congr. of the Internat. Soc. of Haemat., Sydney 1966.

— The role of the spleen in destruction of erythrocytes. Haemat. lat. (Milano) **10**, 25 (1967).

DACIE, J. V.: The haemolytic anaemias. London: Churchill 1960.

DANON, D.: Biophysical aspects of red cell ageing. XI.Th. Congr. of the Internat. Soc. of Haemat., Sydney 1966.

ECKER: Über die Veränderungen, welche die Blutkörperchen in der Milz erleiden. Z. rat. Med. **6**, 261 (1847) (zit. nach MIESCHER).

EHRENSTEIN, G. VON, LOCKNER, P.: Sites of physiological breakdown of red blood corpuscles. Nature (Lond.) **181**, 911 (1958).

— — Physiolog. Erythrocytenabbau. Acta haemat. (Basel) **22**, 129 (1959).

FRICK, P. G.: Der Erythrocyt als Beispiel biologischer Zweckmäßigkeit. Schweiz. med. Wschr. **91**, 1245 (1961).

GARDNER, E., WRIGHT, C. S., WILLIAMS, B. Z.: The survival of virus-treated erythrocytes in normal and splenectomized rabbits. J. Lab. clin. Med. **58**, 743 (1961).

Gehrmann, G.: Lebensdauer und Abbau der Erythrocyten bei haemolytischen Anämien. Heidelberg: D. A. Hüthig 1964.
— Hämolyse und hämolytische Anämien. Stuttgart: Thieme 1969.
Gross, U., Masshoff, W., Korz, R.: Die Milz in allgemeinpathologischer Sicht. Internist (Berl.) 9, 1 (1968).
Hall, C. E., Nash, J. B., Hall, O.: Erythrocyte survival and blood volume in the rat as determined by labeling the red cells with Cr⁵¹. Amer. J. Physiol. 190, 327 (1957).
Hayhoe, F. G. J., Whitby, L.: Splenic function. A study of the rationale and results of splenectomy in blood disorders. Quart. J. M. (N. S.) 24, 365 (1955).
Hirschfeld, H., Mühsam, R.: Chirurgie der Milz. Stuttgart: Enke 1930.
Hittmair, A.: Physiologie und Pathologie der Milz. Forschungsergebnisse der letzten 20 Jahre. München-Berlin-Wien: Urban & Schwarzenberg 1969.
Hughes-Jones, N. C., Szur, L.: Determination of the sites of red cell destruction using ⁵¹Cr-labelled cells. Brit. J. Haemat. 3, 320 (1957).
Jandl, J. H., Aster, R. A.: Increased splenic pooling and the pathogenesis of hypersplenism. Amer. J. med. Sci. 253, 383 (1967).
Kölliker, A.: Über den Bau und die Verrichtungen der Milz. Mittl. Zürich. naturforsch. Ges. 1847, 1, 120 (1849) (zit. nach Miescher).
Lennert, K., Stutte, H. J.: Die Bedeutung der Milz für die Pathogenese hämolytischer Erkrankungen. In: Deutsch, E., Gerlach, E. und Moser, K., Stoffwechsel und Membran-Permeabilität von Erythrocyten und Thrombocyten. I. Internat. Symposium Wien 1968. Stuttgatt: Thieme 1968.
Marti, H. R.: Normale und anomale menschliche Hämoglobine. Berlin-Göttingen-Heidelberg: Springer 1963.
Miescher, P.: Experimentelle Studien zum Mechanismus der Erythroklasie im normalen Organismus. Klin. Wschr. 34, 129 (1956).
— Le mécanisme de l'érythroclasie a l'état normal. Revue Hémat. 11, 248 (1956).
Naegeli, O.: Blutkrankheiten und Blutdiagnostik, 5. Aufl. Berlin: Springer 1931.
Pribilla, W.: Über einige Funktionen der Milz. Internist (Berl.) 8, 345 (1967).
— Ernst, W., Röttgen, W.: Haematologische Untersuchungen mit radioaktivem Chrom. Klin. Wschr. 37, 23 (1959).
Policard, A., Bessis, M.: Fractionnement d'hématies par les leucocytes au cours de la phagocytose. C.R. Soc. Biol. (Paris) 147, 982 (1963).
Robertson, O. H., Rous, P.: The normal fate of erythrocytes. II. Blood destruction in plethoric animals and in animals with simple anemia. J. exp. Med. 25, 665 (1917).
Rous, P.: Destruction of the red blood corpuscles in health and disease. Physiol. Rev. 3, 75 (1923).
— Robertson, O. H.: The normal fate of erythrocytes. I. The findings in healthy animals. J. exp. Med. 25, 651 (1917).
Schlegel, B., Böttner, H.: Erythrocytenabbau nach Milzexstirpation. Klin. Wschr. 32, 692 (1954).
Singer, K., Weiss, L.: The life cycle of the erythrocyte after splenectomy and the problem of hemolysis and target cell formation. Amer. J. med. Sci. 210, 301 (1945).
Stewart, W. B., Stewart, J. M., Izzo, M. J., Joung, L. E.: Age as effecting the osmotic and mechanical fragility of dog erythrocytes tagged with radioactive iron. J. exp. Med. 91, 147 (1950).
Stutte, H. J., Ezumi, K.: Die Rolle der Milz bei hämolytischen Erkrankungen. Blut 19, 99 (1969).
Tischendorf, F.: Die Milz. In: Bargmann, W., Handbuch der mikroskopischen Anatomie des Menschen. Berlin-Heidelberg-New York: Springer 1969.
Tizianello, A., Pannacciulli, I., Salvidio, E., Ajmar, F.: A quantitative evaluation of the splenic and hepatic share in normal hemocathersis. Acta med. scand. 169, 303 (1961).
Thompson, J. S., Gurney, C. W., Hanel, A., Ford, E., Hofstra, O.: Survival of transfused blood in rats. Amer. J. Physiol. 200, 327 (1961).
Ultmann, J. E., Gordon, C. S.: Life span and sites of sequestration of normal erythrocytes in normal and splenectomized mice and rats. Acta haemat. (Basel) 33, 118 (1965).

Weinreich, J.: Indikationen zur Splenektomie bei Blutkrankheiten. Ergebn. inn. Med. Kinderheilk. (N.F.) **19**, 1 (1963).
— Birk, K. D., Schreiber, H. W.: Stoffwechseluntersuchungen an Erythrocyten der Milzarterie und Milzvene bei Patienten mit portaler Hypertonie. Z. Gastroent. **7**, 49 (1969).
Weiss, L.: The structure of the fine splenic arterial vessels in relation of hemoconcentration and red cell destruction. Amer. J. Anat. **111**, 131 (1962).
— Structure of the normal spleen. Sem. Hemat. **2**, 205 (1965).
Wintrobe, M. M.: Clinical hematology, 6. Aufl. Philadelphia: Lea & Febiger 1967.

Diskussion

J. Fischer: 1. Die Entfernung der normalen Milz läßt theoretisch keine Verlängerung der Erythrocytenlebenszeit erwarten und auch keine Polycythämie. Die normale Lebenszeit der Erythrocyten ist festgelegt durch ihre Enzymausstattung. Die Lebensdauer der roten Blutkörperchen kann stets nur in einer Richtung, nämlich im Sinne der Verkürzung beeinflußt werden.

2. Bei der Passage der roten Blutkörperchen durch die normale Milz werden diese nicht geschädigt. Warum auch? Die normale Milz ist kein aggressives Organ. Sie wirkt vielmehr wie eine feine Kontrollstelle, die die Aufgabe hat, Erythrocyten, die ihre normale plastisch-elastische Eigenschaft — oder um den Ausdruck von Herrn Schmid-Schönbein zu verwenden — ihre Fluidität verloren haben und damit ihre Funktion nicht mehr optimal ausüben können, aus dem Kreislauf zu entfernen. Dies ist eine der physiologischen Aufgaben der Milz.

3. Die Erythroklasie ist in der Milz nie stark ausgeprägt, weder normalerweise noch unter pathologischen Bedingungen. Der eigentliche Abbau der Erythrocyten erfolgt nicht in der Milz. Wir sollten nicht nur aus terminologischen Gründen, sondern auch zum besseren Verständnis streng zwischen dem Begriff der *Sequestration* und der *Phagocytose* unterscheiden. Die Sequestration der roten Blutkörperchen ist gebunden an die Funktion eines Zellverbandes, nämlich des retikulären Maschenwerks der roten Pulpa. Die sequestrierten Erythrocyten werden hier fragmentiert, die Fragmente gelangen wieder in den allgemeinen Kreislauf und werden unspezifisch in den Zellen des gesamten RHS phagocytiert. Die Phagocytose ist die aktive Leistung einer Einzelzelle.

4. Es wurde wiederholt von Compartments gesprochen. Ich glaube, man sollte mit solchen Compartment-Vorstellungen recht vorsichtig sein. Wir wissen ja heute, daß die verschiedenen Compartment-Modell-Vorstellungen, wie sie z. B. auch für die Ferrokinetik entwickelt worden sind, nur in grober Annäherung überhaupt zutreffen. Dies gilt auch für die Erythrokinetik. Solange wir nur über grobe Meßverfahren verfügen, und alle unsere Verfahren, einschließlich der Externmessungen sind eben grobe Verfahren, sollte man Compartment-Vorstellungen nicht zu sehr strapazieren.

G. Ruhenstroth-Bauer: Ich möchte einen Punkt in den Ausführungen von Herrn Pribilla besonders unterstreichen: Bei dem altersbedingten Abbau der Erythrocyten sind offenbar zwei Mechanismen zu unterscheiden:

a) Das Erkennen bzw. die Phagocytose der alten Zellen und

b) die intracelluläre Zerstörung der Zellen, die offenbar mit deren Hämolyse eingeleitet wird, wie Filmaufnahmen zeigen.

Vermutlich sind diese beiden Schritte voneinander unabhängig, d. h., auch Zellen, die aufgrund ihres Alters noch nicht phagocytosereif sind, könnten innerhalb der Makrophagen hämolysiert werden.

W. Stich: Ich wundere mich etwas, daß Herr Pribilla mit einer quantitativen Angabe über das Ausmaß der normalen Erythrocytolyse in der Milz so zurückhaltend ist. Nach unseren eigenen Untersuchungen mit verschiedenen Isotopenmethoden liegt die normale Erythrocytolyse in der Milz bei maximal 10—15%. Ich möchte Herrn Pribilla fragen, wie er seine eigenen Untersuchungen mit Isotopen bei Gesunden in dieser Frage interpretiert.

W. Pribilla: Milzfunktion und Erythrocytenabbau

W. Pribilla: Ich bin nicht sicher, daß man durch Messung der Radioaktivität über der Milz beim Gesunden quantitative Hinweise auf den normalen Erythrocytenabbau in diesem Organ bekommen kann.

A. Schrumpf: Ich möchte auf die „Friedhofsfunktion" der normalen Milz noch zurückkommen, um einige grundlegende Tatsachen zu unterstreichen. Gegenüber pathologischen Erythrocyten hat die Milz eine ganz spezifische Funktion. Sphärocyten werden von der normalen Milz in gleichem Umfang destruiert wie in der Milz bei Sphärocytose. Also ist nur ein bestimmter Teil des RES, nämlich das der Milz, in diesen Fällen für die Destruktion verantwortlich. Von einer Hyperfunktion der Milz kann in diesen Fällen überhaupt keine Rede sein. Wie kann man dies beweisen? Eben weil wir wissen, daß die Sphärocyten nach Entfernung der Milz eine normale Lebensdauer erhalten.

I. Boll: Bei der Phasenkontrastbeobachtung von Knochenmarkzellen auf dem Coagulum sehen wir viele Erythrocyten. Noch nie beobachteten wir eine Fragmentation. Oft aber hämolysierten sie schon, und zwar so schnell, daß der Vorgang im Zeitrafferfilm nicht erfaßt werden kann. Der Erythrocytenschatten bleibt häufig auch nur sekundenlang erhalten, bis er sich ebenfalls auflöst. Poikilocyten und Anisocyten sehen wir durch Cytoplasmaabsprengungen von Erythrocyten entstehen (Dtsch. Hämatol. Kongreß Berlin 1966 und Ärztl. Fortbildg. 1968).

H. Schmid-Schönbein: Ich möchte auf zwei rheologische Aspekte hinweisen, die einmal das Gefäßbett, zum zweiten den Erythrocyten betreffen. Eine der am häufigsten übersehenen physiologischen Tatsachen ist die Weite der nutritiven Capillaren. Sie beträgt nur $4—5\,\mu$, so daß nur normal deformierbare Erythrocyten frei passieren können. Die Flexibilität oder — wie wir jetzt lieber sagen — die Fluidität des Erythrocyten kann limitiert sein einerseits von der Viscosität des Hämoglobins, zum zweiten aber auch durch das Verhältnis von Oberfläche zu Volumen. Es können also gealterte Erythrocyten — z.B. wegen Anstieg der Hämoglobinviscosität — oder sehr jugendliche Erythrocyten zwar am besten in der Milz, daneben aber auch in allen anderen Engpässen der Mikrozirkulation immobilisiert werden.

Zur Charakterisierung eines hämolysierenden Faktors aus Rattenmilz

Characterization of a Hemolytic Factor from Rat Spleen

W. Schiebel und G. Ruhenstroth-Bauer *

Summary

It is suggested that hemolysis is the first step in the degradation of red blood cells after they have entered the phagocytes.

1. A method for quantitative determination of the hemolytic activity is described.

2. In the homogenate, the hemolytic splenic factor is found to be a structure-bound lipid.

3. Quantitatively, the great majority of the hemolytic activity is found in a fraction a considerable part of which are long chain fatty acids but not lysolecithin.

4. The hemolytic activity is inhibited by albumin. The pH optimum for hemolytic activity is 4.8—6.0, corresponding to that of lysosomal enzymes. It is suggested that this indicates a regulatory mechanisms which may act in vivo.

Die Lebensdauer normaler Erythrocyten hat eine erstaunlich geringe Streuung. Beim Abbau alter Erythrocyten müssen, wie eben ausgeführt wurde, zwei Abschnitte unterschieden werden:

a) Ein Mechanismus, bei dem die alten Zellen als solche erkannt und phagocytiert werden; b) alle Schritte, die zum intracellulären Abbau der Erythrocyten führen. Der zweite Abschnitt wird durch Hämoglobinaustritt eingeleitet. Es war daher anzunehmen, daß in der Milz hämolytisch aktive Faktoren vorhanden sind. Schon Ponder u. a. (Laser, Ponder u. Ponder, Tyler) haben versucht, aus verschiedenen Organen hämolytisch aktive Fraktionen zu gewinnen. Wir berichten über quantitative Untersuchungen zur Charakterisierung eines hämolysierenden Faktors aus der Rattenmilz.

Material und Methoden

Präparate aus Rattenmilz wurden folgendermaßen auf hämolytische Aktivität (HA) geprüft. Versuchsansatz:

$$[3 \text{ ml (Puffer} + \text{Präparat)} + (0,9 \text{ ml Puffer} + 0,1 \text{ ml Erythrocyten)}]_{\text{inkub}}.$$

Kontrollansatz:

a) $[3 \text{ ml (Puffer} + \text{Präparat)}]_{\text{inkub}}. + [0,9 \text{ ml Puffer} + 0,1 \text{ ml Erythrocyten)}]_{\text{inkub}}$ oder b): 4 ml aqua dest.

Der Hämolyseansatz wurde 20 min bei 37° inkubiert, anschließend auf 0° abgekühlt und 10 min bei 4000 U/min zentrifugiert. Im Überstand wurde die Hämoglobinkonzentration bei 414 nm im Beckman DB gemessen. Erythrocyten: Rattenblut wurde in NMG-Lösung (155 mM NaCl, 5 mM $MgCl_2$, 6 mM Glucose) (Szász et al.) 10 min bei 3000 U/min zentrifugiert. Die isolierten Erythrocyten wurden dreimal mit NMG-Lösung gewaschen

---

* Max-Planck-Institut für Biochemie, München (Direktor: Prof. Dr. A. Butenandt).

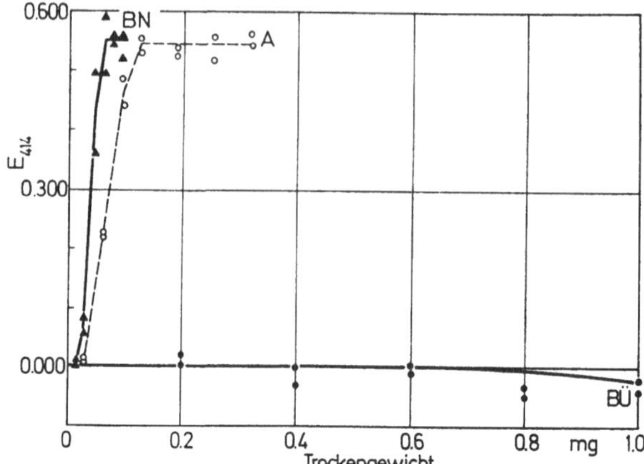

Abb. 1. Hämolytische Aktivität von Homogenat (*A* ○---○), 30000×g-Niederschlag (*BN* ▲—▲) und Überstand (*BÜ* ●—●) aus Rattenmilz. Inkubation 20 min, 37°, pH 5,4; Kontrollansatz a

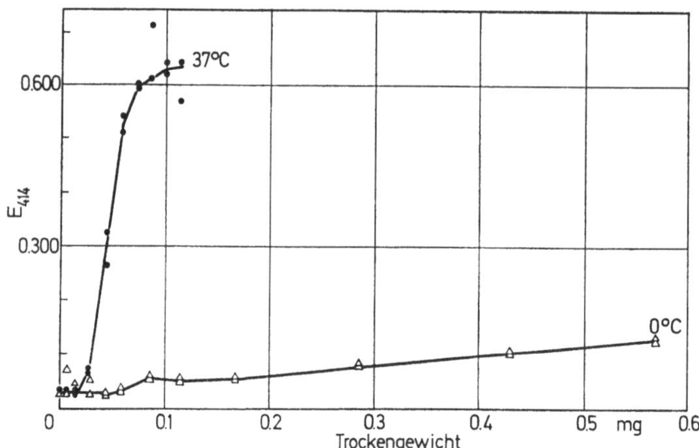

Abb. 2. Temperaturabhängigkeit der hämolytischen Aktivität des 30000× g-Niederschlags von Rattenmilzhomogenat. Inkubation bei 0° (△—△) und bei 37° (●—●), 20 min, pH 5,4; Kontrollansatz b

und in einem etwa hundertfachen Volumen NMG-Lösung suspendiert. Die Konzentration wurde so eingestellt, daß 0,1 ml der Erythrocytensuspension nach Hämolyse mit 3,9 ml Wasser bei 414 nm eine Extinktion von 0,600 zeigte. Puffer: 135 mM Na_2HPO_4-Lösung wurde mit 250 mM Citronensäurelösung auf pH 5,4 eingestellt.

Steigende Mengen hämolytisch aktiver Präparate ergeben ansteigende Konzentrationen an Hämoglobin im Überstand. Die einer 50%igen Hämolyse entsprechende Menge Milzpräparat wurde als hämolysierende Einheit definiert. Unter Standardbedingungen läßt sich daher die hämolytische Aktivität (fortan HA) von Milzpräparaten quantitativ bestimmen.

Milzen von etwa 10 Wochen alten Sprague-Dawley-Ratten werden mit der fünffachen Menge an isotonem Phosphatpuffer pH 7,4 in einem Glasgefäß homogenisiert und bei 18000 U/min 30 min im Beckman Spinco Rotor 30 bei 4° zentrifugiert (Reinauer et al.). Der Überstand wird rezentrifugiert. Die vereinigten, mit Wasser auf das Ausgangsvolumen gebrachten Niederschläge sind nach Einfrieren—Auftauen aktiv, der in gleicher Weise behandelte Überstand ist ohne Wirkung (Abb. 1). Die HA des Niederschlages ist abhängig von der Inkubationstemperatur (Abb. 2) und dem pH (Abb. 3). Das Optimum liegt zwischen

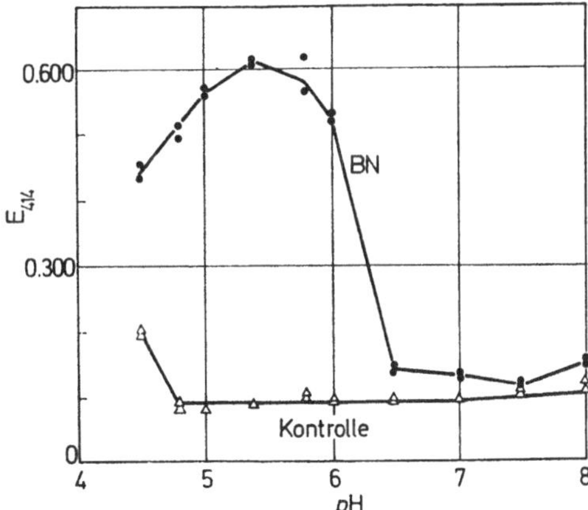

Abb. 3. pH-Abhängigkeit der hämolytischen Aktivität des $30\,000 \times$ g-Niederschlags (BN ●—●) von Rattenmilzhomogenat. Citronensäure-Phosphat-Puffer pH 5,4 wurde mit NaOH bzw. HCl auf die angegebenen pH-Werte eingestellt. Inkubation 20 min, 37°; Kontrollansatz b. Kontrolle ($\triangle$—$\triangle$): Erythrocyten + Puffer ohne $30\,000 \times$ g-Niederschlag

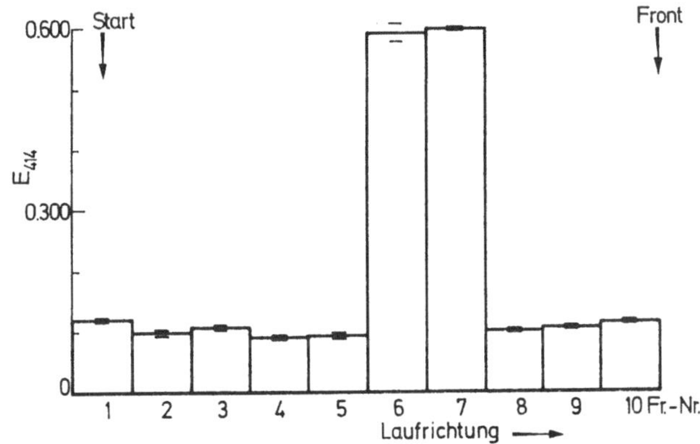

Abb. 4. Hämolytische Aktivität der ätherlöslichen Fraktion nach präparativer Dünnschichtchromatographie an Kieselgel G. Laufmittel: Chloroform:Methanol:Wasser = 65:25:4. Die Säulen stellen Mittelwerte aus zwei Bestimmungen dar. Inkubation 20 min bei 37°, pH 5,4; Kontrollansatz b

pH 4,8 und 6,0. Die HA ist nicht dialysabel und wird durch 1,8 M Ammoniumsulfat bei pH 7,0 gefällt. Der Anreicherungsfaktor beträgt 2,5. Zugabe von Albumin hemmt die HA: etwa 15 µg/ml verursachen eine 50%ige Hemmung.

Die Inkubation aktiver Präparate mit Pronase (1—2 mg/ml, 1 Std, 37°, pH 7) (NOMOTO et al.) oder Thermolysin (0,1—0,2 mg/ml, 2 Std, 45°, pH 8) (MATSURABA et al.) oder Erwärmen auf 95° für 10 min führen zu keiner signifikanten Verminderung der HA.

Im Soxhlet läßt sich die HA aus dem Niederschlag mit Methanol quantitativ extrahieren. Der Methanolextrakt wurde in Lipide und Nichtlipidanteile getrennt (FOLCH et al.). In der Lipidfraktion befanden sich über 90% der eingesetzten HA. Fraktionierung der getrockneten Lipidfraktion mit Äther überführt 80—90% der HA in die ätherlösliche Fraktion. Insgesamt wurde so eine 19fache Anreicherung erzielt. Bei der präparativen Dünnschichtchromatographie zeigt die HA der Ätherfraktion in Chloroform-Methanol-Wasser = 65:25:4 (WAGNER et al.) sowie in Petroläther-Äther-Eisessig = 95:4:1 (ZÖLLNER u. WOLFRAM) die gleiche Laufgeschwindigkeit wie die Gruppe der langkettigen Fettsäuren (Abb. 4).

Ergebnisse

1. Es wurde ein Test entwickelt, der die Definition einer hämolytischen Einheit und damit quantitative Bestimmungen erlaubt.

2. Der hämolysierende Milzfaktor liegt im Homogenat als strukturgebundenes Lipid vor.

3. Quantitativ entfällt der Hauptanteil der hämolytischen Aktivität auf eine Fraktion, welche unter anderem langkettige Fettsäuren, jedoch kein Lysolecithin enthält.

4. Die Hemmbarkeit der hämolytischen Aktivität durch Albumin und damit durch Plasma sowie das pH-Optimum, das mit demjenigen lysosomaler Enzyme zusammenfällt, deuten auf Regulationsmöglichkeiten hin, die auch in vivo eine Rolle spielen dürften.

Literatur

Folch, J., Lees, M., Sloane Stanley, G. H.: A simple method for the isolation and purification of total lipides from animal tissues. J. biol. Chem. **226**, 497 (1957).

Laser, H.: The isolation of a hemolytic substance from animal tissues and its biological properties. J. Physiol. (Lond.) **110**, 338 (1950).

Matsuraba, H., Sasaki, R., Singer, A., Jukes, T. H.: Specific nature of hydrolysis of insulin and tobacco mosaic virus protein by thermolysin. Arch. Biochem. Biophysics **115**, 324 (1966).

Nomoto, M., Narahashi, Y., Murakami, M.: Substrate specificity of streptomyces griseus protease. J. Biochem. **48**, 906 (1960).

Ponder, E., Ponder, R. V.: Chromatographic identification of lysins in normal tissues and tumours of mice. Nature (Lond.) **204**, 995 (1964).

Reinauer, H., Brügelmann, J., Kurz, W., Hollmann, S.: Zur subcellulären Lokalisation der Phospholipasen in der Milz der Ratte. Hoppe-Seyler's Z. physiol. Chem. **349**, 1191 (1968).

Szász, J., Szelényi, J. G., Gardos, G., Hollán, S. R.: Effect of different washing solutions on some characteristics of erythrocytes. Haematologia **1**, 207 (1967).

Tyler, D. B.: The hemolytic and antihemolytic activities of various centrifugally separated fractions of adult and fetal liver cells. Science **112**, 456 (1950).

Wagner, H., Hörhammer, L., Wolff, P.: Dünnschichtchromatographie von Phosphatiden und Glykolipiden. Biochem. Z. **334**, 175 (1961).

Zöllner, N., Wolfram, G.: Dünnschichtchromatographische Systeme zur Trennung der Plasmalipoide. Klin. Wschr. **40**, 1101 (1962).

Diskussion

W. Stich: Ich möchte die Herren Schiebel und Ruhenstroth fragen, ob sie uns aufgrund ihrer bisherigen Befunde bereits etwas Näheres über die Biochemie des hämolysierenden Faktors im Milzhomogenat sagen können?

W. Schiebel: Die hämolytische Aktivität befindet sich nach Dünnschichtchromatographie in einer Fraktion, die auch die Gruppe der langkettigen Fettsäuren enthält, dagegen kein Lysolectithin.

Die Milz bei hämolytischen Anämien

The Spleen in Hemolytic Anemias

H. Heimpel *

Summary

The role of the spleen in certain hemolytic anemias, which is well known since early observations of the effectiveness of splenectomy in hereditary spherocytosis, is due to the special anatomy of the red pulp, resulting in an intimate contact of red cells with the macrophages of the reticuloendothelial system. Most cases of splenic hemolysis show intrinsic or extrinsic alterations of biophysical or biochemical red cell parameters, interfering with the normal flow of these erythrocytes through the splenic cords. Similar changes can be brought about by artificial, thermical, chemical or immunological alterations in vitro. Sequestration of such red cells can be tested by labeling them with ^{51}Cr and injecting them into a normal recipient. The relative share of spleen, liver and bone marrow in the sequestration of the injected red cells is estimated by surface counting.

The various methods of artificial induction of splenic hemolysis result in different changes in morphology and functional features of the red cells. Of special importance is the decreased deformability, which, as far as investigated, has been observed in all instances. The same is true of corpuscular hemolytic anemias with splenic sequestration.

In all corpuscular hemolytic anemias with splenic hemolysis, the pattern of increased red cell destruction is formed by three successive steps: injury to the cell, sequestration in the Billroth cords, and intra- or extravascular lysis of the sequestrated cells. Details of the first two steps have been known for some time, and destruction of sequestered cells has been elucidated in recent years, mainly by the use of electron microscopy. Phagocytosis of hemoglobin containing red cells has been observed in hereditary spherocytosis and seems to be more important than intravascular colloid osmotic lysis as assumed earlier. The same applies to hemolytic hereditary elliptocytosis and disorders of glycolysis. Even though clinical cure is not achieved by splenectomy in the latter conditions, careful observations of patients before and after splenectomy showed some beneficial effect on red cell destruction. In hemolytic anemias with inclusion bodies and in the thalassemias, fragmentation of red cells during the passage of the cells from the Billroth cords to the sinuses is followed by partial phagocytosis and by clearance of the fragments throughout the reticuloendothelial system.

In autoimmune hemolytic anemias, changes of the red cell membrane are also responsible for sequestration in the spleen. These changes are brought about by coating of the primary normal red cell with autoantibody. Injection of red cells sensitized in vitro with red cell antibodies has shown that qualitative and quantitative factors are responsible for the localization of the sequestration of antibody coated red cells. Agglutination within the cords, decreased deformability and increased stimulus for phagocytosis are involved in the mechanism of destruction of the sensitized cells in the spleen. The immediate success of splenectomy can be predicted with the aid of the ^{51}Cr-method.

Bei vielen hereditären und erworbenen hämolytischen Erkrankungen findet sich eine vergrößerte Milz. Wie seit Micheli und Gänsslen bekannt ist, führt die

---

* Abteilung für Hämatologie und Gerinnungsforschung des Zentrums für Innere Medizin und Kinderheilkunde der Universität Ulm.

Splenektomie bei einem Teil dieser Patienten zur klinischen Heilung. Aufgrund dieser einfachen Beobachtungen ist es verständlich, daß die Bedeutung der Milz für die Pathogenese der hämolytischen Anämien seit langer Zeit zu den intensiv bearbeiteten Themen der Hämatologie gehört. Abb. 1 zeigt verschiedene Funktionsmodelle, mit denen die spezielle Rolle der Milz bei der pathologischen Erythrocytenelimination beschrieben werden kann. In Modell A wird eine Veränderung der primär normalen Erythrocyten durch lokale oder humorale Faktoren der erkrankten Milz angenommen. Im Gegensatz zu älteren Ansichten über „Milzhämolysine" kommt einem solchen Mechanismus keine wesentliche Bedeutung zu. Das gilt auch für die autoimmunhämolytischen Anämien, bei denen eine Autoantikörperbildung in der Milz zwar zu vermuten ist, im Rahmen der immunologischen Reaktion jedoch nur eine untergeordnete Rolle spielt. In etwa der Hälfte dieser Patienten ist die Splenektomie erfolglos, bei den übrigen sind Autoantikörper auch

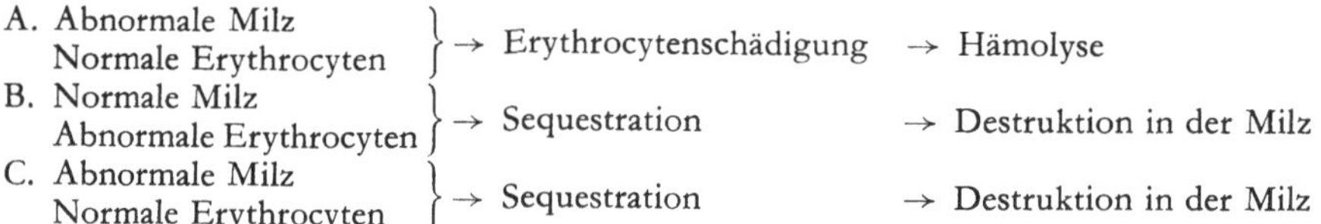

Abb. 1. Beziehungen zwischen Milz und Erythrocyten bei hämolytischen Erkrankungen

im Stadium der klinischen Remission noch jahrelang nachweisbar (Schubothe). Wie bei der Mehrzahl der hämolytischen Anämien liegt auch bei der autoimmunhämolytischen Anämie der in Abb. 1 unter B dargestellte Mechanismus vor: Die Milz wird dabei als ein Filter betrachtet, der für den normalen Erythrocyten passierbar ist; bestimmte Veränderungen der Erythrocyteneigenschaften sind dafür verantwortlich, daß die Zellen in der Milz festgehalten und abgebaut werden.

Welche Methoden stehen uns zur Verfügung, um einen solchen Mechanismus bei bestimmten Erkrankungen zu beweisen?

Während man früher darauf angewiesen war, Patientenerythrocyten auf normale und auf milzlose Empfänger zu übertragen und ihre Lebenszeit mit Hilfe der Differentialagglutination zu bestimmen, kann man heute die Zellen mit radioaktivem Chrom markieren und ihre Sequestration in der Milz des Patienten oder eines gesunden Empfängers durch Messung der Organradioaktivität direkt sichtbar machen. Abb. 2 zeigt beispielsweise den Verlauf der Milzradioaktivität bei einer gesunden Versuchsperson, der die Erythrocyten eines splenektomierten Patienten mit hereditärer Sphärocytose übertragen wurden. Tabelle 1 gibt einen Überblick über diejenigen hämolytischen Erkrankungen, bei denen die Erythrocyten ganz oder teilweise in der Milz abgebaut werden. Um weitere Einblicke in diesen Mechanismus zu gewinnen, müssen folgende Fragen beantwortet werden: Welche anatomischen und physiologischen Eigenschaften sind für die spezielle Filterfunktion in der Milz verantwortlich? Auf welche biophysikalischen und biochemischen Parameter lassen sich die Erythrocytenveränderungen zurückführen, die zur Behinderung der Milzpassage führen? Welcher Art ist die Interaktion zwischen den sequestrierten Erythrocyten und den Reticulumzellen der roten Milzpulpa?

Es liegt selbstverständlich nahe, die speziellen Filtereigenschaften der Milz auf ihren speziellen histologischen Aufbau zurückzuführen. Nach den schon von

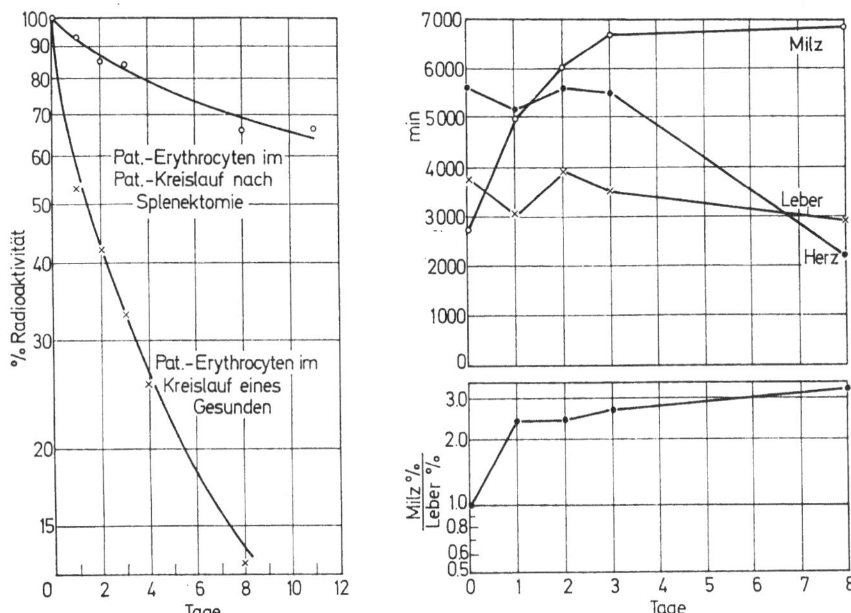

Abb. 2. Sequestration der Erythrocyten bei hereditärer Sphärocytose in der Milz eines Gesunden

Tabelle 1. *Hämolytische Erkrankungen mit selektiver oder partieller lienaler Hämolyse*

Selektiver Abbau in der Milz	Hereditäre Sphärocytose
	Hämolytische Elliptocytose
	Autoimmunhämolytische Anämie
Abbau in der Milz und anderen Organen	Enzymdefekte der Glykolyse
	Hereditäre Heinzkörperanämie
	Thalassämien
	Sichelzellanämien
	Autoimmunhämolytische Anämien

MAXIMOW formulierten Vorstellungen über einen „offenen" Kreislauf in der roten Pulpa, die durch neuere Untersuchungen (WEISS, RIFKIND) gestützt werden, gelangt zumindest ein Teil der Erythrocyten durch die offen endenden Terminalarterien in das Maschenwerk der Billrothschen Stränge; sie müssen die aus den Sinuswandzellen und einer Basalmembran gebildeten Sinuswände durchdringen, um über den Sinus wieder in den venösen Kreislauf zu gelangen (Abb. 3). Aus der Durchflußrate der normalen Milz von 100—200 ml/min (HUGHES-JONES et al., JANDL und KAPLAN) und dem Erythrocytengehalt von etwa 20 ml (MOTULSKY et al.) läßt sich eine mittlere Durchgangszeit von 20—30 sec abschätzen; ähnliche Schätzungen erhält man aus der Messung der Mischungszeit radiochrommarkierter Normalerythrocyten (BOWDLER). In anderen Organen ähnlicher Größe liegen die Durchgangszeiten niedriger, in der Niere z.B. bei etwa 4 sec. Die lange Durchgangszeit durch die Milz läßt sich mit der Vorstellung eines offenen Milzkreislaufes gut vereinbaren. Bei hämolytischen Erythropathien mit Milzvergrößerung ist der Blutgehalt des Organs stark erhöht und die Mischungszeit von Normalerythrocyten

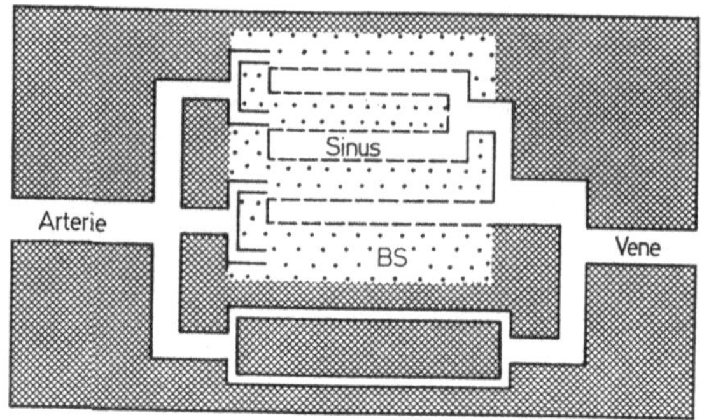

Abb. 3. Schema des Milzkreislaufes.
BS Billrothsche Stränge

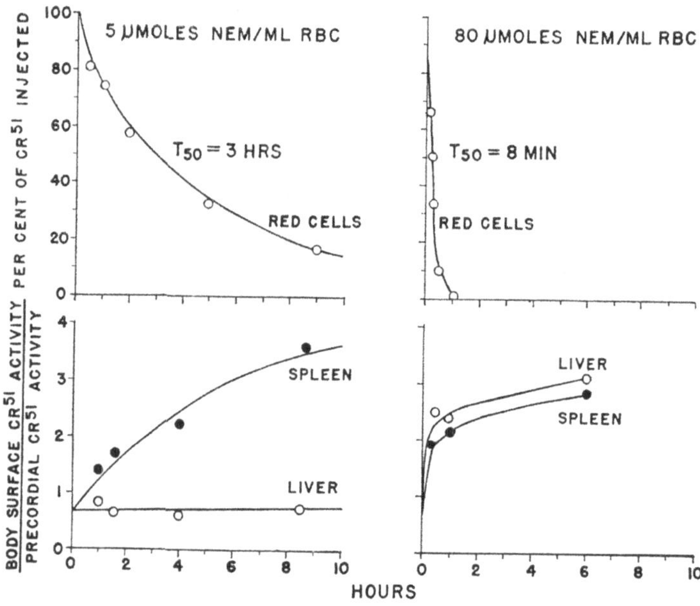

Abb. 4. Sequestration chemisch geschädigter Erythrocyten in Milz und Leber. (Nach Jacob und Jandl)

verlängert (Motulsky et al.). Die biophysikalischen und biochemischen Parameter, die für die Sequestration bestimmter Zellen in dem besprochenen Filtersystem verantwortlich sind, sind bisher nur lückenhaft bekannt. Neue Erkenntnisse wurden u. a. mit Hilfe radiochromierter normaler Erythrocyten gewonnen, die vor Injektion in normale Versuchspersonen unter kontrollierten Bedingungen geschädigt wurden (Abb. 4). Verständlicherweise sind es vor allem Schädigungen der Erythrocytenmembran, die mit der Passage durch die Milz interferieren. Tabelle 2 gibt eine Übersicht über die Schädigungsmethoden, die in geeigneter Dosierung zur selektiven Erythrocytensequestration in der Milz führen. Die lienale Sequestration antikörperbesetzter Erythrocyten kann auch durch Injektion inkompatibler Zellen (Crome und Mollison) oder durch die Injektion D-positiver Zellen in D-negative Empfänger mit nachfolgender Gabe eines Anti-D-Serums nachgewiesen werden

Tabelle 2. *Artefizielle Erythrocytenveränderungen, die zu einer selektiven lienalen Sequestration führen*

Erhitzen auf 50⁰ C	HARRIS et al. (1956)
	WAGNER et al. (1962)
	FISCHER und WOLF (1963)
Inkubation mit NEM o. PMB	WAGNER (1962)
	JACOB und JANDL (1962)
Inkubation mit Metallionen	HARRIS et al. (1956)
	JANDL et al. (1957)
Sensibilisierung mit inkompletten Antikörpern	JANDL et al. (1957)
	HUGHES-JONES et al. (1957)
	CROME und MOLLISON (1964)
Inkubation mit Phenylhydrazin	JANDL und TOMLINSON (1958)
	RIFKIND (1965)

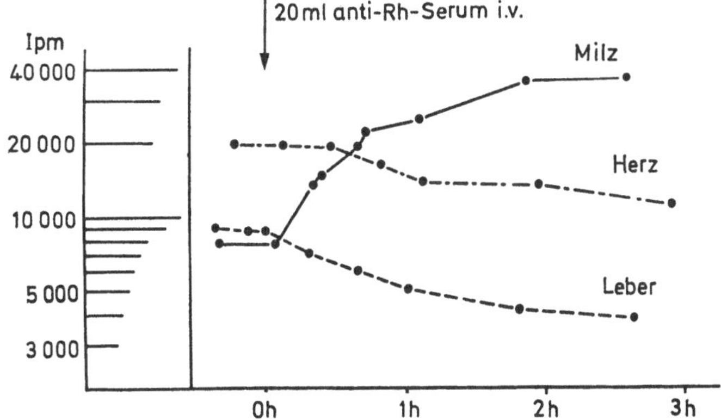

Abb. 5. Sequestration D-positiver Erythrocyten in der Milz eines D-negativen Freiwilligen nach Injektion eines Anti-D-Serums

(Abb. 5). Unabhängig von der Art der Schädigung gilt die Regel, daß die Organverteilung von der Intensität der Schädigung abhängt: Geringere Schädigung führt zur Sequestration in der Milz, stärkere Schädigung zur Sequestration in Milz und Leber, stärkste Schädigung zur Hämolyse in vitro bzw. zur intravasalen Hämolyse in vivo. Diese Regel wurde für hitzegeschädigte Zellen (WAGNER et al., FISCHER und WOLF), chemisch geschädigte Zellen (JANDL und SIMMONS, WAGNER et al., JACOB und JANDL) und antikörperbesetzte Zellen (CROME und MOLLISON, JANDL, JONES u. CASTLE) experimentell nachgewiesen und weist darauf hin, daß die Milz nicht das einzige, sondern ein besonders empfindliches Filter für veränderte Erythrocyten darstellt. Wie Tabelle 3 zeigt, sind die bis heute untersuchten Erythrocyteneigenschaften bei den verschiedenen Techniken der Membranschädigung dabei durchaus in verschiedener Richtung verändert. Obwohl artefizielle Sphärocyten die Milz nicht passieren können, ist Sphärocytose keine notwendige Voraussetzung zur Sequestration in der Milz. Die Hemmung der Glykolyse ist weder eine notwendige noch eine hinreichende Voraussetzung, wie die Untersuchungen von HARRIS et al. sowie JACOB und JANDL mit Arsen und Fluor zeigen, wobei der Energiestoffwechsel gehemmt wird, ohne daß dies die Milzpassage der Erythrocyten behindert. Eine wichtige Rolle scheint der Verminderung der mechanischen Filtrabilität, d.h. der plastischen Deformierbarkeit der Erythrocyten zuzukommen, die, soweit untersucht,

Tabelle 3. *Veränderungen der Erythrocyteneigenschaften bei artefizieller Schädigung, die zur selektiven lienalen Hämolyse führt*

	Sphäro-cyten	Hemmung der Glyko-lyse	Heinz-körper-bildung	Ver-minderte Filtra-bilität	Direkter AGT	Phago-cytose in vitro
Erhitzen	+	Ø	Ø	+		
N-äthylmaleimid	Ø	+	Ø		Ø	Ø
P-mercuribenzoat	Ø	Ø	Ø		Ø	Ø
Phenylhydrazin	(+)	(+)	+		Ø	Ø
Metallionen	Ø		Ø		+	
Inkomplette Anti-körper	Ø		Ø	+	+	+

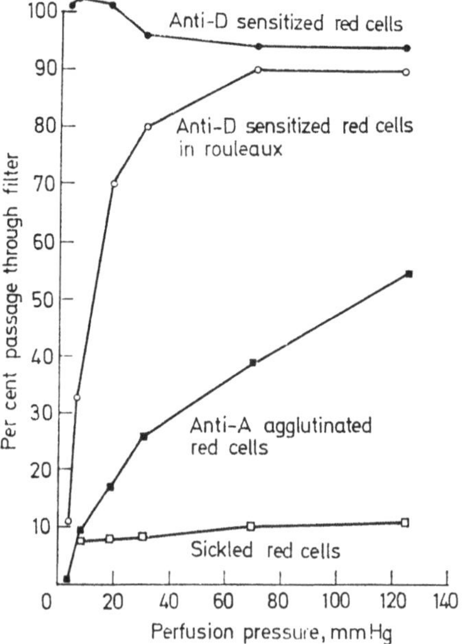

Abb. 6. Filtration antikörperbesetzter, ^{51}Cr-markierter Zellen durch Mikroporfilter. Der 100%-Wert wurde durch gleichzeitige Filtration normaler, nicht markierter Zellen bestimmt (nach Jandl, Simmons u. Castle)

bei allen in Tabelle 2 erwähnten artefiziell geschädigten Zellen nachweisbar war. Auch die unten erwähnten Ergebnisse bei hämolytischen Anämien zeigen, daß das von Teitel sowie von Jandl, Simmons und Castle konstruierte Filtrationsmodell den mikromechanischen Verhältnissen in der Milz zumindest teilweise entspricht (Abb. 6). Bei Inkubation der Erythrocyten mit Metallionen oder bei Besetzung mit Antikörpern spielt die Bildung von Agglutinaten im konzentrierten Proteinmilieu der Milzpulpa anscheinend eine entscheidende Rolle (Harris et al., Jandl, Jones u. Castle, Crome und Mollison), möglicherweise auch die direkte Interaktion mit den Makrophagen der Milz, in Analogie zu den positiven Phagocytoseversuchen in vitro (Jandl und Tomlinson) und in vivo (Schubothe und Müller).

Tabelle 4. *Veränderungen der Erythrocyteneigenschaften bei hämolytischen Anämien mit selektiver oder partieller lienaler Hämolyse*

	Sphäro-cyten	Hemmung der Glyko-lyse	Heinz-körper-bildung	Ver-minderte Filtra-bilität	Direkter AGT	Phago-cytose in vitro
Hereditäre Sphäro-cytose	+	(+)	Ø	+	Ø	Ø
Hereditäre Ellipto-cytose	(+)	Ø	Ø		Ø	
PK-Mangel	(+)	+	Ø		Ø	
Thalassämie	(+)	Ø	+	+	Ø	
Hereditäre Heinz-körperanämie	Ø	Ø	+		Ø	
Sichelzellanämie	(+)		Ø	+	Ø	
Autoimmunhämo-lytische Anämie	+	Ø	Ø	+	+	+

Ähnliche Erythrocytenveränderungen wie bei den besprochenen Formen der artefiziellen Schädigung finden sich auch bei den in Tabelle 1 genannten hämolytischen Erkrankungen (Tabelle 4). Dabei ist allerdings zu beachten, daß ein Teil der beobachteten Veränderungen durch eine zusätzliche Schädigung bei mehrmaligem Durchgang durch die Milz bedingt sein kann, die bei den meisten hämolytischen Erkrankungen die Erythrocyten keineswegs im ersten Durchgang irreversibel sequestriert. Ebenso wie bei den experimentellen Zellschädigungen scheint die verminderte Deformierbarkeit und Filtrabilität auch bei den hier besprochenen hämolytischen Anämien eine besonders wichtige Rolle zu spielen (JANDL, SIMMONS u. CASTLE; RAND; RAND und BURTON).

Der Prozeß der Erythrocytenelimination im RES und in der Milz kann in drei aufeinanderfolgende Prozesse aufgeteilt werden (RIFKIND, 1966): Zellveränderung, Sequestration im Gefäßsystem (wobei die Billrothschen Stränge als Teil des offenen Gefäßsystems aufgefaßt werden) und Hämolyse im engeren Sinne, d.h. Austritt des Hämoglobins aus den Erythrocyten und fermentativer Abbau seiner Bestandteile. Für die Sequestration sind die oben genannten biochemischen und biophysikalischen Faktoren und ihre Interaktion mit dem speziellen Bau des Milzgefäßes verantwortlich. Im Gegensatz zu den artefiziellen Membranveränderungen wird bei den chronischen hämolytischen Anämien nur ein Teil der pathologischen Erythrocyten bei jedem Milzdurchgang sequestriert: Bei den übrigen Zellen werden die Auswirkungen des Defektes auf die Zelleigenschaften bei dem Aufenthalt in der Milz verstärkt, die Sequestration erfolgt dann bei einem späteren Durchgang. Für die Höhe der Sequestrationsrate ist nicht nur die Ausprägung des Defekts maßgebend, sondern auch die Filterkapazität des Organs. Markiert man z.B. die Erythrocyten eines Patienten mit hereditärer Sphärocytose mit ^{51}Cr und bestimmt die Lebenszeit dieser Probe gleichzeitig im Patienten und in einem normalen milzhaltigen Empfänger, so ist die Sequestrationsrate in der Milz des Gesunden höher als in der „ausgelasteten" Milz des Patienten. Dasselbe gilt für antikörperbesetzte Zellen, die aus dem Kreislauf eines Gesunden schneller eliminiert werden als aus dem Kreislauf eines Patienten mit autoimmunhämolytischer Anämie (JANDL, JONES

u. CASTLE). Eine Verlängerung der Überlebenszeit antikörperbesetzter Zellen läßt sich durch Vorbehandlung des prospektiven Empfängers mit Cortison erreichen (MOLLISON).

Dem einheitlichen Mechanismus der Sequestration entspricht ein einheitliches pathologisch-anatomisches Bild der Milz, die eine Hyperplasie und vermehrte Blutfülle der roten Pulpa zeigt. Dabei sind die Pulpastränge fast immer mit Erythrocyten gefüllt, während die Füllung der Sinus weitgehend von Details der Milzentnahme und Fixierung abzuhängen scheint (RICHARDS und TOGHILL).

Schwieriger als die Erfassung der Sequestration ist die Untersuchung der Vorgänge, die zur Hämolyse bzw. Phagocytose derjenigen Erythrocyten führt, die in den Billrothschen Strängen festgehalten wurden. Daß Sequestration und endgültige Elimination zwei verschiedene, wenn auch in geringem zeitlichen Abstand aufeinander folgende Veränderungen sind, wurde z. B. in Tierversuchen von JACOB und JANDL und RIFKIND (1965) nachgewiesen, die das Schicksal chemisch geschädigter Zellen mikroskopisch bzw. elektronenmikroskopisch verfolgten. Untersuchungen von EMERSON u. Mitarb. haben gezeigt, daß die Sequenz Sequestration-Hämolyse auch für die hereditäre Sphärocytose Gültigkeit hat. Bei vergleichenden Untersuchungen von Erythrocyten in Milzpulpa und Venenblut fanden sie einen sehr viel höheren Anteil von osmotisch fragilen (aber mikroskopisch intakten) Zellen im Pulpablut. Zu denselben Ergebnissen kamen auch WEISMAN u. Mitarb., die bei Patienten mit idiopathischer Thrombocytopenie kurz vor der Splenektomie HS-Zellen transfundierten. Die Ergebnisse von EMERSON u. a. unterstützen die Vorstellung, daß im glucosearmen Milieu des stagnierenden Pulpablutes ähnliche Veränderungen ablaufen wie bei der Inkubation von HS-Zellen in vitro, d. h. Erschöpfung der Natriumpumpe mit konsekutiver Zunahme des Natrium- und Wassergehaltes und dadurch verursachter kolloid-osmotischer Hämolyse. Das Fehlen des Haptoglobins bei hereditärer Sphärocytose und den meisten anderen chronischen hämolytischen Erkrankungen weist ebenfalls darauf hin, daß zumindest ein Teil der Erythrocyten intravasal hämolysiert wird. Allerdings zeigen andere hämolytische Erythropathien, z. B. einige nicht sphärocytäre hämolytische Anämien und die paroxysmale nächtliche Hämoglobinurie, eine ähnlich hohe Autoinkubationshämolyse in vitro, aber keinen selektiven Abbau in der Milz. Die in vitro zu beobachtende kolloidosmotische Lyse im glucosearmen Milieu ist also sicher nur ein Teilmechanismus im Rahmen der Veränderungen, die zu der charakteristischen Milzelimination bei hereditärer Sphärocytose führen. Die Akkumulation der ^{51}Cr-Aktivität nach Markierung von hereditären Sphärocyten kann nicht allein durch die Kumulation der intakten chromierten Zellen erklärt werden, sondern weist auf eine Anreicherung von Chrom aus phagocytierten Sphärocyten in den Milzmakrophagen hin: Untersuchungen mit ^{51}Cr- und ^{59}Fe-markierten hitzegeschädigten Zellen zeigen, daß ^{51}Cr auch nach dem intracellulären Abbau des Hämoglobins und Reutilisation des Radioeisens einige Zeit in der Milz verbleibt. Auf die Verwertung des Hämoglobins in den Makrophagen der Milz weist auch die mit dem Alter zunehmende Milzsiderose bei hereditärer Sphärocytose hin (DACIE). Mit FORTEZA konnten wir elektronenoptisch in der Milz von Patienten mit hereditärer Sphärocytose zahlreiche hämoglobinhaltige Erythrocyten in Reticulumzellen der roten Pulpa bzw. in den Sinuswandzellen entdecken, jedoch nur vereinzelt in den Sinus oder intracellulär liegende Erythrocytenschatten (Abb. 7).

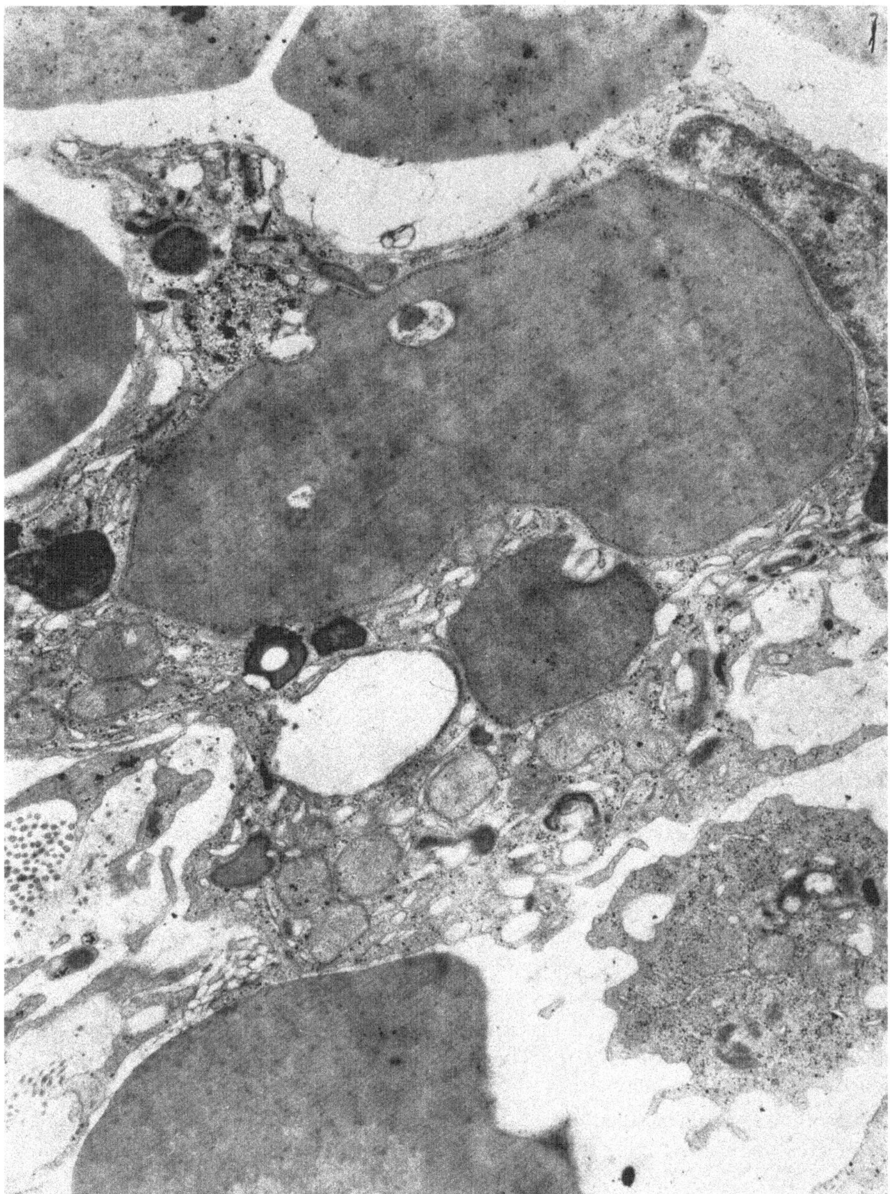

Abb. 7. Erythrocytenphagocytose durch Sinuswandzellen in der Milz eines Patienten mit hereditärer Sphärocytose

Bei vielen Fällen von hämolytischer Elliptocytose wurde die Elimination in der Milz durch den Erfolg der Splenektomie oder die Radiochromierung bewiesen (Merker et al.). Über die Einzelheiten des in der Milz ablaufenden Vorganges ist nichts bekannt. Untersuchungen von Rand und Burton zeigen eine stark verminderte Deformierbarkeit osmotischer Elliptocyten, die für die primäre Sequestra-

17*

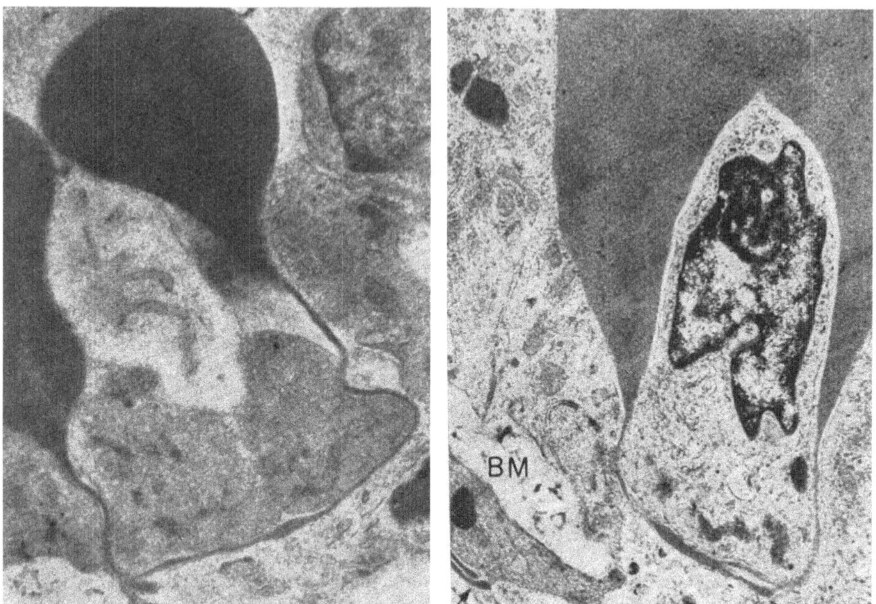

Abb. 8. Fragmentation und Erythrophagocytose in der Milz bei alpha-Thalassämie. BM = Basalmembran. (Nach Weinberg und Weiss, 1968)

tion verantwortlich sein könnte. Im Gegensatz zu älteren Ansichten ist die Milz ein wichtiger, wenn auch nicht der einzige Abbauort bei einigen nichtsphärocytären hereditären hämolytischen Anämien, z.B. bei der Pyruvatkinasemangelanämie. Splenektomie bessert in vielen Fällen die Anämie (Keitt); die Überlebenszeit der Erythrocyten ist nach Splenektomie im milzhaltigen Normalempfänger wesentlich kürzer als im Patienten selber (Bowman und Procopio, Nathan und Gardner). Da der Abbau in der Milz anscheinend eine begrenzte Population sehr junger Zellen erfaßt (Nathan und Gardner), ist die Milzsequestration mit der ^{51}Cr-Methode vor Splenektomie meist nicht nachweisbar. Über die für die Sequestration verantwortlichen biophysikalischen Faktoren beim Pyruvatkinasemangel ist wenig bekannt; nach Nathan, Oski, Sidel u. Diamond führt der erhöhte Kaliumverlust zur Bildung von Stechapfelformen mit Verminderung der Deformierbarkeit und mechanischer Sequestration und Phagocytose in der Milz.

Besser untersucht sind die Verhältnisse bei der Thalassämie, bei der ja ebenfalls ein Teil der Erythrocyten in der Milz abgebaut werden kann. Phasenkontrastoptische und elektronenoptische Untersuchungen bei alpha- und beta-Thalassämie haben gezeigt, daß die Erythrocyten beim Durchgang durch die Milz, und zwar speziell beim Übertritt aus den Billrothschen Strängen in die Sinus, fragmentiert und teilweise oder vollständig phagocytiert werden (Abb. 8) (Slater et al., Wennberg und Weiss). Für diese Fragmentation soll ebenfalls die verminderte Deformierbarkeit der Erythrocyten verantwortlich sein, die auf einer veränderten Viscosität des Hämoglobins bzw. auf der Bildung von Hämoglobin-Präcipitaten beruht (Nathan und Gunn). Nach Splenektomie nimmt die Anzahl der innenkörperhaltigen Zellen zu, die Anzahl der Erythrocytenfragmente ab. Die Fragmentation selber führt zu einer weiteren Herabsetzung der Deformierbarkeit und zur Verminderung des für die osmotische Hämolyse kritischen Erythrocytenvolumens, also zur erhöhten Anfälligkeit der fragmentierten Erythrocyten. Ähnlich liegen die Verhältnisse wahrscheinlich bei den hereditären Heinz-Körper-Anämien, da nach elektronenoptischen Untersuchungen von RIFKIND (1965) bei Phenylhydrazin-induzierter Hämolyse Heinz-Körper tragende Zellen bevorzugt in der Milz festgehalten, ganz oder teilweise phagocytiert und fragmentiert werden. Bei den Sichelzellanämien (Hb-S-Krankheit) wurde die Sequestration von WEISMAN u. a. direkt durch Infusion von Sichelzellen in Patienten mit idiopathischer thrombocytopenischer Purpura und Untersuchung der etwas später entnommenen Milz bewiesen. LEVINE u. Mitarb. markierten Sichelzellen mit ^{51}Cr und verbrachten die Patienten anschließend in eine Unterdruckkammer; sie konnten einen eindeutigen Aktivitätsanstieg über der Milz registrieren, wenn eine Höhe von etwa 3000 m simuliert wurde. Bei dem Ausmaß der Formveränderungen und dem vollständigen Verlust der Deformierbarkeit, der bei der Reduktion des Sichelzellhämoglobins eintritt, ist es leicht verständlich, daß eine Sequestration nicht nur in der Milz eintritt, sondern auch in anderen Filterorganen des RES, vor allem im Knochenmark; darüber hinaus ist die Sequestration in größeren Gefäßen bekannt, die zu Infarkten verschiedener Organe führen kann. Das gilt auch für die Milz, die ja häufig bei erwachsenen Sichelzellträgern atrophisch gefunden wird.

Bei erworbenen autoimmunhämolytischen Anämien auf der Basis inkompletter Autoantikörper findet sich nach Untersuchungen mit Radiochrom ein selektiver Abbau in der Milz in etwa 50% aller Patienten, bei den übrigen ein Abbau in Milz und Leber (HEIMPEL und SCHUBOTHE). Inkomplette Wärmeautoantikörper entsprechen in ihrem serologischen Verhalten den inkompletten Isoantikörpern des Rh-Systems, so daß die Untersuchungen von JANDL u. Mitarb. (JANDL, JONES u. CASTLE, JANDL u. CAPLAN), HUGHES-JONES und MOLLISON, CUTBUSH und MOLLISON und CROME und MOLLISON als Modell der Sequestration und Hämolyse der antikörperbesetzten Erythrocyten bei AHA gelten können. Wie CROME und MOLLISON gezeigt haben, ist für die Verteilung der Sequestration auf verschiedene Organe die Avidität der jeweiligen Antikörper und das quantitative Verhältnis des Antikörpers zur zirkulierenden Erythrocytenmenge verantwortlich. Mit diesen Faktoren ist die unterschiedliche Verteilung der Sequestrationsrate bei verschiedenen Patienten mit AHA und der spontane oder therapieinduzierte Wechsel des Sequestrationsorgans bei diesen Patienten im Verlauf der Erkrankung zu erklären. Die primäre Sequestration in der Milz ist möglicherweise durch die Bildung von Agglutinaten im konzentrierten protein- und insbesondere fibrinogenreichen Plasma der Billrothschen Stränge bedingt. Agglutination in vitro sensibilisierter Erythrocyten in der Milzpulpa konnten JANDL, JONES und CASTLE auch dann nachweisen, wenn im Serum der Patienten keine Agglutination erfolgte. Die endgültige Elimination der antikörperbesetzten Zellen erfolgt durch Phagocytose in Reticulumzellen, wie bereits 1957 anhand lichtmikroskopischer Untersuchungen an einem großen Untersuchungsgut von RAPPAPORT und CROSBY gezeigt wurde. Ebenso wie bei den hereditären hämolytischen Anämien geht auch hier ein kleiner Teil durch intravasale Hämolyse zugrunde, wie das Verschwinden des Haptoglobins und ein leichter Anstieg des Plasmahämoglobins etwa 1 Std nach Beginn der Sequestration zeigt (JANDL, JONES u. CASTLE).

Tabelle 5. *Erythrocytenlebenszeit und Reticulocytenzahl bei verschiedenen Formen des primären Hypersplenismus*

Fall Nr.		Retikulo-cyten $^0/_{00}$	^{51}Cr-t/2
80	Glykogenspeicherkrankheit	125	7
82a	Morbus Felty	65	14
83	Morbus Boeck	100	15
84	Milzvenenthrombose	95	17
85	Morbus Felty	20	17
86	Lebercirrhose	30	17
87	Retikulose	55	21
88	„Idiopathische" Splenomegalie	20	18
89	Retikulose	40	24
90a	Lebercirrhose	15	25
82b	Morbus Felty	10	30
90b	Lebercirrhose	10	33

Die Vergrößerung der Milz, die bei allen hier besprochenen hämolytischen Anämien im Verlauf der Krankheit auftritt, beruht nicht nur auf einer erhöhten Blutfülle der roten Pulpa, sondern auch auf einer vermehrten Proliferation der retikulären Makrophagen aufgrund des durch die erhöhte Phagocytose gesetzten Proliferationsreizes. Bei hereditärer Sphärocytose wurde die Zahl der Reticulumzellen der roten Pulpa aufgrund von Auszählungen und Wägungen auf etwa das achtfache des Normalen geschätzt, eine Zahl, die der durchschnittlichen Erhöhung des Erythrocytenumsatzes größenordnungsmäßig entspricht. Wenige Stunden nach Injektion erhitzter oder phenylhydrazinbehandelter Erythrocyten läßt sich in der Rattenmilz ein erhöhter Markierungsindex von ^{3}H-Thymidin als Zeichen einer DNS-Synthese eines größeren Zellanteils nachweisen, bei wiederholter Gabe erhitzter Zellen kommt es zu einem Gewichtsanstieg des Organs (Jandl, Files, Barnett u. MacDonald). Die Filterkapazität der sekundär vergrößerten Milz ist wahrscheinlich größer als die der normalen. Die Tatsache, daß Erythrocyten eines Patienten mit hereditärer Sphärocytose im Normalempfänger noch schneller abgebaut werden als im Patienten, und daß antikörperbesetzte Zellen im Normalempfänger schneller abgebaut werden als bei Patienten mit autoimmunhämolytischer Anämie, spricht nicht gegen diese Annahme, da nur im Patienten selber ein echtes Tracer-Experiment durchgeführt wird. Beim Normalen wird dagegen eine kleine Menge pathologischer Zellen in einer „unausgelasteten" Milz festgehalten. Die Abhängigkeit der effektiven Filtrationsrate von der Menge der zu filtrierenden Zellen wurde z.B. von Mollison nachgewiesen.

Aus den bisherigen Ausführungen geht hervor, daß die Filtereigenschaften der normalen Milz nur bei speziellen Veränderungen der Erythrocyteneigenschaften manifest werden. Andererseits kann bei primärer Vergrößerung der Milz, z.B. als Folge einer Erhöhung des Milzvenendrucks, die Filtereigenschaft auch für normale Erythrocyten entsprechend dem in Abb. 1 unter C dargestellten Mechanismus in Erscheinung treten. Bei Splenomegalie nicht-hämolytischer Genese kann eine Anämie mit Reticulocytose und Verkürzung der Erythrocytenlebenszeit auftreten, wie wir ebenso wie eine Reihe anderer Untersucher bei splenomegaler Lebercirrhose,

Osteomyelosklerose, Speicherkrankheiten, Morbus Felty und Sarkoidose nachweisen konnten (Tabelle 5). Dabei ist nicht nur die Lebenszeit der Patientenerythrocyten, sondern auch die Lebenszeit normaler Spendererythrocyten verkürzt. Splenektomie oder Verkleinerung der Milz durch Bestrahlung führen häufig zu einer Remission oder Besserung des hämolytischen Prozesses. Oberflächenmessungen nach ^{51}Cr-Markierung der Erythrocyten zeigen, daß die Erythrocyten in der Milz nicht nur sequestriert, sondern ebenso wie bei den bereits besprochenen hämolytischen Erkrankungen in der Milz auch abgebaut werden (Lit. s. bei MOTULSKY et al.). Im Tierexperiment läßt sich eine hämolytische Anämie durch wiederholte Injektionen von Methylcellulose erzeugen, die zu einer experimentellen Speicherkrankheit mit starker Milzvergrößerung führt und durch Milzexstirpation wieder rückgängig gemacht werden kann (BALDINI). Antierythrocytäre Antikörper waren dabei nicht nachweisbar; die Erythrocyteneigenschaften, soweit geprüft, waren normal. Untersuchungen über die lienale Destruktion der sequestrierten Erythrocyten bei solchen Fällen von hämolytischem Hypersplenismus liegen bisher nicht vor, jedoch ist nach den hämatologischen Befunden bei solchen Patienten anzunehmen, daß es ebenso wie bei den meisten primären hämolytischen Anämien zu einer gesteigerten Erythrophagocytose kommt.

In Einzelfällen kann es anscheinend auch bei hämolytischen Anämien, die primär auf einem Erythrocytendefekt beruhen, sekundär zu einem zusätzlichen hämolytischen Hypersplenismus kommen. Von SMITH u. Mitarb. wurde z. B. eine progressive Verkürzung der Überlebenszeit normaler Fremderythrocyten bei Thalassämiekranken mit steigendem Alter und zunehmender Milzvergrößerung nachgewiesen. Es ist seit langem bekannt, daß sich bei Thalassämien durch Splenektomie der Transfusionsbedarf in vielen Fällen wesentlich vermindern läßt. Auch sekundäre Thrombocytopenien und Leukopenien kommen bei Thalassämiekranken mit großen Milztumoren vor. Bei den übrigen hämolytischen Anämien kommt es im allgemeinen nicht zu den ausgeprägten Zeichen eines Hypersplenismus, wenn auch bei allen Formen gelegentlich leichte Thrombocytopenien und Leukopenien beobachtet worden sind.

Literatur

BALDINI, M.: Physiology of anaemia in "hypersplenism". J. clin. Invest. 36, 871 (1957).

BOWDLER, A. J.: Theoretical considerations concerning measurement of the splenic red cell pool. Clin. Sci. 23, 181 (1962).

BOWMAN, H. S., PROCOPIO, F.: Hereditary nonspherocytic hemolytic anemia of the pyruvate kinase deficient type. Ann. intern. Med. 58, 567 (1963).

CROME, P., MOLLISON, P. L.: Splenic destruction of Rh-sensitized and of heated red cells. Brit. J. Haemat. 10, 137 (1964).

CUTBUSH, M., MOLLISON, P. L.: Relation between characteristics of blood-group antibodies in vitro and associated patterns of red cell destruction in vivo. Brit. J. Haemat. 4, 115 (1958).

DACIE, J. V.: The haemolytic anaemias. Congenital and acquired. Part I. London: J. &. A. Churchill Ltd. 1960.

EMERSON, C. P., SHEN, S. C., HAM, T. H., FLEMING, E. M., CASTLE, W. B.: Studies on the destruction of red blood cells. Arch intern. Med. 97, 1 (1956).

FISCHER, J., WOLF, R.: Grundlagen und Technik der Milzszintigraphie. Acta hepatosplenol. (Stuttg.) 10, 209 (1963).

GÄNSSLEN, M.: Über hämolytischen Ikterus. Dtsch. Arch. klin. Med. 140, 210 (1922).

HARRIS, J. M., McALISTER, J. M., PRANKERD, T. A. J.: The relationship of abnormal red cells to the normal spleen. Clin. Sci. 16, 223 (1957).

Heimpel, H., Schubothe, H.: Die Lokalisation des Erythrozytenabbaus bei autoimmun-hämolytischen Anämien. Untersuchungen mit ^{51}Cr. Blut 10, 306 (1964).

Hughes-Jones, N. C., Mollison, P. L., Veall, N.: Removal of incompatible cells by the spleen. Brit. J. Haemat. 3, 125 (1957).

Jacob, H. S., Jandl, J. H.: Effects of sulfhydryl inhibition on red blood cells. II. Studies in vivo. J. clin. Invest. 41, 1514 (1962).

Jandl, J. H., Files, N. M., Barnett, S., MacDonald, R.: Proliferative response of the spleen and liver to hemolysis. J. exp. Med. 122, 299 (1965).

— Jacob, H. S., Daland, A.: Hypersplenism due to infection: A study of 5 cases manifesting haemolytic anemia. New Engl. J. Med. 264, 1063 (1961).

— Jones, A. R., Castle, W. B.: The destruction of red cells by antibodies in man. I. Observations on the sequestration and lysis of red cells altered by immune mechanisms. J. clin. Invest. 36, 1428 (1957).

— Kaplan, M. E.: The destruction of red cells by antibodies in man. III. Quantitative factors influencing the pattern of hemolysis in vivo. J. clin. Invest. 39, 1145 (1960).

— Simmons, R. L.: The agglutination and sensitation of red cells by metallic cations: Interaction between multivalent metals and the red cell membrane. Brit. J. Haemat. 3, 19 (1957).

— — Castle, W. B.: Red cell filtration and the pathogenesis of certain hemolytic anemias. Blood 18, 133 (1961).

— Tomlinson, A. S.: The destruction of red cells by antibodies in man. II. Pyrogenic, leukopenic and dermal response to immune hemolysis. J. clin. Invest. 37, 1202 (1958).

Keitt, A. S.: Pyruvate kinase deficiency and related disorders of red cell glycolysis. Amer. J. Med. 41, 762 (1966).

Levin, W. C., Baird, W. O., Perry, J. E., Zung, W.: The experimental production of splenic sequestration of erythrocytes in patients with sickle cell trait. J. Lab. clin. Med. 50, 926 (1957).

Merker, H., Heimpel, H., Schubothe, H.: Hereditäre Elliptozytose mit hämolytischer Anämie. Klinische Heilung durch Splenektomie. Schweiz. med. Wschr. 93, 1496 (1963).

Micheli, F.: Unmittelbare Effekte der Splenektomie bei einem Fall von erworbenem hämolytischen Ikterus. Wien. klin. Wschr. 24, 1269 (1911).

Mollison, P. L.: The reticuloendothelial system and red cell destruction. Proc. roy. Soc. Med. 55, 915 (1962).

Motulsky, A. G., Casserd, F., Giblett, E., Brown, G., Finch, C. A.: Anemia and the spleen. New Engl. J. Med. 259, 1164 (1958).

Nathan, D. G., Gardner, F. H.: The removal of pyruvate kinase deficient erythrocytes from the circulation of normal and splenectomized individuals. Blood 26, 896 (1965).

— Gunn, R. B.: Thalassemia: The consequences of unbalanced hemoglobin synthesis. Amer. J. Med. 41, 815 (1966).

— Oski, F. A., Sidel, V. W., Diamond, L. K.: Measurements of erythrocyte glucose consumption, potassium flux and ATP-stability. New Engl. J. Med. 272, 118 (1965).

Rand, R. P.: Mechanical properties of the red blood cell. II. Viscoelastic breakdown of the membrane. Biophys. Acta 4, 303 (1964).

— Burton, A. C.: Mechanical properties of the red cell. I. Membrane stiffness and intracellular pressure. Biophys. Acta 4, 115 (1964).

Rappaport, H., Crosby, W. H.: Autoimmunehemolytic anemia: Morphologic observations and clinico-pathologic correlations. Amer. J. Path. 33, 429 (1957).

Richards, J. D. M., Toghill, P. J.: The distribution of erythrocytes in the human spleen in health and disease. J. Path. Bact. 93, 653 (1967).

Rifkind, R. A.: Heinz body anemia: An ultrastructural study. II. Red cell sequestration and destruction. Blood 26, 433 (1965).

— Destruction of injured cells in vitro. Amer. J. Med. 41, 711 (1966).

Schubothe, H.: Serologie und Klinik der autoimmunhämolytischen Erkrankungen. Ergebn. inn Med. Kinderheilk., N.F. 11, 465 (1959).

— Müller, H.: Über die Anwendbarkeit des Ehrlichschen Fingerversuchs als Nachweismethode intravitaler Hämolyse und Erythrophagozytose bei hämolytischen Erkrankungen. Klin. Wschr. 33, 272 (1955).

SLATER, L. M., MUIR, W. A., WEED, R. I.: Influence of splenectomy on insoluble hemoglobin inclusion bodies in β-thalassemic erythrocytes. Blood 31, 766 (1968).

SMITH, C. H., SHULMAN, J., ANDO, R., STERN, G.: Studies in Cooley's anemia. Blood 10, 582 (1955).

TEITEL, P.: Disc-sphere alterations and plasticity alterations of red blood cells. Nature (Lond.) 206, 409 (1965).

WAGNER, H. N., RAZZAK, M. A., GAERTNER, R. A., CAINE, W. P., FEASIN, O. T.: Removal of erythrocytes from the circulation. Arch. intern. Med. 110, 90 (1962).

WEISMAN, R., HAM, T. H., HINZ, C. F., HARRIS, J. W.: Studies of the role of the spleen in the destruction of erythrocytes. Trans. Ass. Amer. Phycns 68, 131 (1955).

— HURLEY, T. H., HARRIS, J. W., HAM, T. H.: Studies of the function of the spleen in hereditary spherocytosis and sickle cell disorders. J. Lab. clin. Med. 42, 965 (1954).

WEISS, L.: The structure of the fine splenic arterial vessels in relation to hemoconcentration and red cell destruction. Amer. J. Anat. 111, 131 (1962).

WENNBERG, E., WEISS, L.: Splenic erythroclasia: An electronic microscopic study of hemoglobin H disease. Blood 31, 778 (1968).

Diskussion

J. ZACH: Der Abbau der Erythrocyten in der Milz kann nicht ausschließlich durch Phagocytose erfolgen. Bei einem 72jährigen Patienten mit einer seit Jahren ätiologisch ungeklärten hämolytischen Anämie wurde eine isolierte Lymphogranulomatose der Milz als Ursache dieser Begleithämolyse ermittelt. Bei der phasenkontrastoptischen Untersuchung der Milzpunktate fanden sich überraschend reichlich (ca. 30%) Erythrocytenschatten in freier Form. Daraus kann ersehen werden, daß der Erythrocytenabbau nicht ausschließlich durch Phagocytose in der Milz erfolgt, sondern daß im Einzelfall auch eine intravasale Hämolyse ein wesentlicher Faktor in der Genese der Hämolyse ist.

R. NETH: Kann bei den nicht-sphärocytären hämolytischen Anämien eine besondere Gruppe herausgestellt werden, die mit einer Eisenverwertungsstörung einhergeht?

I. BOLL: Ich möchte davor warnen, elektronenmikroskopische Aufnahmen von Cytoplasmaverschmälerung, wie Sie, Herr HEIMPEL, sie zeigten, als Beweis für das Vorkommen von Erythrocyten-Segmentierung zu nehmen, sehen wir doch solche Cytoplasmaverdünnung an vielen hämatopoetischen Zellen transitorisch, ohne daß es zur Abschnürung von Cytoplasmateilen kommt. Bei weiterer Beobachtung ziehen sich vielmehr die Ausläufer wieder zurück.

H. HEIMPEL (Schlußwort):

Zu ZACH: Es ist durchaus möglich, daß Sie einen Fall von erworbener hämolytischer Anämie beobachtet haben, bei der in der Milz intravasal eine Hämolyse stattfindet. Allerdings ist bisher keine pathophysiologisch klassifizierbare hämolytische Anämie bekannt, die mit den bekannten Zeichen der intravasalen Hämolyse einhergeht, und bei der aus Isotopenuntersuchungen oder aus dem Erfolg der Splenektomie zu schließen ist, daß die Milz eine wesentliche Rolle beim Erythrocytenabbau spielt.

Zu NETH: Ob und bei welchen enzymopenischen hämolytischen Anämien eine Eisenverwertungsstörung vorliegt, weiß ich nicht. Häufig ist die niedrige ^{59}Fe-Inkorporationsrate bei gleichzeitig erhöhtem Plasmaeisen-Umsatz, die bei schweren hämolytischen Anämien beobachtet werden kann, fälschlich als Zeichen einer Eisenverwertungsstörung angesehen worden. Sie spiegelt jedoch nur die frühe ^{59}Fe-Reutilisation aus kurzlebigen Erythrocyten wider. Die direkte Messung des Eiseneinbaus in das Hämoglobin von Erythroblasten mit ^{59}Fe oder markierten Porphyrinvorstufen ist methodisch schwierig; meines Wissens sind bei enzymopenischen hämolytischen Anämien solche Untersuchungen noch nicht durchgeführt worden.

Zu BOLL: Es besteht kein Zweifel, daß auch bei hereditärer Sphärocytose hämoglobinhaltige phagocytierte Erythrocyten vereinzelt zu finden sind. Damit ist nichts über den Mechanismus der Sequestration gesagt, die ja nach allen bekannten Daten der Phagocytose zeitlich vorausgeht.

Die hämolytische Aktivität von Milzhomogenaten und ihren Fraktionen bei Milzen von Patienten mit und ohne Hämoblastosen

The Hemolytic Activity of Spleen Homogenates and their Subfractions in Patients with and without Hemoblastoses

A. D. Tsirimbas, I. Horn und K. Herzog *

Anlaß unserer Untersuchungen war die Beobachtung, daß bei einigen Leukosepatienten durch tägliche Bluttransfusionen eine Erhöhung des Hb-Gehaltes des Blutes nicht zu erreichen war. Dieses „Danaidenphänomen" (Hoff) erschien uns deshalb wichtig, weil bei diesen Patienten kein nachweisbarer Blutverlust vorlag.

Bei Hämoblastosen wurde von mehreren Autoren eine erhöhte Hämolyse angenommen. Diese Behauptung stützt sich auf objektive Befunde, nach denen die Erythrocytenlebensdauer nach der Ashby-Methode und die Halbwertszeit von mit Cr^{51} markierten Erythrocyten signifikant verkürzt waren. Dies gilt nicht nur für eigene Erythrocyten der Patienten, sondern auch für fremde kompatible Spendererythrocyten (Berlin, Böttner u. Schlegel, Friedmann et al. u. a.).

Durch unsere Untersuchungen wollten wir feststellen, ob auch bei Hämoblastose-Patienten die Milz für die Hämolyse von Bedeutung ist. Wir haben eine Modellanordnung in vitro angewandt, bei der die Wirkung von Serumfaktoren ausgeschlossen und sogar durch Zusatz von Serum eine Hämolyse gehemmt werden konnte.

Zu unseren Versuchen dienten Milzen von an Hämoblastosen und anderen Ursachen verstorbenen Patienten. Wir untersuchten zunächst, ob Milzhomogenate eine hämolytische Eigenschaft besitzen und dann, ob diese bei den zwei vorher erwähnten Gruppen unterschiedlich auftritt.

Methodisch wurde nach vorheriger Waschung mit physiologischer NaCl-Lösung das ursprünglich bei —18° C eingefrorene Milzgewebe, im Verhältnis Feuchtgewicht zu 0,25 M Saccharoselösung wie 1:10, mit dem Glashomogenisator bei 3000 U/2 min homogenisiert, und das Homogenat mit einer Erythrocytensuspension im Wasserbad bei 37° C inkubiert. Von dieser Erythrocytensuspension war bei jedem Versuch der Hämatokrit, die Erythrocytenzahl und das Hämoglobin bestimmt worden. Dabei betrugen ca. der HK 50%, die Erythrocytenzahl 5,0 Mill. und das Hb 16,2 g. Durch Zusatz von Saponin erreichte die Totalhämolyse der zugegebenen Erythrocyten wenigstens das 2fache der höchsten von uns gemessenen Extinktionswerte. Während der 9stündigen Inkubation wurde nach der 1., 3., 6. und 9. Std jeweils ein Inkubat dem Wasserbad entnommen. Die Inkubate bestanden aus 0,5 ml Homogenat, 0,5 ml 0,25 M Saccharoselösung und 0,4 ml Erythrocytensuspension. Sie wurden 5 min bei 300 g zentrifugiert, 0,4 ml des Überstandes mit 5 ml Cyanid-Transformationslösung versetzt und gegen die unverdünnte Cyanid-Transformationslösung bei

* I. Medizinische Klinik der Universität München (Direktor: Prof. Dr. H. Schwiegk), Abteilung für Hämatologie an der I. Med. Univ.-Klinik und Institut für Hämatologie der GSF, Assoziation EURATOM (Vorstand: Prof. Dr. W. Stich).

Studie im Rahmen der Assoziation EURATOM-GSF Nr. 031-64 BIAD.

546 mµ im Spektralphotometer „Eppendorf" gemessen (RICHTERICH). Als hämolytische Aktivität des Milzhomogenates bezeichnen wir jene Extinktionszunahme in der Zeiteinheit von 1 Std, die durch das in Cyan-Form freigesetzte Hämoglobin bedingt wird.

Ergebnisse

Nach Abb. 1 verursachten Milzen von Hämoblastosen unter diesen Bedingungen eine deutlich höhere Hämolyse. Diese Werte waren bei Kontrollversuchen reproduzierbar, wenn Homogenate von der gleichen Milz 2 Tage hintereinander inkubiert oder von dieser neue Homogenate verwendet wurden.

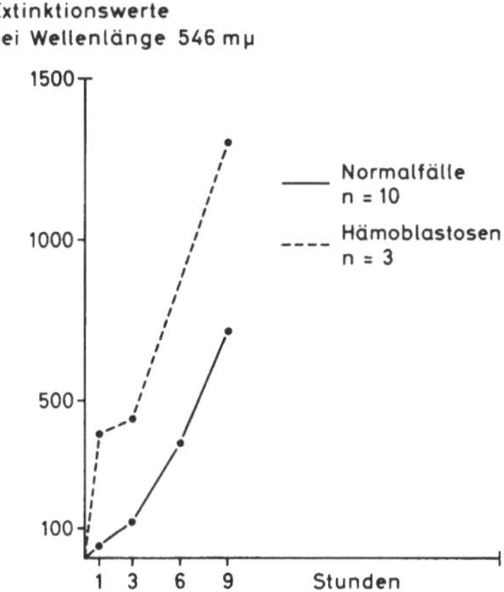

Abb. 1. Durchschnittliche Extinktionswerte der Milzhomogenate

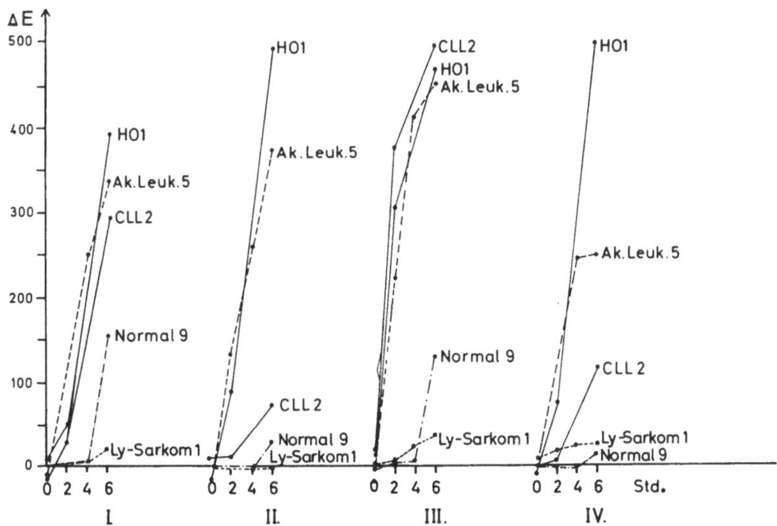

Abb. 2. Durchschnittliche Extinktionswerte für freies Hb in Milzhomogenatfraktionen I—IV. *HO* Morbus Hodgkin; *CLL* chron. lymphat. Leukämie; *Ak. Leuk.* akute Leukose; *Ly-Sark.* Lymphosarkom; Normalfälle *N* 9

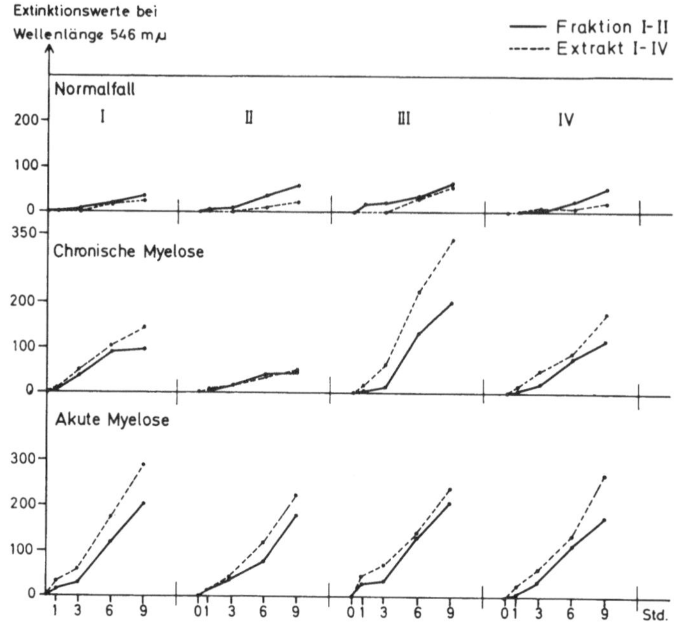

Abb. 3. Extinktionswerte für freies Hb bei Fraktionsextrakten (---), bei Fraktionen (—)

Aus dem Gesamthomogenat stellten wir Fraktionen nach der Methode von A. P. Mathias und V. Allfrey her. Diese Autoren geben an, daß Fraktion I ganze Zellen, Zellkerne und größere Zellfragmente enthält, Fraktion II Mitochondrien, Fraktion III Mikrosomen und Fraktion IV lösliche Substanzen ohne Zellorganellen.

Wie aus Abb. 2 hervorgeht, konnten wir durch die Inkubation dieser Fraktionen Unterschiede in der Hämolyse zwischen Hämoblastosen und Nicht-Hämoblastosen feststellen. Die hämolytische Aktivität bei Hämoblastosen steigt gegenüber Nicht-Hämoblastosen steiler an mit Ausnahme eines Lymphosarkom-Falles, bei dem allerdings die Milz mehrmals vorbestrahlt war.

Die hämolytische Aktivität wird durch Zusatz von Normalserum vollständig gehemmt.

Die aus den Fraktionen I—IV mit Chloroform-Methanol 2:1 (v/v) hergestellten Extrakte zeigten ebenfalls hämolytische Aktivität, wie aus Abb. 3 hervorgeht.

Wegen der berechtigten Frage, ob die Hämolyse nur eine Eigenart der Milz ist oder ob sie auch durch andere Organe bzw. Gewebe hervorgerufen wird, untersuchten wir unter denselben experimentellen Bedingungen die Homogenate von Lunge, Herz, Leber und Niere, ferner noch Muskel- und Fettgewebe. Die Ergebnisse zeigt Abb. 4.

Auf Grund unserer Befunde, wie auch der histologisch-pathologisch starken Hämosiderinablagerung in der Milz möchten wir *zusammenfassend* annehmen, daß in den Milzzellen bei Hämoblastosen intensiver wirksame hämolytische Faktoren wahrscheinlich sind, auf die wenigstens zum Teil die diese Erkrankung begleitende Anämie zurückzuführen ist. Diese Annahme wird besonders verständlich, wenn man die Größe der Milz bei den Hämoblastosen berücksichtigt.

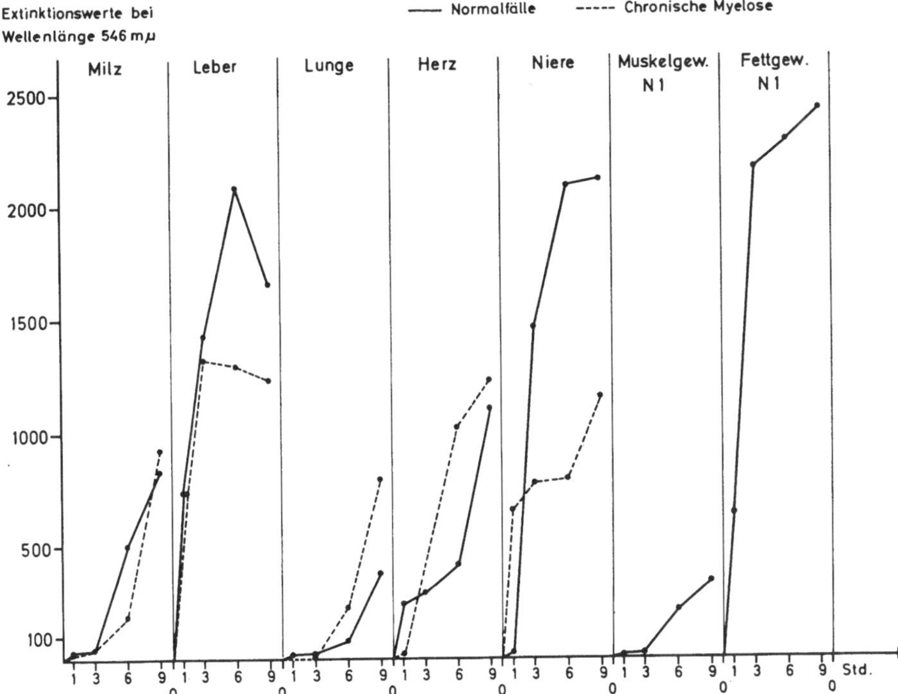

Abb. 4. Durchschnittliche Extinktionswerte für freies Hb von Milz, Leber, Lunge, Herz, Niere, Muskel- und Fettgewebe. Totalhämolyse ≈ 3600

Literatur

ALLFREY, V.: The isolation of subcellular components. In: BRACHET, I., MIRSKY, A. E., The cell. New York and London: Academic Press 1959.

BERLIN, R.: Red cell survival studies in normal and leukemic subjects. Acta med. scand., Suppl. 252 (1951).

BÖTTNER, H., SCHLEGEL, B.: Lebensdauer übertragener gesunder Erythrozyten bei bösartigen Erkrankungen des blutbildenden Systems. Klin. Wschr. 30, 498 (1952).

FRIEDMANN, B., BRABEC, V., BROUSIL, J., HERMANSKY, F., KOUT, M., VOPATOVA, M.: Zur Frage der erhöhten Hämolyse bei Leukämien. Z. ges. inn. Med. 16, 12 (1961).

HOFF, F.: Klinische Physiologie und Pathologie, 6. Aufl., S. 299. Stuttgart: Georg Thieme 1962.

HORN, I.: Vergleichende Untersuchungen über die hämolytische Aktivität von Milzhomogenaten bei Hämoblastosen und Gesunden. Diss. München (1968).

MATHIAS, A. P.: Separation of subcellular particles. Brit. med. Bull. 22, 146 (1966).

RICHTERICH, R.: Klinische Chemie, Theorie und Praxis, S. 89 u. 289. Frankfurt a. M.: Akademische Verlagsgesellschaft 1965.

Diskussion

F. GRAMLICH: Ist die hämolytische Aktivität milzspezifisch oder ist die hämolytische Aktivität bei Vergleich normaler Organe etwa gleich groß?

K. HERZOG: Die hämolytische Aktivität ist nach unseren Untersuchungen nicht milzspezifisch. Bei Vergleich mit normalen Organen können wir in Hinsicht auf das unterschiedliche Auftreten der Stärke der hämolytischen Aktivität in diesen Organen noch keine genaue Auskunft geben.

Gewicht und Funktion der Milz bei Polycythämie und Polyglobulie *

Weight and Function of the Spleen in Primary and Secondary Polycythemia

A. Roux, J. Fischer, A. Léon und R. Ruberg **

Summary

1. We have studied 50 patients with primary polycythemia by radioisotope scanning ("scintigraphy"). In 96% of these patients the weight of the spleen exceeded 300 g. The mean splenic weight was 720 g.

2. 93% of 48 cases with secondary polycythemia revealed a mean splenic weight below 300 g, as detected by scintigraphy. The mean splenic weight in this group was 195 g.

3. The scintigraphic determination of splenic size allows polycythemia vera to be distinguished from secondary polycythemia with a high degree of accuracy.

Eine pathologische Erhöhung der Erythrocytenzahl und des Gesamtblutvolumens findet sich sowohl bei der (primären) Polycythämie als auch der (sekundären) Polyglobulie. Die differentialdiagnostische Abgrenzung der beiden Formen bietet gelegentlich Schwierigkeiten. Die Bestimmung des Erythrocyten-, Plasma- und Gesamtblutvolumens besitzt für die Unterscheidung der Erythrocytosen nur eine untergeordnete Wertigkeit. Kürzlich haben Burkhardt u. Mitarb. auf die besondere Bedeutung der Knochenmarkhistologie und die hohe Zuverlässigkeit des Myelotomiebefundes für die Diagnose der Polycythaemia vera hingewiesen. Ziel eigener Untersuchungen war festzustellen, welche differentialdiagnostische Bedeutung der Milzgröße bei der Abgrenzung der Polycythaemia vera von der Polyglobulie zukommt.

Wie aus der Literatur hervorgeht, wird der Milztumor bei der Polycythämie klinisch in etwa $^2/_3$ der Fälle nachgewiesen (Frick, Goll, Lawrence, Tinney et al.). Die zusätzliche Anwendung von konventionellen radiologischen Untersuchungsmethoden verbessert das Ergebnis nicht (Fischer et al., Zelman u. Pickard). Im übrigen ergeben klinische und radiologische Untersuchungen ohnehin nur approximative Angaben über die Milzgröße. Demgegenüber kann mit Hilfe der Milzszintigraphie in vivo eine quantitative Organgrößenbestimmung durchgeführt werden (Fischer, 1963, 1965, 1969; Fischer u. Wolf, 1963, 1964, 1967).

Wir haben bei 92 Patienten mit Polycythämie und Polyglobulie eine kombinierte Funktionsprüfung und Szintigraphie der Milz mit ^{51}Cr-markierten, wärmealterierten Erythrocyten vorgenommen und möchten über die Ergebnisse berichten. Bei dem

* Mit Unterstützung der Deutschen Forschungsgemeinschaft.
** I. Medizinische Klinik und Poliklinik der Universität Mainz (Direktor: Prof. Dr. H. P. Wolff).

270

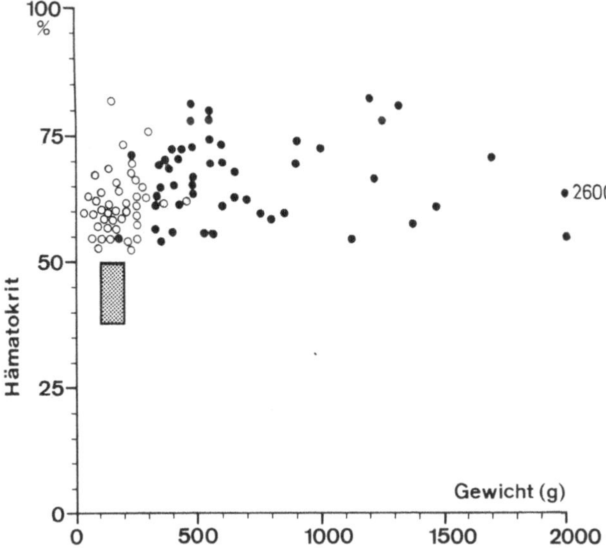

Abb. 1. Beziehung zwischen szintigraphisch bestimmtem Milzgewicht und Hämatokrit bei Polyglobulie (○) und Polycythämie (●)

untersuchten Kollektiv handelt es sich um 50 Patienten mit Polycythämie und 42 Patienten mit Polyglobulie. Die Diagnosen wurden entsprechend den allgemein anerkannten differentialdiagnostischen Kriterien gestellt. Bei den reaktiven Polyglobulien handelt es sich überwiegend um hypoxämisch bedingte Erythrocytosen.

In Abb. 1 haben wir das Milzgewicht dem Hämatokrit gegenübergestellt. Die Statistik zeigt zwischen beiden Kollektiven einen geringen Unterschied im Hämatokritwert auf. Bei der Polycythämie beträgt der korrigierte venöse Hämatokrit im Mittel 67,3 ± 7,8%, bei der Polyglobulie 62,0 ± 6,0%. Betrachtet man die Abbildung näher, so erkennt man, daß der Unterschied zwischen beiden Kollektiven wegen der starken Überschneidung klinisch für den Einzelfall irrelevant ist. Eine statistisch signifikante Korrelation zwischen der Milzgröße und der Höhe des Hämatokritwertes besteht nicht.

Das Ergebnis der Funktionsprüfung und der szintigraphischen Milzgrößenbestimmung ist in Abb. 2 dargestellt. Von 50 Patienten mit Polycythämie hatten 48 ein Milzgewicht von mehr als 300 g, das sind 96% der Fälle. Demgegenüber lag bei Patienten mit Polyglobulie das Milzgewicht in 93% der Fälle unter 300 g. Beide Kollektive unterscheiden sich hinsichtlich der Milzgröße statistisch hochsignifikant; die Irrtumswahrscheinlichkeit liegt unter 0,1%. In der Gruppe der Polyglobulien betrug das mittlere Milzgewicht 195 ± 74 g. Die Polycythämien hatten im Mittel ein Milzgewicht von 720 g (± 488 g). Bei diesem Kollektiv konnte die Milz nur in 47% der Fälle getastet werden, d.h. in der Hälfte aller Fälle entzog sich die sicher vergrößerte Milz dem klinischen Nachweis. Für die größte nicht palpable Milz wurde szintigraphisch ein Gewicht von 900 g ermittelt.

Die Anreicherung der ^{51}Cr-markierten, wärmealterierten Erythrocyten in der Milz ist sowohl bei der Polycythämie als auch der Polyglobulie vermindert. Die normale bzw. gesteigerte Aktivitätsanreicherung bei einigen stark vergrößerten

A. Roux, J. Fischer, A. Léon und R. Ruberg

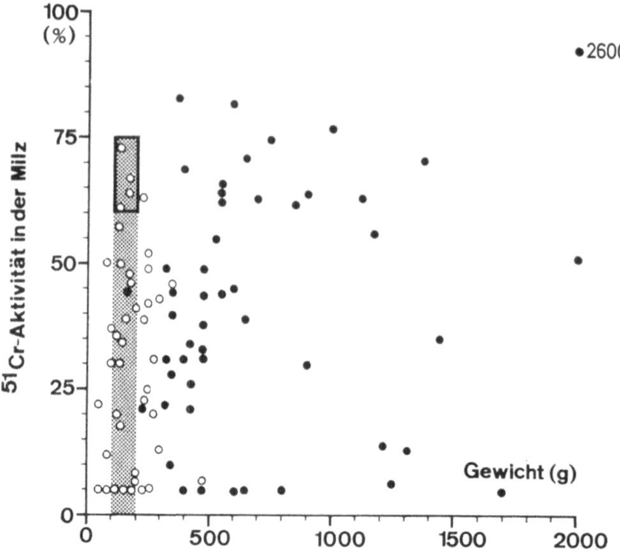

Abb. 2. Beziehung zwischen Milzgewicht und Sequestrationsaktivität bei Polyglobulie (○) und Polycythämie (•)

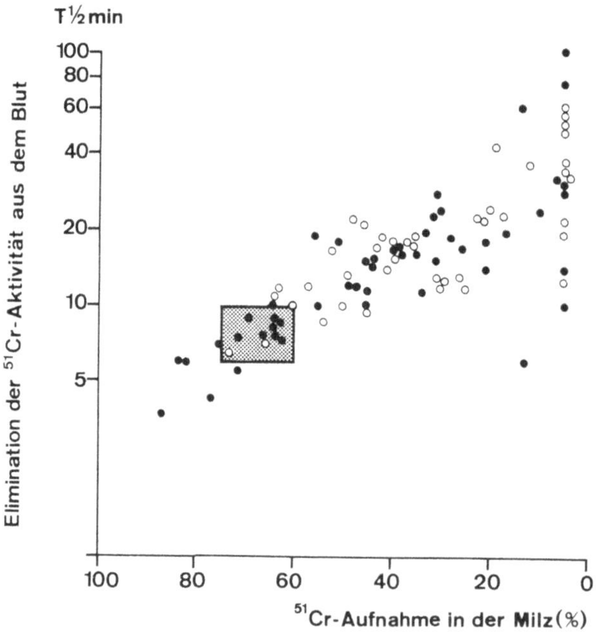

Abb. 3. Beziehung zwischen 51Cr-Aufnahme in der Milz und 51Cr-Eliminationsgeschwindigkeit aus dem Blut bei Polyglobulie (○) und Polycythämie (•)

Milzen besteht nur scheinbar infolge der absoluten Vergrößerung der Filtrationsräume. Im Normbereich von Milzgewicht und spezifischer Sequestration lagen 5 Fälle; es handelt sich ausschließlich um Fälle von Polyglobulie.

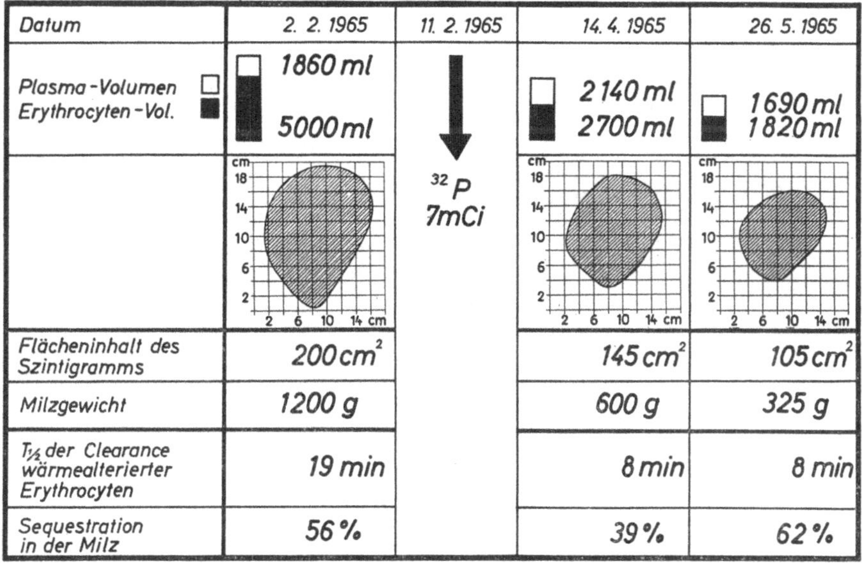

Abb. 4. Gewicht und Funktionsbild der Milz bei Polycythämie vor und nach Behandlung mit [32]P

Entsprechend der verminderten Aufnahme der ^{51}Cr-markierten, wärmealterierten Erythrocyten in der Milz findet sich eine verzögerte Elimination dieser Zellen aus dem Blut, wie Abb. 3 zeigt. Diese Beziehung ergibt sich zwangsläufig, berücksichtigt man, daß die Milz das spezifische Sequestrationsorgan wärmegeschädigter Erythrocyten ist. Zwischen dem Milzgewicht und der Extraktion der Radioaktivität aus dem Blut bestehen keine signifikanten Zusammenhänge, d.h. die Größe des Organs gestattet keinen Rückschluß auf seinen Funktionszustand.

Die von uns durchgeführte Funktionsprüfung und Szintigraphie der Milz mit ^{51}Cr-markierten, wärmealterierten Erythrocyten hat nicht nur eine Bedeutung zur Sicherung der Diagnose, sie gibt auch wertvolle Aufschlüsse über das Verhalten der Milz unter der Therapie. Abb. 4 zeigt die Veränderungen von Milzgröße und Funktion bei einer Patientin mit Polycythämie unter der Behandlung. Nach Injektion von 7 mCi Radiophosphor verminderte sich innerhalb von etwa 4 Monaten das Erythrocytenvolumen von 5000 auf 1820 ml. Gleichzeitig bildete sich die erhebliche Splenomegalie zurück; der Flächeninhalt des Milzszintigramms verkleinerte sich von 200 auf 105 cm², was einer Reduktion des Milzgewichtes von 1200 auf 325 g entspricht. Während vor der Behandlung von der stark vergrößerten Milz nur 56% der applizierten wärmealterierten Erythrocyten aufgenommen wurden, kann jetzt, nachdem die Erythrocytenmasse normal ist und die Überfüllung der roten Pulpa nicht mehr besteht, die erheblich kleinere Milz 62% aufnehmen, d.h. normal sequestrieren.

Das Gesamtkollektiv der von uns behandelten Patienten mit Polycythämie zeigt ein entsprechendes Verhalten (Abb. 5). Unter der Therapie mit Radiophosphor fanden wir regelmäßig sowohl eine Rückbildung der Splenomegalie als auch eine Besserung der spezifischen Milzsequestration. In dem erwähnten Einzelfall und

A. Roux, J. Fischer, A. Léon und R. Ruberg

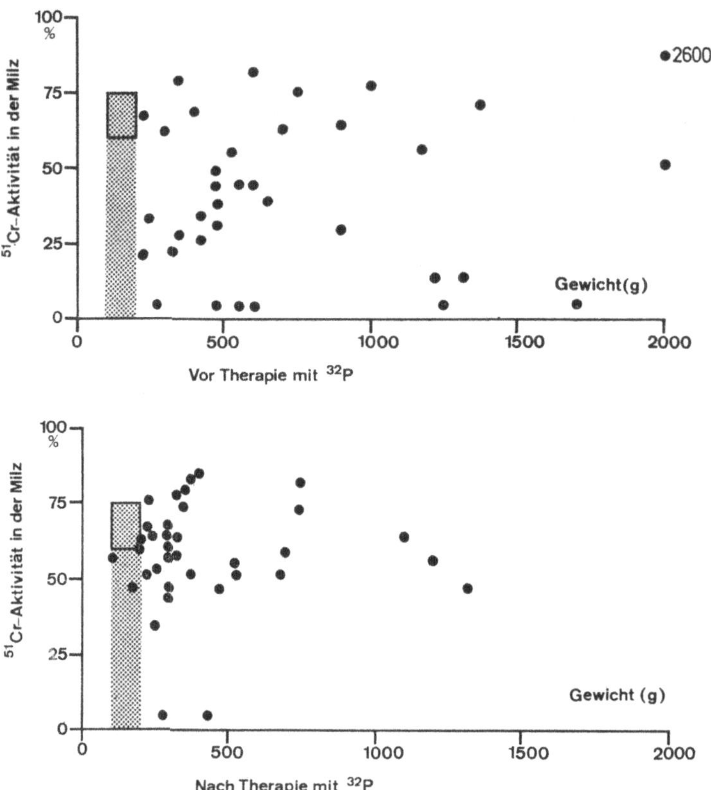

Abb. 5. Größe und Funktionsbild der Milz bei Polycythämie vor und nach Behandlung mit ³²P

auch bei anderen Patienten führte die einmalige Applikation von Radiophosphor zu einer Besserung der Krankheitssymptome; in anderen Fällen war die Normalisierungstendenz erst nach wiederholten Behandlungen festzustellen.

Literatur

Burkhardt, R., Pabst, W., Kleber, A.: Knochenmark-Histologie und Klinik der Polycythaemia vera. Arch. klin. Med. **216**, 64 (1969).

Fischer, J.: Klinik und Diagnostik der Milzerkrankungen. Verh. Dtsch. Ges. inn. Med. München: J. F. Bergmann 1963.

— Die Milzszintigraphie. Radiologe 5, 372 (1965).

— Die Milzszintigraphie als Methode zur funktionellen Milzanalyse. 14. Dtsch. Hämatologen-Kongr. Kiel, 11.—13. 9. 1969.

— Severin, G., Wolf, R.: Die Stellung der Szintigraphie im Rahmen der radiologischen Milzdiagnostik. Acta radiol. (Stockh.) 3, 278 (1965).

— Wolf, R.: Die quantitative Abschätzung der Milzgröße mit Hilfe der Szintigraphie. Dtsch. med. Wschr. **88**, 1430 (1963).

— — Das Funktionsbild der sequestratorischen Leistung des reticulohistiocytären Systems. Helv. med. Acta **31**, 579 (1964).

— — Die RHS-Clearance wärmeveränderter Erythrozyten, ein neues Kriterium bei Erkrankungen des Knochenmarks. Blut **15**, 1 (1967).

FRICK, P. G.: Zur Differentialdiagnose der Polycythämie. Schweiz. med. Wschr. **91**, 300 (1961).

GOLL, K. H.: Über die Pathogenese der Polycythämia vera. Folia haemat. (Lpz.) **77**, 1 (1960).

LAWRENCE, J. H.: Polycythemia. Physiology, diagnosis and treatment. New York and London: Grune & Stratton 1955.

TINNEY, W. S., HALL, B. F., GIFFIN, H. Z.: The liver and spleen in polycythemia vera. Proc. Mayo Clin. **18**, 46 (1943).

ZELMAN, S., PICKARD, C. M.: Roentgen and autopsy evaluation of percussion of the liver and spleen. Gastroenterology **29**, 1037 (1955).

Diskussion

N. SÖDERSTRÖM: Die Milzvergrößerung bei Polycythämie ist noch rätselhaft. Unter unseren Milzpunktaten gab es 9 echte Polycythämien. Nur bei einem Fall bestand eine geringfügige myeloische Metaplasie. Bei 4 Fällen wurde eine massive Vermehrung der Lymphocyten gefunden, eine „lymphocytäre Plethora", die in der Tat mit den Befunden bei chronischer lymphocytärer Leukämie zu vergleichen war.

R. GROSS: 1. Haben Sie Bestimmungen der Blutmenge mit der Milzgröße hinsichtlich diagnostischer Leistungsfähigkeit verglichen — nicht nur den Hämatokrit?

2. Wie verhielten sich Ihre Fälle mit „relativer Polycythämie" im Sinne der Definition von LAWRENCE (Polyglobulie mit oder ohne Milztumor, starken neuropathischen Zügen, aber ohne Hinweis auf Anoxämie durch Erkrankungen der Lungen, des Herzens usw.)?

A. ROUX: Die Diagnose einer Polycythaemia vera stellten wir bei erhöhtem Erythrocyten- und Gesamtblutvolumen nach Ausschluß der hypoxämischen und nicht-hypoxämischen (sekundären) Polyglobulie. Die Patienten mit (primärer) Polycythämie hatten im Mittel ein Erythrocytenvolumen von 52,7 ml/kg Körpergewicht (KG) und ein Gesamtblutvolumen von 82,3 ml/kg Körpergewicht. Bei dem Kollektiv mit Polyglobulie betrug das mittlere Erythrocytenvolumen 39,7 ml/kg KG und das mittlere Gesamtblutvolumen 73,7 ml/kg KG. Die Schwankungsbreite der Erythrocyten- und Gesamtblutvolumina in beiden Gruppen gestattete im Einzelfall jedoch keine differentialdiagnostische Abgrenzung. Die Beobachtung wurde auch von HUME, R. und A. GOLDBERG mitgeteilt [Clin. Sci. **26**, 499 (1964)]. Der absoluten Polycythämie (Polycythaemia vera und Polyglobulie) steht die relative Polycythämie gegenüber, bei der ein erniedrigtes Plasmavolumen bei normalem Erythrocytenvolumen einen erhöhten Hämatokrit ergibt. 6 unserer Patienten mit Polyglobulie zeigten diese Volumenkonstellation. Aufgrund klinischer und z. T. blutgasanalytischer Befunde war eine relative Polycythämie aber nicht anzunehmen, bei der die Sauerstoffsättigung im Normbereich liegt. Bei keinem dieser 6 Fälle war szintigraphisch eine Milzvergrößerung festzustellen.

b) Milz, Thrombocyten und Gerinnung
Spleen, Platelets and Blood Coagulation

Milz und normaler Thrombocytenhaushalt
Spleen and Thrombocytes under Normal Conditions

G. Gehrmann *

Summary

The following data on the regulatory mechanism of the human spleen in the turnover of thrombocytes seem to be significant. They were obtained from comparative studies on platelet kinetics, surface activity measurements, catecholamine stimulation before and after splenectomy, and studies of cases with normal spleen and with hypersplenism:

1. Normally $^1/_3$ of platelets are pooled in the spleen. There is an exchange mechanism between this pool and the circulating thrombocytes (normal platelet pool).

2. In hypersplenism the splenic pool for platelets ranges between 40 and 90% of the total number of thrombocytes (increased splenic pool). This results in a significant thrombocytopenia with a slightly shortened life span of platelets.

3. After a life span of 8 to 11 days platelets are destroyed predominantly in the spleen.

In der Regulation des normalen Thrombocytenhaushaltes nimmt die Milz insofern eine zentrale Stellung ein, als die normale menschliche Milz sowohl eine Destruktions- als auch eine Speicherstätte für Thrombocyten darstellt. Qualitative und quantitative Aspekte der regulatorischen Funktion der menschlichen Milz für den Thrombocytenumsatz sind erst durch vergleichende Untersuchungen von Überlebenszeit und lienaler Destruktionsrate von Blutplättchen mit Hilfe von ^{51}Cr-markierten autologen oder homologen Thrombocyten möglich geworden. Diese Untersuchungen haben unter anderem gezeigt, daß die Milz nicht nur die Hauptgrabstätte für normale Thrombocyten darstellt, sondern daß sowohl die normale Milz als auch die vergrößerte Milz im Rahmen des sog. Hypersplaniesyndroms eine austauschbare Speicherfunktion für Thrombocyten besitzt.

Es sind vor allem vier Parameter, welche Aufschluß über die lienale Destruktion und lienale Speicherung von Thrombocyten erlauben, nämlich:

1. Die Thrombocytenlebensdauer.
2. Der sog. Recovery-Wert.
3. Die Oberflächenradioaktivität über der Milz.
4. Die Adrenalin-Stimulation.

Quantitative Rückschlüsse über die Bedeutung der Milz für den normalen Thrombocytenhaushalt lassen sich jedoch nur dann veranschlagen, wenn diese vier Parameter nicht nur für die normale Milz, sondern auch für den milzlosen Menschen und für Patienten mit sog. Hypersplaniesyndrom bestimmt werden.

In methodischer Hinsicht bieten sich für klinische Zwecke die Plättchenmarkierung mit ^{35}S-Sulfat oder Methionin, ^{14}C-Serotonin, ^{32}P-Phosphat und ^{51}Cr an. Gegenüber allen übrigen Isotopen hat die ^{51}Cr-Markierung den Vorteil, daß infolge

---

* Medizinische Klinik der Städt. Krankenanstalten Wuppertal-Barmen (Direktor: Prof. Dr. G. Gehrmann).

der — wenn auch geringen — Gamma-Strahlung Untersuchungen über die Thrombocytenverteilung und den Thrombocytenabbauort möglich sind. Die Markierung der Blutplättchen erfolgt in vitro mit 200—400 μC Natriumchromat, und zwar unter Verwendung von saurer ACD-Lösung und Inkubation des durch Differentialzentrifugation gewonnenen Plättchensatzes aus 450 ml Blut. Der an die Resterythrocyten gebundene ^{51}Cr-Anteil kann durch Natrium-Oxalat leicht entfernt werden. Gegenüber dem anfänglich verwandten EDTA als Anticoagulans hat die saure ACD-Lösung den Vorteil, daß eine Agglomeration der Thrombocyten verhindert wird (BLEIFELD und GEHRMANN).

Die normale Lebensdauer der Blutplättchen ist aus Abb. 1 zu ersehen. Danach verläuft die Thrombocytenlebensdauerkurve bis zu einem Wert von 10% der Aus-

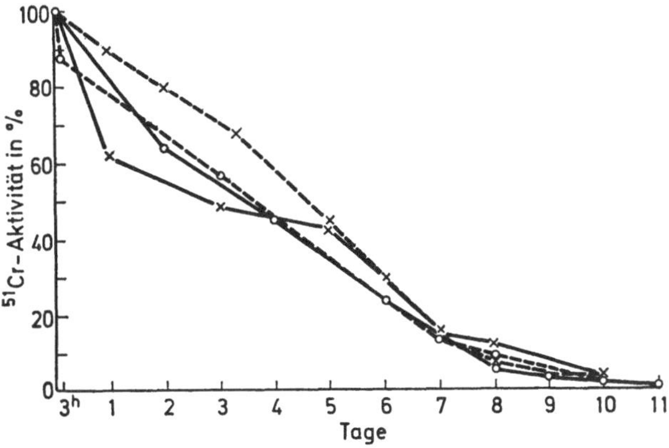

Abb. 1. Thrombocytenlebensdauerkurven bei Normalpersonen

gangsaktivität praktisch lienar, um dann in einen exponentiellen Teil überzugehen. Möglicherweise deutet der exponentielle Kurvenverlauf auf das Vorhandensein einer kleinen, länger lebenden Thrombocytenpopulation hin, zumal man eine Restaktivität bis zu 14 Tagen nachweisen kann. Bei Zugrundelegen der 10%-Werte beträgt die normale Thrombocytenlebensdauer nach unseren Befunden 8—11 Tage. Bei Betrachtung dieser Lebensdauerkurve ist jedoch darauf hinzuweisen, daß diese Kurven rechnerisch auf eine Ausgangsaktivität von 100% korrigiert sind und somit nicht die tatsächlichen Verhältnisse widerspiegeln.

Abgesehen von der unterschiedlichen in vitro-Inkubationsrate wird der Verlauf der Kurve nämlich nicht nur durch die Lebensdauer bestimmt, sondern auch durch den sog. Recovery-Wert. Dies ist der prozentuale Anteil der 30 min nach Injektion in der Blutbahn verbleibenden radioaktiv markierten Thrombocyten. Diese Verhältnisse sind in Abb. 2 dargestellt. Daraus ist zu ersehen, daß bei den gleichen Normalpersonen ein Recovery-Wert von rund 60% vorliegt, ohne daß die Lebensdauerkurve selbst durch diesen Recovery-Wert beeinflußt wird.

Es erhebt sich auf Grund dieser Befunde natürlich die Frage: wo bleiben die 40% der injizierten Plättchenaktivität? Theoretisch bieten sich zur Erklärung dafür vor allem zwei Möglichkeiten an:

1. Diese 40% der injizierten Thrombocyten sind bereits innerhalb der ersten 30 min im RES zerstört worden.

2. Innerhalb der ersten 30 min nach Injektion von markierten Thrombocyten ist eine reversible Speicherung von funktionsfähigen Blutplättchen im RES (Milz) zustande gekommen.

Nach den Befunden von Aster, Penny u. Mitarb., Kotilainen und unseren eigenen, hier mitgeteilten Ergebnissen wird der sog. Recovery-Wert durch eine reversible Speicherung von funktionsfähigen Thrombocyten in der Milz bedingt, d.h., die Milz stellt einen Pool für Blutplättchen dar, wobei es innerhalb von 10 bis 30 min zu einem Austausch zwischen markierten und unmarkierten Thrombocyten in der Milz kommt.

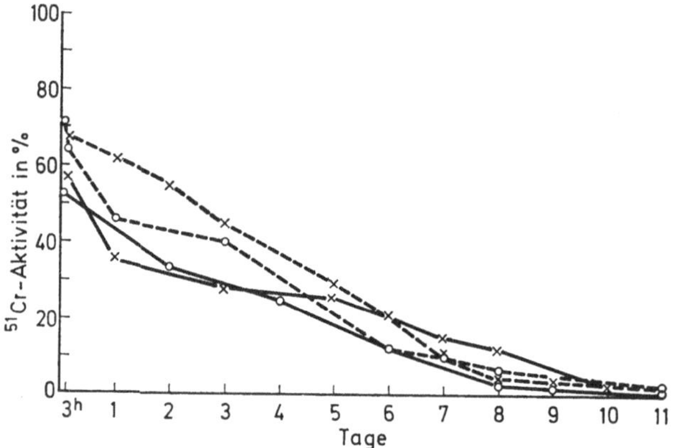

Abb. 2. Thrombocytenlebensdauerkurven mit Recovery-Werten bei Normalpersonen

Die Beweise für das Vorhandensein eines nicht unerheblichen Milz-Pools für Thrombocyten werden durch folgende Befunde erbracht, nämlich:

1. Der Recovery-Wert zeigt bei milzlosen Menschen, bei Freiwilligen mit normaler Milz und bei Patienten mit sog. Hypersplieniesyndrom signifikante Unterschiede, obgleich die Thrombocytenlebensdauer bei allen drei Gruppen praktisch normal ist.

2. Sowohl bei Normalpersonen als auch bei Patienten mit Hypersplieniesyndrom findet sich innerhalb der ersten 10—30 min eine reziproke Beziehung zwischen initialem Verlust an ^{51}Cr-markierten Blutplättchen aus der Zirkulation und einem Anstieg der Milzradioaktivität.

3. Der initiale Verlust an ^{51}Cr-markierten Blutplättchen aus der Zirkulation kann durch Adrenalininfusion verzögert werden. Unter Adrenalin-Stimulation findet sich auch noch Stunden und Tage nach Injektion von radioaktiv markierten Blutplättchen eine reziproke Beziehung zwischen Anstieg der Thrombocytenradioaktivität im Blut und Abfall der Milzradioaktivität. Dabei kommt es gleichzeitig zu einem passageren Anstieg der absoluten Plättchenzahl.

In Abb. 3 sind die unterschiedlichen Recovery-Werte für milzlose Patienten, für Freiwillige mit normaler Milz und für Patienten mit sog. Hypersplieniesyndrom (splenomegale Lebercirrhose) dargestellt. Der Mittelwert des Recovery-Wertes betrug bei milzlosen Menschen 85%, bei Normalpersonen 60% und bei Patienten mit Hypersplieniesyndrom nur 20%. Bei letzterer Gruppe war die Thrombocytenüber-

278

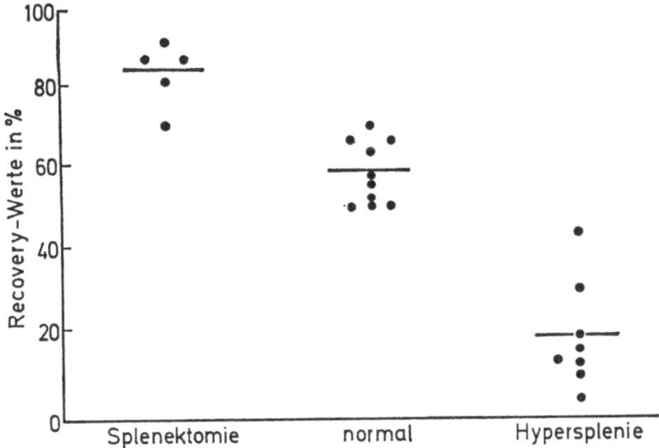

Abb. 3. Recovery-Werte bei Splenektomierten, bei Normalpersonen und bei Patienten mit Hyperspleniesyndrom

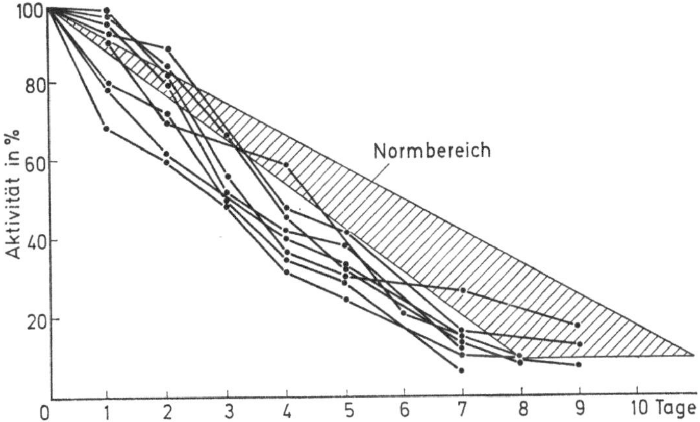

Abb. 4. Thrombocytenlebensdauerkurven bei Patienten mit Hyperspleniesyndrom

lebenszeit praktisch normal bzw. nur geringfügig verkürzt (Abb. 4), obgleich diese Patienten eine Thrombocytopenie zwischen 36 000 und 112 000 (Mittelwert 71 000) aufwiesen.

Der initiale Verlust von radioaktiv markierten Thrombocyten erfolgt bei Normalpersonen und bei Patienten mit Hyperspleniesyndrom nach Injektion von ^{51}Cr-markierten Thrombocyten nicht linear, wie bei reiner Destruktion zu erwarten, sondern exponentiell unter gleichzeitigem reziprokem Anstieg der Milzradioaktivität (Abb. 5). Innerhalb dieser Zeit kommt es ausschließlich zu einem isolierten und raschen Anstieg der Organaktivität über der Milz, nicht dagegen über der Leber, nicht über dem Knochenmark, nicht über der Lunge und auch nicht im Plasma. 3 Std nach Injektion von radioaktiv markierten Blutplättchen — abgeschwächt auch noch bis zum 8. Tag — tritt unter Adrenalininfusion (7 Gamma pro kg Körpergewicht über 15 min) ein passagerer Anstieg der Plättchenradioaktivität in der Zirkulation auf, mit reziprokem und ebenfalls passagerem Abfall der Milzradioaktivität. Die passagere Freisetzung von Blutplättchen aus dem Milz-Pool wird

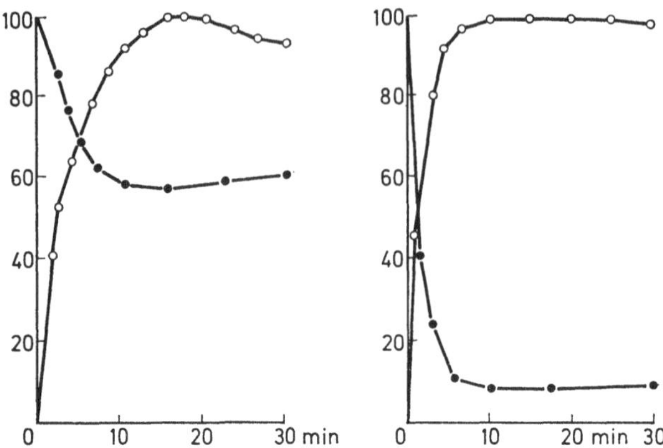

Abb. 5. Initialer Radioaktivitätsverlust von Thrombocyten in der Zirkulation mit korrespondierendem Anstieg der Milzradioaktivität (links: Normalpersonen; rechts: Patienten mit Hyperspleniesyndrom)

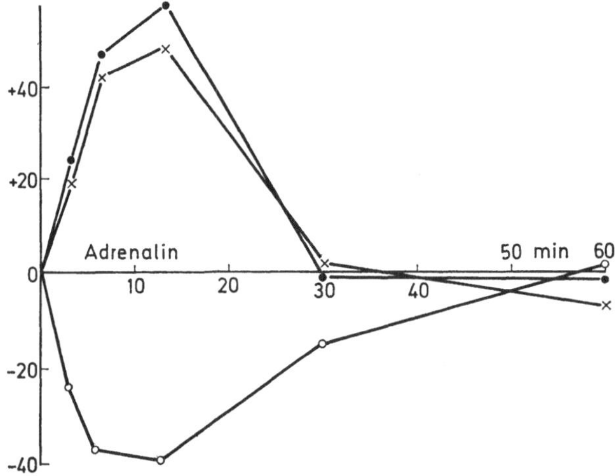

Abb. 6. Prozentualer Anstieg von ^{51}Cr-markierten Thrombocyten (×—×) und Zunahme der absoluten Plättchenzahl (●—●), bei korrespondierendem Abfall der Milzradioaktivität (○—○) unter Adrenalininfusion

dadurch gestützt, daß es unter Adrenalinstimulation auch zu einem Anstieg der absoluten Plättchenzahl kommt (Abb. 6).

Nach einer Überlebenszeit von 8—11 Tagen gehen die Blutplättchen endgültig und vorwiegend in der Milz zugrunde. Der Anteil von Leber und Knochenmark am Thrombocytenabbau ist vergleichsweise gering, erkenntlich an den wesentlich höheren Radioaktivitätswerten über der Milz (Abb. 7). Aus Abb. 7 ist auch zu erkennen, daß ein initialer Radioaktivitätsanstieg innerhalb der ersten 10—30 min nur über der Milz zu registrieren ist und — wie bereits erwähnt — Ausdruck der lienalen Speicherung von funktionsfähigen Blutplättchen ist. Über der Lunge haben wir im Gegensatz zu Maupin keinen initialen Radioaktivitätsanstieg feststellen können.

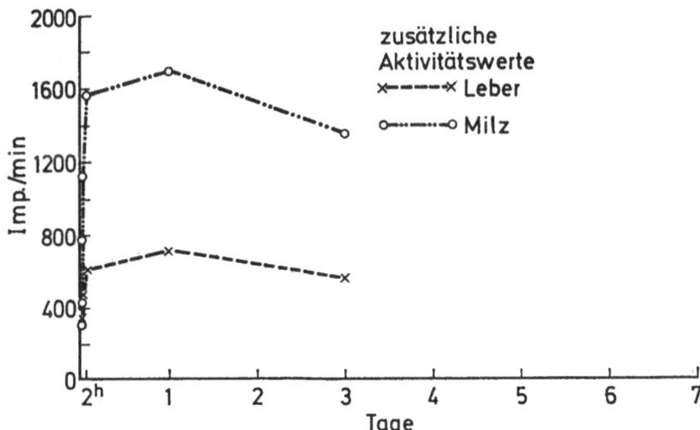

Abb. 7. Normale Oberflächenradioaktivitätswerte über Leber und Milz

Diskussion

Die normale menschliche Milz nimmt an der Regulation des Thrombocytenhaushaltes durch zwei zeitlich different verlaufende Mechanismen teil:

1. Durch initiale, reversible Speicherung von funktionsfähigen Blutplättchen und
2. durch definitive lienale Destruktion.

Die Speicherung von Blutplättchen erfolgt in der normalen Milz bereits innerhalb der ersten 10 min nach Injektion von ^{51}Cr-markierten Blutplättchen, erkenntlich an der reziproken Beziehung zwischen initialem Plättchenverlust aus der Zirkulation und initialem, isoliertem Anstieg der Milzradioaktivität, während über der Leber ein initialer Radioaktivitätsanstieg nicht nachweisbar ist. Die ^{51}Cr-Anreicherung in der Milz liegt mit einem Milz:Leber-Quotienten bzw. einem Milz:Herz-Quotienten von 5:1 bzw. 4:1 wesentlich über dem Blutvolumen der Milz. Demgegenüber liegen die Quotienten für Leber:Herz bzw. Lunge:Herz im Bereich der für diese Organe zu veranschlagenden Blutvolumina (ASTER). Eine Destruktion von Blutplättchen in der Milz erfolgt innerhalb der ersten 10—30 min nicht, da die lienale Speicherung von Blutplättchen innerhalb dieser Zeit durch Infusion von Adrenalin verhindert werden kann bzw. noch Tage nach Injektion von ^{51}Cr-markierten Blutplättchen durch Adrenalinstimulation eine passagere Ausschwemmung von funktionsfähigen Blutplättchen aus der Milz mit korrespondierendem Abfall der Milzradioaktivität erreicht werden kann. Da bei Splenektomierten unter Adrenalineinfluß kein Anstieg der Plättchenradioaktivität erzielt werden kann, darf angenommen werden, daß die freigesetzten Plättchen bei Normalpersonen tatsächlich und praktisch isoliert aus der Milz stammen. Der negative Adrenalineffekt bei Splenektomierten schließt auch die Möglichkeit aus, daß die bei Normalpersonen unter Adrenalinstimulation in die Zirkulation ausgeschwemmten Thrombocyten aus der Lunge (BIERMAN et al.) oder aus peripheren Capillargebieten (VEJLENS) stammen.

Über das quantitative Ausmaß des Adrenalin-sensitiven Milz-Pools für Blutplättchen lassen sich nur indirekte Rückschlüsse ziehen. Aus dem initialen Plättchenverlust mit Erreichen eines steady state nach 10 min kann geschlossen werden, daß der normale Milz-Pool für Blutplättchen etwa dem Produkt von Milzdurchblutung (etwa 4% des Gesamtblutvolumens pro Minute) und Plättchendurchströmungszeit durch die Milz (etwa 10 min) entspricht. Das bedeutet, daß etwa 40% der Gesamt-

Thrombocytenmasse von 5—10 ml (= 2—4 ml) vom Plättchen-Milz-Pool mit den Plättchen in der Zirkulation ausgetaucht werden können. Die Wahrscheinlichkeit dieser Annahme wird auch dadurch belegt, daß der Recovery-Wert bei Normalpersonen in einer korrespondierenden Größenordnung von 60% liegt.

Demgegenüber ist der Recovery-Wert bei Splenektomierten wegen des Fehlens eines Milz-Pools mit rund 85% wesentlich höher, dagegen bei Patienten mit sog. Hyperspleniesyndrom mit rund 20% wesentlich niedriger (Bleifeld). Die Befunde über niedrigen Recovery-Wert bei praktisch normaler Plättchenüberlebenszeit, verzögertem Erreichen des steady state und positivem Adrenalintest machen es überwiegend wahrscheinlich, daß der Plättchen-Milz-Pool im Rahmen des Hyperspleniesyndroms größer ist als normal, da hierbei die Milzdurchblutung vermehrt ist und die Plättchendurchströmungszeit durch die Milz verlängert ist. Bei einer Gesamtthrombocyten-Masse von 5—10 ml kann aus diesem vergrößerten Milz-Pool im Rahmen des Hyperspleniesyndroms leicht eine klinisch relevante Thrombopenie resultieren. Dementsprechend lag der Mittelwert der Thrombocytenzahl bei unseren Patienten mit splenomegaler Lebercirrhose bei 71 000. Eine Plättchendestruktion im Rahmen der in vitro-Markierung als Ursache für den niedrigen Recovery-Wert bei Patienten mit Hyperspleniesyndrom erscheint deshalb unwahrscheinlich, weil nach Befunden von Aster bei gekreuzten Transfusionsversuchen bei Splenomegalen ein Recovery-Wert von 15% gefunden wurde, dagegen ein normaler Recovery-Wert von 60% beim gesunden Empfänger. Aus diesen Befunden ist der Rückschluß erlaubt, daß die Thrombopenie im Rahmen des Hyperspleniesyndroms durch eine vermehrte Speicherung von Blutplättchen bedingt ist und nicht durch eine splenogene Markhemmung. Diese Auffassung haben bereits Reimann u. Mitarb. im Jahre 1960 durch Bestimmung der Plättchenkonzentration in der vergrößerten Milz und in der Zirkulation für das Hyperspleniesyndrom bei splenomegaler Lebercirrhose vertreten. Ob das auch für Patienten mit proliferativer oder hämolytischer Splenomegalie zutrifft, bedarf weiterer Bearbeitung. Vorläufige eigene Untersuchungen machen dies jedoch für die Osteomyelofibrose und für die Lymphoretikulose wahrscheinlich. Auch das Phänomen der nicht seltenen Thrombocytose nach Splenektomie findet durch Verlust des Plättchen-Milz-Pools eine hinreichende Erklärung. In diesem Zusammenhang sei allerdings erwähnt, daß Patienten mit Hyperspleniesyndrom den Plättchenmangel in der Zirkulation infolge vergrößerter Milzspeicherung nicht durch Steigerung der Produktionsrate zu kompensieren vermögen, obgleich die Produktionsrate für Blutplättchen — zumindest bei Werlhof-Patienten — auf das 7—8fache gesteigert werden kann (Gehrmann und Bleifeld). Andererseits haben jedoch Goebell u. Mitarb. durch Bestimmung der thrombocytären Enzymverteilungsmuster bei Patienten mit splenomegaler Lebercirrhose indirekt eine Steigerung der Produktionsrate belegen können. Es erhebt sich demnach die Frage, ob die partiell ineffektive Thrombopoese bei Hyperspleniesyndrom nicht doch Folge eines humoralen Milzfaktors im Sinne der splenomegalen Markhemmung ist oder ob die Regulation der Thrombocytenproduktionsrate nicht durch die absolute Plättchenzahl, sondern durch Plättchenabbauprodukte erfolgt. Wir selbst halten aufgrund unserer unterschiedlichen Werte bei Werlhof-Patienten und bei Hypersplenie-Patienten letztere Möglichkeit für wahrscheinlicher.

Die definitive Destruktion von Blutplättchen erfolgt nach einer Überlebenszeit von 8—11 Tagen ebenfalls ganz bevorzugt in der Milz, selbst bei Hyperspleniesyndrom. Die physiko-chemischen Einzelschritte der endgültigen lienalen Destruktion von Thrombocyten sind jedoch — im Gegensatz zu Erythrocyten — noch weitgehend unbekannt.

Literatur

ASTER, R. H.: Pooling of platelets in the spleen: role in the pathogenesis of "hypersplenic" thrombocytopenia. J. clin. Invest. **45**, 645 (1966).

BIERMAN, H. R., KELLY, K. H., CORDES, F. L., BYRON, R. L., JR., POLHEMUS, J. A., RAPPOPORT, S.: The release of leukocytes and platelets from the pulmonary circulation by epinephrine. Blood **7**, 683 (1952).

BLEIFELD, W.: Zur Pathogenese der Thrombozytopenie beim Hypersplenismus. Dtsch. med. Wschr. **91**, 1594 (1966).

— Überlebenszeit und Abbau menschlicher Thrombozyten. Acta med. scand. (1969) (Suppl. 498).

— GEHRMANN, G.: Über die Bedeutung der radioaktiven Markierung von Thrombozyten mit ^{51}Cr in der Diagnostik von Thrombozytopenien. Dtsch. med. Wschr. **91**, 1594 (1966).

GEHRMANN, G., BLEIFELD, W.: Lebensdauer und Abbauort menschlicher Thrombozyten bei unterschiedlichen Thrombopenieformen. Blut **17**, 266 (1968).

GOEBELL, H., BICKEL, H., BODE, CH., EGBRING, R., MARTINI, G. A.: Veränderte Aktivitäten der Enzyme des Energiestoffwechsels in Thrombozyten von Patienten mit Lebercirrhose und Splenomegalie. Klin. Wschr. **46**, 526 (1968).

KOTILAINEN, M.: Platelet kinetics in normal subjects and in haematological disorders. Scand. J. Haemat. (1969) (Suppl.5).

PENNY, R., ROZENBERG, M. C., FIRKIN, B. G.: The splenic platelet pool. Med. Res. **1**, 102 (1964).

REIMANN, F., ERDOGAN, G., ULAGAY, I.: Untersuchungen über die Genese des Syndroms der „Hypersplenie" bei portalem Hochdruck. Acta hepato-splenol. (Stuttg.) **7**, 230 (1960).

VEJLENS, G.: The distribution of leukocytes in the vascular system. Acta path. microbiol. scand. (1938) (Suppl. 33).

Diskussion

R. GROSS: Wie erklären Sie im Rahmen Ihrer Sequestrations-Theorie, daß sich die Plättchenfunktion unmittelbar nach Splenektomie bessern kann, noch bevor ein zahlenmäßiger Anstieg erkennbar wird?

H. HEIMPEL: Sie haben aus der Oberflächenmessung bei normalen Versuchspersonen nach ^{51}Cr-Markierung autologer Thrombocyten den Schluß gezogen, daß der Milz *physiologischerweise* der Hauptanteil bei der Plättchendestruktion zukommt. Ich glaube, daß man diesen weitreichenden Schluß aus den von Ihnen gezeigten Daten nicht ableiten kann. Man müßte in diesem Fall nämlich einen zeitlichen Anstieg der zusätzlichen Milzimpulse gegenüber den zusätzlichen Leberimpulsen erwarten.

J. C. F. SCHUBERT: Gibt es einen Hinweis, daß nach der Splenektomie die Speicherfunktion der Milz für Thrombocyten von der Leber übernommen werden kann?

H. KUMMER: Kann man die Thrombocytose nach Splenektomie wirklich mit dem Wegfall der Speicherfunktion erklären? Es besteht eine Diskrepanz zwischen dem Ausmaß der normalen Speicherfunktion in der Milz und der Zunahme der zirkulierenden Plättchenmasse.

K. DEMMLER: Die bioptische Untersuchung des Knochenmarkes zeigt bei chronischen Lebererkrankungen häufig eine Verminderung des myeloischen Parenchyms, auch der Megakaryocyten. Damit ist an der Thrombopenie bei Lebercirrhosen wahrscheinlich auch eine verminderte Thrombocytenbildung beteiligt.

G. Gehrmann (Schlußwort):

Zu Gross: Die Produktionsrate beim Hyperspleniesyndrom scheint ineffektiv, wenn man die normale Thrombocytenlebensdauer und das normale Knochenmarksbild zugrunde legt. Wir glauben deshalb, daß die Thrombopoese nicht durch die absolute Thrombocytenzahl, sondern durch Thrombocytenabbauprodukte stimuliert wird. Allerdings hat die Marburger Arbeitsgruppe von Martini jüngst gezeigt, daß auch bei Hyperspleniesyndrom (splenomegale Lebercirrhose) eine morphologisch nicht faßbare Thrombopoese-Stimulation vorliegt (hoher Enzymgehalt junger, neugebildeter Thrombocyten).

Zu Heimpel: Die Wertigkeit von Oberflächenaktivitätsmessung zwecks Bestimmung der Thrombocytenabbauraten wird generell dadurch erschwert, daß die initiale, reversible Speicherung von Thrombocyten in der Milz eine hohe initiale Radioaktivität über der Milz hervorruft. Bei der geringen markierten Thrombocytenmasse läßt sich dann ein weiterer — durch Thrombocytendestruktion bedingter — Aktivitätsanstieg nicht mehr erfassen. Aber auf diesen destruktiv induzierten Aktivitätsanstieg kommt es ja eigentlich an.

Zu Schubert: Eine Speicherfunktion von Leber (oder anderen Organen) für Blutplättchen haben wir mit der ^{51}Cr-Methode einschließlich Adrenalinstimulation nie nachweisen können.

Zu Kummer: Der initiale rasche Abfall der markierten Thrombocyten im peripheren Blut kann nicht als Speicherung interpretiert werden, da sonst der M. Werlhof in die Gruppe der Hyperspleniesyndrome eingereiht werden müßte, was offensichtlich nicht berechtigt ist. Der frühe Abfall ist Ausdruck eines raschen Plättchenuntergangs — bedingt durch Antikörper und vielleicht verstärkt durch in vitro — Schädigung. Daher kommt der Oberflächenmessung Bedeutung zu.

Milz und Morbus Werlhof

The Spleen in Idiopathic Thrombocytopenic Purpura

J. WEINREICH *

Summary

Immunological processes are the decisive pathogenetic principle in ITP. The spleen participates in two ways: anatomical investigations demonstrate lymphatic hyperplasia, which is presumably an expression of antibody formation; on the other hand, the spleen sequestrates and destroys a considerable number of antibody-loaded platelets.

Investigations with labeled platelets are of great importance for measuring the life span of the platelets and for the localization of thrombocyte destruction, in RHS of either the spleen or the liver. This depends upon the activity of the process and the potency of the antibodies.

There is still no general agreement on the importance of scanning for therapeutic procedures. The exstirpation of the spleen is still an essential technique, because complete recovery is found in 60—80% of the cases. The results of conservative treatment with steroids and/or immunosuppressive drugs as well as the results of scanning, the age of the patient and the duration of the disease will give sufficient data for the indication for splenectomy.

Die Milz wurde bei der idiopathischen thrombocytopenischen Purpura, dem Morbus Werlhof, erstmals von KAZNELSON in den Mittelpunkt der Pathogenese gestellt. Erfolgreiche Behandlung durch die Splenektomie ließ ihn daran denken, daß in diesem Organ eine gesteigerte Thrombocytoklasie stattfinde.

Inzwischen haben wir gelernt, daß der Morbus Werlhof in die Gruppe der Autoimmunkrankheiten zu rechnen ist, auch wenn der Nachweis von Antikörpern gegen Thrombocyten und Megakaryocyten nicht immer oder nur mit komplizierteren serologischen Nachweismethoden zu erbringen ist (MÜLLER u. HEFEL, WITTE).

Die Bildung dieser antithrombocytären Antikörper im lymphatischen System schließt damit auch die Milz ein, die auf Grund ihres großen Gehaltes an lymphatischem Gewebe meistens wohl einen Hauptanteil der Produktion übernimmt. Die Morphologen haben immer wieder auf die Vergrößerung des lymphatischen Apparates in der Milz hingewiesen. Die Zahl und Größe der Follikel sei vermehrt, die Follikelzentren mitosereich. Auch die periarteriellen Lymphocytenstränge wurden groß und zellreich gefunden (s. GRUNDMANN). Cytologisch fiel CLEVE et al. eine Zunahme lymphoblastischer Reaktionsformen und von Plasmazellen in Milzpunktaten auf. Wir könnten darin also ein morphologisches Korrelat der Antikörperbildung sehen. SUNDERMANN und MEY untersuchten Milzvenenblut und Milz-

* Innere Abteilung des Diakonissenhauses Freiburg/Br. (Chefarzt: Prof. Dr. J. WEINREICH).

gewebe von Patienten mit Morbus Werlhof und fanden unter Umständen nur darin Antikörper gegen Thrombocyten, aber nicht immer im peripheren Blut. Sie schließen daraus auf die Bedeutung der Milz für die Bildung der Antikörper.

Auf Grund klinischer Beobachtungen wurde angenommen, daß die mit Antikörpern beladenen oder agglutinierten Thrombocyten vermehrt in der Milz abgefangen und abgebaut werden (Lit. bei Weinreich, 1963). Untersuchungen mit radioaktiv markierten Thrombocyten haben hier in den letzten Jahren bessere Aufschlüsse erbracht.

Betrachten wir die vorliegenden Untersuchungen (Aster u. Keene, Bleifeld, Bleifeld u. Gehrmann, Kotilainen, Najean et al.), so stimmen alle darin überein, daß die Lebenszeit der Thrombocyten bei Morbus Werlhof verkürzt ist. Najean et al. übersehen wohl das größte Krankengut und haben dabei niemals eine normale Lebensdauer beobachtet. Die gleichzeitig stattfindende Neubildung der Thrombocyten sei auf das 2—3fache gesteigert. Es besteht eine Korrelation zwischen der Menge der zirkulierenden Thrombocyten und dem Grad der Lebenszeitverkürzung nach den Ergebnissen der eben zitierten französischen Autoren und von Aster und Keene.

Von besonderem Interesse ist in diesem Zusammenhang die Klärung des Abbauortes der Thrombocyten. Sowohl die Milz wie die Leber können entweder bevorzugt oder in etwa gleicher Stärke am Abfangen der Thrombocyten beteiligt sein. Die französischen Autoren (Najean et al.) sahen in etwa 34% eine reine und in 26% eine überwiegende „Milzdestruktion", dagegen in fast 10% eine überwiegende und in fast 5% eine reine „Leberdestruktion". Einen Leberabbau sahen sie nur bei Erwachsenen. Während des Krankheitsverlaufes blieb der Abbauort bei wiederholten Untersuchungen meistens konstant, nur in 5 von 288 Fällen sahen sie während mehr als einem Jahr einen Wechsel von einer Milzdestruktion zu einer gemischtförmigen oder einer überwiegenden Leberdestruktion. Andere Beobachtungen (Aster u. Jandl, Aster u. Keene, Bleifeld) zeigen aber, daß der Abbauort offensichtlich von der Intensität des Abbaues bzw. von der Aktivität des Antikörpers abhängig ist. Eine starke Aktivität bedeutet eine stark verkürzte Lebensdauer; der Abbauort wird dann überwiegend in der Leber gesehen. Umgekehrt ist bei einer geringeren Abbaugeschwindigkeit die Milz das Abbauorgan. Das konnte auch experimentell durch Injektion von Isoantikörpern belegt werden (Aster u. Jandl). Auch die Zahl der peripheren Thrombocyten kann Rückschlüsse auf den Abbauort erlauben (Aster u. Keene). Gelingt eine Besserung der Erkrankung durch Gabe von Steroiden, d.h. wird die Lebensdauer der Thrombocyten unter der Therapie länger, so wechselt der Abbauort von der Leber zur Milz hin (Aster u. Keene, Bleifeld).

Diese unterschiedlichen Ansichten über Konstanz oder Inkonstanz des Abbauortes bei der Erkrankung werden z. T. auf methodische Differenzen oder auf unterschiedliche Zusammensetzungen des Krankengutes bezogen (Aster u. Keene).

Der Thrombocytenabbau in Milz und Leber findet nicht intravasal, sondern in den Zellen des RES statt, in denen die Thrombocyten phagocytiert werden. Dementsprechend sind morphologisch Reticulumzellen mit geschwollenen Kernen in exstirpierten Milzen vermehrt gesehen worden (Grundmann). Die Sinusendothelien dagegen blieben klein. Teilweise hat man auch in den Reticulumzellen eosinophile Massen gespeichert beobachtet. Interessant sind Befunde über Lipidspeicherungen in Histiocyten des intersinusoidalen Reticulums, die z.T. auch zirkulär um Lymphfollikel angeordnet sind.

Landing u. Mitarb. sahen eine Lipidablagerung bei 9 Fällen, Dollberg u. Mitarb. in 22 Milzen von Patienten mit Morbus Werlhof, die alle mit Steroiden behandelt waren. Hill u. Mitarb. beobachteten 13 Fälle, das entsprach etwa 25% ihrer Patienten mit Morbus Werlhof. Auch Breckenridge u. Mitarb. sahen eine Lipidablagerung bei 6 von 39 Fällen mit Morbus Werlhof, interessanterweise nie bei Patienten mit einem Lupus erythematodes, der unter dem Bild einer Immunthrombopenie verlaufen war. Wir selbst fanden eine solche Umwandlung von Histiocyten in helle Schaumzellen bei einer Patientin, so daß der Verdacht auf eine Speicherkrankheit geäußert worden war.

Die Ursache dieser Lipidspeicherung ist noch nicht geklärt. Vermutet wurde die Herkunft der Lipide aus den aufgenommenen Thrombocyten, möglicherweise bei einem gleichzeitigen genetischen Defekt, der eine Verarbeitung dieser Lipide nicht in ausreichendem Umfang gestattet. Man dachte auch an den Einfluß der Steroidtherapie, da die meisten Fälle mit Steroiden behandelt waren, und weil man solche Veränderungen vor der Steroidära nicht gesehen habe. Da Lipidspeicherungen auch bei Patienten vorkamen, die nicht mit Steroiden behandelt waren, scheint auch das nicht der entscheidende Faktor zu sein (Dollberg et al., Hill et al., Landing et al.).

Die Möglichkeit der Isotopenuntersuchung beim Morbus Werlhof hat auch der Diskussion um die Frage nach der Splenektomie als Therapie neuen Auftrieb gegeben. Vor allem nach den Untersuchungen von Najean u. Mitarb. schien die Organaktivitätsbestimmung für die Auswahl der Patienten von Bedeutung. Er fand bei seinen Fällen eine klare Korrelation des Operationserfolges mit dem vorher bestimmten Ort der Destruktion, nämlich einen guten Erfolg bei Milzdestruktion, einen mäßigen oder gar keinen bei Leberdestruktion. Diese Korrelation bestand sowohl in der postoperativen Frühphase von etwa einer Woche wie nach 3 bis 6 Monaten, obwohl in dieser Zeit manche Fälle einen — allerdings vorübergehenden — Thrombocytenabfall hatten, und noch nach 1 Jahr. Ähnliche Beobachtungen, allerdings in kleinerer Zahl machten auch andere Untersucher (Castaldi u. Firkin). Doch gab es auch abweichende Ergebnisse (Kotilainen), nach denen trotz Plättchendestruktion in der Milz kein überzeugender Operationserfolg erreicht wurde. Unter Berücksichtigung der Möglichkeiten eines Wechsels im Abbauorgan je nach Intensität der Erkrankung wird man sich eben nicht auf diese Untersuchung als ein alleiniges oder ausschlaggebendes Kriterium für die Operationsindikation stützen. Klinische Kriterien, wie z.B. auch die Reaktion auf Corticoide, das Alter der Erkrankten oder die Dauer der Krankheit sollen mit herangezogen werden (Aster u. Keene, Kotilainen).

Hat die Splenektomie aber beim Morbus Werlhof unter dem Gesichtspunkt einer Autoimmunkrankheit überhaupt heute noch einen Zweck? Auf Grund ihrer Beobachtungen kommen Meshaka u. Mitarb. zu dem Ergebnis, daß nur die Splenektomie in der Lage sei, die Krankheit zu *heilen*. Mit Steroiden sahen sie eine Heilung nur bei 1 von 79 Fällen. Die Erfahrungen mit den Antimetaboliten als Immunsuppressiva waren bei Ihnen noch zu gering, um Aussagen zu ermöglichen (vgl. Vortrag Schurert et al.).

Die Quote erfolgreich operierter Fälle wird auch heute noch in neueren Statistiken mit 60—80%, wie früher, angegeben (Charlesworth u. Torrance; Doan et al.; Najean et al. und bei Weinreich, 1968). Dabei sind die Patienten allerdings oft nur wenige Jahre nachbeobachtet worden.

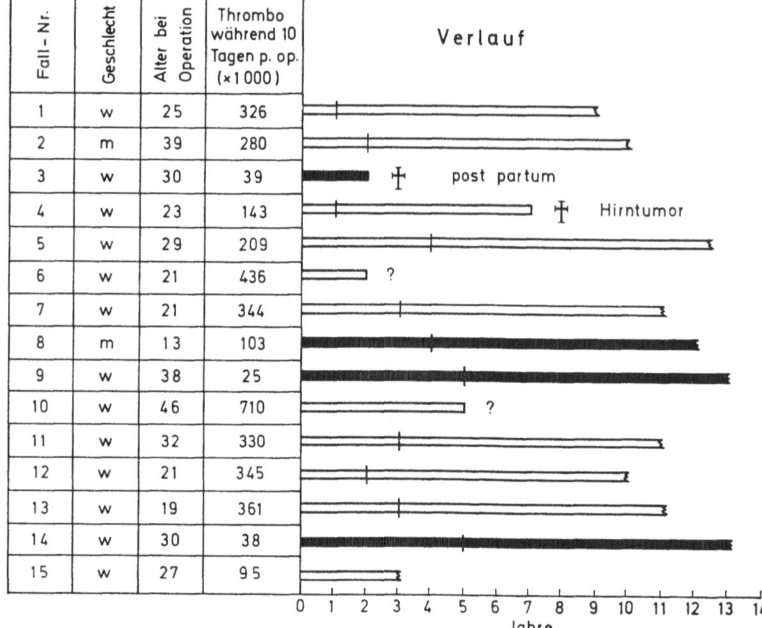

Abb. 1. Übersicht über 15 Fälle mit M. Werlhof, die splenektomiert wurden. Die ausgefüllten Säulen bedeuten Fortbestehen einer hämorrhagischen Diathese, die hellen Normalisierung der Blutbefunde und Aufhören aller klinischen Symptome. Senkrechter Strich: Zeitpunkt der Nachuntersuchung im Jahre 1961

Andererseits wird berichtet, daß dieser Prozentsatz im Lauf der weiteren Jahre zurückginge (Watson-Williams et al.).

Es ist dabei allerdings zu fragen, wie die Operationserfolge primär beurteilt wurden, denn *echte Spätrückfälle* sind sehr selten. Zum Beispiel wurden sie weder von Najean u. Mitarb. in ihrem 113 splenektomierte Fälle umfassenden Krankengut noch von Charlesworth u. Torrance gesehen, vor allem nicht bei den Patienten, deren Thrombocytenzahl in den ersten 8—10 Tagen deutlich über 100000 anstieg (Castaldi u. Firkin, Kotilainen). Unsere eigenen, allerdings zahlenmäßig bescheidenen Fälle bestätigen dies.

Übersehen werden 15 Patienten (Abb. 1); über 14 wurde schon 1963 auf Grund einer Nachuntersuchung im Jahre 1961 berichtet (Weinreich, 1963). 2 dieser Patienten konnten jetzt nicht mehr ausfindig gemacht werden; eine Patientin ist in der Zwischenzeit an einem Gehirntumor verstorben; bei ihr war der Morbus Werlhof nach den Blutbildbefunden ausgeheilt.

Vor allem scheint bei diesen Ergebnissen wichtig, daß die Resultate der Nachuntersuchung des Jahres 1961 mit den heutigen absolut übereinstimmen. Wer damals keinen vollen Erfolg hatte, hat auch heute noch verminderte Thrombocytenwerte und Zeichen einer hämorrhagischen Diathese, die aber durchweg nicht mehr so intensiv ist wie vor der Operation. Wer damals schon normale Thrombocytenwerte hatte und klinisch völlig frei war von Blutungen, ist auch heute hinsichtlich der früheren Krankheit gesund. Auch zwischenzeitliche operative Eingriffe und Schwangerschaften haben nicht zu Komplikationen geführt. Die Operationsindikation wurde seinerzeit noch ohne die Möglichkeit der Isotopendiagnostik gestellt; die Ergebnisse der präoperativen Steroidbehandlung waren nicht immer in Übereinstimmung mit dem späteren Operationserfolg (WEINREICH, 1963). Unsere Heilungsquote liegt bei 75%. Es ist in diesem Zusammenhang interessant, daß sowohl bei den französischen Autoren (NAJEAN et al.), wie bei ASTER und KEENE der Anteil an Patienten mit reiner oder überwiegender Leberdestruktion, die also für die Splenektomie weniger geeignet erscheinen, etwa 20% ausmacht.

Ein Grund für das Versagen der Splenektomie kann u.a. ein vorher nicht erkannter, monosymptomatisch als Thrombocytopenie verlaufender Lupus erythematodes sein. Nach den verschiedentlichen Warnungen von RABINOWITZ und DAMESHEK sind solche Fälle sicher seltener geworden, weil mehr danach gesucht wurde. Aber nicht immer führt diese präoperative Suche zu einem Ergebnis. Verdächtig sind vor allen Dingen Patienten, die eine hohe Blutsenkung haben. Aber die Ergebnisse der Splenektomie sind auch dann nicht immer desolat, wie z.B. in neuerer Zeit BRECKENRIDGE u. Mitarb. gezeigt haben und wie wir bei einem eigenen Fall beobachten konnten:

Bei der ersten Klinikaufnahme bestand neben der Thrombopenie mit hämorrhagischer Diathese auch eine Leukopenie und eine stark beschleunigte Senkung. Dermatologisch wurde ein Erythematodes discoides festgestellt. Mehrere cerebrale Ereignisse mit Lähmungen, die auf intracerebrale Blutungen zurückgeführt wurden, führten schließlich zur Operation mit Entfernung einer normal großen Milz. 5 Jahre nach der Splenektomie kam erstmals eine stärkere Anämie auf, die sich bei entsprechenden Untersuchungen als eine autoimmunhämolytische Anämie mit Wärmeantikörpern herausstellte. Unter einer konsequenten Steroidtherapie ist die Patientin jetzt hämatologisch völlig unauffällig. Cerebrale Ereignisse sind nicht mehr aufgetreten. Wiederholte Untersuchungen auf LE-Zellen, auf den LE-Faktor mit Hilfe des Latextropfentestes und des Fluorescenztestes waren stets negativ.

Ist eine sichere differentialdiagnostische Beurteilung vor der Operation nicht möglich, die Splenektomie aber aus klinischen Gründen nicht zu umgehen, so kann die Untersuchung der exstirpierten Milz nachher weiter helfen. Große mononucleäre Zellen in der Marginalzone der Follikel, Plasmazellen (u. U. atypisch) und Monocyten in der Wand und im Lumen der Sinusoide, die periarterielle Fibrose (BRECKENRIDGE et al.) sind typisch für die Milz bei Lupus erythematodes.

Der etwas fragmentarische Überblick über neuere Untersuchungsergebnisse zur Frage der Beziehungen zwischen Milz und Morbus Werlhof zeigt, daß die Milz in mehrfacher Weise im Krankheitsgeschehen des Morbus Werlhof verankert ist: durch Antikörperbildung und als Speicher- und Abbauorgan der Thrombocyten. Daher scheint mir bei sorgfältiger Stellung der Indikation ihre Entfernung nach wie vor einen Platz in der Therapie dieser Erkrankung zu haben, vor allem, solange noch nicht zu übersehen ist, inwieweit eine medikamentöse Immunsuppression auf die Dauer und ohne zu große Risiken für die Patienten möglich ist bzw. schließlich eine Heilung bringt.

Literatur

ASTER, R. H., JANDL, J. H.: Platelet sequestration in man. II. Immunological and clinical studies. J. clin. Invest. **43**, 856 (1964).
— KEENE, W. R.: Sites of platelet destruction in idiopathic thrombocytopenic purpura. Brit. J. Haemat. **16**, 61 (1969).

Bleifeld, W.: Thrombozytenabbau bei akuter und chronischer idiopathischer Thrombozytopenie. In: Stoffwechsel und Membranpermeabilität von Erythrocyten und Thrombocyten, S. 282. Stuttgart: Thieme 1968.
— Gehrmann, G.: Über die Bedeutung der radioaktiven Markierung von Thrombozyten mit ^{51}Cr in der Diagnostik von Thrombozytopenien. Dtsch. med. Wschr. **91**, 1594 (1966).
Breckenridge, R. T., Moore, R. D., Ratnoff, O. D.: A study of thrombocytopenia. New histologic criteria for the differentiation of idiopathic thrombocytopenia and the thrombocytopenia associated with disseminated lupus erythematosus. Blood **30**, 39 (1967).
Castaldi, P. A., Firkin, B. G.: Studies of the life span and fate of platelets. Aust. Ann. Med. **12**, 333 (1963).
Charlesworth, D., Torrance, H. B.: Splenectomy in idiopathic thrombocytopenic purpura. Brit. J. Surg. **55**, 437 (1968).
Cleve, H., Heckner, F., Schoen, R.: Das morphologische Substrat der idiopathischen thrombopenischen Purpura im Lichte neuer pathogenetischer Erkenntnisse. Schweiz. med. Wschr. **88**, 323 (1958).
Doan, C. A., Bouroncle, B. A., Wiseman, B. K.: Idiopathic and secondary thrombocytopenic purpura: clinical study and evaluation of 381 cases over a period of 28 years. Ann. intern. Med. **53**, 861 (1960).
Dollberg, L., Casper, J., Djaldetti, M., Klibansky, Ch., Vries, A. de: Lipid-laden histiocytes in the spleen in thrombocytopenic purpura. Amer. J. clin. Path. **43**, 16 (1965).
Grundmann, E.: Die normale und die pathologische Histologie der Milz unter Bezug auf die Milzfunktion. Verh. dtsch. Ges. inn. Med. **69**, 779 (1963).
Hill, J. M., Speer, R. J., Gedikoglu, H.: Secondary lipidosis of spleen associated with thrombocytopenia and other blood dyscrasias treated with steroids. Amer. J. clin. Path. **39**, 607 (1963).
Kotilainen, M.: Platelet kinetics in normal subjects and in haematological disorders. Scand. J. Haemat., Suppl. **5** (1969).
Landing, B. H., Strauss, L., Crocker, A. C., Braunstein, H., Henley, W. L., Will, J. R., Sanders, M.: Thrombocytopenic purpura with histiocytosis of the spleen. New Engl. J. Med. **265**, 572 (1961).
Meshaka, G., Oudea, P., Caen, J., Larrieu, M. J., Bernard, J.: Étiologie, signes cliniques et évolution des purpuras thrombopéniques idiopathiques. Sem. Hôp. Paris **40**, 268 (1964).
Müller, W., Hefel, P.: Pathogenese, Diagnose und Therapie der Immunthrombocytopenien. Internist (Berl.) **3**, 122 (1962).
Najean, Y., Ardaillou, N., Dresch, C., Bernard, J.: The platelet destruction site in thrombocytopenic purpuras. Brit. J. Haemat. **13**, 409 (1967).
Rabinowitz, Y., Dameshek, W.: Systemic lupus erythematosus after "idiopathic" thrombocytopenic purpura: a review. Ann. intern. Med. **52**, 1 (1960).
Sundermann, A., Mey, U.: Über die Bedeutung der Milz bei Autoaggressionskrankheiten. Münch. med. Wschr. **106**, 1366 (1964).
Watson-Williams, E. J., Macpherson, A. I. S., Davidson, S. S.: The treatment of idiopathic thrombocytopenic purpura. Lancet **1958 II**, 221.
Weinreich, J.: Indikationen zur Splenektomie bei Blutkrankheiten. Ergebn. inn. Med. Kinderheilk. **19**, 1 (1963).
— Die Indikation zur Splenektomie bei haematologischen Erkrankungen. Verh. dtsch. Ges. inn. Med. **69**, 828 (1963).
— Spätergebnisse der Splenektomie bei Blutkrankheiten. Internist (Berl.) **9**, 22 (1968).
Witte, S.: Chronische thrombopenische Purpura (M. Werlhof). In: Thrombozytäre Gerinnungsstörungen, S. 77. Stuttgart: Schattauer 1967.

Diskussion

A. Hittmair: Die Indikation zur Splenektomie bei M. Werlhof bildet in erster Linie die durch Milzüberfunktion bedingte Megakaryocytenreifungshemmung. Mißerfolge können sich ergeben, wenn die Krankheitsdominanz des immunologischen Teilprozesses auf das allgemeine lymphoretikuläre System übergegriffen hat.

H. Heimpel: Die Mehrzahl der Isotopenuntersuchungen bei schwerer idiopathischer Thrombocytopenie wurde mit Spenderthrombocyten durchgeführt. Viele dieser Patienten waren wahrscheinlich durch vorausgegangene Transfusionen und/oder Schwangerschaften gegen Thrombocytenantigene sensibilisiert. Bei polytransfundierten Patienten, die *keine* Thrombocytopenie aufweisen, kann man durch Markierung von Spenderthrombocyten Abbau- und Oberflächenkurven erhalten, die denen bei ITP gleichen. Es ist deswegen anzunehmen, daß ein Teil der bei ITP erhobenen Befunde nicht auf Auto-, sondern auf Isoantikörpern beruht. Damit wird die Zuverlässigkeit der berichteten Befunde weiter eingeschränkt.

Die in der Literatur niedergelegten und teilweise auch die heute demonstrierten Ergebnisse zeigen einen Erfolg der Splenektomie bei Patienten mit „Milzabbautyp" von 80—100%. Da die positiven Ergebnisse und große Statistiken (z.B. Doan et al.) auch *ohne* Isotopenmessung bei etwa 80% liegen, ist die klinische Wertigkeit der Oberflächenaktivitätsmessung auch heute noch zweifelhaft.

R. Gross: a) Hinweis, daß Harrington — mit der z.Z. wohl größten Erfahrung von >400 splenektomierten Werlhof-Fällen — grundsätzlich die Splenektomie als Methode der Wahl ansieht.

b) Eigenes Vorgehen: Die Werlhofsche Krankheit sichern gegenüber postinfektiösen und prognostisch benignen Thrombocytopenien sowie oligosymptomatischen Kollagenosen, am besten unter Cortisolbehandlung. Wenn keine Besserung, Splenektomie nach 6—12 Monaten. Wenn keine Remission, Cortisol und immunosuppressive Behandlung.

c) Zweifel an Brauchbarkeit der Oberflächenaktivitätsmessung für Indikation zur Splenektomie.

Was machen die Referenten bei den Patienten, die keine vermehrte Oberflächenaktivität aufweisen? Verzichten sie auf Splenektomie?

S. Seidl: Die Bestimmung der Thrombocyten-Überlebenszeit hat im Rahmen der ITP-Diagnostik bereits heute ihren festen Platz. Wird die Überlebenszeitbestimmung mit Cr-markierten Thrombocyten vorgenommen, sind Oberflächenaktivitätsmessungen möglich. Damit lassen sich Einblicke in den Abbauort der Thrombocyten gewinnen.

Wir haben in den letzten Jahren bei 59 Patienten mit ITP derartige Messungen vorgenommen. Ein vorwiegend hepatischer Abbau fand sich nur einmal; in etwa $^3/_4$ der untersuchten Patienten war der Abbauort die Milz, in etwa $^1/_4$ der Fälle Milz und Leber.

Daraus ergibt sich die wichtige Frage: Kann man auf Grund dieser Oberflächenaktivitätsmessungen Anhaltspunkte für die Indikationsstellung zur Splenektomie gewinnen?

Von diesen 59 Patienten haben wir 10 Patienten vor und nach der Splenektomie untersucht; die Nachuntersuchungen erfolgten in der Regel 3—6 Monate später. In 6 Fällen bestand ein rein lienaler Abbau, bei 4 Patienten erfolgte der Abbau sowohl in der Milz als auch in der Leber. Im ersteren Fall fanden wir 5mal eine komplette Remission und bei einem Patienten eine Teilremission. Bei 4 Patienten mit hepato-lienalem Abbautyp wurde 2mal eine komplette Remission beobachtet, 1mal eine Teilremission und ein Therapieversager.

Soweit aus diesen relativ kleinen Untersuchungen Schlußfolgerungen möglich sind, sind es diese: Bei lienalem Abbautyp erscheint die Splenektomie sehr erfolgversprechend, vielleicht ist eine gewisse Zurückhaltung bei Patienten mit hepatolienalem Abbautyp angebracht. Daß aber auch bei rein hepatischem Abbau komplette Remissionen durch die Splenektomie erzielt werden können, hat die Arbeitsgruppe von Najean gezeigt; nur sind die Chancen dafür wesentlich geringer.

Die bisher vorgelegten Untersuchungen ermutigen zur weiteren Anwendung dieses Verfahrens; zukünftige Untersuchungen müssen jedoch erweisen, wie hoch die Treffsicherheit dieser Methode im Hinblick auf die Voraussage des therapeutischen Erfolges einer Splenektomie ist.

J. Weinreich: Die Diskussionsbemerkungen haben im wesentlichen nur das Gesagte noch illustriert.

Sicherlich ist das therapeutische Vorgehen, wie es Herr Gross und Herr Gehrmann skizzieren, das beste. Die Beobachtungen von Herrn Heimpel zeigen eine neue Möglichkeit auf, Fehlinterpretationen der Isotopenuntersuchungen zum Opfer zu fallen.

Vergleich von Splenektomie und immunsuppressiver Therapie bei M. Werlhof

Splenectomy and Immunosuppressive Therapy in Idiopathic Thrombocytopenic Purpura

J. C. F. Schubert, K. Breddin und H. Martin *

Summary

20 patients with ITP were submitted to immunosuppressive treatment. The results were compared with the data from a group of 18 patients with ITP who were treated by splenectomy.

Splenectomy was performed when there was evidence for platelet destruction by the spleen. Immunosuppressive treatment was restricted to the cases with platelet sequestration in the liver and to patients where splenectomy was not possible.

As immunosuppressive agent we preferred actinomycin C: in ten cases we obtained an extensive remission after an average total dose of 11.9 mg actinomycin C. In four cases actinomycin therapy was not effective.

Die idiopathische thrombocytopenische Purpura (ITP = M. Werlhof) wird von einigen Autoren als Autoaggressionskrankheit aufgefaßt, obwohl der Nachweis von gegen Thrombocyten gerichteten Autoantikörpern nur selten gelingt. Wir sprechen von ITP nur, wenn bei normalem oder uncharakteristischem Knochenmarkbefund peripher eine isolierte Thrombocytopenie besteht, ohne daß hierfür eine toxische Noxe als Ursache zu ermitteln ist. Außerdem muß mit Hilfe der ^{51}Cr-Markierung eine verkürzte Lebensdauer der Plättchen nachzuweisen sein, wobei als Abbauort Milz und/oder Leber infrage kommen. Das Thrombocytenausbreitungsbild zeigt bei ITP ausnahmslos eine relativ starke Vermehrung großer jungendlicher Plättchenformen.

Für die Therapie kommen zwei Wege in Betracht: die Entfernung des Hauptabbauortes, wenn es sich um die Milz handelt, und die medikamentöse immunsuppressive Behandlung mit Nebennierenrindenhormonen und/oder Cytostatica. Über Erfolge, Nebenwirkungen und Indikationen beider Behandlungsarten soll anhand von 33 eigenen Patienten berichtet werden.

18 dieser Kranken wurden splenektomiert (Abb. 1). Das Bild zeigt die Thrombocytenzahlen vor der Milzentfernung, den höchsten Wert danach und den zuletzt ermittelten. Sie sehen, daß alle Plättchenwerte anfangs unter 90000/mm³ lagen, wobei die hohen Ausgangswerte von mehr als 50000/mm³ Folge einer vorangegangenen immunsuppressiven Therapie sind. In jedem Fall stieg die Thrombocytenzahl nach durchschnittlich 1—2 Wochen beträchtlich an, 8mal auf Werte über 500000/mm³ und 3mal sogar über eine Million/mm³. Nur drei Kranke entwickelten

* Abteilung für Hämatologie (Direktor: Prof. Dr. H. Martin) des Zentrums der Inneren Medizin der J. W. Goethe-Universität, Frankfurt a. M.

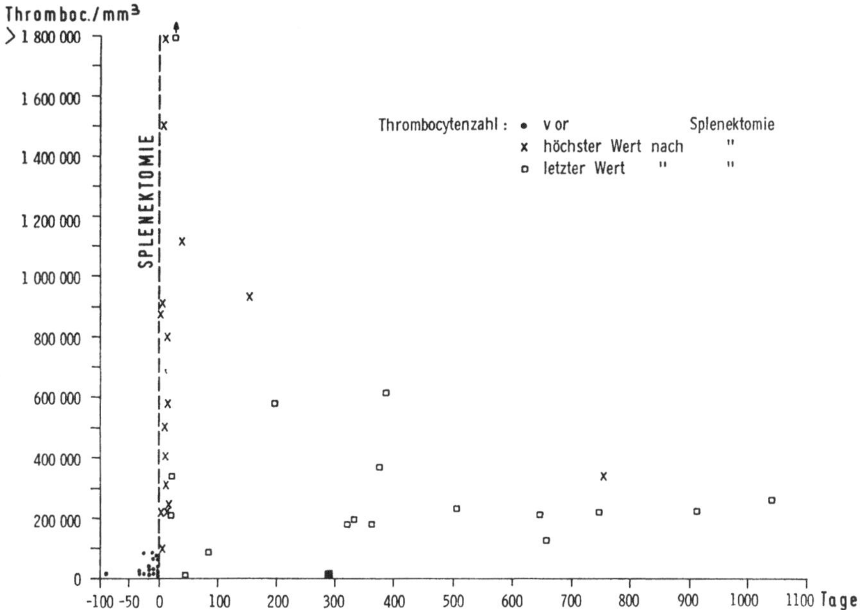

Abb. 1. Erfolg der Splenektomie bei 18 Kranken mit ITP

ein Rezidiv, und zwar nach 27 bzw. 82 Tagen; bei der dritten Patientin ist es gar nicht erst zu einem Anstieg auf normale Werte gekommen. Sie war auch die einzige splenektomierte Kranke, bei der der Plättchenabbau vorzugsweise in der Leber erfolgt war. Die übrigen 15 Kranken haben bis heute schon im Durchschnitt 14$^1/_2$ Monate eine normale Plättchenzahl und auch eine normale Überlebenszeit der Thrombocyten (s. SEIDL, S. 291).

Tabelle 1. *Übersicht der immunsuppressiv behandelten Kranken mit ITP (M. Werlhof)*

Anzahl der Patienten		20 (♀ 13, ♂ 7)
Durchschnittsalter vor Beginn der ITP		38,5 Jahre (15—68)
Durchschnittliche Erkrankungsdauer		40,7 Monate (4—151)
Prednison allein		13
Cytostaticum allein		21
Actinomycin C	14	
Azathioprin	2	
Cytosin-Arabinosid	2	
6-Mercaptopurin	1	
Cyclophosphamid	1	
Ibenzmethyzin	1	
Prednison + Cytostaticum		14
+Actinomycin C	6	
+6-Mercaptopurin	4	
+Azathioprin	3	
+Cytosin-Arabinosid	1	
Gesamtzahl der Behandlungen		48

J. C. F. Schubert, K. Breddin und H. Martin

Gewissermaßen als Gegenstück möchten wir Ihnen jetzt (Tabelle 1) unsere 20 Kranken, die wir in 48 Behandlungsserien immunsuppressiv behandelt haben, demonstrieren. 13mal verwendeten wir allein Prednison, 21mal ein Cytostaticum, wobei wir Actinomycin C den Vorzug gaben, und 14mal kombinierten wir die hormonale mit der cytostatischen Therapie. Mit Prednison in täglichen Initialdosen von im Mittel 60 mg wurde bei 11 der 13 Patienten innerhalb von 10,2 Wochen im Durchschnitt ein mittlerer Thrombocytenanstieg von 119 400/mm³ erreicht, niemals jedoch eine komplette Remission. Die Ausgangswerte lagen zwischen 0 und 92 000, durchschnittlich bei 30 000/mm³. Zweimal versagte die Therapie von vornherein mit täglichen Dosen von 100 bzw. 30 mg 6 bzw. 2 Wochen lang. 4mal entwickelte sich unter der Therapie nach 2, 4, 5 und 6 Wochen ein Rezidiv, wobei dann in 2 Fällen die weitere cytostatische Behandlung erfolgreich war.

In der Kombination mit einem Cytostaticum — wir behandelten auf diese Weise 14mal — wurden mit Prednisondosen bis zu 100 mg/Tag 8 Remissionen erreicht, 6mal versagte die Behandlung.

Bei der alleinigen cytostatischen Therapie hat sich uns das Actinomycin C am besten bewährt (Tabelle 2). Wir injizieren im allgemeinen anfangs 200—400 γ/Tag i.v. und gehen, wenn es gelingt eine Remission zu erzielen, auf eine Erhaltungsdosis von 1—2mal wöchentlich 200—400 γ zurück.

Tabelle 2. *14 Kranke mit ITP (M. Werlhof): Behandlung mit Actinomycin C*

	Thrombocyten/mm³		Optimaler Erfolg		Behand-lungs-dauer Wochen	Ge-samt-dosis mg	Weiteres Schicksal
	zu Beginn	höchster Wert	Zeit Wochen	Dosis mg			
1	4 000	217 000	12	7,6	13	8,6	→
2	46 000	176 000	29	9,8	29	9,8	verschollen
3	38 000	138 000	3	5,4	3	5,4	Splenektomie
4	2 000	80 000	6	6,4	6	6,4	Durchfälle → 6 MP
5	130 000	204 000	42	18,2	42	18,2	verschollen
6	42 000	112 000	9	8,6	9	8,6	Unverträglich → Prednison
7	2 000	72 000	18	22,0	18	22,0	Splenektomie
8	18 000	86 000	25	26,8	69	65,8	keine Venen → Cytos.-Arab.
9	45 000	110 000	3	5,4	3	5,4	Splenektomie
10	42 000	78 000	8	9,2	32	23,2	Rezidiv → Splenek-tomie
Durch-schnitt	36 900	127 300	15,5	11,9	22,4	17,3	
11	0	7 000			5	8,0	→ Prednison von Erfolg
12	4 000	8 000			6	10,4	→ Prednison versagt
13	19 000	8 000			5	7,4	→ jgl. weitere Therapie versagt
14	26 000	10 000			6	5,2	→ Prednison von Erfolg

Wir erzielten 10mal binnen durchschnittlich 15,5 Wochen mit 11,9 mg eine weitgehende Remission. Wir haben allerdings nur ein einziges Mal eine komplette Remission mit vollständiger Normalisierung und nicht nur Verbesserung der Thrombocytenüberlebenszeit erhalten. 4mal versagte das Medikament, wobei bei 2 dieser Kranken auch ein Wechsel der immunsuppressiven Therapie erfolglos blieb. Einmal fiel die Thrombocytenzahl unter der Behandlung auf unter 30000/mm³ ab, 2mal mußten wir das Mittel wegen Unverträglichkeit und einmal, weil keine peripheren Venen zum Injizieren mehr zur Verfügung standen, absetzen. Die häufigste Nebenwirkung war Übelkeit, seltener auch Erbrechen, vor allem dann, wenn wir mehr als 400 γ täglich injiziert haben. Relativ oft traten Durchfälle auf, manchmal entwickelten sich schmerzhafte Mundulcera. Einmal haben wir Haarausfall gesehen. 3mal — davon einmal allerdings unter Azathioprin/Prednison — haben wir einen erheblichen Abfall der γ-Globuline, und zwar von 0,7 auf 0,2, von 1,0 auf 0,2 bzw. von 1,5 auf 0,6 g/100 ml Serum beobachtet, wobei immunelektrophoretisch IgA und IgM nicht mehr und IgG nur noch in geringer Menge nachzuweisen waren. Nach Absetzen der Therapie stiegen die Immunglobuline wieder an.

Von unseren 20 cytostatisch behandelten Kranken, die z. T. zusätzlich hormonal behandelt worden waren, sprach bei 7 Patienten die Behandlung kaum oder gar nicht an. Ihre Plättchenzahlen blieben unter 50000/mm³. Bei den übrigen 13 Patienten erreichten wir höhere Werte, 6mal sogar normale Zahlen von mehr als 150000/mm³.

Sie haben auf den bisher gezeigten Abbildungen gesehen, was die Splenektomie und die immunsuppressive Therapie leisten können. Die hierbei auftretenden Probleme möchten wir kurz kasuistisch abhandeln.

Die erste Kranke suchte mit 15 Jahren unsere Klinik auf. Sie hatte bei stark erniedrigten Plättchenzahlen eine ausgeprägte hämorrhagische Diathese. Die Überlebenszeit der Thrombocyten betrug nur wenige Stunden, ihr Hauptabbauort war die Milz. Eine auswärts durchgeführte Prednisonbehandlung war erfolglos geblieben. Auch das anschließend von uns mit einer Gesamtdosis von 32 mg verabreichte Actinomycin C brachte keine Besserung. Die Splenektomie führte zur vollständigen, anhaltenden Remission.

Das Umgekehrte sahen wir bei einer 46jährigen Frau (Abb. 2). Auch hier war die Überlebenszeit der Plättchen stark verkürzt, sie wurden fast ausschließlich in der Milz zerstört.

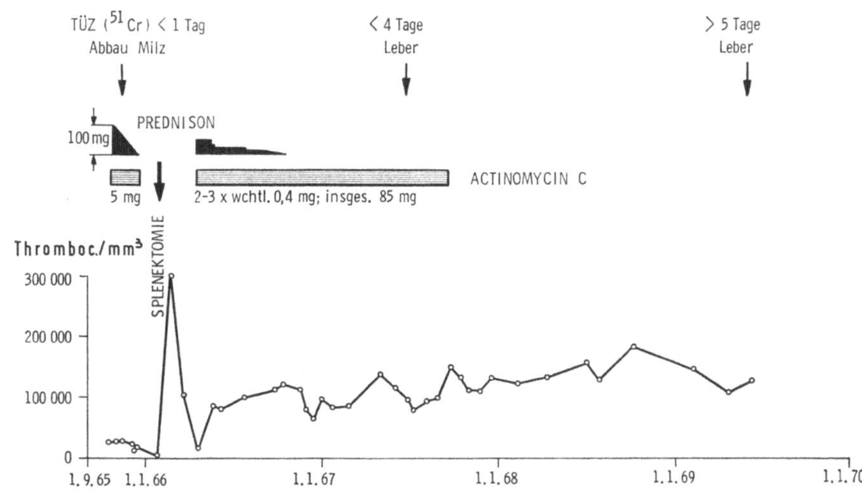

Abb. 2. Verlaufsbeobachtung einer ITP (M. Werlhof). M. H., ♀, 5. 6. 1920

J. C. F. Schubert, K. Breddin und H. Martin

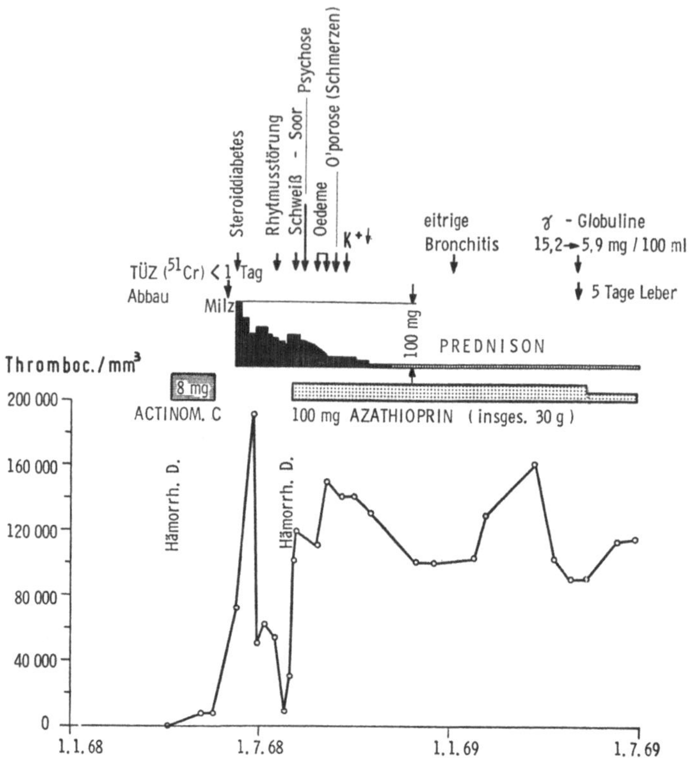

Abb. 3. Verlaufsbeobachtung einer ITP (M. Werlhof). E. B., ♀, 10. 6. 1912

Eine kombinierte Behandlung mit Prednison und Actinomycin C blieb zunächst erfolglos, aber auch die Splenektomie versagte. Nach der Operation sprachen jedoch die Thrombocytenzahlen so gut auf die Kombinationsbehandlung an, daß wir uns mit dem Nebennierenrindenhormon ausschleichen und nach 1½ Jahren auch auf das Cytostaticum verzichten konnten. Die Thrombocytenüberlebenszeit hat sich jetzt nahezu normalisiert.

Bei einem 16jährigen Jungen führte zwar die Splenektomie nach vorangegangener, nur vorübergehend erfolgreicher immunsuppressiver Therapie zum Erfolg. Jeder Infekt bewirkte jedoch wieder einen passageren Thrombocytensturz. Der Patient versicherte, daß er während der Infektperioden keinerlei Medikamente eingenommen habe.

Bei einer 40jährigen Frau gelang es auch mit hohen Prednisondosen nicht, eine genügende Remission zu erzielen. Mit Actinomycin C stieg die Thrombocytenzahl auf normale Werte an. Zur Zeit kommen wir mit einer Injektion von 400 γ Actinomycin C/Woche aus.

Anhand des nächsten Krankheitsverlaufs (Abb. 3) — die 56jährige Kranke hatte die ihr anfangs vorgeschlagene Splenektomie abgelehnt — möchten wir Ihnen noch einmal die Gefahren der immunsuppressiven Therapie schildern. Nach Versagen von Actinomycin C führte eine hochdosierte Prednisonbehandlung mit 100 mg täglich zunächst zu einer normalen Thrombocytenzahl. Der sich bald entwickelnde Steroiddiabetes zwang uns zum Abbau der Dosis, woraufhin auch die Thrombocytenzahl wieder abfiel. Nach erneuter Dosiserhöhung traten Herzrhythmusstörungen auf, die Dosisreduktion ließ die Plättchenzahl auf bedrohliche Werte absinken. Unter der erneuten Prednisondosis-Steigerung kam es zu einer Folge von Komplikationen mit starker Schweißbildung, Mund- und Rachensoor, Ödemen, Abfall des Serumkaliumgehaltes, einer schmerzhaften Osteoporose und sogar zu einem psychotischen Krankheitsbild mit Wahnideen. Mittlerweile hatte sich — hier nicht aufgeführt — das Vollbild eines „Cushing" entwickelt, was der bedauernswerten Patientin eine Ehekrise einbrachte. Zum Glück gelang es, Prednison durch Azathioprin fast vollständig zu ersetzen und mit dieser Behandlung ausreichende Thrombocytenwerte zu erhalten. Allerdings ist es zu einem erheblichen Abfall der Immunglobulinkonzentration im Serum gekommen. Mittlerweile hat sich auch der Hauptabbauort der Thrombocyten von der Milz auf die Leber verlagert, was wir übrigens noch einmal gesehen haben.

Wenn wir das Fazit aus unseren Untersuchungen ziehen, kommen wir zu folgenden Schlüssen:

Von den beiden Behandlungsmöglichkeiten der ITP bringt die Splenektomie die besseren und länger andauernden Erfolge, wenn die Thrombocyten überwiegend in der Milz abgebaut werden. Der Behandlungserfolg tritt auch viel schneller ein. Auch hier kommen aber primäre Versager vor. Manchmal ist der Eingriff wegen ablehnender Haltung der Patienten oder aufgrund von Kontraindikationen nicht möglich. Für diese Fälle und für die Patienten, bei denen die Thrombocyten in der Leber untergehen, bleibt die immunsuppressive Therapie, wobei wir zunächst die Cytostatica vorziehen, da sie bei längerer Anwendung geringere Nebenwirkungen als Prednison besitzen. Sollte diese Behandlung versagen, kann man immer noch mit Corticosteroiden kombinieren oder ganz auf sie übergehen. Die immunsuppressive Behandlung kann auch bei indizierter und durchführbarer Splenektomie von Nutzen sein, um präoperativ die Thrombocytopenie zu bessern. Wir haben uns seit etwa 5 Jahren mit der cytostatisch-immunsuppressiven Therapie intensiv befaßt, nicht um die Splenektomie zu ersetzen, sondern um Erfahrungen zu sammeln, und wir sind von den möglichen Erfolgen bei den Fällen, bei denen eine Splenektomie nicht infrage kommt, beeindruckt.

Literatur

ASTER, R. H., KEENE, W. R.: Sites of platelet destruction in idiopathic thrombocytopenic purpura. Brit. J. Haemat. 16, 61—73 (1969).

BERNARD, J., MESHAKA, G., LARRIEU, M. J.: Les purpuras thrombopéniques mortels. Sem. Hôp. Paris 40, 283—293 (1964).

BONNINI, J. A.: The management of thrombocytopenic states with particular reference to platelet thromboplastic function. I. Idiopathic and secondary thrombocytopenic purpura. Brit. J. Haemat. 7, 250—260 (1961).

BOURONCLE, B. A., DOAN, C. A.: Treatment of refractory idiopathic thrombocytopenic purpura. Ann. intern. Med. 68, 1164 (1968).

DOAN, C. A., BOURONCLE, B. A., WISEMAN, B. K.: Idiopathic and secondary thrombocytopenic purpura: clinical study and evaluation of 381 cases over a period of 28 years. Ann. intern. Med. 53, 861—876 (1960).

LARRIEU, M. J., MESHAKA, G., CAEN, J., BERNARD, J.: Traitement di purpura thrombopénique idiopathique. Sem. Hôp. Paris 40, 403—411 (1964).

MARTIN, H., NOWICKI, L., SCHUBERT, J. C. F., SCHUBERT, H.: Behandlung des Morbus Werlhof mit Actinomycin C. Dtsch. med. Wschr. 92, 1061—1065 (1967).

SOLOMON, R. B., CLATANOFF, D. V.: Platelet survival studies and body scanning in idiopathic thrombocytopenic purpura. Amer. J. med. Sci. 254, 777—784 (1967).

SPRAGUE, C. C., HARRINGTON, W. J., LANGE, R. D.: Platelet transfusions and the pathogenesis of idiopathic thrombocytopenic purpura. J. Amer. med. Ass. 150, 1193—1198 (1952).

STEFANINI, M.: Management of thrombocytopenic states. Arch. intern. Med. 95, 543—556 (1965).

SUSSMAN, L. N.: Azathioprine in refractory idiopathic thrombocytopenic purpura. J. Amer. med. Ass. 202, 259—263 (1967).

Diskussion

H. Heimpel: In neuerer Zeit mehren sich die Befunde, daß auch beim Menschen immunsuppressive Therapie die Entstehung maligner Tumoren begünstigt. Glauben Sie, daß diese Beobachtungen bei der differentialtherapeutischen Entscheidung zur Anwendung von Immunsuppressiva berücksichtigt werden müssen?

W. Stich: Zur immunosuppressiven Therapie des M. Werlhof möchte ich Herrn Martin fragen, welche Gründe er für die bevorzugte Anwendung von Actinomycin C hat. Gibt es außer der klinischen Empirie auch noch tierexperimentelle Befunde?

H. Martin: Zu Heimpel: Man darf nicht in jedem Fall cytostatischer bzw. immunsuppressiver Therapie das Gespenst ihrer möglichen carcinogenen Wirkung in den Vordergrund stellen. Ohne dieses Problem etwa bagatellisieren zu wollen, sei darauf hingewiesen, daß die im Tierexperiment gewonnenen Ergebnisse sich nicht ohne weiteres auf den Menschen übertragen lassen; oft genug ergibt sich dann, daß beim Menschen weder entsprechende Dosen angewendet werden, noch daß er überhaupt die — dem Tierversuch entsprechende — Latenzzeit erleben würde. — Es besteht die Gefahr, daß eine unzureichende Therapie in Mißkredit gebracht wird, ehe sie überhaupt ausreichend geprüft ist. Was die Länge der Therapie anbetrifft: Zunächst einmal hatten wir zu prüfen, nachdem wir bei einer Patientin mit Evans-Syndrom mit Actinomycin C eine gute Besserung der Thrombopenie gesehen hatten — Prednison hatte zwar die erworbene hämolytische Anämie gebessert, nicht aber die Thrombopenie —, ob Actinomycin C bei ITP wirkt oder nicht. Das hat sich in der Folgezeit bestätigt und ist auch konsequent über längere Zeit durchgeprüft worden. — Grundsätzlich wollen wir die Splenektomie nicht durch eine immunsuppressive Therapie ersetzen, aber wir halten sie für bestens geeignet, um die Patienten zur Splenektomie vorzubereiten, d. h. sie mit normalen oder fast normalen Plättchenzahlen operieren zu lassen. Unseres Erachtens sind die Nebenwirkungen der cytostatischen Therapie geringer als die Nebenwirkungen der Corticosteroide in den bei Autoaggressionskrankheiten des Blutes erforderlichen hohen Dosen, d. h. wir beginnen mit Cytostatica, fehlt eine Wirkung oder ist sie ungenügend, kombinieren wir mit Corticosteroiden. Jungen Menschen raten wir nach Erreichen normaler oder ausreichender Thrombocytenzahlen zur Splenektomie, ältere Kranke — im 6. und 7. Lebensjahrzehnt — weisen wir auf die Möglichkeit der Operation hin, drängen sie aber nicht zur Operation.

Zu Stich: Actinomycin C kennen wir seit den 50er Jahren aus seiner Indikation zur Therapie der Lymphogranulomatose, wo es zu den schwach wirkenden Cytostatica gehört. Es hat aber den Vorteil, daß es das Knochenmark nur ausnahmsweise einmal schädigt. Die mehr zufällige Beobachtung an unserem ersten Fall (Patient mit Evans-Syndrom) hat uns veranlaßt, Actinomycin C in der Therapie des M. Werlhof einzusetzen, zumal in Anbetracht der so geringen schädigenden Wirkung auf das Knochenmark. Übrigens hat das Actinomycin C sich bei uns nur bei ITP, nicht dagegen bei autoimmunhämolytischer Anämie bewährt.

Beziehungen zwischen dem Abbauort chrommarkierter Thrombocyten und dem Therapieerfolg der Splenektomie bei idiopathischer Thrombocytopenie

Relationship between the Site of Destruction of ^{51}Cr-labeled Thrombocytes and the Therapeutic Efficiency of Splenectomy in Idiopathic Thrombocytopenic Purpura

K. Batz, H. Kummer, E. Gugler und U. Bucher *

Summary

Sequestration of ^{51}Cr-labeled platelets in liver and spleen was measured in twenty patients with idiopathic thrombocytopenic purpura. The spleen/liver ratio at the end of the study was above one in thirteen patients and below one in seven patients. In eight splenectomized cases remission was complete in all five patients with a spleen/liver ratio above one. In the remaining three cases with a spleen/liver ratio below one splenectomy was unsuccessful.

Therefore, in this small series, there seems to be a close relationship between the site of platelet sequestration and the therapeutic result of splenectomy, whereas in eight non-splenectomized patients the clinical course did not seem to depend on the site of platelet sequestration.

Die Frage, wieweit der Bestimmung des Abbauortes chrommarkierter Plättchen für die therapeutische Wirkung der Splenektomie bei Morbus Werlhof eine prognostische Bedeutung zukommt, ist noch nicht geklärt. In diesem Zusammenhang ist am letztjährigen Deutschen Hämatologenkongreß vorgeschlagen worden, die Daten der einzelnen Untersuchergruppen zusammenzutragen und anhand des größeren Untersuchungsmaterials diese Frage neu zu überprüfen.

Wir berichten im folgenden über unsere Resultate, die wir an 20 Patienten mit idiopathischer Thrombocytopenie gewonnen haben.

Die Diagnose eines Morbus Werlhof stützte sich in allen Fällen auf den Nachweis einer ausgeprägten Thrombocytopenie bei megakaryocytenreichem Knochenmark und einer verkürzten Chromhalbwertzeit der Thrombocyten. Wie Abb. 1 zeigt, wurde die Halbwertzeit verkürzt gefunden unabhängig davon, ob die Patienten unter Prednisonmedikation standen oder nicht und ob autologe oder von ABO-gruppengleichen Spendern stammende homologe Thrombocyten für die Markierung verwendet worden waren.

Das Ausmaß des Thrombocytenabbaues in Milz und Leber ließ sich berechnen, indem mit einem Szintillationszähler die Chromaktivität über diesen beiden Organen gemessen wurde. Vergleiche mit an normalen Kontrollpersonen gefundenen Resultaten zeigten, daß unsere 20 Patienten mit Morbus Werlhof abnorm hohe Aktivitätswerte aufwiesen, aus denen sich ein Milz/Leberquotient ermitteln ließ. Der für den Abbau repräsentative Quotient wurde jeweils aus Oberflächenmessungen berechnet, die zu einem Zeitpunkt durchgeführt worden waren, als mindestens 75% der markierten Plättchen die Zirkulation verlassen hatten.

---

* Hämatologisches Zentrallaboratorium der Medizinischen Klinik und der Kinderklinik der Universität Bern.

K. Batz, H. Kummer, E. Gugler und U. Bucher

Wie aus Abb. 2 zu entnehmen ist, war in 13 der 20 Fälle der Milz/Leber-
quotient größer als 1, in 7 Fällen kleiner als 1. Nach den Untersuchungen von

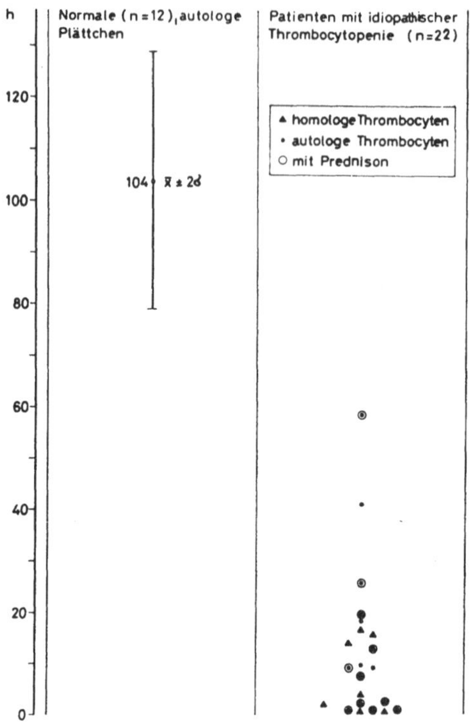

Abb. 1. Chromhalbwertzeit homologer und autologer Thrombocyten. Links: Normbereich
79—129 Std. Regressionsgerade mit doppelter Standardabweichung: $Y = 98{,}8 - 0{,}47$
$\times \pm 11{,}6$. Rechts: Von 20 Patienten mit idiopathischer Thrombocytopenie stammende
22 Werte: 38 min bis 58,4 Std

Abb. 2. Aus Oberflächenmessungen berechnete Aktivitätsquotienten Milz/Leber. Links:
bei 20 Patienten mit idiopathischer Thrombocytopenie; rechts: bei 8 später splenektomierten
Patienten, getrennt nach Operationsresultat

300

ASTER und JANDL bedeutet — bei normaler Organgröße — ein Milz/Leberquotient von weniger als 1, daß der größte Teil der Plättchen, nämlich mindestens 80%, in der Leber destruiert wird. Mit ansteigendem Quotienten kommt der Milz als Abbauort der Thrombocyten eine zunehmend größere Rolle zu.

8 der 20 Patienten sind im Anschluß an die Chromstudie splenektomiert worden. Die postoperative Beobachtungsperiode variiert zwischen 1 Monat und $3^1/_2$ Jahren; im Mittel beträgt sie $1^1/_2$ Jahre. Ein vorläufig gutes Resultat der Splenektomie nehmen wir an, wenn die Plättchenzahl nach dem postoperativen Anstieg dauernd über 150000/mm³ bleibt, einen Mißerfolg, wenn sie nach vorübergehendem Anstieg sich auf Werte unter 50000/mm³ einstellt. Als Teilerfolg gilt, wenn die Thrombocytenwerte 50000—150000/mm³ betragen.

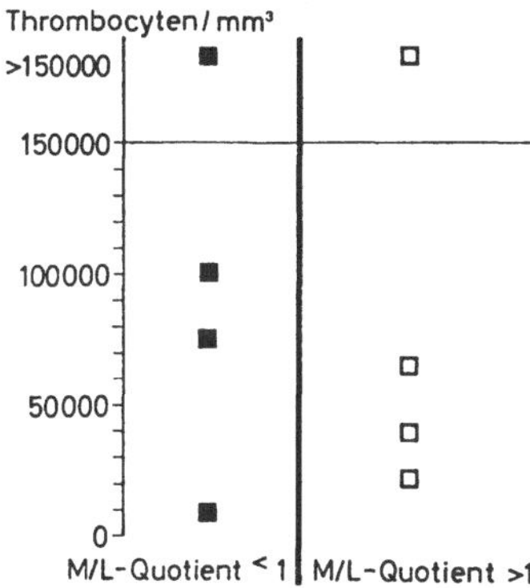

Abb. 3. Thrombocytenzahl bei 8 nicht splenektomierten Patienten 7 Monate bis 4 Jahre nach der Chromstudie

In Abb. 2 sind die Milz/Leberquotienten der 8 splenektomierten Patienten in bezug auf das therapeutische Resultat der Splenektomie aufgetragen. Aus der Darstellung geht hervor, daß alle 3 Patienten, bei denen ein Milz/Leberquotient von weniger als 1 berechnet worden war, durch die Splenektomie keine Besserung erfuhren, während die 5 Patienten mit einem Quotienten von mehr als 1 nach der Splenektomie vorläufig geheilt sind.

Auf Grund unseres allerdings kleinen Materials ergibt sich somit eine eindeutige Beziehung zwischen Sequestrationsort chrommarkierter Thrombocyten und therapeutischem Erfolg der Splenektomie. Es stellt sich die Frage, ob die günstige Entwicklung der Krankheit bei einem Teil unserer Fälle mit der Splenektomie ursächlich im Zusammenhang steht oder ob der lienale Abbau an sich ein prognostisch günstiges Zeichen darstellt. In diesem Zusammenhang schien es von Interesse, den Verlauf der Krankheit bei den nicht splenektomierten Patienten getrennt nach vorwiegend hepatischem und nichthepatischem Abbau zu verfolgen. Wir konnten 8 der nicht Splenektomierten während einer Zeitspanne von 7 Monaten bis zu 4 Jahren nachkontrollieren. Bei 2 Patienten ist unter Prednison eine Remission eingetreten, die restlichen 6 wiesen während der Beobachtungsdauer weiterhin eine Thrombocytopenie auf. Aus Abb. 3 geht hervor, daß in unserem Patientengut der Abbauort der Thrombocyten nicht entscheidend ist für den spontanen Verlauf der Krankheit.

Literatur

ASTER, R. H., JANDL, J. H.: J. clin. Invest. **43**, 843—855, 856—869 (1964).

Thrombocytenfunktion und Thrombocytenumsatz
bei Patienten mit Hypersplenie

Function and Turnover of Thrombocytes in Patients
with Hypersplenism

W. Jäger, S. Seidl, E. Holtz und K. Breddin *

Summary

25 patients with cirrhosis of the liver, splenomegaly and thrombocytopenia were studied. With ⁵¹Cr-labeled thrombocytes life span, recovery and splenic surface activity were determined. We assume that the platelet pool in the spleen is augmented which results in an increased platelet destruction.

Bei chronischen Lebererkrankungen, besonders bei Lebercirrhosen, die mit einer portalen Hypertension einhergehen, findet sich oft eine Milzvergrößerung. Das Vollbild der sog. Hypersplenie mit Anämie, Leukopenie und Thrombocytopenie ist dabei nur selten zu beobachten. Sehr häufig aber findet sich eine alleinige Thrombocytopenie. Die frühere Vorstellung einer splenogenen Markhemmung ließ sich nicht aufrechterhalten. In den letzten Jahren wurde die Thrombocytopenie, besonders aufgrund der Thrombocytenüberlebenszeitbestimmung, auf eine unregelmäßige Verteilung der Plättchen mit Speicherung in der Milz zurückgeführt. Charakteristische Veränderungen im Thrombocytenausbreitungsbild, und zwar eine deutliche Vermehrung der jugendlichen Plättchenformen, die von Breddin als Linksverschiebung bezeichnet wurde, ließen uns bei diesen Kranken einen gesteigerten Thrombocytenumsatz annehmen.

Thrombocytenüberlebenszeit mit ⁵¹Cr (Abb. 1)

Innerhalb der letzten Jahre haben wir 25 Leberkranke mit Milzvergrößerung und Thrombocytopenie untersucht. Bei Normalpersonen finden wir 26—42, im Mittel 31,9%, der markierten Plättchen im peripheren Blut des Empfängers 20 min nach der Injektion wieder (maximale Recovery). Die Überlebenszeit beträgt 7—10 Tage. Bei den von uns untersuchten Kranken fand sich eine geringe Verminderung der Rückkehrrate, die im Mittel 25,6% betrug. Die Überlebenszeit dieser Plättchen lag mit 6,7 Tagen an der unteren Grenze der Norm.

Die Oberflächenaktivität über der Milz war dabei im Mittel auf mehr als das Doppelte erhöht. Der Leber-Milz-Index betrug 3,64 bei einem Normalwert von bis zu 1,5.

Diese Befunde entsprechen den Vorstellungen von Reimann und den Befunden von Aster, Bleifeld u. a.

---

* Sektion Angiologie des Zentrums der Inneren Medizin und der Abteilung für Immunhämatologie der Johann-Wolfgang-Goethe-Universität Frankfurt am Main.

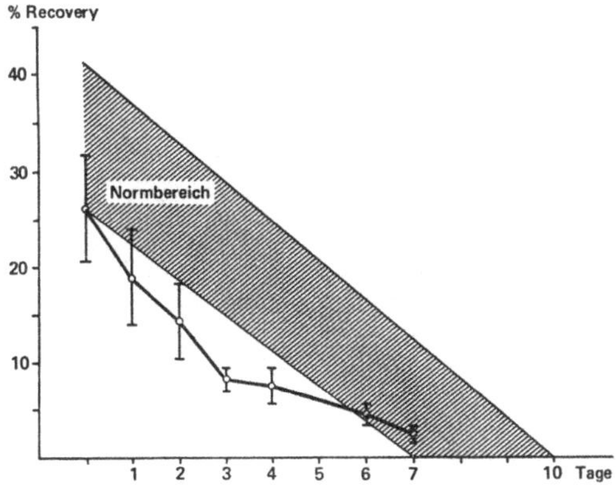

Abb. 1. ^{51}Cr-Recovery und Überlebenszeit der Thrombocyten bei 25 Leberkranken mit Milzvergrößerung und Thrombocytopenie

Thrombocytenausbreitung

Bei unseren Patienten betrugen die Thrombocytenzahlen im Mittel 96000/mm³. Im Ausbreitungsbild fanden wir regelmäßig eine deutliche Linksverschiebung mit Vermehrung der großen Ausbreitungsformen (Tabelle 1).

Tabelle 1. *Thrombocytenausbreitung bei Hypersplenie*

Ausbreitungsbild (Mittelwerte)	Riesen- und große Formen	Kleine Formen	Übergangs-formen	Spinnen- und Rundformen
Normalwerte (n = 100)	35,91 ± 20,57	551,65 ± 113,57	191,59 ± 72,1	221,9 ± 92,4
Lebercirrhosen mit Hypersplenie (n = 28)	164,67 ± 110,79	480,17 ± 118,9	202,03 ± 94,15	154,64 ± 49,6

Die Haftneigung der Thrombocyten war bei keinem unserer Patienten vermindert.

Zwischen den Gerinnungsdefekten bei einem Teil der Patienten und dem Ausmaß der Thrombocytopenie bestehen offenbar keine festen Beziehungen. Hochgradige Thrombocytopenien ohne nennenswerte Gerinnungsdefekte kommen vor; dagegen sind hochgradige Gerinnungsdefekte ohne gleichzeitig vorhandene Thrombocytopenie vergleichsweise selten.

Homologe und autologe Thrombocytenmarkierung

Unsere Untersuchungen wurden mit homolog markierten Thrombocyten durchgeführt. Da wir vermuteten, bei Markierung der eigenen Thrombocyten, bei denen der Anteil der jugendlichen Formen erhöht ist, eine höhere Recovery und vielleicht eine verlängerte Überlebenszeit zu finden, wurde bei 5 Patienten die gleiche Untersuchung zusätzlich mit den eigenen ^{51}Cr-markierten Thrombocyten durchgeführt. Die Kurvenverläufe waren jedoch im wesentlichen gleich (Abb. 2).

W. Jäger, S. Seidl, E. Holtz und K. Breddin

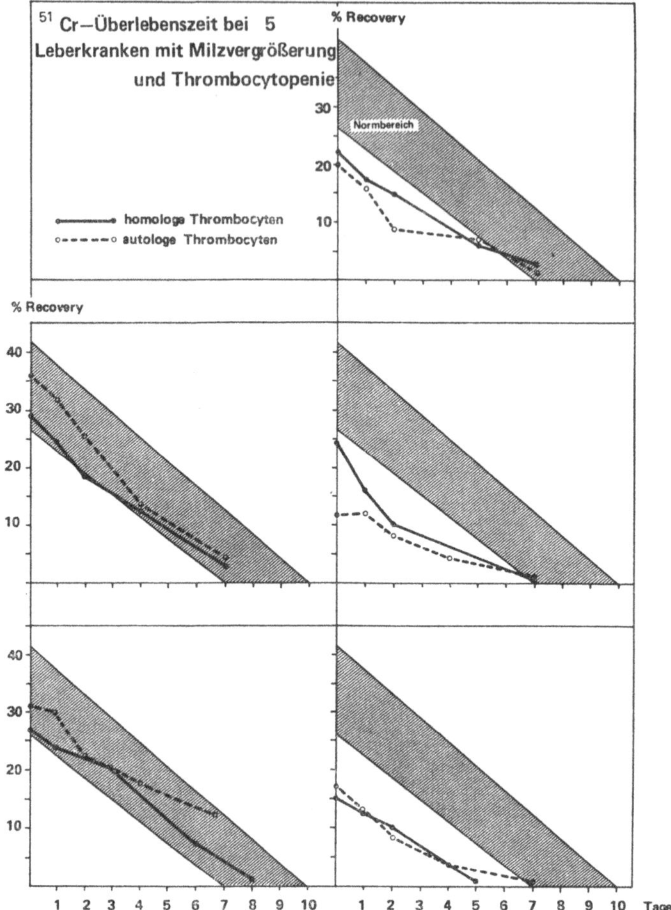

Abb. 2. ^{51}Cr-Überlebenszeit der Thrombocyten bei 5 Leberkranken mit Milzvergrößerung und Thrombocytopenie

Diskussion

Unsere Befunde sprechen gegen die Annahme einer reinen Poolfunktion der Milz mit vermehrter Speicherung aller Plättchenformen in diesem Organ. Die signifikante Vermehrung jugendlicher Plättchenformen im Ausbreitungsbild ist mit dieser Vorstellung nicht zu vereinbaren.

Eine Linksverschiebung finden wir bei allen Thrombocytopenien mit gesteigertem Thrombocytenumsatz, am stärksten bei der idiopathischen thrombocytopenischen Purpura. Bei unseren Patienten mit Splenomegalie erreicht diese Linksverschiebung nur mäßige Grade.

Zur Erklärung unserer Befunde nehmen wir an, daß ein Teil der übertragenen markierten Plättchen sofort in der Milz gespeichert wird und nicht mehr in die Zirkulation gelangt. Beim Hypersplenismus ist dieser Anteil größer als bei Gesunden. Dieser Befund erklärt die erniedrigte Recovery. Der in der Milz gespeicherte

Anteil, der an der Zirkulation nicht mehr teilnimmt, unterliegt offenbar einem gesteigerten Abbau. Hierdurch wird die annähernd normale Überlebenszeit der von vornherein nicht gespeicherten zirkulierenden Plättchen erklärt.

Literatur

ASTER, R. H.: Pooling of platelets in the spleen: Role in the pathogenesis of "hypersplenic" thrombocytopenia. J. clin. Invest. **45**, No 5 (1966).

BLEIFELD, W.: Zur Pathogenese der Thrombocytopenie beim Hypersplenismus. Dtsch. med. Wschr. **47**, 2149—2154 (1967).

— Überlebenszeit ubd Abbau menschlicher Thrombocyten. Acta med. scand. Suppl. 498 (1969).

BREDDIN, K.: Hämorrhagische Diathesen bei Lebererkrankungen unter besonderer Berücksichtigung der Thrombocytenfunktion. Acta haemat. (Basel) **27**, 1 (1962).

— Die Thrombocytenfunktion bei hämorrhagischen Diathesen, Thrombosen und Gefäßkrankheiten. Stuttgart-New York: F. K. Schattauer 1968.

REIMANN, F., ERDOGAN, G., ULUGAY, I.: Untersuchungen über die Genese der „Hypersplenie" bei portalem Hochdruck. Acta hepato-splenol. (Stuttg.) **7**, 230 (1960).

Milz und Blutgerinnung * **

Spleen and Blood Coagulation

D. Harms ***

Summary

1. There is strong evidence for (a) synthesis and (b) pooling of antihemophilic globulin (factor VIII) in the spleen: after transplantation of the spleen in canine hemophilia factor VIII levels rise considerably. Perfusion of isolated spleens with hemophilic blood causes release of factor VIII from the spleen. Following injection of adrenalin the factor VIII level rises, but not in spleenless subjects.

   2. There is evidence of clearance function of the spleen a as part of the reticuloendothelial system for coagulation products (thromboplastin and fibrin aggregates).

   3. We distinguish four types of local clotting processes in the spleen:

     a) Macrothrombosis of arteries and veins, a rare condition.

     b) Microthrombosis of the red pulp in 3.5% of unselected autopsies, but more often in the generalized Shwartzman reaction.

     c) Fibrin imbibition of the walls of splenic arterioles in 15.9% of autopsies.

     d) Fibrin deposits in the white pulp of the spleen in 12% of autopsies and under experimental conditions especially in immune reactions, but also in the generalized Shwartzman reaction.

Die Beziehungen zwischen Milz und Thrombocyten werden seit langem intensiv beforscht und diskutiert. Demgegenüber waren die Beziehungen zwischen Milz und Blutgerinnung bisher nur Gegenstand relativ weniger und nicht-synoptischer Untersuchungen; diese Beziehungen schienen auch in praktisch-therapeutischer Hinsicht ziemlich unwichtig zu sein. Nun aber hat das Thema aufgrund neuerer Untersuchungsergebnisse plötzlich an Aktualität gewonnen!

A. Milz und Faktor VIII

Norman, Covelli und Sise (1967; ausführlich 1968) gelang es in Pionierexperimenten an hämophilen Hunden, durch Milztransplantation einen wirksamen und anhaltenden Anstieg des antihämophilen Globulins zu induzieren. Hierdurch wurden schwere Hämophilieformen in leichtere Verlaufsformen transformiert und eine praktikable Therapie der Hämophilie A — ungeachtet der noch zu lösenden Histoinkompatibilitätsprobleme (Montague et al.) — wenigstens grundsätzlich in Aussicht gestellt.

   Die Transplantationsexperimente erstreckten sich über eine längere Zeit — die längste Beobachtungsdauer war 48 Tage; deshalb ist es gesichert, daß die Milz

---

   * Mit Unterstützung der Deutschen Forschungsgemeinschaft.

   ** Herrn Professor Dr. W. Lehmann, Direktor des Instituts für Humangenetik der Universität Kiel, in Dankbarkeit gewidmet.

   *** Pathologisches Institut der Universität Kiel (Direktor: Prof. Dr. K. Lennert).

nicht nur am Faktor VIII-Pooling, sondern auch an der Faktor VIII-Synthese mitwirkt.

Ohne Immunsuppression aber wird eine Milztransplantation erfolglos bleiben: Die Milz wird nach einer Woche abgestoßen und zeigt dann ausgedehnte Hämorrhagien und Nekrosen; die Follikel werden bereits nach 3—5 Tagen atrophisch, nachdem sie nur für kurze Zeit nach der Transplantation Zeichen einer gesteigerten follikulären Aktivität (möglicherweise als Ausdruck einer kurzfristigen graft-versus-host-reaction) bieten (WHEELER et al.).

Vorbehandlung mit Stickstoff-Lost bewirkt zwar das Persistieren der follikulären Struktur im Transplantat, kann aber dennoch keine generell verlängerte Überlebenszeit des Transplantates herbeiführen (MONTAGUE et al.). Die graft-versus-host-reaction ist nach derartiger Vorbehandlung offensichtlich gesteigert, kenntlich an einer anhaltenden Depression von Lymphknoten und Knochenmark.

Nach Immunsuppression mit Imuran bleibt die Milzarchitektur für lange Zeit erhalten (längste Beobachtungsdauer beim Hund 7 Monate); zwar ist dann die Milz um etwa $^1/_3$ kleiner als üblich, weist aber doch zahlreiche Follikel — auch mit Keimzentren — auf (MARCHIORO et al.).

Gleichwohl wird die klinische Beurteilung des Erfolges einer Milztransplantation dadurch sehr erschwert, daß es keine einfachen Milzfunktionsteste gibt, die bei pathologischem Ausfall eine Abstoßungsreaktion rechtzeitig erkennen lassen (MARCHIORO et al.). Bei der Hämophilie A allerdings könnte das Verhalten des Faktor VIII-Blutspiegels hierüber (rechtzeitig?) Auskunft geben.

Da die Hunde-Hämophilie pathologisch-anatomisch, genetisch und hämatologisch nicht von der menschlichen klassischen Bluterkrankheit zu unterscheiden ist (NORMAN et al., 1968), darf man erwarten, daß auch die menschliche Milz bei der Aufrechterhaltung des Faktor VIII-Blutspiegels wirksam beteiligt ist.

Tatsächlich hat man jüngst bereits den Versuch unternommen, auch die humane Hämophilie A durch Milztransplantation zu bessern (HATHAWAY et al.). Einem 16 Jahre alten Jungen mit schwerer Bluterkrankheit (41 Krankenhausaufenthalte wegen Gelenkblutungen) wurde die Milz seines Vaters übertragen, wonach der Faktor VIII auf mindestens 20% angestiegen ist.

Da aber die transplantierte Milz infolge mehrerer Rupturen bereits am 4. postoperativen Tag wieder ektomiert werden mußte, kann nach *diesem* Transplantationsversuch nicht entschieden werden, ob der Faktor VIII-Anstieg Folge einer Neusynthese oder lediglich Folge einer Abgabe gepoolten und möglicherweise aktivierten Produktes war.

Wegen der bekannten methodischen Schwierigkeiten bei der Ermittlung exakter und reproduzierbarer Faktor VIII-Werte ist grundsätzlich bei der Interpretation von Faktor VIII-Werten Zurückhaltung geboten (R. MARX, 1969). Auch ist zu berücksichtigen, daß der Faktor VIII bei Passage von Capillargebieten — mithin auch der Milz — an Aktivität zunimmt (SCHIMPF et al.). Durch systematische vergleichende Untersuchungen aller fördernden und hemmenden Gerinnungs- und Fibrinolysefaktoren — auch der Intermediärprodukte der Gerinnungsvorphase! — in Milzvenen- und Milzarterienblut müßte festgestellt werden, ob im Milzvenenblut physiologisch bereits eine plasmatische Hypercoagulabilität (1. oder 2. Grades nach MARX, 1964) besteht und ob sich im Milzvenenblut ein „activation product" nachweisen läßt.

Die Rolle der *Leber* an der Faktor VIII-Synthese ist noch ungeklärt: Wohl fanden GARDIKAS u. Mitarb. beim Menschen im Lebervenenblut konstant und signifikant höhere Faktor VIII-Werte als im peripheren venösen Blut, waren aber in der Interpretation dieser Ergebnisse äußerst zurückhaltend: Denn der Faktor VIII-Wert ist selbst bei schweren Leberparenchymalterationen praktisch nicht verändert (Lit. bei GARDIKAS et al.). Dabei bleibt aber zu diskutieren, ob spontan entstandene oder experimentell erzeugte Leber-schädigungen stark genug sind, um die Faktor VIII-Synthese (möglicherweise im RES-Anteil der Leber!) zu unterdrücken.

Nach vergleichenden Perfusionsversuchen an Leber und Milz mit Hämophilie-A-Blut (Webster et al.) ist der Faktor VIII-Wert im Perfusat einer isolierten Hundemilz weitaus größer (49% nach 90 min) als im Leber-Perfusat (9,5%). Auch hieraus und aus der Beobachtung, daß das Perfusat einer Hundehämophilie-Milz unter sonst analogen Bedingungen fast keinen Faktor VIII enthält (unter 1% Aktivität), wird es wahrscheinlich, daß die Milz an der Abgabe des Faktor VIII entscheidend beteiligt ist.

Ähnliche Befunde können auch nach Perfusionsversuchen an Milzen vom Schwein (Norman und Sise), Schaf und Kaninchen (Dodds und Miller) erhoben werden.

Für die Faktor VIII-Synthese bzw. -Abgabe ist offenbar auch ein humoraler Faktor („AHF-trophic substance") im Mangelblut wichtig, da nur eine Perfusion mit Faktor VIII-Mangelblut zu einem Faktor VIII-Anstieg im Perfusat führt, nicht aber eine Perfusion mit Normalblut (Norman und Sise).

Zweifellos spielt die Milz nicht nur an der Faktor VIII-Synthese, sondern auch an der Faktor VIII-Speicherung eine Rolle: Adrenalin (Ingram, 1961) und körperliche Anstrengung (Rizza; Egeberg, 1963a und b) können den Faktor VIII-Wert innerhalb kurzer Zeit stark erhöhen, offenbar über eine veränderte Kreislaufdynamik, da die Faktor VIII-Erhöhung durch Substanzen, die den β-adrenergischen Effekt des Adrenalins blockieren, unterdrückt werden kann (Ingram, 1964).

Dieser Adrenalineffekt bleibt beim milzlosen Menschen aus (Libre et al.)! Auch splenektomierte Ratten reagieren nach Adrenalininjektion ohne Faktor VIII-Anstieg — im Gegensatz zu Ratten mit Milz-Autotransplantaten (Covelli et al.).

Über die Zellen, die den Faktor VIII produzieren, gibt es bisher keine sichere Information; man kann lediglich vermuten, daß der RES-Anteil der Milz und anderer Organe für die Synthese des Faktor VIII verantwortlich ist.

Resümieren wir die bisherigen Befunde, dann ist die Milz an der Synthese wie am Pooling des Faktor VIII in freilich noch abzuklärender Intensität beteiligt. Ob und vor allem in welcher Stärke die Milz auch an der Produktion anderer Gerinnungsfaktoren mitwirkt, ist noch offen (Faktor V?). Zumindest die Mehrzahl der plasmatischen Gerinnungsfaktoren wird in der Leber gebildet.

B. Clearance-Funktion der Milz und Blutgerinnung

Als ein zentrales RES-Organ ist die Milz — neben der Leber — auch an der Abräumung von Produkten der Blutgerinnung beteiligt. Diese celluläre Clearance-Funktion des RES ist für Aufrechterhaltung der Eucoagulabilität außerordentlich wichtig; denn Blockade des RES begünstigt die Entwicklung eines generalisierten Sanarelli-Shwartzman-Phänomens (Lee).

Welche Gerinnungsprodukte können durch die Milz der Zirkulation entzogen werden?

Spaet u. Mitarb. fanden (bei Ratten), daß *Thrombokinase,* wird sie in den portalen Kreislauf injiziert, eine geringere Defibrinierung bewirkt als nach Injektion in den großen Kreislauf. Dieser protektive Effekt einer portalen Injektion läßt sich durch RES-Blockade (Kohlepartikel) teilweise aufheben. Umgekehrt führt Thrombokinase ihrerseits eine Blockade des RES herbei, erkennbar an einer nachfolgenden Verminderung der Clearance von anderen Substanzen. Wurde radioaktiv markierte Thrombokinase in den großen Kreislauf injiziert, fand sich über Leber *und* Milz rasch eine hohe Aktivität, wobei allerdings — wegen ihrer Größe — die absolute Aktivität über der Leber am größten war.

Neben der Thrombokinase kann das RES selektiv (LEE und McCLUSKEY) selbst kleinere *Fibrinaggregate* phagocytieren. Dies läßt sich durch elektronenmikroskopische Untersuchungen an Sternzellen (nach Thrombininjektionen) (PROSE et al.) und durch Immunfluorescenz an Sternzellen *und* Milzmakrophagen (LEE und McCLUSKEY) direkt nachweisen. Nach Thrombininjektion (mit steigender Dosis zunehmend) enthalten viele Milzmakrophagen von Kaninchen schon nach $1^1/_2$—$2^1/_2$ Std reichlich fluorescierendes Material in homogener oder granulärer Form, und 3—5 Std nach (einmaliger!) Endotoxininjektion (E. coli) sind ebenfalls zahlreiche Milzmakrophagen positiv.

Durch diese Phagocytosefunktion wird es verständlich, daß Kaninchen i.v.-Injektionen bis zu 70 mg gereinigten Fibrins ohne Krankheitserscheinungen tolerieren, andererseits bereits die viel niedrigere Fibrinmenge von 20 mg nach vorangegangener RES-Blockade (durch Thorotrast) eine bilaterale Nierenrindennekrose herbeiführen kann (RODRIGUEZ-ERDMANN).

Nach neuen Untersuchungsergebnissen (RABINER und FRIEDMAN) ist die Milz offensichtlich an der Klärung von Erythrocytenstromata bei hämolytischen Prozessen beteiligt, die die Gerinnung fördern. RES-Blockade *oder* Splenektomie steigert im Experiment (an Hunden) den Effekt von Hämolysat-Injektionen. Andererseits ist die gerinnungsfördernde Wirkung nach Hämolysat-Injektionen in die Milzarterie im venösen Blut des großen Kreislaufs geringer als nach Injektion in die Femoralvene (RABINER und FRIEDMAN).
Hiernach ist anzunehmen, daß die Clearance-Funktion der Milz für Hämolyse-Produkte bei bestimmten hämolytischen Anämien, die mit Hypercoagulabilität und disseminierter intravasculärer Coagulation einhergehen, beachtenswert ist (thrombotische thrombocytopenische Purpura Moschcowitz, hämolytisch-urämisches Syndrom Gasser, paroxysmale nächtliche Hämoglobinurie).
Nach weiteren Befunden (an Hunden) spielt die Milz nicht nur bei der Abräumung von Gerinnungsprodukten, sondern auch bei der Klärung von Fibrinspaltprodukten nach Fibrinolyseaktivierung eine Rolle (BARNHART und CRESS). Doch hieran sind die Sternzellen der Leber offenbar stärker beteiligt als die RES-Zellen der Milz.

Wenn man anerkennt, daß das RES in seiner Gesamtheit durch seine Clearance-Funktion der Entstehung einer manifesten intravasculären Gerinnung entscheidend entgegenwirkt, wird man den deletären Effekt der „auslösenden" Endotoxininjektion im klassischen Shwartzman-Experiment verstehen, erfolgt diese doch zum Zeitpunkt einer maximalen RES-Blockade (LEE und McCLUSKEY; LASCH, 1964, 1967; LASCH, RÓKA und HEENE; McKAY) durch Gerinnungsprodukte, aber wahrscheinlich auch durch andere Substanzen, im besonderen durch Blutlipide (HUTH et al., 1964; HUTH et al., 1967).

Wie aber ist die Rolle der Milz als eines Teiles des RES in der Pathogenese des generalisierten Sanarelli-Shwartzman-Phänomens zu beurteilen?
Splenektomie — 8—10 Tage vor dem Shwartzman-Experiment vorgenommen — führt zu quantitativ gleichen Veränderungen wie im Kontrollexperiment ohne Splenektomie (LASCH u. RODRIGUEZ-ERDMANN)! Diese Ergebnisse werden nur dann verständlich, wenn man den quantitativ verhältnismäßig geringen Anteil der Milz am Gesamt-RES (nach BÖHMIG et al. soll die Leber 80—90% des RES in funktioneller Hinsicht enthalten) berücksichtigt und sich vergegenwärtigt, daß die übrigen Anteile des RES im Organismus nach Splenektomie rasch die Funktion des Milz-RES übernehmen können.

C. Gerinnungsvorgänge in der Milz

Auch in der Milz können lokale Coagulationsprozesse ablaufen. Je nach Lokalisation sind diese in extra- und intravasale Gerinnungsprozesse zu untergliedern. Letztere können große, mittlere und kleine Gefäße sowie die Sinus betreffen.

„Primäre" Thrombosierung der Milzarterie wie der Milzvene sowie ihrer Äste kommt verhältnismäßig selten vor (vgl. Lubarsch). Im Hinblick auf die Blutkrankheiten ist es interessant zu wissen, daß die Milzvenenthrombose die häufigste Thrombosemanifestation bei Thrombocythämie ist (McKay).

Die häufigeren Thromboembolien der Milzarterie und ihrer Aufzweigungen gehören nur unter *dem* Aspekt in den Rahmen der Coagulationsvorgänge in der Milz, als in anämischen Milzinfarkten stets sekundär Mikrothromben entstehen, offensichtlich als Folge einer Freisetzung von Gewebsthrombokinase in nekrotischen Herden. Dies ist — auch für die Beurteilung von bioptischen Präparaten — beachtenswert, da „primär" in der Milz entstehende fibrinreiche Thromben nach unserer Erfahrung keine Infarkte verursachen.

Die *„primäre" Mikrothrombose der roten Pulpa* geht häufig mit einer Stauung einher, wobei man aber nicht unterscheiden kann, was Ursache und was Wirkung ist; denn einerseits bewirken Mikrothromben eine Zirkulationsstörung, andererseits ist eine lokale Gefäßdilatation in der Pathogenese der Mikrothrombose ein lokalisierender und begünstigender Faktor (McKay, Hardaway).

In einem unausgewählten Sektionsgut ist die „primäre" Mikrothrombose der roten Milzpulpa mit 3,5% positiven Fällen (Schlüter, in Vorbereitung) gegenüber Lunge, Niere und Leber (17,7, 12,3 bzw. 10,2% nach Harms und Lehmann) nur selten (Abb. 1). Bei den humanen Äquivalenten des Sanarelli-Shwartzman-Phänomens allerdings kann man häufig Mikrothromben in der Milz beobachten (Bohle und Krecke), ohne daß diese Mikrothrombose in irgendeiner Weise krankheitsdominant wäre; sie tritt hier nur im Rahmen einer generalisierten intravaculären Gerinnung auf, wie auch anhand des experimentellen Shwartzman-Phänomens zu ermitteln war (Kleinmaier et al.). Ganz selten können krankhafte Veränderungen der Milz auch Ursache einer schweren Verbrauchscoagulopathie sein, wenn große Hämangiome der Milz einen intensiven chronischen Verbrauch von Plättchen und Fibrinogen bewirken (Kasabach-Merritt-Syndrom). Splenektomie führt dann rasch eine Heilung herbei (Zervos et al., Thatcher et al.), wodurch zugleich die Pathogenese dieser milzbedingten hämorrhagischen Diathese bewiesen wird.

Außerhalb der Blutgefäßlichtungen kommen Fibrinablagerungen in der Milz recht häufig in den Follikelarterienwandungen vor (nach Schlüter in 15,9% unserer Sektionsfälle) als diffuse oder herdförmige, gelegentlich halbmondartige oder kugelige Einlagerungen in der Tunica media der Follikelarterien.

Dieses *Follikelarterienfibrin* ist wohl auf eine Imbibition der Gefäßwand mit fibrinogenhaltigem bzw. fibrinogenreichem Blutplasma zurückzuführen (vgl. Caesar) und wird später hyalinisiert (über die Follikelarterienhyalinose s. Herxheimer, Matsuno, Jores).

Eine besondere Lokalisation örtlicher Coagulationsprozesse in der Milz sind die Follikel selbst. Hier finden wir das *sog. Follikelfibrin,* das teils intravasal, teils extravasal in Form von wurstartigen Mikrothromben oder seeartigen Fibrinablagerungen in 12% unserer Sektionen (Schlüter) zu beobachten ist (Abb. 2). Anhand des Sektionsgutes können wir aber bei den verschiedenen Grundleiden und Krankheitsmechanismen bisher keine charakteristischen Häufigkeitsunterschiede ermitteln.

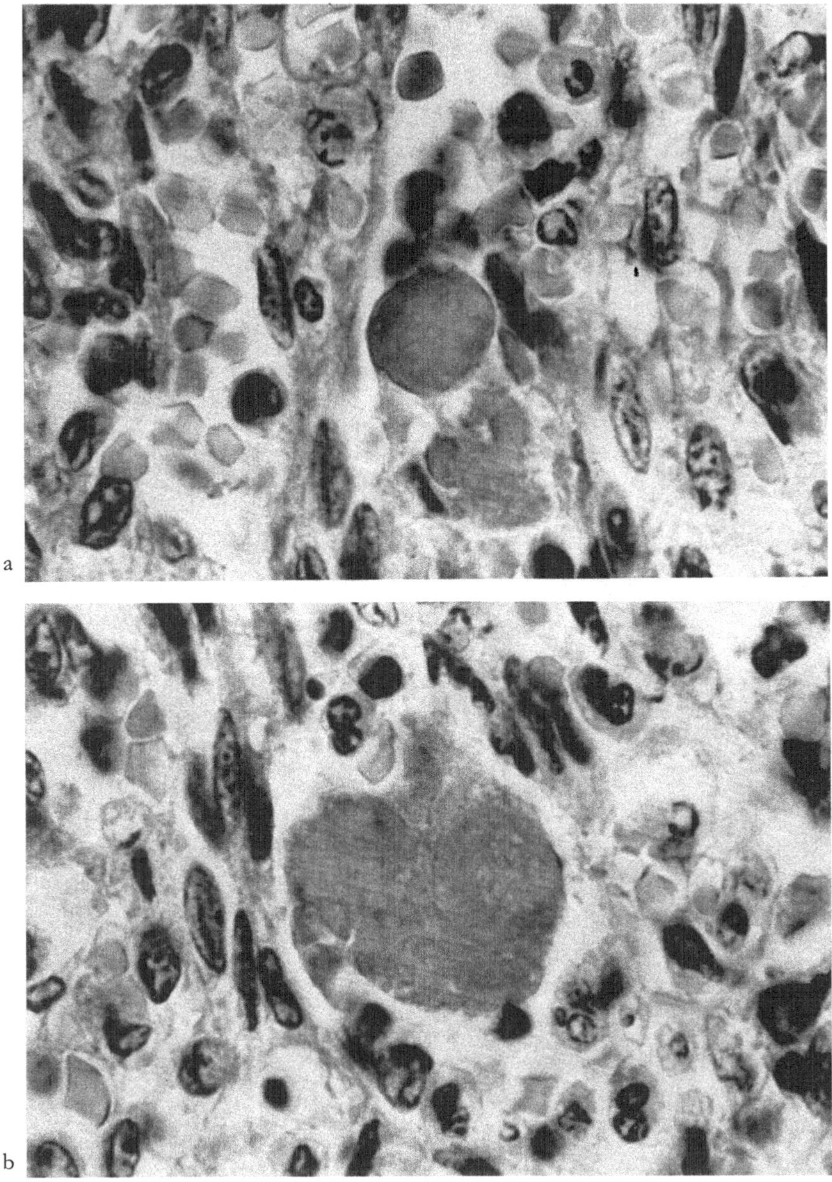

Abb. 1a u. b. Mikrothromben in der roten Milzpulpa. 65jährige Frau. Magen-Carcinom. Paraffinschnitt, LADEWIG, 1460 ×

Im Tierexperiment tritt das Follikelfibrin nach Immunisierungsversuchen (am Kaninchen mit Diphtherie-Toxoid) auf (Abb. 3) (LENNERT), aber auch im klassischen Shwartzman-Experiment (KLEINMAIER et al.) sowie nach Modifikation dieser Versuchsanordnung in Form einer kombinierten Injektion bzw. Infusion von Endotoxin und Lipiden (eigene Untersuchungen zusammen mit K. HUTH, Gießen). Somit ist die Pathogenese des Follikelfibrins möglicherweise nicht einheitlich.

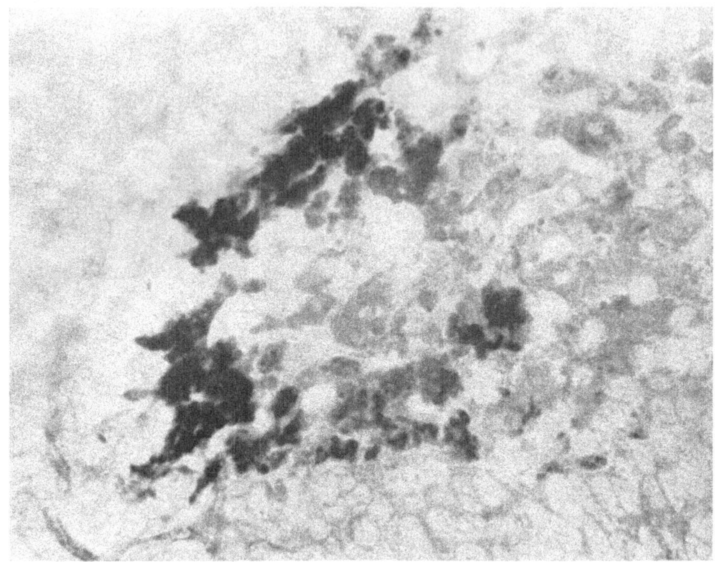

Abb. 2. Sog. Follikelfibrin, dargestellt durch histochemischen Tryptophannachweis. 2jähriges Mädchen. Hämolytisch-urämisches Syndrom. Kryostatschnitt, p-Dimethyl-aminobenzaldehyd-Nitrit-Methode nach Adams, 583 ×

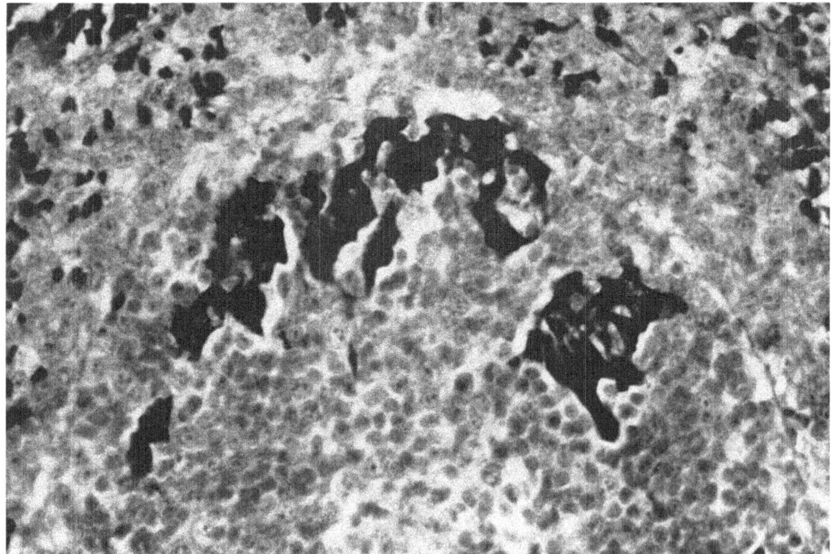

Abb. 3. Sog. Follikelfibrin nach Immunisierung eines Kaninchens mit Diphtherie-Toxoid (Präp. K. Lennert). Paraffinschnitt, Azan 364 ×

Ungelöst ist auch die Frage, weshalb intrafollikuläre Fibrinablagerungen in der Milz recht häufig, dagegen im übrigen lymphatischen Gewebe nur selten vorkommen. Es bleibt zu diskutieren, ob dieser Häufigkeitsunterschied die Folge einer mangelhaften oder geringen lokalen Fibrinolyse in der Milz ist. Diese Annahme wird durch den unterschiedlichen Gehalt an Fibrinolyseaktivator von Milz und Lymphknoten plausibel, der in den Lymphknoten groß, dagegen in der Milz extrem niedrig ist (ALBRECHTSEN).

Literatur

ALBRECHTSEN, O. K.: The fibrinolytic activity of human tissues. Brit. J. Haemat. 3, 284—291 (1957).

BARNHART, M. I., CRESS, D. C.: Plasma clearance of products of fibrinolysis. In: N. R. DILUZIO, and R. PAOLETTI (eds.), The reticuloendothelial system and atherosclerosis, p. 492—502. New York: Plenum press 1967.

BÖHMIG, H. J., FRITSCH, A., KUX, M., LECHNER, G., LECHNER, K., REICH, N., STOCKINGER, L., ZEITELBERGER, P.: Gerinnungsveränderungen bei orthotoper Lebertransplantation am Hund. Thrombos. Diathes. haemorrh. (Stuttgart-New York) 21, 332—345 (1969).

BOHLE, A., KRECKE, H. J.: Über das Sanarelli-Shwartzman-Phänomen (sog. generalisiertes Shwartzman-Phänomen) des Menschen. Klin. Wschr. 37, 803—814 (1959).

CAESAR, R.: Gefäße und Herz im elektronenmikroskopischen Bild. In: M. STAEMMLER (Hrsgb.), Lehrbuch der speziellen pathologischen Anatomie, Erg.-Bd. I, 1, S. 701—812. Berlin: Walter de Gruyter 1969.

COVELLI, V. H., SISE, H. S., NORMAN, J. C.: Factor VIII (AHF) activity: Index of normal and transplanted splenic function in the rat. Fed. Proc. 27, 442 (1968).

DODDS, W. J., MILLER, K. D.: Storage and synthesis of coagulation factors in the isolated perfused liver, kidney and spleen. Fed. Proc. 27, 373 (1968).

EGEBERG, O.: On the nature of the blood antihaemophilic A factor (AHA = F. VIII) increase associated with muscular exercise. Scand. J. clin. Lab. Invest. 15, 202—203 (1963a).

— Changes in the activity of antihaemophilic A factor (F. VIII) and in the bleeding time associated with muscular exercise and adrenalin infusion. Scand. J. clin. Lab. Invest. 15, 539—549 (1963b).

GARDIKAS, C., BAKALOUDIS, P., HATZIANNOU, J., KOKKINOS, D.: The factor-VIII concentration of the hepatic venous blood. Brit. J. Haemat. 11, 380—381 (1965).

HARDAWAY, R. M.: Shock and disseminated intravascular coagulation. Thrombos. Diathes. haemorrh. (Stuttg.), Suppl. 20, 121—146 (1966).

HARMS, D., LEHMANN, H.: Untersuchungen über die periphere Mikrothrombose in einem unausgewählten Sektionsgut. Virchows Arch. Abt. A Path. Anat. 347, 57—68 (1969).

HATHAWAY, W. E., MULL, M. M., GITHENS, J. H., GROTH, C. G., MARCHIORO, T. L., STARZL, T. E.: Attempted spleen transplant in classical hemophilia. Transplantation 7, 73—75 (1969).

HERXHEIMER, G.: Über das Verhalten der kleinen Gefäße der Milz. Berl. klin. Wschr. 54, 82—84 (1917).

HUTH, K., MÜLLER-BERGHAUS, G., KRECKE, H. J., LASCH, H. G.: Das Verhalten der Blutlipide beim generalisierten Sanarelli-Shwartzman-Phänomen. Verh. dtsch. Ges. inn. Med. 70, 437—441 (1964).

— SCHOENBORN, W., KNORPP, K.: Experimentelle Verbrauchskoagulopathie nach intravenöser Zufuhr von Fett und Endotoxin. Thrombos. Diathes. haemorrh. (Stuttg.) 17, 129—143 (1967).

INGRAM, G. I. C.: Increase in antihaemophilic globulin activity following infusion of adrenaline. J. Physiol. (Lond.) 156, 217—224 (1961).

— (Diskussion) in: K. M. BRINKHOUS (ed.), The hemophilias. Internat. Symposium, Washington, D.C. Chapel Hill: Univ. of North Carolina Press 1964.

JORES, L.: Arterien. In: F. HENKE u. O. LUBARSCH (Hrsg.), Handbuch der speziellen pathologischen Anatomie und Histologie, Bd. II. Berlin: Springer 1924.

KASABACH, H. H., MERRITT, K. K.: Capillary hemangioma with extensive purpura; report of a case. Amer. J. Dis. Child. 59, 1063—1070 (1940).

KLEINMAIER, H., GEORGEN, K., LASCH, H. G., KRECKE, H. J., BOHLE, A.: Untersuchungen zur Frage der Gerinnungsstörung beim Sanarelli-Shwartzman-Phänomen des Kaninchens. Z. ges. exp. Med. 132, 275—294 (1959).

Lasch, H. G.: Zur Pathophysiologie und Klinik des Sanarelli-Shwartzman-Phänomens. Thrombos. Diathes. haemorrh. (Stuttg.), Suppl. 14, 63—78 (1964).
— Pathophysiologie des Endotoxinschocks. Med. Welt 1967, 1780—1785.
— Rodriguez-Erdmann, F.: Etude de l'influence du choc sur le système de coagulation dans le phénomène de Sanarelli-Shwartzman. Hémostase 1, 161—166 (1961).
— Róka, L., Heene, D.: The defibrination syndrome. Thrombos. Diathes. haemorrh. (Stuttg.), Suppl. 20, 97—105 (1966).
Lee, L.: Reticuloendothelial clearance of circulating fibrin in the pathogenesis of the generalized Shwartzman-reaction. J. exp. Med. 115, 1065—1082 (1962).
— McCluskey, R. T.: Immunohistochemical demonstration of the reticuloendothelial clearance of circulating fibrin aggregates. J. exp. Med. 116, 611—618 (1962).
Lennert, K.: Unveröff. Befunde.
Libre, E. P., Cowan, D. H., Watkins, S. P., Jr., Shulman, R. N.: Relationship between spleen, platelets and factor VIII levels. Blood 31, 358—368 (1968).
Lubarsch, O.: Pathologische Anatomie der Milz. In: F. Henke u. O. Lubarsch (Hrsg.), Handbuch der speziellen pathologischen Anatomie und Histologie, Bd. I, 2. Berlin: Springer 1927.
Marchioro, Th. L., Rowlands, D. T., Jr., Rifkind, D., Waddell, W. R., Starzl, Th. E., Fudenberg, H.: Splenic homotransplantation. Ann. N.Y. Acad. Sci. 120, 626—651 (1964).
Marx, R.: Zur Pathogenese von Thrombosen. Fortschr. Med. 82, 708—714 (1964).
— Persönl. Mitt. 1969.
Matsuno, G.: Über die Wandveränderungen der kleinen Milzarterien. Virchows Arch. path. Anat. 240, 69—80 (1923).
McKay, D. G.: Disseminated intravascular coagulation. An intermediary mechanism of disease. New York-Evanston-London: Hoeber Medical Division, Harper & Row, Publishers 1965.
Montague, A. C. W., Greenberg, J. B., Dammin, G. J., Moore, F. D.: The effect of nitrogen mustard in altering the histocompatibility rejection sequence in splenic homotransplantation in the dog. J. surg. Res. 2, 130—135 (1962).
Norman, J. C., Covelli, V. H., Sise, H. S.: Transplantation of the spleen. Ann. intern. Med. 68, 700—704 (1967).
— — — Transplantation of the spleen: Experimental cure of hemophilia. Surgery 61, 1—14 (1968).
— Sise, H. E.: An auxillary source of A.H.F. for hemophilia. Experimental studies on isolated spleen perfusions. J. nat. med. Ass. (N.Y.) 59, 330—331 (1967).
Prose, P. H., Lee, L., Balk, S. D.: Electron microscopic study of the phagocytic fibrin-clearing mechanism. Amer. J. Path. 47, 403—417 (1965).
Rabiner, S. F., Friedman, L. H.: The role of intravascular haemolysis and the reticuloendothelial system in the production of a hypercoagulable state. Brit. J. Haemat. 14, 105—118 (1968).
Rizza, C. R.: Effect of exercise on the level of antihaemophilic globulin in human blood. J. Physiol. (Lond.) 156, 128—135 (1961).
Rodriguez-Erdmann, F.: Pathogenesis of bilateral renal cortical necrosis: its production by means of exogenous fibrin. Arch. Path. 79, 615—618 (1965).
Schimpf, Kl., Hansen, B., Meier, J.: Gleichzeitige Untersuchung der Aktivitäten von Prothrombin, Faktor X, antihämophilem Globulin, Thrombinzeit, Fibrinpolymerisationszeit und der Thrombocytenzahlen in rechtem Herzen, Aorta, Vena renalis, Vena portae und Vena cava caudalis des Kaninchens. Klin. Wschr. 46, 332—333 (1968).
Schlüter, E.: Inaug.-Diss. Kiel (in Vorbereitung).
Spaet, Th. H., Horowitz, H. I., Zucker-Franklin, D., Cintron, J., Biezenski, J. J.: Reticuloendothelial clearance of blood thromboplastin by rats. Blood 17, 196—205 (1961).
Thatcher, L. G., Clatnoff, D. V., Stiehn, E. R.: Splenic hemangioma with thrombocytopenia and afibrinogenemia. J. Pediat. 73, 345—354 (1968).
Webster, W. P., Reddick, R. L., Roberts, H. R., Penick, G. D.: Release of factor VIII (antihaemophilic factor) from perfused organs and tissues. Nature (Lond.) 213, 1146—1147 (1967).

Wheeler, H. B., Balankura, O., Pendower, J. E. H., Greenberg, J. B., Dammin, G. J.,
Moore, F. D.: The homograft response to whole-organ transplantation of the canine
spleen. J. Surg. Res. 2, 114—123 (1962)
Zervos, N., Vlachos, J., Karpathios, T., Mantas, J.: Giant hemangioma of the spleen
with thrombocytopenia and fibrinogen defiency. Acta pediat. scand. Suppl. 172, 206—209
(1967).

Diskussion

K. Lennert: Herr Harms hat auf fibrinpositive Ablagerungen in der Milz hingewiesen,
die er u. a. mit der von uns empfohlenen Ladewig-Färbung darstellte. Als wir vor Jahren
diese Methode erprobten, bemerkten wir zufällig eine andere fibrinpositive, allerdings
tropfig erscheinende Ablagerung. Diese fand sich elektiv in den Endothelien von Pulpa-
und Trabekelvenen (Abb. 1 u. 2). Wir nannten sie „*hyalintropfige Eiweißspeicherung*" in Analogie zu dem gleichartigen Phänomen in den Tubulusepithelien der Niere. Wir fanden
sie zuerst bei Fällen, die wegen chronischer myeloischer Leukämie bzw. Reticulosarkom
mit Urethan behandelt worden waren (Lennert, K.: Frankf. Z. Path. 61, 339—370, 1950).
Als wir kurze Zeit später systematisch die Milzen von Säuglingen untersuchten, begegneten
wir dem gleichen Phänomen gar nicht selten, z. B. bei Pylorospasmus (Lennert, K.: Verh.
Dtsch. Ges. Pathol. 34, 327—332, 1950). Auch beim multiplen Myelom kam die hyalintropfige Eiweißspeicherung der Milzvenen vor. Gleichzeitig bestand bisweilen auch eine
hyalintropfige Eiweißspeicherung der Nieren. Die Bedeutung und Natur der Protein-Ab-
lagerung ist noch nicht geklärt. Der Befund scheint uns jedoch geeignet, die Frage nach
der besonderen Funktion oder Exposition der Pulpa- und Trabekelvenen zu stellen.

S. Thierfelder: Wir befassen uns viel mit der Milztransplantation im Tierexperiment,
wo wir ihre akute Transplantat-gegen-Wirtreaktion untersuchen. Diese Reaktion tritt nach
menschlicher Knochenmarkstransplantation abgeschwächt selbst dann noch auf, wenn man
histokompatibel (= HL-A identisch) transplantiert, würde aber zweifelsohne gefährlich
werden bei Milzzelltransplantation wegen des hohen Gehaltes der Milz an immunkompetenten Zellen. Vom transplantationsimmunologischen Standpunkt aus würde man hier also
dem Knochenmark den Vorzug geben. Aber noch aus einem anderen Grund: Will man
eine erfolgreiche Milztransplantation durchführen, muß der Empfänger nicht nur maximal

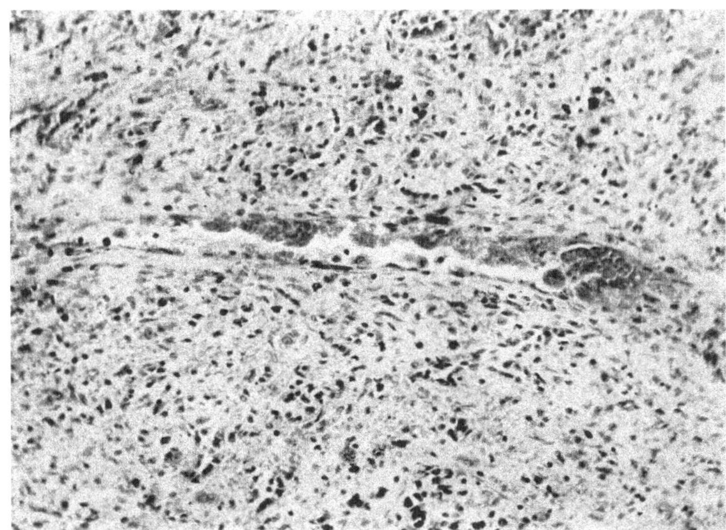

Abb. 1. Hyalintropfige Eiweißspeicherung einer Pulpavene. Chronische myeloische Leukämie. Zustand nach Urethanbehandlung. Azur II-Eosin. 274 ×

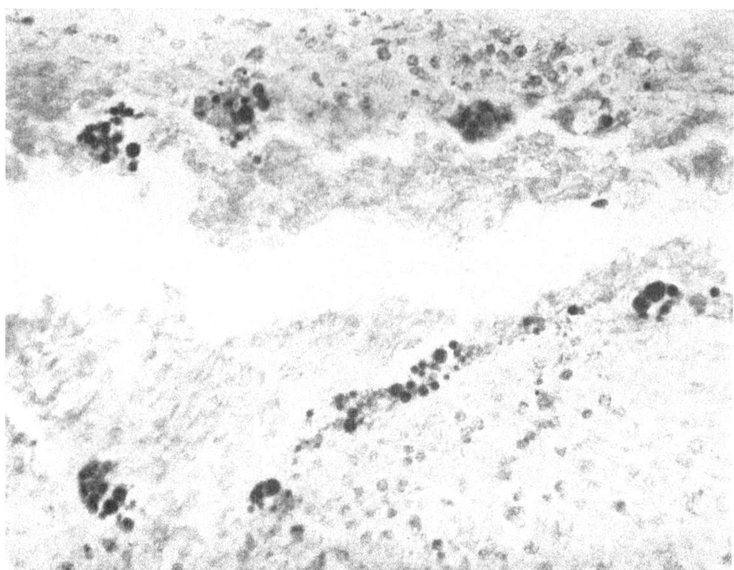

Abb. 2. Hyalintropfige Eiweißspeicherung einer Trabekelvene. Multiples Myelom. Weigert-sche Fibrinfärbung. 405 ×

immunsupprimiert sein, sondern man muß den Empfänger auch durch eine aplastische Phase führen, damit er das Transplantat akzeptiert. Danach muß diese Aplasie durch frische hämopoetische Stammzellen wieder beendet werden. Eine Milzzelltransplantation sollte also immer mit Knochenmark kombiniert werden.

Meine Frage in diesem Zusammenhang an Dr. Harms, ob vielleicht auch Knochenmarkzellen Faktor VIII produzieren, so daß man die Milzzelltransplantation durch eine Knochenmarkstransplantation überhaupt ersetzen könnte.

R. Gross: Lokalisation der Faktor V- und VIII-Bildung, heute im RHS (als Ganzem) angenommen, im Unterschied zur Bildung des Prothrombinkomplexes in Leber.

Frage, ob die noch offene Alternative des Fehlens eines gerinnungsfördernden Faktors oder des Überschusses eines die Faktor VIII-Aktivierung hemmenden Faktors in die Darlegungen von Dr. Harms hineinreicht. Würde die Hemmkörpertheorie die Erfolge der Milztransplantation besser erklären? Was ist darüber bekannt?

H. Joist: Die Tatsache, daß der Anstieg der Faktor VIII-Konzentration im peripheren Blut nach Adrenalin-Infusion und der Anstieg der Blutplättchenzahl parallel laufen, dürfte dafür sprechen, daß den Thrombocyten, die nach Zucker u. Mitarb. sowie Karpatkin u. Mitarb. beträchtliche Mengen von Faktor VIII adsorbieren können, eine physiologische Faktor VIII-Transport- und Speicherfunktion zukommt. Ob die Milz eine spezielle Rolle bei der Bildung von AHG spielt, erscheint noch nicht hinreichend belegt.

D. Harms: Zu Thierfelder und Gross: Nach Webster et al. produziert bzw. liberiert das Knochenmark gegenüber der Milz nur wenig F VIII (isolierte Extremitätenperfusion). Graft-versus-host-Reaktionen treten besonders nach Lost-Vorbehandlung der Empfänger auf. Die Hemmkörpertheorie Mammens wurde noch nicht nach Milztransplantation überprüft.

Zu Joist: Nach Adrenalin-Injektion erreicht die Thrombocytenzahl früher ein Maximum als der F VIII-Wert. Eine strenge Korrelation zwischen F VIII- und Thrombocytenanstieg besteht nicht.

c) Milz und Granulocyten

Spleen and Granulocytes (Polymorphonuclear Leukocytes)

Milz und Granulocytenhaushalt*

Spleen and Granulocytes

H. Teir und S. Wikström**

Summary

It is a generally accepted view that the spleen exerts a certain effect on the kinetics of bone marrow cells. For granulocytes, however, these effects have not been ascertained as satisfactorily as for red cells and thrombocytes, owing to the incomplete understanding of granulocyte kinetics. Furthermore, the granulocytes, unlike the red cells and thrombocytes, carry out their function of eliminating the organism's own cell debris and of foreign antigens mainly in the extravascular tissues. This defense mechanism (physiological inflammation) occurs especially in the gastrointestinal and respiratory tract. In this connection, a large proportion of the granulocytes disappear, partly through destruction and partly through epithelial diapedesis.

We may consider as established that the spleen acts as a part of the intravascular marginal pool with respect to granulocyte kinetics. The action of the spleen upon the osmotic fragility of the granulocytic membrane is also demonstrable, although the physiologic significance of this phenomenon is not clear. In splenomegalic states the enlargement of the spleen causes a diminution of leukocytes in the peripheral circulating blood as a consequence of increased margination. Degradation of granulocytes in the spleen is pronounced under pathologic conditions. The possible humoral regulatory effect upon the bone marrow may be based upon a feed-back action by granulocytes that are being destroyed in large numbers.

The spleen takes part in the autoimmunization that occurs in neutropenias by producing autoaggressive antibodies which cause agglutination of blood corpuscles. The damaged leukocytes disintegrate more readily in the circulation and eventually also in the spleen.

Man hat schon lange vermutet, daß die Milz gewisse Wirkungen auf die Dynamik der Knochenmarkzellen hat (Dameshek u. Estren, Doan). Diese Wirkungen sind für einen Teil der roten Blutkörperchen und jüngst der Thrombocyten, besonders betreffs ihres Anteils an Speicher- und Abbauvorgängen, einigermaßen ermittelt worden (Bleifeld, v. Ehrnstein u. Lockner, Kotilainen, Stutte u. Ezumi). Für die Granulocyten erbrachte die experimentelle Forschung nur verhältnismäßig wenig, und die Frage über den Anteil der Milz an der Granulocytenkinetik kann auch heute noch als offen angesehen werden.

Die Ursache, warum unsere Kenntnisse für die Granulocyten so gering sind, dürfte erstens in dem mangelhaften Verständnis der Granulocytenkinetik und zweitens in der Verteilung der Granulocyten innerhalb des Organismus liegen, die sich ziemlich stark von der Verteilung der roten Blutkörperchen und Thrombocyten unterscheidet. Parallelen sind zwar der Ursprung der Zellen im Knochenmark und der Übergang in den Kreislauf. Sowohl die roten Blutkörperchen als auch die Thrombocyten bleiben jedoch innerhalb der Zirkulation, wo sie ihre Funktion ausführen und schließlich nach Alterung in dem RES des Knochenmarkes, der Leber und der Milz durch Phagocytose zerstört werden.

---

* Unterstützt durch die Sigrid Juselius-Stiftung.
** II. Pathologisches Institut der Universität Helsinki.

H. Teir und S. Wikström

Die zirkulierenden Granulocyten dagegen bilden nur einen minimalen Teil von dem gesamten Granulocytenpool (Donohue et al., Osgood, Patt). Sie verweilen nur eine kurze Zeit im Kreislauf (Athens; Raab et al.; Cronkite u. Fliedner, 1959; Perry et al. Sacchetti u. Boccaccio) und führen ihre Funktion hauptsächlich extravasal aus (Craddock; Cronkite u. Fliedner, 1959; Teir, 1966; Teir u. Rytömaa, 1966), wo sie auch zerstört werden. Die Schwankungen der Menge der Granulocyten des Blutes reflektieren deshalb nicht unbedingt Veränderungen im gesamten Granulocytenpool (Craddock).

Granulocytenhaushalt

Werfen wir zuerst einen kurzen Blick auf die Granulocytenkinetik (Abb. 1). Eine allgemein angenommene Auffassung ist, daß bei normalen erwachsenen Säugetieren die Granulocyten im Knochenmark produziert werden. Um eine Vorstellung über die in der Granulocytenkinetik in Frage kommenden Zellmengen zu bekommen, sollen einige Zahlen erwähnt werden.

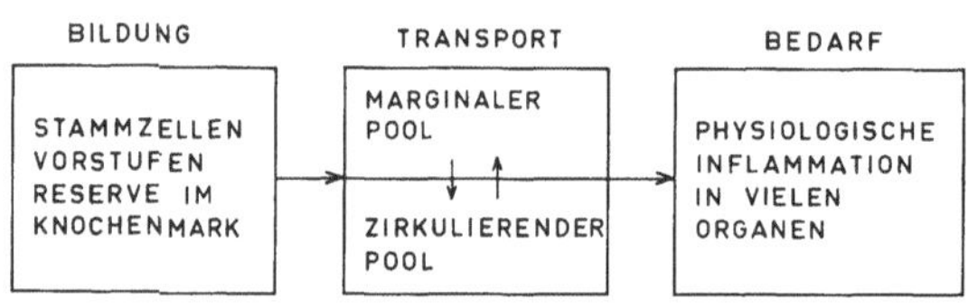

Abb. 1

Die tägliche effektive Produktion der Granulocyten ist etwa 150×10^9 Zellen/Tag bei einem 70 kg schweren Erwachsenen (Craddock; Cronkite u. Fliedner, 1964; Patt u. Maloney). Die Anzahl der Granulocyten des Knochenmarkes der Ratte ist etwa 1000×10^6 Zellen/100 g (Donohue et al.; Rytömaa, 1960, 1962). Die Erneuerungszeit normaler Knochenmarkgranulocyten beträgt etwa 5 Tage (Foot). Hiervon ist die Totalproduktion der Granulocyten zu berechnen: 200×10^6 Granulocyten/Tag/100 g Körpergewicht. Von den obenerwähnten Werten ist leicht zu schließen, daß es sich in der Granulocytenkinetik um die Bewegungen einer erheblichen Zellmenge handelt. Bei einem 70 kg schweren Menschen werden ja täglich etwa 100 ml weiße Blutkörperchen zerstört.

Der intramedulläre Granulocytenpool ist erheblich größer als der zirkulierende Pool (Donohue et al., Osgood, Patt). Die Vorstufen (Myelocyten, Promyelocyten und Myeloblasten) bilden etwa ein Viertel der Granulocytenmenge des Knochenmarkes. Die restlichen drei Viertel bilden die Knochenmarksreserve der Granulocyten (Metamyelocyten, Stab- und Segmentkernige), die aus reifen oder reifenden Granulocyten besteht (Cronkite u. Fliedner, 1959), und die schnell in den Kreislauf bei peripherem Bedarf abgegeben werden.

Im Intravasalraum verteilen sich die Granulocyten zwischen dem zirkulierenden und dem marginalen Pool, die ungefähr gleich groß sind (Athens, Raab et al., Athens, Haab et al., Sacchetti et al., Sacchetti u. Boccaccio, Vejlens). Der marginale Pool wird zum größten Teil von den Capillarbetten der Lungen, der

318

Leber, der Muskeln und der Milz gebildet, in welchen die Granulocyten sequestriert werden, wobei sie jedoch zum größten Teil intravasal bleiben (AMBRUS u. AMBRUS, BIERMAN et al.).

Die Halbwertzeit der reifen Granulocyten in der Zirkulation ist nur einige Stunden; die Granulocyten verschwinden aus dem Blut zufällig oder exponential und nicht abhängig vom Alter (ATHENS; CRADDOCK; CRONKITE u. FLIEDNER, 1959; MAUER et al.; PATT u. MALONEY; PERRY). Es gibt überzeugende Beweise darüber, daß die normalen reifen Granulocyten nicht in den Kreislauf zurückkehren, nachdem sie die Capillarwand durchdrungen haben, wenigstens nicht in solchem Grade, daß es Bedeutung vom Standpunkt ihrer Kinetik aus haben könnte (CRONKITE u. FLIEDNER, 1959).

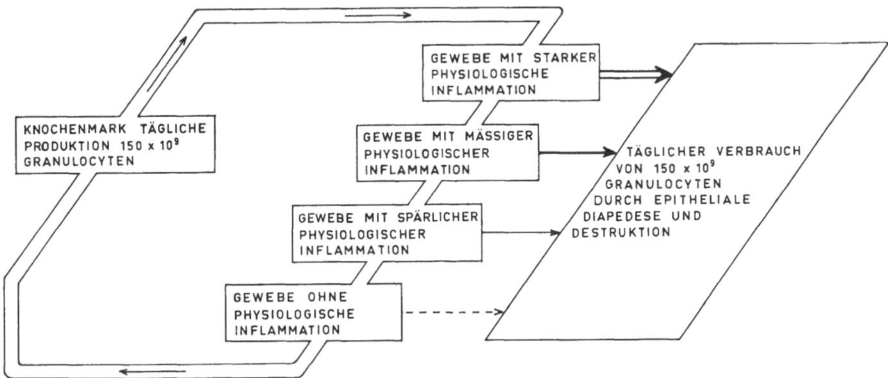

Abb. 2. Die tägliche Produktion von Granulocyten beim gesunden Menschen als Antwort auf den physiologischen Bedarf dieser Zellen

In den Geweben verrichten die Granulocyten ihre eigentliche Funktion, die Elimination äußerer Antigene und die Beseitigung der Abbaustoffe der Zellen des eigenen Organismus, an welcher sie neben den Makrophagen und den Reticulumzellen mit Phagocytose und Digestion durch ihre proteolytischen Fermente teilnehmen. Die Beseitigung der eigenen Zelltrümmer ist unter physiologischen Verhältnissen eine Konstante; Granulocyten werden in den Extravasalräumen am reichlichsten dort getroffen, wo die Erneuerung der Zellen am schnellsten ist, und auf Flächen, auf welchen äußere Antigene in den Organismus eindringen, wie im Darm, in den Lungen und in den Harnwegen (TEIR, 1965) (Abb. 2).

Diese unter physiologischen Verhältnissen geschehende Abwehr gegen Mikroorganismen und auch gegen Abbauprodukte der eigenen Zellen hat man treffend „physiologische Entzündung" genannt, welcher Ausdruck zuerst von RÖSSLE 1923 verwendet wurde. Der Begriff hat wieder in Verbindung mit der Granulocytenkinetik zu interessieren begonnen.

Die Prinzipien der physiologischen und pathologischen Entzündung sind dieselben. Neben den Granulocyten sind alle für Entzündung typischen Zellen mit dabei. Auf Grund der in unserem Laboratorium ausgeführten Untersuchungen haben wir alle Organe und Gewebe in vier Gruppen geteilt je nachdem, wie aktiv eine physiologische Entzündung in diesen vorkommt (Tabelle 1).

Tabelle 1. *Organverteilung der physiologischen Entzündung*

Stark	Mäßig	Spärlich	Fehlende
In Schleimhaut oder Submucosa	In lockerem Binde-gewebe (periduktal, subepithelial, subendothelial, perivasculär)	in lockerem Binde-gewebe (periduktal, subepithelial, subendothelial, perivasculär)	
Verdauungskanal Endometrium sekretorische Phase	lymphatische Gewebe Atmungsorgane Dermis Conjunctiva untere weibliche Genitalien	Urinwege Endometrium proliferative Phase hormonabhängige Organe: Milchdrüse Ovarien Prostata Testis Epididymis Bauchspeicheldrüse Speicheldrüsen Leber	Nervensystem Sinnesorgane Nieren Muskeln Herzmuskel Blutgefäße Knochen Knorpel derbes Bindegewebe Fettgewebe Endokrine: Hypophyse Nebennieren Schilddrüse Nebenschilddrüse

Die Rolle der Milz im Granulocytenhaushalt

Die regulierende Einwirkung der Milz auf die Zellen des Knochenmarks ist allgemein akzeptiert (Dameshek u. Estren, Doan), aber über die Weise, auf welche sie es tut, gibt es ständig verschiedene Theorien (Crosby).

Die Einwirkung der Milz auf die Granulocyten manifestiert sich nicht so sehr in physiologischen Verhältnissen wie in pathologischen Vorgängen. Zustände, bei denen sich eine Splenomegalie von variierender Größe, eine Anämie, Leukopenie und/oder Thrombocytopenie des peripheren Blutes und oft eine Hyperplasie des Knochenmarkes finden und bei denen eine Splenektomie die Werte oft normalisiert, hat man ursprünglich Hypersplenie genannt (Dameshek u. Estren, Doan).

Dameshek ist der Auffassung, daß die normale Milz eine geringe inhibitorische Einwirkung auf die Zellen des Knochenmarks ausübt und daß sie beim Hypersplenismus pathologisch zu kräftig wirkt. Doan seinerseits ist zu einer anderen Theorie gekommen, wonach die Milz die Blutkörperchen selektiv sequestriert und zerstört und daß die vermehrte Destruktion der Zellen zu einem als Hypersplenismus erscheinenden Zustand führt. In den letzten Jahren haben sich auch immer mehr Beweise für die sequestrative Tätigkeit der Milz angesammelt (Crosby).

Bei manchen leukopenischen Zuständen hat man später festgestellt, daß die Milz Autoagglutinine gegen die Knochenmarkzellen produziert. Die Agglutinine greifen die Blutzellen an und bringen sie zur Verklumpung und Cytolyse (Dausset, 1958; Moeschlin u. Wagner; Moeschlin; Mortensen u. Vikliladh; Schwartz u. Mass; Tullis et al.; Tullis).

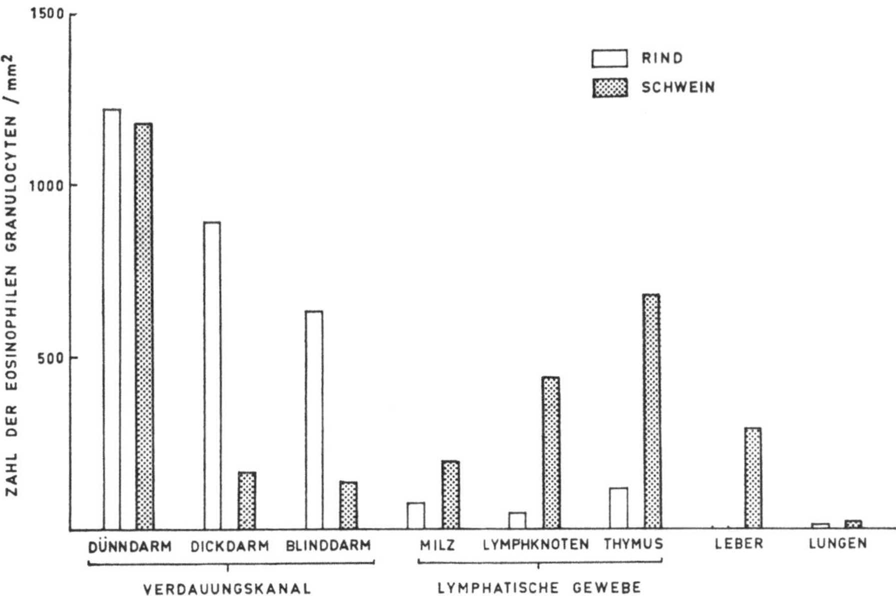

Abb. 3. Organverteilung der eosinophilen Granulocyten bei Rind und Schwein

Die Speicher- und Abbauleistung der Milz

Im Gegensatz zu den mononucleären Zellen, die zum großen Teil in der Milz produziert werden, entstammen die lienalen Granulocyten der Zirkulation. In der gesunden Milz finden sich die Granulocyten vorzugsweise als freie Zellen in der roten Pulpa, wo sie in den Pulpasträngen gruppenförmig oder diffus verteilt vorkommen, wie es mit der Naphthol-AS-D-Chlor-Acetat-Esterasereaktion für alle neutrophilen Formen beweisbar ist (Gross et al.). Sie sind morphologisch erkennbar als Neutro-, Baso- und Eosinophile (Hittmair).

In der Rinder- und Schweinemilz sind erhebliche Mengen Eosinophiler erkennbar (Teir, unveröff., Abb. 3). Daß es sich zum Teil um marginale sequestrierte Zellen der Milz handelt, ist durch ihre Rückmobilisierung in den Kreislauf beweisbar (Ambrus u. Ambrus, Bierman et al.). Bierman injizierte Epinephrin in die Milz und zeigte durch direkte Arterien- und Venenkatheterisierung der Milzgefäße, daß die erfolgende Leukocytose splenogen war. Man sollte hier nicht übersehen, daß die Milz auch ein Organ ist, in welchem eine mäßig große physiologische Entzündung vorliegt, so daß sich ein Teil der lienalen Granulocyten „funktionell" extravasal befindet (Teir, unveröff.).

Die Milz ist wiederholt neben den Lungen und der Leber als eine physiologische Zerstörungsstätte der Granulocyten dargestellt worden. Unsere Auffassungen über die Abbauvorgänge der Granulocyten haben sich jedoch mit dem physiologischen Entzündungsbegriff verändert: die Granulocyten werden in den Geweben und Organen zerstört, wo sie auch ihre Funktion ausführen. Gegen einen physiologischen Abbau der Granulocyten in der Milz spricht allerdings auch, daß in der Milz normalerweise kaum Abbauformen der weißen Blutkörperchen getroffen werden (Heckner, Heilmeyer-von Mutius).

Die Milz bildet offenbar einen ansehnlichen Teil des marginalen Pools (Sacchetti et al.). Wenn wir die Milz entfernen, folgt eine Leukocytose (McBride et al., Palmer et al., Ponassi et al., Sacchetti et al., Sacchetti u. Boccaccio, Tarnuzi u. Smiley). Sacchetti et al. untersuchten die Verteilung der Granulocyten im Blut bei splenektomierten Patienten durch Transfusion autologer, mit DFP^{32} markierter Leukocyten. Als Folge der Splenektomie stellten sie fest, daß der marginale Pool auf 12% von dem gesamten intravasalen Pool vermindert wurde, wogegen er bei intakten nicht-splenektomierten Personen 50% betrug. Da der Gesamtpool jedoch konstant blieb, erfolgte ein Übergang der intravasalen Leukocyten in den zirkulierenden Pool, also eine Leukocytose ohne Linksverschiebung des Blutbildes. Die Halbwertzeit der Blutzellen blieb in allen Fällen innerhalb der normalen Grenzen. Im Granulocyten-reservepool des Knochenmarkes findet daher auch keine Ausschüttung von Zellen statt. Ähnlich sind die Resultate in Hunde-Experimenten (Ponassi et al.), jedoch nicht bei allen Autoren (Raab et al.).

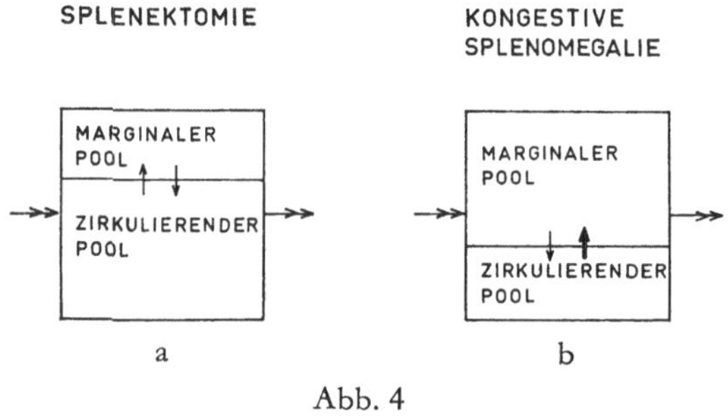

Abb. 4

Wenn wir die entgegengesetzte Lage betrachten, die Vergrößerung des marginalen Pools, wie es bei den splenomegalen Zuständen der Fall ist, können wir die Leukopenie, die dabei vorkommt, oft als Folge der Vergrößerung des marginalen Pools der Milz ansehen (Boccaccio et al.). Nach Sacchetti und Boccaccio ist der gesamte Granulocytenpool im Blut der an kongestiver Splenomegalie leidenden Patienten vergrößert, sie haben trotzdem eine Leukopenie infolge der Vergrößerung des marginalen Pools der Milz. Die Halbwertzeit der transfundierten Granulocyten hat sich zu etwa einem Drittel der Norm vermindert aufgrund ihres schnellen Verschwindens aus dem zirkulierenden Pool. Reed u. Mitarb. stellte bei Cirrhose-patienten fest, daß die Kurve, in der die Granulocyten aus dem Blut verschwinden, biphasisch ist. Anfangs folgt eine schnelle exponentiale Abnahme der mit DFP^{32} markierten Zellen (57% von den Zellen) mit einer $T\frac{1}{2}$ von etwa einem Fünftel der Norm. Die übrigen Zellen verschwinden langsamer. Er schloß, daß das schnelle Verschwinden der markierten Granulocyten aus der Zirkulation durch die vermehrte Zerstörung der Zellen bedingt ist.

Es gibt direkte Belege dafür, daß die Milz fähig ist, die Vitalität der Granulocyten zu verändern. In Versuchen mit Kaninchen stellten Storti et al. (1957) fest, daß die osmotische Resistenz aus der Milzvene genommener Granulocyten im Vergleich mit den Leukocyten der arteriellen Seite niedriger war. Sie bestimmten auch die osmotische Resistenz der Leukocyten bei wegen verschiedener hämatologischer Krankheiten und traumatischer Milzruptur splenektomierten Patienten (Storti et al.,

1959) und bewiesen, daß die Splenektomiewerte erheblich höher sind als die normalen. Hiervon kamen sie zu einer Schlußfolgerung, daß die Milz an der Regulierung der Vitalität der Leukocyten durch eine Veränderung der osmotischen Fragilität teilnimmt.

In gewissen Hypersplenismusfällen ist eine erhebliche Senkung in den Leukocytenwerten in der Milzvene beobachtet worden (WRIGHT et al.). Dieser Befund ist jedoch nicht konstant. Für eine Sequestrationstätigkeit der Milz spricht die Beobachtung, daß bei den sog. Immunocytopathien oft die Entfernung der Milz die Zellwerte normalisiert, obgleich Autoagglutinine weiterhin nachweisbar sein können (TULLIS et al.).

Für Sequestration spricht auch ein Versuch, in welchem Ratten, die eine Splenektomieleukocytose hatten, Milzstücke transplantiert wurden (JACOB et al.). Die Leukocytose konnte mit einer transplantierten Milz verhindert werden, die hyperplastisch durch Hämolyse mit Acetylphenylhydrazin gemacht worden war. Vitale Milzgewebe in einer Milliporekammer, die den Durchgang der humoralen Faktoren gestatten sollte, war jedoch nicht imstande, die Leukocytose zu verhindern.

VON HAAM hat Tupfpräparate von hypersplenischen Milzen untersucht (VON HAAM u. AWNY). In seinem Material hatten die Neutropeniepatienten eine klinisch feststellbare Splenomegalie, periphere Granulocytopenie und eine erhebliche Hyperplasie aller myeloischen Elemente. Histologisch war eine Hyperplasie der RE-Elemente wahrnahmbar. Die RES-Zellen hatten Granulocyten phagocytiert, deren Kernreste in ihrem Cytoplasma sichtbar waren. In der Pulpa fehlten die roten Blutkörperchen, aber sie enthielt erheblich höhere Mengen von Granulocyten.

Nach WEISS wird die Destruktion der Zellen in der Milz nicht von den aktivierten phagocytierenden Zellen verursacht, sondern von der delikaten Zirkulation der Milz, die unter Stauung die Verhältnisse günstig für die normale Phagocytose macht. Vielleicht sind beide — Phagocytose und Zirkulation — beteiligt.

Wir dürfen für bewiesen halten, daß die Milz unter physiologischen Verhältnissen als ein Teil des intravaskulären marginalen Pools der Granulocyten tätig ist und daß sie normalerweise auch imstande ist, Veränderungen in der Fragilität der Leukocytenmembran zu verursachen. Welche Bedeutung diese Fragilitätsänderungen haben, dürfte offen sein, aber es ist möglich, daß es sich um die Kontrolle der Vitalität der Leukocyten handelt. Bei leukopenischen Zuständen ist auch die vermehrte Sequestration der Granulocyten in der Milz beweisbar, und gewisse Untersuchungen sprechen auch für eine vermehrte Destruktion der Granulocyten in der Milz.

Die humoralen Einflüsse der Milz auf die Granulocyten

Viel hat man die eventuellen humoralen Einwirkungen der Milz auf das Knochenmark diskutiert (CROSBY). Das angesammelte Belegmaterial ist ziemlich umfangreich, aber zu einem großen Teil indirekt. Vorläufig hat man in der Milz keine hormonalen Zelleinheiten beweisen können, die man mit innerer oder äußerer Sekretion verbinden könnte. Die unter physiologischen Verhältnissen gemachten in vivo-Versuche sind nicht lückenlos hinsichtlich ihrer Beweiskraft. Auch hat man in vitro nicht nachweisen können, daß die normale Milz eine sichere Einwirkung auf Kulturen von Knochenmarkzellen hat.

Der Gedanke über die humorale inhibitorische Einwirkung der Milz auf das Knochenmark durch Kontrollierung der Proliferations- und/oder Ausschwemmungsgeschwindigkeit der Leukocyten gründet sich auf die schon früher erwähnte Beobachtung, daß die Splenektomie bei dem Versuchstier eine Leukocytose verursacht. Palmer et al. (1951) behaupten, daß die durch Splenektomie verursachte Leukocytose bei Ratten durch den Mangel eines von der Milz abgesonderten inhibitorischen Faktors zustande käme, und meinen, daß der humorale Faktor sich sowohl auf Zellen des Knochenmarks wie des lymphatischen Gewebes bezieht. Ihre Resultate mit Milztransplantaten samt ihren Parabioseversuchen sind jedoch nicht eindeutig.

Spätere Versuche mit Milzstücken in einer Milliporekammer, deren Porengröße 0,45 μ war, die also keine Zellen durchließ, die aber die Befreiung der eventuellen humoralen Faktoren gestattete, stützten nicht die Auffassung Palmers (Tarnuzi u. Smiley). Zu einem negativen Resultat kamen auch neulich McBride et al.

In späteren Versuchen verursachten Palmer u. Mitarb. (1953) eine Cytopenie im peripheren Blut der Ratten durch wiederholte intraperitoneale Methylcelluloseinjektionen. Er stellte in dem Blut die Depression aller drei Zellkomponenten fest.

Hinsichtlich der Leukocyten sind die Befunde nach verschiedenen Forschern nicht übereinstimmend. Perez-Tamayo u. Mitarb. injizierten Harn solcher experimentell hypersplenischen Ratten durch eine Sonde in ihren Magen und erzeugten eine Anämie und Thrombocytopenie. Die Leukocyten aber zeigten eine Vermehrung. Ähnlich waren die Resultate auch bei den Versuchen Baldinis. Er benutzte die Milch lactierender Ratten.

Für einen hemmenden Einfluß der Milz spricht jedoch die Beobachtung, daß die Fütterung der Ratten mit frischer roher Milz zur Leukopenie führt (Crosby u. Ruiz). Beim Menschen dagegen hat man festgestellt, daß die Verabreichung von Milzhomogenaten des Rindes eine myelostimulatorische Wirkung hat (Monte et al.), die man nicht mit Nieren-, Muskel-, Thymus- oder Blutextrakten zustande bringt. Dieser Effekt ist in cytopenischen Zuständen am kräftigsten. In diesem Fall kann es sich jedoch auch um eine unspezifische Stimulation durch die verabreichten Nucleoproteine handeln.

Die Milz von Patienten mit chronischer myeloischer Leukämie sondert nach einer Röntgenbestrahlung einen leukopenischen Faktor ab, den man im Blut nicht vor der Bestrahlung hat nachweisen können (Li). Li reinfundierte Plasma bestrahlter CML-Patienten. Der leukopenische Effekt war schon nach 12 Std zu beobachten, sein Maximum hatte er in 36 Std erreicht, wobei die Menge der Leukocyten des peripheren Blutes auf die Hälfte gesunken war. Der Effekt ging in 4 Tagen vorüber.

Mit normalen Milzextrakten hat man eindeutige in vitro-Einwirkungen auf die Proliferation der Zellen des Knochenmarks nicht beweisen können. Mit Extrakten aus experimentell hypersplenischen Kälbermilzen und aus einer menschlichen Hyperspleniemilz ist dagegen eine Proliferations- und Reifungshemmung der Granulocyten festzustellen (von Albert, von Albert u. Zickgraf).

Unter den Untersuchungen, die die humoralen Einwirkungen der Milz auf die Granulocyten des Knochenmarkes berühren, seien noch die Arbeiten über die elektrophoretische Motilität der Granulocyten erwähnt: Gostomzyk, Arnold u.

RUHENSTROTH-BAUER, GOSTOMZYK, FEESER u. RUHENSTROTH-BAUER, 1964 a u. b. Nach einer Ganzkörperbestrahlung mit einer Dosis von 800 r können bei Ratten im Hämocytopherogramm schnellere Granulocyten in zunehmender Menge demonstriert werden. Die Zellen sind in ihrer Morphologie normal. Das Erscheinen schneller Zellen ist abhängig von der Dosis und geschieht einige Minuten nach der Bestrahlung. Wenn die Bestrahlung einen Tag nach der Splenektomie ausgeführt wird, kommen Veränderungen in der elektrophoretischen Beweglichkeit nicht vor. Wenn man die Milz selektiv bestrahlt, während das Tier mit Blei geschützt ist, geschieht wieder eine Ausschüttung schneller membranunreifer Zellen ins periphere Blut. Diesen Faktor haben auch das Rind und der Mensch. Der Faktor ist ein Peptid. Die Verfasser nannten ihn Granulomovin. Sie vermuteten, daß die normale Milz diese Substanz enthält und daß sie durch die Bestrahlung aus den Milzzellen freigesetzt wird.

Ungeachtet der reichlichen Variation der Resultate der in vivo-Versuche dürfte man nicht ohne weiteres die Möglichkeit einer sich auf die Granulocyten beziehenden humoralen Einwirkung der Milz erschließen, die sich nicht sosehr in physiologischen als in pathologischen Zuständen manifestiert wie bei der „Hypersplenie" DAMESHEKS.

Da keine sekretorischen Zelleinheiten in der Milz gefunden worden sind, könnte man es nicht für unmöglich halten, daß es sich unter pathologischen Umständen eventuell um eine Feed-back-Wirkung auf das Knochenmark handelt, die von Stoffwechsel- oder Abbauprodukten in der Milz vermehrt zugrunde gehender Granulocyten verursacht wird und auf humoralem Wege geschieht. Solche autoregulativen Prinzipien hat man tatsächlich bei den Granulocyten bewiesen (RYTÖMAA u. KIVINIEMI, 1968a u. b; TEIR u. RYTÖMAA).

Autoaggressive Vorgänge

Betreffs der pathologischen Milzfunktion seien noch die sog. autoaggressiven Vorgänge erwähnt, obgleich es nicht die Absicht ist, diese gründlicher zu behandeln. Die „Immunocytopathien", bei welchen die Milz als ein Teil des immunologischen Systems beteiligt ist, manifestieren sich als Neutropenien und Agranulocytosen (DAUSSET, 1958; MOESCHLIN u. WAGNER; MOESCHLIN; MORTENSEN u. VIKLILADH; SCHWARTZ u. MASS; TULLIS et al.; TULLIS). Mit der methodischen Entwicklung der Immunologie (WALFORD) sind in diesen Fällen neben den von den Bluttransfusionen (DAUSSET, 1954) und Geburten (ENGELFRIET u. VAN LOGHEM) veranlaßten Isoimmunisationszuständen öfter gegen weiße Blutkörperchen gerichtete Autoagglutinine nachzuweisen. Bei solchen Agranulocytosen ist bei den Patienten oft anamnestisch eine Arzneimittelexposition nachzuweisen (TULLIS et al.). Die Medikamente wirken eventuell als Haptene (MOESCHLIN). In einem Untersuchungsgut von TULLIS u. Mitarb. war unter den Neutropeniepatienten, die Krankenhauspflege erforderten, bei 46% ein positiver Agglutinationstest beweisbar. Mehrere hatten weder vorangehende Bluttransfusionen noch Geburten, so daß es sich nach seiner Ansicht nicht um Isoimmunisation handeln konnte. Leukoagglutinine sind auch in einigen neonatalen Neutropeniefällen bewiesen worden (PAYNE et al.).

Es ist klar, daß die Zellen unter dem Einfluß der Agglutinine geneigt sind sich zu verklumpen, und die Folge ist ihre Zerstörung in der Zirkulation und auch eventuell in dem Filter- und Maschensystem der Milzsinus.

H. Teir und S. Wikström

Literatur

Albert, H. H. v.: Zur Frage einer depressorischen Knochenmarkswirkung „hypersplener" Milzen. I. Blut 9, 405 (1963).
— Zickgraf, H.: Zur Frage einer depressorischen Knochenmarkswirkung „hypersplener" Milzen. II. Blut 12, 104 (1966).
Ambrus, C. M., Ambrus, J. L.: Regulation of the leukocyte level. Ann. N.Y. Acad. Sci. 77, 445 (1959).
Athens, J. W.: Blood: Leukocytes. Ann. Rev. Physiol. 25, 195 (1963).
— Haab, O. P., Raab, S. O., Mauer, A. M., Ashenbrucker, H., Cartwright, G. E., Wintrobe, M. M.: Leukokinetic studies. IV. The total blood circulation and marginal granulocyte pools and the granulocyte turnover rate in normal subjects. J. clin. Invest. 40, 989 (1961).
— Raab, S. O., Haab, O. P., Mauer, A. M., Ashenbrucker, H., Cartwright, G. E., Wintrobe, M. M.: Leukokinetic studies. III. The distribution of granulocytes in the blood of normal subjects. J. clin. Invest. 40, 159 (1961).
Baldini, M.: Banti's view of splenic anemia: Hypersplenism and the humoral factor. Proc. VIth Congr. Int. Soc. Haemat., Boston 1956, p. 422. New York: Grune & Stratton. Inc. 1958.
Bierman, H. R., Byron, Jr., R. L., Kelly, R. K.: The role of the spleen in the leukocytosis following the intra-arterial administration of epinephrine. Blood 8, 153 (1953).
Bleifeld, W.: Überlebenszeit und Abbau menschlicher Thrombocyten. Acta med. scand., Suppl. 498 (1969).
Boccaccio, P., Sacchetti, C., Ponassi, A., Morra, L.: Evidence of the bone marrow reserve of granulocytes in humans. Abstracts Xth Congr. Int. Soc. of Haemat., Stockholm 1964.
Craddock, C. G.: The production, utilization and destruction of white blood cells. Progress in hematology, vol. III. New York and London: Grune & Stratton 1962.
Craddock C. G., Jr., Perry, S., Lawrence, J. S.: The dynamics of leukopenia and leukocytosis. Ann. intern. Med. 52, 281 (1960).
Cronkite, E. P., Fliedner, T.: Granulocytopoiesis. New Engl. J. Med. 270, 1347, 1403 (1964).
— — Bond, V. P., Robertson, J. S.: Anatomic and physiologic facts and hypotheses about hemopoietic proliferating systems. In: The kinetics of cellular proliferation. New York and London: Grune & Stratton 1959.
Crosby, W. H.: Is hypersplenism a dead issue? Blood 20, 94 (1962).
— Ruiz, F.: Evidence of a myeloinhibitory factor in the spleen. Blood 20, 793 (1962).
Dameshek, W., Estren, S.: The spleen and hypersplenism. New York: Grune & Stratton 1947.
Dausset, J.: Leuco-agglutinins. IV. Leucoagglutinins and blood transfusion. Vox Sang. (Basel) 4, 190 (1954).
— Les auto-anticorps antileucocytaires. Proc. VIIth Int. Congr. Int. Soc. Haemat. New York and London: Grune & Stratton 1958.
Doan, C. A.: Hypersplenism. Bull. N.Y. Acad. Med. 25, 625 (1949).
Donohue, D. M., Reiff, R. H., Manson, M. L., Betson, Y., Finch, C. A.: Quantitative measurement of the erythrocytic and granulocytic cells of the marrow and blood. J. clin. Invest. 37, 1571 (1958).
Ehrnstein, v., G., Lockner, D.: Physiologischer Erythrozytenabbau. Acta haemat. (Basel) 22, 129 (1959).
Engelfriet, C. P., van Loghem, J. J.: Studies on leucocyte iso- and autoantibodies. Brit. J. Haemat. 7, 223 (1961).
Foot, E. C.: Eosinophil turnover in the rat. Nature (Lond.) 198, 297 (1963).
Gostomzyk, J. G., Arnold, E., Ruhenstroth-Bauer, G.: Zur Frage der Beziehung zwischen Milz und Knochenmark nach einer Ganzkörperbestrahlung. Naturwissenschaften 50, 704 (1963).
— Feeser, C., Ruhenstroth-Bauer, G.: Humorale Stimulierung der Ausschwemmung von Granulozyten aus dem Knochenmark durch die Milz. Klin. Wschr. 42, 231 (1964a).

Gostomzyk, J. G., Feeser, C., Ruhenstroth-Bauer, G.: Zur Chemie und Biologie des Milzfaktors Granulomovin. Z. Naturforsch. 19, 769 (1964b).

Gross, U., Masshoff, W., Korz, R.: The spleen from the general pathological viewpoint. Internist (Berl.) 9, 1 (1968).

Haam v., E., Awny, A. Y.: Pathology of hypersplenism. Amer. J. clin. Path. 18, 313 (1948).

Heckner, F.: Zur Frage des intravasalen Leukocytenabbaus. Acta haemat. (Basel) 3, 259 (1950).

Heilmeyer-v. Mutius, J.: Über Abbauformen der Leukozyten. In: Handbuch der gesamten Hämatologie, Bd. I. München-Berlin-Wien: Urban & Schwarzenberg 1957.

Hittmair, A.: Spezielle Zytologie der Milz. In: Handbuch der gesamten Hämatologie, Bd. I. München-Berlin-Wien: Urban & Schwarzenberg 1957.

Jacob, H. S., MacDonald, R. A., Jandl, J. H.: Regulation of spleen growth and sequestering function. J. clin. Invest. 42, 1476 (1963).

Kotilainen, M.: Platelet kinetics in normal subjects and in haematological disorders with special reference to thrombocytopenia and to the role of the spleen. Scand. J. Haemat., Suppl. 5 (1969).

Li, J. G.: The leukocytopenic effect of focal splenic x-irradiation in leukemic patients. Radiology 80, 471 (1963).

Mauer, A. M., Athens, J. W., Warner, H. R., Ashenbrucker, H., Cartwright, G. E., Wintrobe, M. M.: An analysis of leukocyte radioactivity curves obtained with radioactive di-isopropylfluorophosphate (DFP^{32}). In: The kinetics of cellular proliferation. New York and London: Grune & Stratton 1959.

McBride, J. A., Dacie, J. V., Shapley, R.: The effect of splenectomy on the leukocyte count. Brit. J. Haemat. 14, 225 (1968).

Moeschlin, S.: Immuno-Leukopenien und Immuno-Agranulozytosen. Ann. paediat. (Basel) 182, 255 (1954).

— Wagner, K.: Agranulocytosis due to the occurrence of leukocyte-agglutinins. Acta haemat. (Basel) 8, 29 (1952).

Monte, R. W., Barron, J. A., Vaitkevicius, V.: Observations of the gastrointestinal administration of bovine splenic homogenate on hematopoiesis in man. Blood 22, 822 (1963).

Mortensen, J., Vikliladh, I.: Idiopathic immunoneutropenia. Blood 9, 632 (1954).

Osgood, E. E.: Control of peripheral concentration of leukocytes. In: Brookhaven Symposia in Biology, No 10, Homeostatic Mechanisms.

Palmer, J. G., Eichwald, E. J., Cartwright, C. E., Wintrobe, M. M.: Experimental production of splenomegaly, anemia and leukopenia in albino rat. Blood 8, 72 (1953).

— Kemp, J., Cartwright, G. E., Wintrobe, M. M.: Studies on the effect of splenectomy on the total leucocyte count in the albino rat. Blood 6, 3 (1951).

Patt, H. M.: A consideration of myelo-erythroid balance in man. Blood 12, 777 (1957).

— Maloney, M. A.: Model of granulocyte kinetics. Ann. N.Y. Acad. Sci. 113, 515 (1964).

Payne, R., Rolfs, M. R., Tripp, M., Weigle, J.: Neonatal neutropenia and leukoagglutinins. Pediatrics 33, 194 (1964).

Pérez-Tamayo, R., Mora, J., Montfort, J.: Humoral factors in experimental hypersplenism. Blood 16 (2), 1145 (1960).

Perry, S., Craddock, C. G., Lawrence, J. S.: Rates of appearance of white blood cells in normal and in various disease states. J. Lab. clin. Med. 51, 501 (1958).

Ponassi, A., Boccaccio, P., Morra, L., Brema, F., Sacchetti, C.: Problems of leukocyte dynamics in the dog. Haematologica 53, 269 (1968).

Raab, S. O., Athens, J. W., Haab, O. P., Boggs, D. K., Ashenbrucker, H., Cartwright, G. E., Wintrobe, M. M.: Granulokinetics in normal dogs. Amer. J. Physiol. 206, 83 (1964).

Reed, I. L., Barry, P., Wong, H., Greenberg, M. S.: Granulocyte turnover in patients with cirrhosis. Clin. Res. 14, 325 (1965).

Rössle, R.: Referat über Entzündung. Verh. dtsch. Path. Ges., 18. Tagg, 18 (1923).

Rytömaa, T.: Organ distribution and histochemical properties of eosinophil granulocytes in rat. Acta path. microbiol. scand., Suppl. 140 (1960).

— Identification and counting of granulocytes by peroxidase reaction. Blood 19, 439 (1962).

H. Teir und S. Wikström

Rytömaa, T., Kiviniemi, K.: Control of granulocyte production I. Chalone and anti-chalone, two specific humoral regulators. Cell Tiss. Kinet. **1**, 329 (1968a).
— — Control of granulocyte production II. Mode of action of chalone and antichalone. Cell Tiss. Kinet. **1**, 341 (1968b).
Sacchetti, C., Boccaccio, P.: Riconoscimento del sequestro di granulociti nella milza. Minerva nucl. **9**, 207 (1965).
— — Ponassi, A., Morra, L.: Quantitation and distribution of neutrophilic granulocytes after splenectomy. Abstr. Xth Int. Congr. Haemat., Stockholm 1964.
Schwartz, R. S., Mass, W. K.: Leukagglutinins in agranulocytosis. Arch. intern. Med. **95**, 863 (1955).
Storti, E., Bellesia, L., Lusvarghi, E.: The osmotic resistance of leukocytes in peripheral blood and splenic circulation of the rabbit. Blood **12**, 829 (1957).
— — — Mucci, P.: Leukocytic resistances in patients following splenectomy and the relation between the spleen and the viability of white blood cells. Ann. N.Y. Acad. Sci. **77**, 797 (1959).
Stutte, H. J., Ezumi, K.: Die Rolle der Milz bei hämolytischen Erkrankungen. Blut **19** (2), 99 (1969).
Tarnuzi, A., Smiley, R. K.: Hematologic effects of splenic implants. Blood **29**, 373 (1967).
Teir, H.: Some aspects of the physiological functions of neutrophils. Acta path. microbiol. scand. **64**, 399 (1965).
— Neubildung und Abbau der Granulocyten. Verh. Dtsch. Ges. Path. 50. Tagg (1966).
— Unpubliziert.
— Rytömaa, T.: A feedback regulation system of granulocytopoiesis. Sangre **9**, 418 (1964).
— — Elimination of granulocytes in the intestinal tract and its pathological consequences. Meth. Achievm. exp. Path. **1**, 636 (1966).
Tullis, J. L.: Leukocyte and Thrombocyte antibodies. Current concepts of their origin, identity and significance. J. Amer. med. Ass. **180**, 958 (1962).
— Surgenor, D. M., Baudanza, P. H., Wallach, D. F. H.: Comparative studies on leucocyte and platelet agglutinins. Proc. VIIth Int. Congr. Int. Soc. Haemat. New York and London: Grune & Stratton 1958.
Vejlens, G.: The distribution of leukocytes in the vascular system. Acta path. microbiol. scand., Suppl. **33**, 1 (1938).
Walford, R.L.: Leucocyte Antigens and Antibodies. New York: Grune & Stratton 1960.
Weiss, L.: The structure of the intermediate vascular pathways in the spleen of rabbits. Amer. J. Anat. **113**, 51 (1963).
Wright, C. S., Doan, C. A., Bouroncle, B. A., Zollinger, R. M.: Direct splenic arterial and venous blood studies in hypersplenic syndromes before and after epinephrine. Blood **6**, 195 (1951).

Diskussion

A. Hittmair: F. Leibetseder erhielt im Tierversuch post splenectomiam keine signifikante Leukocytose, wenn er die Tiere antibiotisch behandelte.

Gerecke, D.: Welche experimentellen Befunde sprechen für die von Ihnen genannte Aufenthaltsdauer von Granulocyten im Gewebe von ca. 7 Tagen? — Fliedner hat 1964 gezeigt, daß der Prozentsatz markierter Granulocyten im Blut und im Rachenspülwasser beim Menschen nach einmaliger Gabe von ^{3}H-Thymidin zu gleichen Zeiten gleich groß war. Dieser Befund ist nur dann verständlich, wenn die Aufenthaltsdauer der Granulocyten in und auf den oralen Schleimhäuten klein ist im Vergleich zur Aufenthaltsdauer im Blut.

H. Teir: Die Zeit, die die Granulocyten in den Geweben bleiben, ist verschieden in verschiedenen Organen und unter verschiedenen Verhältnissen. Man kann nicht die exakte Zeit definieren. Die Funktion der Granulocyten in den Geweben ist von entscheidender Bedeutung. Die Granulocyten können auch in einigen Sekunden degranuliert werden, wie Hirsch an Hühner-Granulocyten gezeigt hat. Die Kerne werden auch abgerundet, und die Granulocyten sind „Rundzellen" geworden, die noch peroxydase-positive Reaktion aufweisen.

K. Lennert: Wie viele (neutrophile) Granulocyten werden in der *menschlichen* Milz abgebaut? Besteht hier ein Unterschied zu Tieren? Beim Kaninchen scheint — wenigstens unter bestimmten Umständen — eine hohe Zahl von Granulocyten abgebaut zu werden, so daß sogar Kristalle — ähnlich den Charcot-Leydenschen Kristallen — aus den Granula der spezialgranulierten (neutrophilen) Leukocyten entstehen (Lennert und Stirnweis, Virchows Archiv 318, 631 (1950).

H. Teir: Abbauformen der Granulocyten sieht man nicht soviel beim Menschen. Ihre Identifikation ist ganz schwierig. Unter normalen Verhältnissen sind es höchstens 1%.

IV. Hypersplenismus
Hypersplenism

Hyper- und Dyssplenismus
Hyper- and Dyssplenism

A. Hittmair

I.

Die Diagnose Hypo- und Hypersplenismus stammt aus der Zeit, da man in der Milz eine Art innersekretorisches Organ mit irgendeiner spezifischen Funktion sah. Auch heute noch zwingt man alles, was nach einer Funktionsstörung der Milz aussieht, in eines der beiden Prokrustesbetten des endokrinen Antagonismus.

Dameshek bestimmte daher den Hypersplenismus eindeutig als die Steigerung der normalen Milzfunktion auf ein Mehr- bzw. Vielfaches der Norm. Hypersplenismus ist demnach eine rein quantitative Funktionsstörung; allenfalls mit der zugehörigen Aktivitätshypertrophie im betroffenen Milzgewebe.

Das funktionierende Milzgewebe setzt sich aus sehr differenten Anteilen mit sehr differenten Aufgaben zusammen:
1. das lymphatische und das lymphoretikuläre Gewebe,
2. das mesenchymal-reticulo-histiocytäre System,
3. das spezifische Gefäßsystem der Milz.

Damit ist bereits klar, daß es einen Hypersplenismus im alten Sinne nicht geben kann. Man hat diese Diagnose auch bereits gespalten und unterscheidet, als idiopathische Krankheit, den hämolytischen und den myelodepressiven Hypersplenismus, bedarf aber zur Bestätigung der Diagnose des Erfolges der Milzexstirpation. Dabei tritt ein Erfolg keineswegs nur bei Milzüberfunktionen ein.

Es gibt der normalen Tätigkeiten der Milz sehr viele, so daß man bei diesem Organ von Funktionskreisen sprechen kann.

Sie machen die Besonderheit des Organs aus. Mit ihnen müssen wir uns zunächst vertraut machen, damit wir die Funktionsstörungen der Milz und ihre Pathogenese verstehen und unsere Erkenntnisse mit praktischem Gewinn anwenden können.

II.

Die hier in Betracht kommenden Besonderheiten der Milz sind folgende:

1. Die Milz des Menschen ist ein Organ mit Funktionswechsel. Sie hat zu Embryonalzeiten andere Aufgaben als post partum.

2. Die Milz des erwachsenen Menschen gehört nicht nur dem lymphatischen und lymphoretikulären System an, sondern auch dem mesenchymal-reticulohistiocytären. Milzspezifisch jedoch ist lediglich das Gefäßsystem.

3. Als Organ mit der größten Anhäufung von pluripotenten Mesenchymzellen ist die Milz des Erwachsenen unter Umständen imstande, embryonale Funktionen wieder aufzunehmen.

4. Die Milz ist kein endokrines Organ mit spezifischer Entweder-oder-Funktion. Sie produziert aber den Hormonen ähnliche humorale Wirkstoffe. Diese funktionieren als Regulatoren nach Art der Katalysatoren und sind daher bisher fast nur unter pathologischen Umständen beweisbar.

5. Die Milzfunktionen werden neurovegetativ gesteuert; wir müssen daher nicht nur mit Unter- und Überfunktionen rechnen, sondern auch mit dem Vorkommen von Fehlreaktionen.

6. Im Bereiche neurovegetativer Innervation gibt es keinen präzisen Antagonismus. Die Regel sind Synergismen mit fließenden Übergängen, Oscillationen und positiven oder negativen Ausschlägen.

Das gilt auch für das Zusammenspiel der verschiedenen Funktionskreise der Milz.

III.

Die Besonderheit des perinatalen Funktionswechsels der Milz und ihre Fähigkeit, embryonale Tätigkeit postnatal wieder aufzunehmen (besonders leicht bei Kindern, wie z.B. die Jaksch-Hayem-Anämie beweist), erfordert den Versuch, die Aufgaben der embryonalen Milz herauszufinden.

Wir kennen

1. die jedem embryonalen Organ eigene mächtige Wachstumstendenz;
2. die lienale Myelopoese und im pränatalen Stadium;
3. die Lymphknoten- und Lymphopoeseentwicklung.

Die interessanteste Funktion ist die Milzmyelopoese. Sie ist quantitativ gegenüber der Lebermyelopoese belanglos. Ihre eigentliche Aufgabe scheint in einer wohl durch humorale Wirkstoffe erfolgenden Beeinflussung, Regulierung der Blutbildung zu bestehen. Mit dem Erscheinen von Leber und Milz im Embryo wird die primäre, megaloblastische Erythropoese abgelöst durch die 2. Generation von Erythrocyten, die der hepatolienalen Blutbildungsperiode. Das Blutbild vom embryonalen Typ mit Anisocytose, basophiler Polychromasie und Tüpfelung, Erythroblasten und Jollykörpern sowie Granulocytenvorstufen ist charakteristisch.

Es ist offensichtlich die Milz, welche — vielleicht parallel mit der Entwicklung als lymphatisches Organ — durch humorale Wirkstoffe den Abbau der hepatolienalen Blutbildung und den Aufbau der medullären Hämopoese mit der 3., der bleibenden, normocytären Erythrocytengeneration veranlaßt und reguliert.

Offenbar unter Leitung der Milz beginnt das Knochenmark seine Tätigkeit mit einer erst stürmischen, dann scharf abgebremsten Riesenzellenbildung; es folgt die offenbar gebremste, nur langsam zunehmende Erythropoese und schließlich die Granulopoese.

Wir können deutlich die Aufgabe der Milz als Regulationsorgan, als ordnendes Prinzip der Hämopoese erkennen. Dies ist offenbar an das blutbildungsbereite Mesenchym gebunden, das bekanntlich ubiquitär vorhanden, in der Milz schon von Embryonalzeiten her in besonderem Maße angehäuft ist.

IV.

Beim Erwachsenen funktioniert die Milz

1. als Lymphknoten und somit auch lymphopoetisch; ihr lymphoretikuläres System beherrscht

2. den Funktionskreis Schutz und Abwehr;

3. der Funktionskreis Zirkulation ist durch den spezifischen Aufbau des Gefäßsystems der Milz gegeben; der

4. Funktionskreis der Milz betrifft ihre mannigfache regulative Tätigkeit bzw.
die Kontrolltätigkeit, einschließlich Stoffwechsel.

Über die Milz als Lymphknoten (1) haben wir hier im Hinblick auf Hyper- und
Dyssplenismus nichts Wesentliches zu sagen.

Der Funktionskreis Schutz und Abwehr (2) dient vor allem dem Schutz des
Organismus vor den Wirkungen fremder, aber auch eigener Eiweißkörper bzw.
Fremdstoffe. Dazu werden vor allem Antikörper und ähnlich wirkende Abwehr-
stoffe produziert. Dabei kann es auch zu Fehlleistungen kommen. Allergie und Autoaggression können wir als solche auffassen.

Die antineoplastische Aktivität der Milz und ihre Schutzwirkung gegen tödliche
Strahlendosen interessieren für unser Thema nicht.

Im Funktionskreis Zirkulation (3) sind eine ganze Reihe von Tätigkeiten ver-
eint; vor allem 1. die Funktion der Milz als Blutspeicher; 2. Die Ausmelk- und die
Siebungs- bzw. Sortiertätigkeit; 3. die Aktivitäten der normalen Blutmauserung,
also die Hämokatherese und 4. die Rolle der Milz im Pfortaderkreislauf.

Zum Funktionskreis Regulation (4) gehören 1. der Einfluß der Milz auf die
Myelopoese; 2. die Umschaltfunktion im Arbeitskreis Hypophyse-Nebennierenrinde-
Vegetativum und 3. die Rolle der Milz im Eisenstoffwechsel.

Dies sind die Funktionen der Milz, welche für die klinischen Störungen bzw.
Krankheitsbilder des Hyper- und Dyssplenismus hauptsächlich in Betracht kommen.

V.

Hyper- und Hyposplenismus sollen ein funktionelles Krankheitsbild bezeichnen.
Der letztere tut das nicht, hat daher keine besondere klinische Bedeutung.

Unter Hypersplenismus als Krankheit versteht man im allgemeinen durch
Splenektomie heilbare hämolytische Anämien und auf gleiche Weise behebbare Cyto-
und Pancytopenien.

Diese früher übliche Begriffsbestimmung ist mit den fortschreitenden Erkennt-
nissen vor allem der Immunhämatologie unhaltbar geworden.

Dies trifft insbesondere für die hämolytischen Anämien zu, die ätiologisch und
pathogenetisch weitgehend aufgeklärt sind. Wir wissen überdies, daß die hämo-
katheretische Funktion der Milz in der Aussiebung und dem Abbau alter, form-
veränderter oder geschädigter Erythrocyten besteht; daß die Hämokatherese der
Milz begrenzt ist und daß daher bei gesteigertem biophysikalischem und biochemi-
schem Untergang vorgeschädigter und in der Milz angestauter roter Blutkörperchen
sich die klinischen Zeichen einer (pathologischen) Hämolyse einzustellen vermögen.
Bei den immunhämolytischen Anämien kann die Milz als lymphoretikuläres Organ
primär an der Änderung der Antigenstruktur der Erythrocyten beteiligt sein oder an
der primären Störung des Antikörper bildenden Gewebes. Diese mehr dem Dyssplenismus zuzuordnenden Anämien gehen aber keineswegs immer mit einer vorwiegend lienalen Hämolyse einher.

So ist die Feststellung eines Hypersplenismus bei hämolytischer Anämie lediglich
eine Funktionsdiagnose, welche uns darauf aufmerksam machen soll, daß die Milz

das Krankheitsgeschehen beherrscht, daß sie krankheitsdominant geworden ist und
daß daher die Splenektomie angezeigt erscheint.

VI.

Von den humoralen Wirkstoffen der Milz spielen die von Komyia nachgewiesenen
Granulocytopoetine klinisch keine bedeutsame Rolle. Wohl aber die entsprechenden
nur experimentell und bei pathologischen Zuständen nachweisbaren Hemmstoffe.
Ihre Überproduktion verursacht den sog. myelodepressiven Hypersplenismus.

Es gibt verschiedene granulocyto- und thrombocytopenisch markhemmende,
humorale Faktoren und dementsprechend Leuko- und Thrombocytopenien sowie
Pancytopenien.

Die Bildung hemmender Wirkstoffe des Funktionskreises Regulation der Milz
kann — ebenso wie die Zerstörung regulativer Stimulatoren — mit gesteigerter
Antikörperbildung kombiniert sein.

Die normalen, aus den letzten Embryonalmonaten in das postnatale Leben der
Milz mitgenommenen Faktoren zur Steuerung der Myelopoese wirken über die Zellreifung, nicht über die Zellbildung. Wir sehen das sehr deutlich am Morbus Werlhof
und der Thrombocytose nach Splenektomie. Das Charakteristikum des myelodepressiven Hypersplenismus ist demnach das mit reifungsgehemmten Zellen er-
oder überfüllte Mark. Er wird als splenogene, funktionelle Krankheit durch die
Splenektomie geheilt.

Bei solchen idiopathischen Cyto- und Pancytopenien ist die Diagnose Hypersplenismus als eindeutig charakterisierend berechtigt. Sie erfordert zugleich die Erwägung der Splenektomie.

Will man sich also des Ausdruckes Hypersplenismus bedienen, so muß man sich
klar darüber sein, welche normale Milzfunktion (es können auch mehrere sein) in für
die Krankheit richtunggebendem Maße gesteigert ist; dies gilt auch für die hämolytischen Anämien, bei denen aber zumeist die Hauptlast der Hämolyse mehr auf
der Leber als auf der Milz liegt. Die Diagnose hypersplene hämolytische Anämie ist
oft sehr schwer und nur nach sorgfältigen Untersuchungen zu stellen. Für die Diagnose myelodepressiver Hypersplenismus ist der Markbefund entscheidend.

VII.

In der Milz, als neurovegetativ gesteuertem Organ kommen Fehlfunktionen in allen
ihren Funktionskreisen vor.

1. Im Funktionskreis des lymphoretikulären Systems der Milz, der Abwehr, sind
es fehlerhafte Abwehrkörperbildungen, welche gleitend überleiten bis zu den Autoaggressionskrankheiten.

2. Im Funktionskreis Zirkulation ist es im Zusammenhang damit die pathologische Form des Blutabbaues, die Hämolyse und

3. im Formenkreis Regulation die frühembryonale Art der humoralen Einwirkung auf das sich bildende Knochenmark. Sie ist charakterisiert durch die Stimulation zur Riesenzellbildung einerseits und durch eine Zellbildungshemmung andererseits. Cyto- bzw. Pancytopenien mit hypo- oder aplastischem Mark sind nicht Hyper-
sondern Dyssplenismus, denn sie beruhen auf der Wiederaufnahme einer embryonalen
Funktion der Milz.

Auch andere, schlummernde, embryonale Funktionen kann die Milz unter pathologischen Umständen wieder aufnehmen: das fortschreitende Wachstum bis zur Riesenmilz, vor allem aber die Wiederaufnahme der hepatolienalen Blutbildung und der lienalen Myelopoese.

Letztere wird oft als vikariierende Blutbildung angesehen, ist es aber nicht. Die lienale, autochthone, metaplastische Myelopoese und das zugehörige Blutbild vom embryonalen, hepatolienalen Typ ist eine Fehlleistung der Milz, ist Dyssplenismus.

Ebenso darf man als sicheres Zeichen einer lienalen Dysregulation das Erscheinen der Eigenheiten der hepatolienalen Erythropoese beim Erwachsenen ansehen. Nicht nur die Anämie vom embryonalen Typ, sondern auch schon das Auftreten einzelner ihrer Merkmale, z.B. allein das der Jollykörper, gestattet die Diagnose Dyssplenismus und fordert — außer bei Kindern — gebieterisch die rechtzeitige Splenektomie, weil Dyssplenismus sich über die krankheitsdominante Milz zu meist tödlichen Krankheiten zu entwickeln pflegt.

Literatur

Hittmair, A.: Die Physiologie und Pathologie der Milz. Forschungsergebnisse der letzten 20 Jahre. München-Berlin-Wien: Urban u. Schwarzenberg 1969.

Diskussion

Cs. Hadnagy: Es werden Angaben aus der Literatur zitiert, nach denen die Milz ein hämolytisch aktives Organ ist. Wir selbst sahen Fälle von kongenitaler Mikrosphärocytose, bei denen sich eine stark gesteigerte Autohämolyse und ein positiver Ham-Test nach der Splenektomie normalisierten. Auch ist eine Oligo-Menorrhoe bei dieser Erkrankung häufig; nach der Splenektomie normalisiert sich der Menstruationscyclus. Bei den nicht splenektomierten Fällen war aus unserem Krankengut die Lyso-Lecithin-Resistenz der Erythrocyten vermindert, bei den splenektomierten Kranken war sie normal. Bei einer splenomegalen Cirrhose ohne hämolytische Anämie fanden wir eine vollkommene Erythroblastopenie, bedingt durch eine Hypersplenie. Wir vermuten als Ursache derselben einen humoralen Milzfaktor.

F. Reimann: Bei der Prüfung der Milztätigkeit ist die Untersuchung der Zirkulationsverhältnisse im portalen Kreislauf ausnahmslos erforderlich. Hepatologie, Kreislauflehre und Hämatologie dürfen voneinander nicht getrennt werden. Eine einseitige Betrachtungsweise von Hämatologen allein wird die Lösung der Probleme nur wenig fördern.

Das zeigt sich besonders an der Wahl des Ausdruckes „pool", in dem so etwas wie Stapelplatz oder Reservelager enthalten ist und den Aster benützt, um etwas Neues zu sagen. Ob man diesen Ausdruck für etwas verwenden darf, was eher mit der Rolle eines Gefängnisses oder Friedhofs zu tun hat und keine aktive, sondern nur eine passive Bedeutung besitzt, ist zweifelhaft und irreführend und nur für diejenigen geeignet, die amerikanische Ausdrücke unbedingt imitieren wollen oder rein isotopenmäßig denken. Bei einer portalen Stauung wird wohl niemand von einem Flüssigkeitsdepot in der Milz sprechen; ebensowenig darf man dies daher für die in der gestauten Flüssigkeit enthaltenen, aufgeschwemmten, zirkulierenden und abgefangenen Partikel tun. Die Rheologie ist hier ebenso wichtig wie eine eventuelle besondere Funktion der Teilchen.

Zu einer weiteren Frage, der Frage nach der Existenz des Morbus Banti, möchte ich anführen, daß jeder Arzt, der im Süden oder längere Zeit im Mittelmeergebiet gearbeitet hat, das Krankheitsbild, das Banti gesehen hat, auch selbst zu Gesicht bekommt. Es handelt sich aber weniger um eine Krankheit als um ein Syndrom, dessen Grundlage sich aus hämatologischen, hepatologischen und kardiologischen, ja nutritionellen Faktoren zusammensetzt, die mit den heutigen analytisch-klinischen Methoden häufig, aber nicht immer voneinander zu trennen sind. Mit den Hilfsmitteln, die Banti seinerzeit zur Verfügung standen, war dies gar nicht möglich. Der Morbus Banti ist daher ein historischer Begriff, der zu einer vorläufigen Diagnose herangezogen werden darf, bei dem man aber nicht stehenbleiben darf; denn sonst würde man mehr Schaden als Nutzen stiften, weil dadurch im einzelnen Fall Untersuchung und Behandlung schwer behindert werden.

A. HITTMAIR: Hypersplenismus bzw. Hypersplenismussyndrom ist ein unter falschen Voraussetzungen geprägter, unklarer und oft irreführender Ausdruck. Er bezeichnet im üblichen Sprachgebrauch nicht nur eine, sondern einen ganzen Sammeltopf von Funktionsstörungen der Milz und überdies nicht nur Hyper-, sondern oftmals auch Dysfunktionen, die sich in den verschiedenen Funktionskreisen der Milz innig verflechten können. Dies insbesondere im Funktionskreis Schutz und Abwehr der Milz, also in immunologischen Belangen, die derzeit gerne einseitig in den Vordergrund gestellt werden, z.B. beim M. Werlhof, dessen wesentliche pathologisch-anatomische und hämatologische Markbefunde überspielt werden. Bei zu einseitiger Betrachtung von Milzfunktionsstörungen wird gerne übersehen, daß Krankheitsgeschehen in der Milz dynamisch ablaufen können und daß die Krankheitsdominanz von ihr auf andere Organe und Organsysteme — sei es die Leber oder seien es hämopoetische Systeme — übergehen kann.
Man sollte deshalb den Ausdruck Hypersplenismus und Hypersplenismussyndrom vermeiden und statt dessen lediglich von Funktionsstörungen der Milz *(Dyspleniesyndrom)* sprechen und jedesmal hinzufügen, in welchem bzw. welchen Funktionskreisen der Milz sich das Krankheitsgeschehen abzuspielen scheint.

Die Milz bei Lebererkrankungen

The Spleen in Liver Diseases

F. Gramlich, J. Fischer, K. Dullien und P. Laschtowitz *

Summary

In patients with diseases of the liver portal hypertension and cellular proliferation produce reactive changes in the spleen. The size of the spleen and its function as a filter were determined quantitatively with isotope-labeled, heat-induced spherocytes. In 96% of the investigated liver diseases (acute and chronic hepatitis, cirrhosis and steatosis of the liver) either the size or the filter function of the organ are altered, frequently both of them.

2. The so-called hypersplenic syndrome cannot be correlated with the size of the spleen in chronic hepatitis and liver cirrhosis. The filter function for heat-damaged erythrocytes is at least relatively diminished in so-called hypersplenic spleens. Considering the pathogenesis of the acquired hemocytopenias it appears that the environmentally and metabolically induced damage of the blood cells have greater significance than a pathologically enhanced sequestration function of the spleen.

3. The special position of the spleen in the immunopathogenesis of chronic aggressive hepatitis has a theoretical basis. In fact, chronic aggressive hepatitis can be improved by splenectomy with only little operative risks. Early operation should be aimed for. The question whether or not splenectomy under these circumstances results in a surgically accomplished immunosuppression has to remain open.

Die einfachste klinische Beziehung zwischen Milz und Leber stellt die Vergrößerung des Organs bei der infektiösen Hepatitis und den posthepatitischen Folgezuständen dar. Dabei entwickelt sich die Vergrößerung der Milz als Folge der Lebererkrankung, wobei zwei pathogenetische Mechanismen die Größenzunahme bedingen:

1. Durch die Vorschaltung im Pfortadersystem bewirken hepatische Krankheitsprozesse über Pfortaderdrucksteigerungen Größenzunahmen der Milz (Wannagat).

2. Bei exsudativen, entzündlichen oder tumorösen Krankheitsprozessen reagiert die Milz ganz allgemein mit erheblichen Zellproliferationen ihrer weißen und roten Pulpa, um Aufgaben der Blutreinigung und Infektabwehr zu erledigen (Duesberg u. Gramlich). Der Milztumor bei entzündlichen Lebererkrankungen kann also auch spodogen entstehen, wobei allerdings häufig portale und entzündliche Faktoren gleichzeitig wirksam sind.

Als zweite pathogenetische Beziehung zwischen Leber und Milz ist dem Kliniker die in etwa 15% der Fälle von chronischer Hepatitis und Lebercirrhosen auffällige Cytopenie des Blutbildes bekannt. Dabei können alle drei Blutzellqualitäten oder nur einzelne betroffen sein. Das Ausmaß der Blutzelldepression korreliert weder mit der Milzgröße noch mit der Höhe des Pfortaderdruckes (Begemann).

---

* I. Medizinische Klinik und Poliklinik der Johannes-Gutenberg-Universität Mainz (Direktor: Prof. Dr. H. P. Wolff).

Das Phänomen wird als Hypersplenie bezeichnet. Die Splenektomie bzw. die Milzentfernung im Rahmen einer Shunt-Operation beseitigt die Hämocytopenien zuverlässig. Als Ursache hat sich in mehr als 50% der Fälle eine Verkürzung der Überlebenszeit der Blutzellen erweisen lassen (TARTAROGLU et al.). Nach der Splenektomie zirkulieren die Zellen wieder länger in der Blutbahn, allerdings normalisiert sich ihre Lebensdauer nicht vollständig. Weitere Untersuchungen haben ergeben, daß offenbar nur vorgeschädigte Blutzellen von der Milz, teils aber auch von der Leber sequestriert oder in der Blutbahn aufgelöst werden (BERLIN et al.). Dabei ist der Hypersplenismus nicht auf die genannten Lebererkrankungen beschränkt, sondern stellt ein allgemeines Wirkungsprinzip dar, das bei Tumorerkrankungen, akuten und chronischen Entzündungsvorgängen sowie Erkrankungen des rheumatischen Formenkreises in gleicher Weise in Erscheinung treten kann. Durch die pathogenetischen Vorstellungen bei den durch Autoantikörper hervorgerufenen Hämaggressionskrankheiten angeregt, wurde der Versuch unternommen, die Vorschädigung der Blutzellen, die zu ihrer Vernichtung Anlaß gibt, als eine milieubedingte Oberflächen- und Stoffwechselschädigung der Zellen zu erklären (GRAMLICH). Als Folge des beschleunigten Zellunterganges liegt zumeist eine hyperregeneratorische Marktätigkeit vor. In jenen selteneren Fällen, in denen der Hypersplenismus mit verminderter Hämopoese und Reifungsstörung einhergeht, läßt sich deren Ursache auf allgemeine Stoffwechselstörungen oder toxische Einflüsse im Rahmen der immer schweren Grundkrankheiten zurückführen. Dabei produziert das Mark minderwertige Zellen, die dem natürlichen Zirkulationstrauma nicht gewachsen sind und eliminiert werden. So gesehen, ist der Hypersplenismus nicht eine Frage der vielzitierten splenogenen Markhemmung (HITTMAIR), sondern der stoffwechsel- und milieubedingten Vorschädigung der Blutzellen und erst in zweiter Linie als Ergebnis der normalen, allenfalls gesteigerten Blutreinigungsleistung der Milz zu verstehen. Die Funktionen der Milz sind dabei gegenüber der Norm nicht qualitativ, sondern nur quantitativ verändert. Qualitative Funktionsänderungen liegen nur dort vor, wo die Milz als Produzent von Autohämaggressionen zur Vorschädigung der Blutzellen selbst beiträgt.

Neben den hier skizzierten Milzveränderungen als Folge und Begleiterscheinung bei Lebererkrankungen haben andere Vorstellungen pathogenetischer Beziehungen zwischen Milz und Leber bisher nur wenig überzeugen können; dies gilt in gleichem Maße für die von EPPINGER vertretene Anschauung von den hepatolienalen Erkrankungen, als auch für die Vorstellung BANTIS von der splenogenen Lebererkrankung. Nach EPPINGER sollte das schädigende Agens Milz und Leber mit gleicher Wertigkeit krankhaft verändern, während BANTI der Milzerkrankung sogar die primäre Ursache für die Lebererkrankung zusprach (cf. WEINREICH).

Die Diskussion um die Frage nach der Bedeutung der Milz für die Entstehung von Leberkrankheiten ist in den letzten Jahren mit der Beschreibung der chronischen aggressiven Hepatitis als Autoaggressionskrankheit wieder neu belebt worden. Etwa 2—3% der akuten Hepatitiden heilen nicht aus und gehen in chronische Hepatitisformen und davon wieder ein hoher Prozentsatz schließlich in Lebercirrhosen über. Befunde von VORLAENDER, MIESCHER, MEYER ZUM BÜSCHENFELDE, KÖSSLING u.a. deuten darauf hin, daß beim protrahierten Krankheitsverlauf dieser Hepatitisformen sowohl humorale Antikörper wie auch Immunocyten entstehen, die gegen normale Antigene des Leberzellplasmas gerichtet sind. Die Immunocyten sind in erster Linie in den Rundzellinfiltraten der erkrankten Lebern, aber auch in der Milz nachgewiesen worden. Licht und Jutzler haben zudem ein Leberantigen bei einzelnen Patienten mit chronischer Hepatitis auch im Blutplasma feststellen können. Wenn auch der cytopathologische Effekt der Autoimmunreaktion in der Leber des Menschen noch nicht gesichert ist, so sprechen die hier nur kurz skizzierten Befunde doch in hohem Maße dafür, daß die Prozeßautonomie des chronischen aggressiven Krankheitsgeschehens in der Leber durch Autoimmunvorgänge unterhalten wird.

Da die Produktion von Autoantikörpern und autoaggressiven Zellen grundsätzlich im gesamten reticulohistiocytären System möglich ist und auch in den entzündlichen Infiltraten der chronisch erkrankten Lebern stattfindet, spricht zunächst nichts dafür, daß der Milz in der Immunopathogenese der chronischen aggressiven Hepatitis eine besondere Vorzugsstellung zukommt. Aus eigenen Überlegungen allerdings ergeben sich doch Ansätze, gerade bei Lebererkrankungen der Milz im Vergleich zum übrigen reticulohistiocytären System eine besondere pathogenetische Bedeutung beizumessen:

Die immunologische Potenz der Milz gründet sich auf ihren Gehalt an lymphohistiocytärem Gewebe. Etwa ein Drittel des Gesamtkörperbestandes des Immunsystems befindet sich in der Milz. Die Aktivierung zur Antikörper- und Immunocytenproduktion erfolgt in der Milz durch Antigene des Blutes. Bei entzündlichen Leberkrankheiten wird die Mesenchymaktivierung und Bildung von Immunkörpern aber nicht nur über den Blutweg, sondern auch durch portale Druckänderungen stimuliert, wobei die Immunproduktion auf die Krankheitsvorgänge in der Leber Einfluß gewinnt; dies bei entzündlichen Lebererkrankungen um so mehr, als sowohl Immunocyten wie auch Antikörper die Milz verlassen und über die Pfortader in die Leber eingeschwemmt dort ihre Wirkung entfalten können.

Die Immunproduktion in der Milz bei entzündlichen Lebererkrankungen stellt etwa bei der akuten Hepatitis eine völlig normale Reaktion dar, die mithelfen soll, die Entzündungsvorgänge in der Leber zu überwinden. Erlangt allerdings, wie bei der chronisch aggressiven Hepatitis, die Immunreaktion durch Abartigkeit der Immunkörperbildung Autoaggressionscharakter, so wird durch sie der weitere Krankheitsverlauf bestimmt. Je nachdem, ob die pathologische Immunkörperproduktion bevorzugt in den Rundzellinfiltraten der Leber oder in der Milz oder zu etwa gleichen Teilen in beiden Organen stattfindet, wird die Pathogenese des Krankheitsgeschehens mehr oder weniger von der Milz diktiert.

Die Frage, wie Autoaggressionskrankheiten entstehen, stellt ein generelles und noch ungelöstes Problem der Pathologie dar. Trägt man die bisher vorliegenden Erkenntnisse zusammen, so kann für den speziellen Fall der autoaggressiven Immunogenese der chronischen Hepatitisformen folgende Arbeitshypothese entworfen werden: Die Seltenheit, mit der akute Hepatitiden in chronisch aggressive Entzündungsformen übergehen (Wildhirt), läßt vermuten, daß diese protrahierten Krankheitsverläufe bei Patienten entstehen, bei denen die Heilung der akuten Hepatitis auf Grund einer minderwertigen Infektabwehr ausbleibt. In dem nun folgenden subakuten bis chronischen Krankheitsverlauf liefern sich Infektion und Infektabwehr ein totes Rennen, das die Entstehung der Autoaggression begünstigt, sei es, daß sich unter dem fortdauernden Einfluß der Infektionsnoxe aus normalem Lebersubstrat Autoantigene bilden oder aber das minderwertige Immunsystem die durch Immuntoleranz erworbene Fähigkeit verliert, zwischen Eigen- und Fremd-antigenen zu unterscheiden. Nach der Burnetschen Theorie der Antikörperent-stehung kann eine punktförmige, also von einer Zelle des Immunsystems aus-gehende Produktion auch der Autoantikörper postuliert werden. Damit kann jede immunkompetente Zelle im weitgestreuten Verband des reticulohistiocytären Systems zum Ausgangspunkt der Autoaggression werden. Entsprechend kommt auch die Milz als primärer Bildungsort der pathologischen Immunkörper in Frage, wobei allerdings mit einer raschen Aussaat der autoaggressiven Zellklone in die Leber zu rechnen ist.

Die vorgetragenen Gedanken bedürfen zweifellos der weiteren klinischen und experimentellen Unterbauung. Zwei eigene Beiträge dürfen hier dargestellt werden, und zwar zunächst über Milzgröße und -funktion bei einigen Lebererkrankungen und schließlich die Ergebnisse der Splenektomie bei chronischen Leberentzündungen.

Eigene Untersuchungen

I. Bei 266 Fällen verschiedenster Leberkrankheiten, deren Diagnosen durch klinische und bioptische Untersuchungen gesichert waren, wurden mittels Milzszintigraphie die Größe und Filterfunktion der Milz für wärmealterierte, mit ^{51}chrommarkierte Erythrocyten ermittelt. Die Größe der Milz wurde über den Flächeninhalt des Szintigramms, die Filterfunktion auf Grund der Blutclearance der wärmeinduzierten Sphärocyten durch Kurvenanalysen bestimmt (FISCHER). Milzgewichte über 200 g wurden als pathologisch angesehen. Eine Funktionsstörung liegt vor, wenn weniger als 60% der angebotenen wärmeinduzierten Sphärocyten in der Milz angereichert werden. Die Untersuchungsserie brachte folgende Ergebnisse:

Bei allen Fällen mit hochflorider akuter Hepatitis ist die Milz etwa bis zum Doppelten ihrer Normalgröße angeschwollen. Diese Größenzunahme wird zumeist palpatorisch nicht erfaßt. Dabei liegt die Funktion der Milz, gemessen an der Ex-traktion der wärmegeschädigten roten Blutkörperchen, nur scheinbar im Norm-bereich. Sie ist insofern vermindert, als das vergrößerte Organ bei erhöhtem An-gebot mehr Testerythrocyten als die normal große Milz aufnehmen müßte. Die hierfür erforderlichen Kapazitätsprüfungen wurden routinemäßig nicht durch-geführt (Abb. 1).

Milzgröße und -funktion normalisieren sich mit Ausheilung der Hepatitis, wobei allerdings die vollständige restitutio ad integrum erst Wochen nach der klinischen Heilung erreicht wird. Wie Abb. 2 zeigt, die Meßdaten von ausklingenden akuten Hepatitiden enthält, normalisiert sich zuerst die Milzgröße und nur zögernd die Funktion.

Während Größe und Funktion bei normalem Heilverlauf der Hepatitis wieder zur Norm zurückkehren, persistieren bei chronischen Krankheitsverläufen, wenn nicht die Organvergrößerung, so doch die Funktionsstörungen. Nur bei 2 von 35 Fällen dieser Gruppe lagen Funktion und Größe im Normbereich. Auch hier und für die weiteren Abbildungen ist zu berücksichtigen, daß die mit Zunahme der Organgröße häufig normal registrierte Sequestrationsleistung durch die größere Aufnahmekapazität für die Testerythrocyten vorgetäuscht wird. Die als Ringe wiedergegebenen Meßdaten stammen von chronischen Hepatitiden, die mit Gluco-corticoiden behandelt wurden. Untersuchungen vor und während der Corticoid-

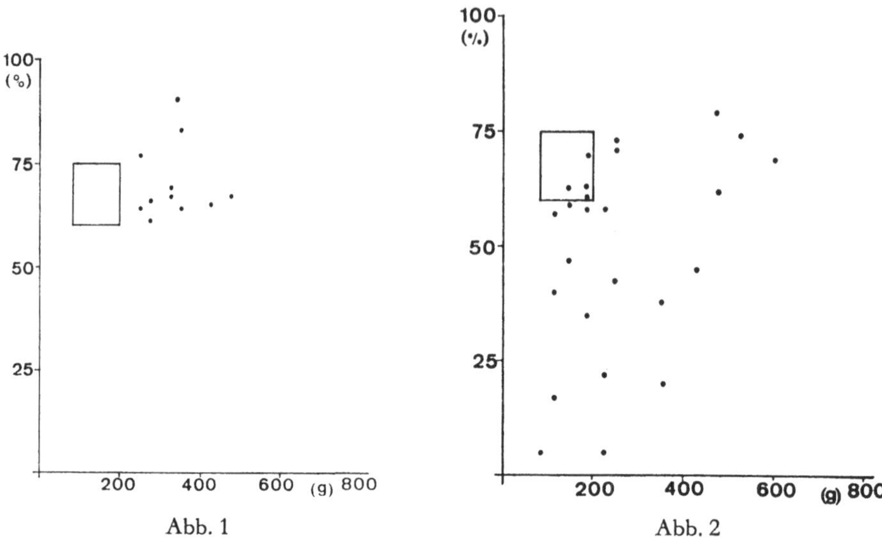

Abb. 1 Abb. 2

Abb. 1. Szintigraphie bei akuter infektiöser Hepatitis

Abb. 2. Szintigraphie bei leichten bzw. ausklingenden Formen akuter infektiöser Hepatitis

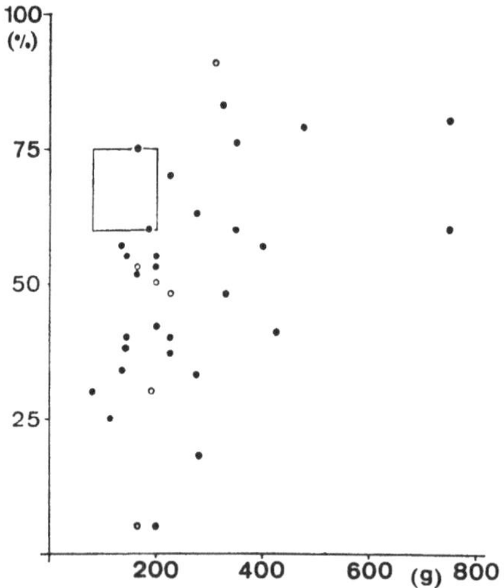

Abb. 3. Szintigraphie bei chronischer Hepatitis ohne Umbau (●), u.a. nach Corticoid-therapie (○)

therapie lassen allenfalls eine Größenverminderung erkennen. Die Funktionsstörung wird nicht beeinflußt (s. Abb. 3).

Mit cirrhotischer Umwandlung der chronischen aggressiven Hepatitis nimmt die Milzgröße zu, wobei keine direkte Abhängigkeit zwischen Milzgröße und Schweregrad der Lebercirrhose bzw. der Höhe des Pfortaderdruckes besteht. Von 94 voll ausgebildeten Lebercirrhosen wiesen immerhin 16 Fälle eine normal große Milz auf. Zweimal wurden sogar extrem kleine Milzen registriert. Berücksichtigt

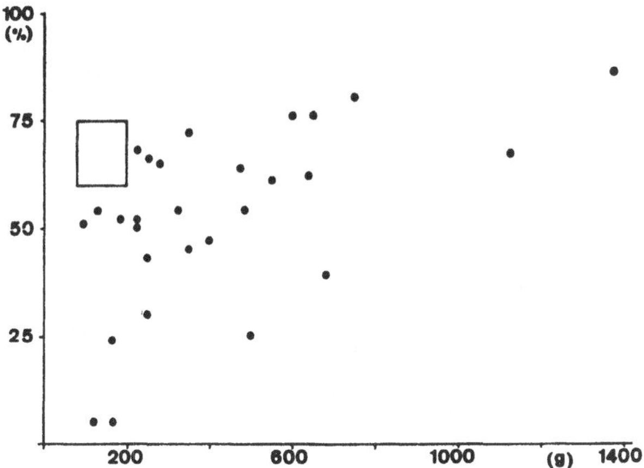

Abb. 4. Szintigraphie bei chronischer Hepatitis mit Umbau

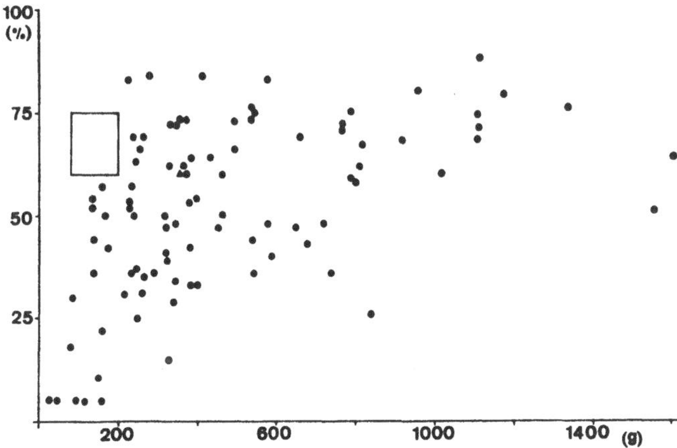

Abb. 5. Szintigraphie bei florider (●) und stationärer (▲) Lebercirrhose

man allerdings Größe und Funktion dieser Krankheitsgruppe, so weicht in jedem Falle wenigstens einer der beiden Parameter von der Norm ab (s. Abb. 4 und 5).

Wie empfindlich die Milz auf krankhafte Vorgänge in der Leber reagiert, wird bei Betrachtung der Milzgröße und -funktion bei Fettlebern deutlich. Von 73 Leberverfettungen mit und ohne entzündliche Begleitreaktion wiesen nur 3 Fälle normale Untersuchungsergebnisse auf. Dabei hält sich die Größenzunahme der Milz in Grenzen, die Extraktionsfunktion allerdings ist teils erheblich eingeschränkt, und zwar auch dann, wenn es sich um Fetteinlagerung ohne entzündliche Begleitreaktionen in der Leber handelt (s. Abb. 6).

Das Gesamtergebnis legt dar (Tabellen 1 und 2), daß bei Lebererkrankungen Funktion und Größe der Milz in nur 9 von 266, also in nur knapp 4% der Fälle normal waren. Stellt man zudem in Rechnung, daß die Funktion der großen Milzen nur scheinbar normal ist, so ergibt sich, daß die Extraktionsfunktion der Milz bei Leberkrankheiten fast immer verringert ist. Diese Milzen lassen also im Hinblick

F. Gramlich, J. Fischer, K. Dullien und P. Laschtowitz

Tabelle 1. *Größe der Milz bei Lebererkrankungen*

	n	<200 g	210–400	410–600	610–800	810–1000	>1000
Akute infekt. Hepatitis	36						
Chron. aggres. Hepatitis ohne Umbau	35						
Chron. aggres. Hepatitis mit Umbau	28						
Lebercirrhose	94						
Fettleber	73						
Insgesamt	266	96	107	29	18	5	11

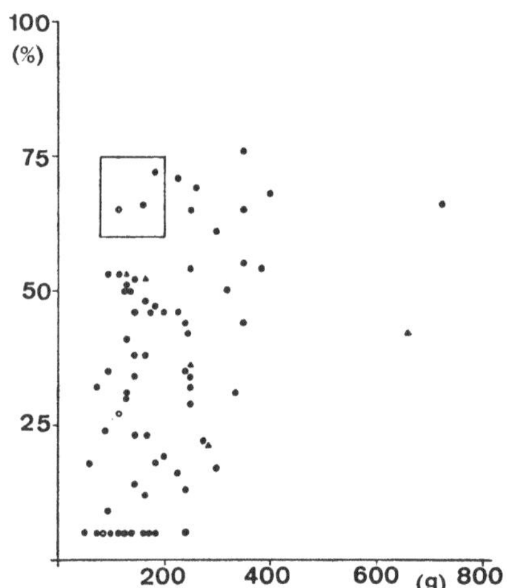

Abb. 6. Szintigraphie bei Fettleber. (○) Stadium I, (●) Stadium II, (▲) Stadium III

auf die Filtration von wärmeinduzierten Sphärocyten eine Hyposplenie oder gar „Asplenie" erkennen. Dies gilt auch für jene Fälle von Lebererkrankungen, bei denen auf Grund von Hämocytopenien ein Hypersplenismus zu diagnostizieren war. Danach erklären sich die Hämocytopenien beim sog. Hypersplenie-Syndrom nur schwer als Folge von gesteigerten sequestratorischen Milzfunktionen und verlagert sich der pathogenetische Schwerpunkt der Hypersplenie, wie schon erwähnt, von der Milz auf die Vorschädigung des Blutorgans. Weiter läßt sich aus den vorgelegten Funktions- und Größen-Analysen der Milz ersehen, daß die Aggressionsentstehung im Verlauf chronischer Hepatitisformen sehr komplexer Natur ist, denn Funktionsstörungen und Vergrößerungen des Organs persistieren nicht nur beim verzögerten Heilverlauf der Hepatitis, sondern ebenso auch bei der vergleichsweise harmlosen diabetischen Fettleber.

Tabelle 2. *Größe und Filtration der Milz bei Lebererkrankungen*

Milz		Infektiöse Hepatitis		Chron. aggres. Hepatitis		Leber-cirrhose	Fett-leber	Summe
Größe	Filtration	hoch-floride	leichte bzw. ausklin-gende	ohne Um-bau	mit Um-bau			
normal	normal	0	4	2	0	0	3	9
vergrö-ßert	normal	11	6	9	12	40	8	86
vergrö-ßert	vermin-dert	0	7	8	10	38	21	84
normal	vermin-dert	0	8	16	6	16	41	87
Insgesamt		11	25	35	28	94	73	266

II. Die Funktions- und Größenbestimmungen der Milz bei Lebererkrankungen erlauben keine Aussage zur Frage, ob die chronische aggressive Hepatitis splenogen entsteht, etwa im Sinne einer allein oder vorwiegend von der Milz ausgehenden Autoimmunerkrankung. Wir haben deshalb seit 1964 von KÜMMERLE und MAPPES bei 18 Patienten mit chronischen Hepatitisformen die Splenektomie ausführen lassen. 15 dieser Patienten konnten mehr als 1 Jahr nachbeobachtet werden. Es handelt sich um 10 Männer und 5 Frauen im Alter von 14—57 Jahren. Die Vorbeobachtungszeit betrug 2—60 Monate. Die Diagnosen wurden anhand des klinischen Bildes und der Punktions-Histologie gestellt. Splenektomiert wurden 3 Fälle mit protrahiertem aggressiven Verlauf bei akuter Hepatitis (subakuter Hepatitis), 4 Fälle mit chronischer aggressiver Hepatitis und schließlich 8 Fälle, bei denen die chronische Hepatitis bereits Umbauerscheinungen erkennen ließ. Mit Ausnahme des Falles 8 mit einer Milzatrophie und des Falles 2 mit normalem Milzgewicht wogen die entfernten Organe bis zum Vierfachen des Normalgewichtes, wobei sich histologisch die Zeichen der roten und der weißen Pulpahyperplasie erkennen ließen (Tabelle 3).

Die Bewertung des postoperativen Zustandes erfolgte nach klinischen Kriterien, Laborbefunden und, soweit möglich, histologisch (s. Abb. 7). Die präoperativ, mit Ausnahme der Fälle 1 und 12, stark erhöhte Blutkörperchensenkungsgeschwindigkeit bildete sich bei 10 von 13 Patienten postoperativ zurück; damit verbunden war häufig auch ein Abfall der γ-Globuline. Der Operationserfolg war auch immer am Rückgang des Serum-Bilirubins erkennbar, soweit der Gallenfarbstoff nicht schon ohnehin vor der Operation im Bereich der Norm lag. Die vor der Operation stets stark erhöhten Transaminasen gingen, ausgenommen bei 4 Patienten, entweder zur Norm oder auf gering erhöhte Werte zurück. Bei Beurteilung des klinischen Allgemeinzustandes ließ sich mit Ausnahme des Falles 13, bei dem die Operation keinerlei Besserung brachte und der 18 Monate nach der Operation im Coma hepaticum verstarb, bei allen Patienten eine deutliche Besserung feststellen. Dies betraf auch die Patientin mit der Milzatrophie, die wieder voll berufsfähig wurde.

Tabelle 3. *Splenektomie bei subakuter und chronischer Hepatitis I*

Nr.	Name		Alter	Beobachtungsperiode vor Splenektomie Monate	Diagnose	Milzgewicht g	Beobachtungsperiode nach Splenektomie	
							6 Monate	12 Monate
1	R. Sch.	♂	14	2	Subakute Hepatitis	280	−	+
2	K. M.	♂	25	3	Subakute Hepatitis	135	+	+
3	H. S.	♂	42	4	Subakute Hepatitis	290	+	
4	H. G.	♀	42	12	Chronische Hepatitis	265	+	+
5	A. W.	♀	47	4	Chronische Hepatitis	220	−	+
6	W. R.	♂	40	6	Chronische Hepatitis	280	−	−
7	I. R.	♀	48	8	Chronische Hepatitis	203	+	+
8	R. P.	♀	22	60	Chronische Hepatitis mit Umbau	20	−	−
9	A. P.	♂	40	7	Chronische Hepatitis mit Umbau	300	−	+
10	O. M.	♂	29	48	Chronische Hepatitis mit Umbau	450	−	+
11	R. M.	♂	35	3	Chronische Hepatitis mit Umbau	375	+	+
12	L. B.	♂	39	6	Chronische Hepatitis mit Umbau	485	−	−
13	F. H.	♂	39	10	Chronische Hepatitis mit Umbau	790	−	†
14	I. N.	♂	52	36	Chronische Hepatitis mit Umbau	655	+	+
15	H. F.	♀	57	12	Chronische Hepatitis mit Umbau	565	+	+

+ bedeutet: gebessert, − bedeutet: unverändert.

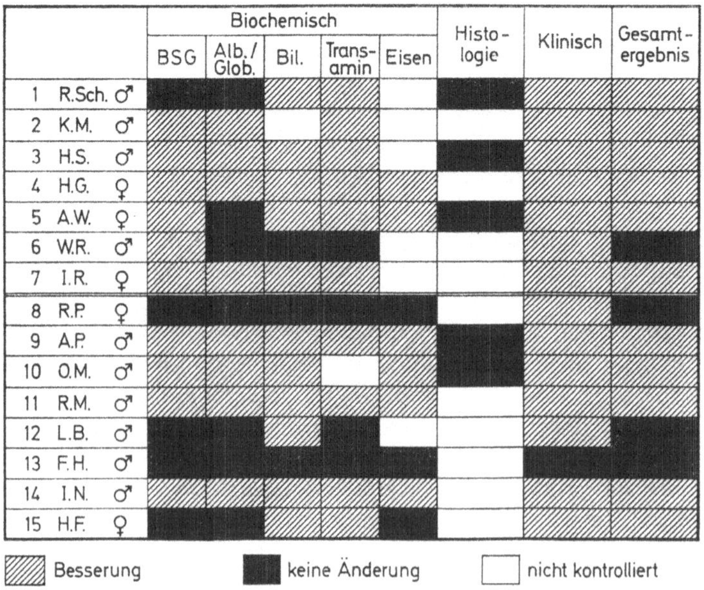

		Biochemisch					Histologie	Klinisch	Gesamtergebnis
		BSG	Alb./Glob.	Bil.	Transamin	Eisen			
1	R.Sch. ♂								
2	K.M. ♂								
3	H.S. ♂								
4	H.G. ♀								
5	A.W. ♀								
6	W.R. ♂								
7	I.R. ♀								
8	R.P. ♀								
9	A.P. ♂								
10	O.M. ♂								
11	R.M. ♂								
12	L.B. ♂								
13	F.H. ♂								
14	I.N. ♂								
15	H.F. ♀								

Besserung — keine Änderung — nicht kontrolliert

Abb. 7. Ergebnisse der Splenektomie bei subakuter und chronischer Hepatitis II

Der Fall 15 war präoperativ durch rezidivierende schwergradige Hämolysezustände belastet, die auch auf hochdosierte Corticoid-Therapie kaum ansprachen. Die Splenektomie beseitigte die Hämolyse fast vollständig. Besonders eindrucksvoll war auch der Heilverlauf bei einem 52jährigen Mann (Fall 14), der 1947 eine Gelbsucht durchmachte und bei dem vor der Splenektomie 3 Jahre lang eine hochfloride chronische Hepatitis mit Umbau beobachtet wurde. Die vor der Operation über Jahre erhöhten Serumtransaminasen, die Hyperbilirubinämie und Hyper-γ-Globulinämie normalisierten sich nach der Operation nahezu schlagartig. Im Gegensatz zu den fast bei allen Patienten postoperativ feststellbaren günstigen klinischen Resultaten ließen die histologischen Nachuntersuchungen keine überzeugenden Befundänderungen erkennen.

Als Gesamtergebnis kann festgestellt werden, daß die subakuten Hepatitiden 1 Jahr nach der Splenektomie deutlich gebessert bzw. geheilt waren. Auch 3 der 4 Fälle von chronisch aggressiver Hepatitis haben auf die Operation sehr gut angesprochen. Weniger günstig gestalteten sich die Operationsergebnisse, wenn schon ein cirrhotischer Umbau vorlag. Immerhin konnten 5 von 8 Patienten günstig beeinflußt werden. Die Ergebnisse haben sich bei den Fällen mit mehr als einjähriger Nachbeobachtungszeit durchaus bestätigt.

Literatur

BEGEMANN, H.: Blutveränderungen bei splenomegalen Lebererkrankungen. In: Leber und Milz, S. 96. Stuttgart: Thieme 1967.

BERLIN, N. I., WALDMANN, T. A., WEISMAN, S. M.: Life span of red blood cell. Physiol. Rev. **39**, 577 (1959).

BURNET, F. M.: The clonal selection theory of immunity. Nashvill, Tenn.: Vanderbilt Univ. Press 1958.

DUESBERG, R., GRAMLICH, F.: Die Milz, ein defensives und aggressives Organ. Dtsch. med. Wschr. **89**, 153 (1964).

FISCHER, J.: Die Milzszintigraphie. Radiologe **5**, 372 (1965).

GRAMLICH, F.: Die Rezeptorfunktion der Erythrocyten. Bibl. haemat. (Basel), Fasc. 25 (1966).

HITTMAIR, A.: Physiologie und Pathologie der Milz. München: Urban & Schwarzenberg 1969.

KÖSSLING, F. K., MEYER ZUM BÜSCHENFELDE, K. H.: Zur Induktion einer aktiven chronischen Hepatitis durch heterologe lösliche Leberproteine. Virchows Arch. Abt. A. Path. Anat. **345**, 365 (1968).

LICHT, W., JUTZLER, G. A.: Über das Auftreten von Organproteinen der menschlichen Leber im Blutkreislauf Leberkranker. Klin. Wschr. **44**, 1119 (1966).

MEYER ZUM BÜSCHENFELDE, K. H.: Immunosuppressive Therapie der chronischen Hepatitis. Dtsch. med. J. **20**, 522 (1969).

MISCHER, P. A., BRAVERMAN, A., AMOROSI, E. L.: Progressive hypergammaglobulinämische Hepatitis. Dtsch. med. Wschr. **91**, 1525 (1966).

TARTAROGLU, N., EISENBURG, J., FREEY, K. W., STICH, W.: Hämatologische Isotopenstudien mit Radiochrom bei Lebercirrhosen. Acta hepato-splenol. (Stuttg.) **13**, 257 (1966).

VORLAENDER, K. O.: Die Immunologie der chronisch-entzündlichen Lebererkrankungen. Dtsch. med. J. **20**, 530 (1969).

WANNAGAT, L.: Zur Pathophysiologie der Menschenmilz. In: Leber und Milz, S. 55. Stuttgart: Thieme 1967.

WEINREICH, J.: Indikation zur Splenektomie und deren Auswirkungen auf chronische Lebererkrankungen unter besonderer Berücksichtigung des Banti-Syndroms. In: Leber und Milz, S. 85. Stuttgart: Thieme 1967.

WILDHIRT, E.: Die Klinik der chronischen Hepatitis und ihre Differentialdiagnose. Dtsch. med. J. **20**, 492 (1969).

Diskussion

Cs. Hadnagy: Weder mit ^{51}Cr noch mit ^{198}Au gelingt es sicher, eine Hypersplenie zu beweisen. Zwar kann man folgern, daß bei einer Hypersplenie die Milz in größerem Maße Au 198 speichert als die Leber, jedoch kann das nicht verallgemeinert werden. Es gibt splenomegale Lebercirrhosen, bei denen die Milz das Gold stark speichert, bei denen jedoch hämatologisch keine Knochenmarksdepression feststellbar ist, wie es auch Fälle gibt, bei denen hämatologisch eindeutig die Zeichen einer Hypersplenie bestehen, die die Isotopenuntersuchungen jedoch nicht beweisen.

A. Nordøy: The influence of splenectomy on patients with active chronic hepatitis is very interesting and important. As this disease shows spontaneous remissions I wonder if you have a non-splenectomized control group otherwise treated equally?

It is evident that a severe hypersplenism can occur in these patients. This may represent an absolute indication for splenectomy. How are your indications in addition to this one and have you established any contraindications equivalent to what is established for shunt operations?

Finally, have you observed any changes in the tolerance for immuno-suppressive drugs after splenectomy?

F. Gramlich: Zahlenmäßige Vergleiche eines Kontrollkollektivs können nicht vorgelegt werden. Im Vergleich zu nicht splenektomierten, chronischen aggressiven Hepatitiden mit und ohne Umbau ergibt sich bei langfristiger Beobachtung, die für die meisten Fälle inzwischen mehr als 3 Jahre beträgt, daß die Splenektomie, sofern sie nicht eine weitgehende Normalisierung der Transaminasen und der Gammaglobuline bewirkt, doch wenigstens zu einer Senkung dieser Meßgrößen geführt hat. Dabei war besonders bemerkenswert, daß der für die chron. Hepatitiden typische remittierende Krankheitsverlauf verschwand, zugunsten eines gleichsam persistierenden Zustandsbildes mit nur geringen Entzündungszeichen. — Die Operationsindikation ist selbstverständlich dann klar gegeben, wenn die Schwere eines Hyperspleniesyndroms die Milzentfernung erforderlich macht. Liegt dabei ein Pfortaderhochdruck vor, so wird bei guter Leberfunktion ein portocavaler Shunt angelegt und die Milz zusätzlich entfernt. Bei weniger guten, aber hinreichenden Leberfunktionen sollte splenorenal operiert werden. Im übrigen ist beim Fehlen eines Hyperspleniesyndroms bzw. Pfortaderhochdruckes die Frühoperation bei den Krankheitszuständen zu empfehlen, die sich subakut aus einer akuten Hepatitis entwickeln. Gehen die Transaminasen bis zu einem Vierteljahr nach Hepatitisbeginn nicht zurück und steigen die Gammaglobuline ständig weiter an, sollte operiert werden. In dieser Krankheitsgruppe sind die Operationserfolge hervorragend. Sonst wählten wir die Fälle nach den histologischen Kriterien der chronischen aggressiven Hepatitis mit hoher Aktivität, Hypergammaglobulinämie und dem Vorhandensein von paraimmunologischen Phänomenen wie Rheuma- oder LE-Faktoren, Hämantikörpern usw. aus, jedoch nicht nach der Milzgröße. — Kontraindikationen können nicht genannt werden. Der Verlust der Milz bringt für die Patienten keine Nachteile. — Die medikamentöse immunsuppressive Therapie benutzen wir neuerdings bei den Patienten, deren Operationsergebnis nicht befriedigt. Wir geben Azathioprin bis 250 mg in Kombination mit etwa 10 mg Corticoiden. Die Beobachtungszeiten reichen für eine Beurteilung dieser Kombinationsbehandlung noch nicht aus.

Milz/Leberbeziehungen am Modell der experimentellen Thioacetamid-Cirrhose der Rattenleber

Hepatosplenic Relationships in Thioacetamide Cirrhosis in Rats

H. J. Streicher, H. Hartung, H. W. Kunz, M. Fuchs, H. Richter und G. Dierkes*

Summary

According to clinical reports, the development of hepatic cirrhosis is delayed by splenectomy. In patients with chronic hepatitis a reduction of the inflammatory changes, as shown by liver function tests and histological pictures, could be observed after splenectomy. Based on experiments in 500 rats, the authors investigated the effect of splenectomy on hepatic cirrhosis. Thioacetamide was used in these experiments to produce cirrhosis. Both histological pictures and liver function tests point towards a beneficial effect of splenectomy in cases of hepatic cirrhosis.

Klinische Beobachtungen ließen einen günstigen Einfluß der Milzexstirpation auf die Leberfunktionen bei Cirrhosen und chronischen Hepatopathien erkennen. Wir selbst sahen in der Hälfte der Fälle von portocavalen Anastomosen mit Splenektomie eine Besserung oder eine Konstanz der Leberfunktionsproben, während bei alleiniger porto-cavaler Anastomose stets eine Verschlechterung der Leberfunktion eintritt. Von einigen Autoren wurde ein günstiger Einfluß der Splenektomie auf die Progredienz chronischer Hepatopathien angenommen und in konsequenter Weise — wie wir soeben von Gramlich u. Mitarb. gehört haben — bei chronisch aggressiven Hepatitisformen die Splenektomie durchgeführt. Bevor ich mich entschließen konnte, in solchen Fällen die Milzexstirpation auszuführen, versuchten wir die Frage des Einflusses der Milz auf die Entwicklung einer Lebercirrhose experimentell zu klären. Aus theoretischen Erwägungen erschien es mir nicht sehr wahrscheinlich, daß mittels der Splenektomie die Progredienz einer experimentellen Lebercirrhose verhindert werden könnte.

Versuchsanordnung

Als Modell diente die Thioacetamid-Cirrhose der Ratte. Weibliche Wistarratten von 200—230 g Körpergewicht erhielten 4 Monate lang täglich 30 mg/kg Körpergewicht Thioacetamid — hier kurz TAA genannt — mit dem Trinkwasser. Eine Gruppe der Tiere — stets als Gruppe 3 bezeichnet — wurde 3—4 Wochen vor Versuchsbeginn splenektomiert, je eine weitere einen und 2 Monate nach Fütterungsbeginn. Neben einem unbehandelten Kontrollkollektiv lief eine splenektomierte Gruppe mit, die kein TAA erhielt. Jede Versuchsgruppe umfaßte 20 Tiere.

---

* Chirurgische Klinik, Städtische Krankenanstalten Wuppertal und Chirurg. Universitätsklinik Marburg/Lahn.

Tabelle. *Versuchsgruppen*

Kontrollgruppe	Kein Medikament	gleiches Futter wie die Versuchstiere
Gruppe 1	Kein Medikament	Vor Versuchsbeginn Splenektomie
Gruppe 2	Thioazetamid tägl. 30 mg/kg Kgw.	
Gruppe 3	TAA tägl. 30 mg/kg Kgw.	Splenektomie vor Versuchsbeginn
Gruppe 4	TAA tägl. 30 mg/kg Kgw.	Splenektomie 4 Wochen nach Fütterungsbeginn
Gruppe 5	TAA tägl. 30 mg/kg Kgw.	Splenektomie 2 Monate nach Fütterungsbeginn

Während des Versuchs wurden Körpergewicht der Tiere, Serumeiweißkörper und Serumtransaminasen in regelmäßigen Abständen bestimmt. Die Tiere wurden nach 4 Monaten getötet und die Lebern morphologisch untersucht. In einer getrennten Versuchsreihe mit gleicher Gruppeneinteilung und Vorbehandlung wurden die Aktivitäten von 19 Leberenzymen der verschiedenen Zellräume ermittelt. Ein Teil der Tiere wurde über 4 Monate hinaus behandelt. Die gleichen Versuche wurden an Kaninchen wiederholt.

Ergebnisse

Das *Gewicht* der Tiere wurde während des Versuchs monatlich ermittelt. Zunächst trat bei den TAA-gefütterten Ratten durch Trinkunlust ein Gewichtssturz ein, der jedoch bis zum Ende des 2. Monats wieder weitgehend durch Wasseraufnahme ausgeglichen wurde. Danach kam es, wahrscheinlich als Zeichen der beginnenden Organschädigung, zu einem stetigen Gewichtsrückgang, der bei der vor Versuchsbeginn splenektomierten Gruppe 3 am geringsten war.

Die nach 4 Monaten bei der *Obduktion* der Tiere entnommenen Lebern zeigten bei den mit TAA gefütterten Tieren eine deutliche grobknotige Cirrhose in Maulbeerform, während bei den zuvor splenektomierten Tieren der Gruppe 3 völlig glatte Lebern ohne irgendwelche Cirrhosezeichen vorhanden waren. Diese waren von den Lebern der Kontrollgruppe und der Gruppe 1 nicht zu unterscheiden. Die Lebern der 1 Monat nach Fütterungsbeginn splenektomierten Tiere zeigten geringe Veränderungen, während die der Gruppe 5 (2 Monate nach Fütterungsbeginn splenektomierten) kaum von denjenigen der nicht splenektomierten Gruppe 2 zu unterscheiden waren.

Histologisch finden sich bei den nicht splenektomierten TAA-Tieren der Gruppe 2 der typische Umbau mit Pseudolobulibildung, eine Vergrößerung der Zellkerne, Einzelzellnekrosen, Wucherung der Sternzellen und vereinzelte Retothelknötchen sowie lymphocytär infiltrierte Periportalfelder und unterbrochene Grenzlamellen. Auch reichlich Gallengangswucherungen sind vorhanden. Dies vor allem bei den Tieren, die länger als 4 Monate überlebten.

Dagegen sind die entsprechenden Veränderungen bei den vor Fütterungsbeginn splenektomierten Tieren wesentlich geringer ausgebildet. Insbesondere finden sich keine Pseudolobulibildung, sondern Zeichen einer chronischen Entzündung.

Der Grad der Cirrhosebildung zeigt sich auch im unterschiedlichen Eisenpigmentgehalt. Während in der Gruppe 3 die Eisenfärbung deutlich positiv ist, nimmt der Eisenpigmentgehalt mit zunehmendem cirrhotischem Umbau der Leber bei den Gruppen 4 und 5 ab, und die Lebern der Gruppe 2 zeigen keinen Eisenpigmentgehalt mehr.

Insgesamt zeigen die nach 1 Monat splenektomierten Tiere geringer ausgebildete cirrhotische Veränderungen als die nicht splenektomierten der Gruppe 2; bei der nach 2 Monaten splenektomierten Gruppe 5 ist keinerlei Unterschied zu den Lebern der nicht splenektomierten Tiere mehr histologisch zu erfassen.

Die *elektrophoretischen Untersuchungen* ergeben, daß β- und γ-Globuline bei den nicht splenektomierten Tieren der Gruppe 2 stark ansteigen. Dieser Anstieg ist bei den zuvor Splenektomierten — ebenso wie der Albuminabfall — geringer. Die zu einem späteren Zeitpunkt splenektomierten Tiere der Gruppen 4 und 5 lassen keine signifikanten Unterschiede im Verhalten ihrer Serumeiweißkörper zu den nicht splenektomierten TAA-gefütterten Ratten erkennen.

Das Verhalten der *Serumtransaminasen* ist umgekehrt proportional demjenigen der β- und γ-Globuline. Die vor Fütterungsbeginn splenektomierten Tiere der Gruppe 3 hatten einen kontinuierlichen Enzymanstieg, während bei den nicht splenektomierten der Gruppe 2 vom 2. Monat ab ein langsamer Abfall zu erkennen ist.

Die später splenektomierten Gruppen 4 und 5 zeigen ein ähnliches Verhalten wie die Gruppe 2. Der Enzymanstieg der Gruppe 3 hält, wie wir bei einer Anzahl länger beobachteter Tiere sahen, bei Weiterfütterung von TAA bis zum 6. Monat an.

Die *Transaminasenaktivitäten der Leberzelle* selbst verhalten sich in den einzelnen Gruppen umgekehrt zu den Serumaktivitäten und sind entsprechend vermindert. Als charakteristisches Zeichen der TAA-Schädigung findet sich in den Leberzellen — wahrscheinlich als Äquivalent reparativer Synthesen — eine starke Erhöhung der Glucose-6-phosphatdehydrogenase und des malic enzyme. Bei den vor Fütterungsbeginn splenektomierten Tieren der Gruppe 3 ist diese Veränderung deutlich geringer. Die übrigen mitochondrialen und plasmatischen Enzyme der Leberzelle sind in diesem Stadium der TAA-Einwirkung in allen Gruppen nur unwesentlich erniedrigt oder unverändert.

Alle morphologischen und funktionellen Befunde zeigen demnach übereinstimmend, daß die Ausbildung einer TAA-Cirrhose durch Splenektomie verzögert werden kann. Die kausalen Mechanismen dieser Wirkung sind noch weitgehend ungeklärt. Als mögliche *Wirkungsprinzipien* sind einmal die Hemmung immunpathologischer Prozesse und zum andern eine direkte Beeinflussung hepatocellulärer Funktionen zu diskutieren. Vor allem ist bei dem gewählten Modell an eine ursächliche Bedeutung der Aktivierung von Metabolisierungsfunktionen der Leber zu denken, die von japanischen Autoren für die Hemmung der Buttergelbcarcinogene durch Milzexstirpation verantwortlich gemacht wurden.

KUNZ und FUCHS vom Pharmakologischen Institut prüften deshalb, ob die Thioacetamidcirrhose durch Induktion der Metabolisierungsenzyme mit Phenobarbital gehemmt werden kann, wie es für Nitrosamin- und Aflatoxincirrhosen nachgewiesen wurde, und ob die Milzexstirpation eine induzierende Wirkung besitzt. Die Versuche ergaben, daß die Cytochrom P_{450}- und b_5-Gehalte der Leber-

H. J. Streicher, H. Hartung, H. W. Kunz, M. Fuchs, H. Richter und G. Dierkes

mikrosomen und die Aktivität der mikrosomalen TPNH-Oxidase durch Milzexstirpation nicht verändert wird.

Ebenso wird die ausgeprägte Erniedrigung der mikrosomalen Enzyme unter TAA-Einwirkung durch Splenektomie nicht beeinflußt. Phenobarbital induzierte zwar auch in der TAA-geschädigten Leber die Mikrosomenenzyme, jedoch ohne die übrigen TAA-Wirkungen wesentlich zu beeinflussen. Eine Beeinflussung der TAA-Metabolisierung kann demnach als Ursache der Splenektomie-Wirkung sicher ausgeschlossen werden. Die TAA-Cirrhose unterscheidet sich hierdurch wesentlich von anderen experimentellen Cirrhosen.

Als Hinweis für die Bedeutung einer Hemmung immunpathologischer Vorgänge durch Splenektomie können Untersuchungen unserer Arbeitsgruppe mit Imurel (Azathioprim) gelten, in denen ebenfalls die Entstehung einer Thioacetamidcirrhose deutlich verzögert wurde. Die Wirksamkeit von Steroiden war in unserer Versuchsanordnung wesentlich geringer.

Schlußfolgerungen

Die Milzexstirpation ist in der Lage, im Beobachtungszeitraum von 4 Monaten die Entstehung einer TAA-Cirrhose der Ratte und des Kaninchens zu verhindern. Auch nach 6 Monaten sind bei den vor Fütterungsbeginn splenektomierten Tieren stark entzündliche Veränderungen, jedoch noch keine Cirrhosebildungen zu erkennen. Je später splenektomiert wird, um so wirkungsloser ist diese Maßnahme. Überleben die Tiere länger, so entwickelt sich — wenn weiter TAA gefüttert wird — auch bei den splenektomierten eine Cirrhose. Nach 8—10 Monaten ist die Cirrhose, auch wenn von diesem Zeitpunkt ab kein TAA gegeben wird, nicht mehr rückbildungsfähig.

Als Ursache der Wirkung kann eine Beeinflussung der TAA-Metabolisierung sicher ausgeschlossen werden. Die Bedeutung immunologischer Prinzipien bedarf noch der weiteren Abklärung.

Literatur

Duesberg, R., Gramlich, F.: Die Milz, ein defensives und aggressives Organ. Dtsch. med. Wschr. **89**, 153—161 (1964).

Hartung, H., Streicher, H.-J.: Zur Bedeutung der Milz bei der Entwicklung der experimentellen Lebercirrhose. Acta hepato-splenol. (Stuttg.) **14**, 292—298 (1967).

Haven, W. P.: Liver disease and antibody formation. Int. Arch. Allergy **14**, 75—81 (1959).

Mappes, G., Gramlich, F.: Die Splenektomie bei der chronischen Hepatitis. Langenbecks Arch. klin. Chir. **316**, 211 (1966).

Sato, T., Takhashi, M., Suda, Y., Watanabe, T.: Effect of splenectomy on histopathology and functions of the liver in Banti's syndrom. Tohoku J. exp. Med. **81**, 17—45 (1963).

Streicher, H.-J.: Experimentelle Splenektomie in ihrer Wirkung auf Erythrozyten-Regeneration, Leukozyten-Regulation und Blutungsschock. Langenbecks Arch. klin. Chir. **293**, 245—312 (1960).

— Chirurgie der Milz. Berlin-Göttingen-Heidelberg: Springer 1961.

Weinreich, J., Creutzfeldt, W.: Der Einfluß der Splenektomie auf die Leberfunktion bei Leberzirrhosen. Langenbecks Arch. klin. Chir. **256**, 368—373 (1960).

Diskussion

P. RÖTTGER: Zum Modell der Thioacetamid-Cirrhose der Rattenleber möchte ich auf Beobachtungen hinweisen, die wir zusammen mit CREUTZFELDT und KÜHN in Freiburg machen konnten. Einen Teil dieser Versuche habe ich kürzlich wiederholt. Wir unterscheiden bei dieser Leber-Schädigung — abhängig von Applikationsart und Dosierung — eine Einwirkung auf das Parenchym und eine Alteration der Portalfelder. Am Parenchym finden wir einerseits dosisabhängig Nekrosen und Nekrobiose-Vorgänge, andererseits dosisunabhängig reversible Kernveränderungen des gesamten Parenchyms in Gestalt großer Kerne mit vergrößerten Nucleolen und optisch fast leeren Kernblasen. An den Portalfeldern finden wir dosisabhängig eine bis zur Cirrhose fortschreitende Bindegewebs-Vermehrung sowie als unterschwellige Komponente erst bei niederer Dosierung und längerer Manifestationszeit eine deutliche Gallengangswucherung. Im Endstadium gleicht das Bild mehr einer biliären Cirrhose; GUPTA nannte es Cholangiofibrose und beschrieb auch durch Thioacetamid induzierte Gallengangsadenome. Uns erschien seinerzeit der Vergleich mit der menschlichen Lebercirrhose sehr problematisch.

Beitrag zur Frage der splenopathischen Markhemmung

Contribution to the Problem of Splenopathic Inhibition of Bone Marrow

H. Martin und J. C. F. Schubert *

Summary

Agranulocytosis was observed in a patient with lymphosarcoma which was localized predominantly in the spleen. Granulocytopoiesis was not demonstrable in the marrow aspirate while erythropoiesis and megakaryopoiesis were adequate. Following splenectomy all cells of the granulocytic series were evident in the bone marrow and the number of granulocytes in the blood was normal. The possible specific effect of the spleen upon granulocytopoiesis is discussed.

Der Begriff „splenopathische Markhemmung" schien lange Zeit als klinisches Syndrom klar definiert zu sein.

Bei vorhandener Splenopathie, d.h. in der Regel tastbar vergrößerter Milz, wurde der Befund einer Panhämocytopenie bei hyperplastischem Knochenmark als Ausdruck eines humoral durch die Milz ausgelösten Effektes aufgefaßt, obwohl es nie überzeugend gelungen ist, diesen humoralen Faktor zu charakterisieren.

Es leuchtet ohne weiteres ein, daß die periphere Zerstörung oder Speicherung von Blutzellen in einer vergrößerten Milz — ohne daß ein humoraler Faktor daran beteiligt sein muß — reaktiv zu einer Knochenmarkhyperplasie führt, so daß es des Begriffes der splenopathischen „Markhemmung" dann nicht bedarf, und die Untersuchungen mit Radioisotopen haben dieser Auffassung manche Stütze gegeben, so daß der Begriff „splenopathische Markhemmung" heute fast einhellig abgelehnt wird und zumindest die Annahme, es gäbe sie, stark erschüttert ist.

Es ist nicht unsere Absicht, zu einer Renaissance des Begriffes splenopathische Markhemmung beizutragen, aber wir möchten über eine Beobachtung berichten und sie zur Diskussion stellen, die man vor wenigen Jahren noch als bedeutungsvoll für die Annahme der tatsächlichen Existenz einer splenopathischen Markhemmung angesehen hätte.

Im November 1964 kam ein damals 41 Jahre alter Mann mit beträchtlichem, die Nabelhöhe überragenden Milz-Tumor ohne nennenswerte Lymphknotenschwellungen zu uns. Wie Sie der Tabelle entnehmen können, bestand bei leichter Anämie und bei mäßiger Thrombopenie eine Leukopenie mit Agranulocytose. Im Beckenkamm-Punktat fand sich eine lymphatische Hyperplasie mit unauffälliger Erythro- und Megakaryopoese bei isoliert — wie ausgestanzt — fehlender Myelopoese. Das Punktat aus einem haselnußgroßen Lymphknoten am

* Abteilung für Hämatologie (Direktor: Prof. Dr. med. H. Martin), Zentrum der Inneren Medizin der Johann Wolfgang Goethe-Universität Frankfurt a. M.

Tabelle. *Agranulocytose mit fast völlig fehlender Myelopoese im Knochenmark bei Lymphosarkom. „Normalisierung" des Markbefundes nach Splenektomie.* (E. R. ♂, geb. 10. 5. 24)

	1. 12. 64	21. 12. 64	4. 1. 65	18. 1. 65	2. 4. 68
Hbg-%	13,3	11,5	Splenektomie (2,5 kg)	11,0	16,5
Ery 10^6/mm³	4,18	3,62	+ Nebenmilz	3,49	4,5
Leuko/mm³	3000	2800		6200	4100
Granulocyten	2%	1%		48%	27%
Lymphocyten	98%	99%		52%	73%
Thrombocyten	71000	76000		143000	210000
Milz	unter Nabel			∅	∅
Leber	5 cm			3 cm	2 cm
Leber-Hist.	lymphoidzellige Infiltration der Portalfelder				
Knochenmark	Erythropoese unauffällig		*Alle Zellen der Myelopoese:*	Herdförmig lymphatisch infiltriert:	
Ausstrich	Megakaryopoese unauffällig		W:R = 100:200	*Ly-Herde:*	
	Myelopoese fehlt völlig		W:Ly = 100:201	W:R = 100:86	
	Lymphatische Hyperplasie			W:Ly = 100:201	
Schnitt	keine Faservermehrung			*Übriges Mark:*	
				W:R = 100:24	
				W:Ly = 100:23	
Lymphknoten	vereinzelt kleine		vereinzelt kleine	keine	
Lymphknotenpunktat	dichte lymphoide Infiltration				
γ-Globuline (rel.-%)	36,7		26,5	23,2	
Immun-Elektrophorese	kein Paraprotein		kein Paraprotein	kein Paraprotein	
AK gegen Ery. Leuko. Thrombo. } negativ		Januar bis Juni 1965 10 g Cyclophosphamid			

Halse zeigte eine dichte Infiltration mit lymphoiden Zellen, und im Leberpunktat fand sich eine lymphoidzellige Infiltration der Portalfelder, wie man es bei Lymphadenose und Lymphosarkom sieht.

Zunächst haben wir ohne eine Therapie die Splenektomie ausführen lassen und kurz darauf eine morphologisch unauffällige, wenn auch noch deutlich verminderte Myelopoese im Mark bei normaler Leukocytenzahl und reichlich Granulocyten im Blut gefunden.

Von Januar bis Juni 1965 wurden 10 g Cyclophosphamid — auf 7 Injektionen verteilt — gegeben, seitdem ist der Kranke ohne Therapie. Im Juli 1969 entsprach der Knochenmarkbefund dem vom April 1965 mit herdförmiger lymphatischer Infiltration, im Blutbild imponiert heute bei normaler Leukocytenzahl (5200/mm^3) eine Granulocytopenie von 15%, d.h. es finden sich 720 Granulocyten/mm^3; die Thrombocytenzahl beträgt 154000/mm^3.

Worauf es uns ankommt, ist nur der Frage nachzugehen, wie es zu dem völligen Fehlen der Granulopoese im Knochenmark gekommen ist. Die Annahme einer isolierten Verdrängung der Myelopoese durch lymphatische Infiltration ohne Beeinträchtigung der Erythro- und der Megakaryopoese erscheint kaum begründet. Antikörper gegen Blutzellen waren zu keinem Zeitpunkt nachweisbar, so daß die Annahme, die Milz als Hauptlokalisation eines Lymphosarkoms habe Antikörper gegen die Granulocyten und Granuloblasten gebildet, zwar hypothetisch erlaubt, aber wenig begründet erscheint. Sollte die „Splenopathie" an dem anfänglich völligen Fehlen der Myelopoese doch irgendwie beteiligt gewesen sein? Hierzu hätten wir gern Ihre Meinung gehört.

Das Knochenmark beim Milztumor und seine Kinetik nach dem Verhalten in der 3-Tage-Kultur *

The Bone Marrow and its Kinetics in Short Time Cultures in Splenomegaly

I. Boll **

Summary

The bone marrow of twelve patients with Banti's syndrome, most of them secondary to cirrhosis of the liver, was investigated by counts of different precursor cells and mitoses in Wright stained smears of original marrow and of bone marrow cultivated in short time clot cultures. In erythropoiesis and in granulocytopoiesis the regeneration in vivo, according to the mitotic index, and the maturation in vitro, according to the maturation curves, are decreased. The total restriction of hematopoiesis in the cellular bone marrow cannot be explained by a feedback mechanism following an increased destruction of cells in the enlarged spleen, but must have its origin in another influence of the spleen on the bone marrow. The enhanced demand of erythrocytes in chronic blood loss anemia and the enhanced demand of polymorphonuclears in chronic inflammatory diseases in our method is caused by another kinetic reaction of the bone marrow (BOLL u. MERSCH, 1968, 1969). A similar maturation arrest in the bone marrow of rabbits was produced by a ligature of the portal vein (JOMBRES) or by an application of watery extracts of the spleen in hypersplenism (COTTIER).

Als Hypersplenismus (HITTMAIR) oder splenogene Markhemmung (BOCK u. FRENZEL; JOMBRES; PRIBILLA; WEINREICH, 1963) wird ein zellreiches, in der Erythro- sowie Granulocytopoese linksverschobenes Knochenmark bei Verminderung aller corpusculären Blutbestandteile bezeichnet, wenn gleichzeitig ein Milztumor besteht. Noch unbeantwortet ist die Frage, ob das Knochenmark nur auf die vermehrte Zerstörung der Blutzellen in der Milz reagiert oder ob die Milz in irgendeiner Form das Knochenmark direkt beeinflußt. Deswegen haben wir die Kinetik des Knochenmarkes von Patienten mit Milztumoren nach Differential- und Mitosezählungen und nach dem Verhalten in der 3-Tage-Kultur beurteilt sowie mit unseren Normwerten (BOLL u. MERSCH, 1968, 1969) in Beziehung gesetzt. Das Knochenmark wurde in Deckglaskulturen, wie früher beschrieben (BOLL, 1966), auf dem Coagulum kultiviert und in Pappenheim-gefärbten Ausstrichen ausgewertet (60 000 Zellen beim Banti-Syndrom, 90 000 Zellen bei den Normalfällen).

Es standen uns das Knochenmark bei einer Splenomegalie ohne faßbare Ursache und bei 11 Milztumoren infolge chronischer Lebererkrankungen, meist Cirrhosen, zur Auswertung zur Verfügung. Alle Patienten zeigten Blutbildveränderungen,

* Herrn EBERHARD BAUCKS danke ich für seine Mitarbeit. Studie im Rahmen der Assoziation Haematologie EURATOM-GSF, Nr. 031-64-1 BIAD.

** I. Innere Abteilung d. Städt. Krankenhauses Berlin-Neukölln (Ärztlicher Direktor: Prof. Dr. K. HOLLDACK) und Institut für Hämatologie der GSF, Assoziation mit EURATOM, München (Leiter: Prof. Dr. W. STICH).

aber nicht alle zum Zeitpunkt der Sternalpunktion eine Verminderung aller 3 Reihen. 4 hatten wegen eines Infektes sogar eine Leukocytose. Obgleich einige Patienten eine hämorrhagische Diathese aufwiesen, lag die niedrigste Thrombocytenzahl bei 38 000/mm³.

Zuerst sollen die *Mittelwerte der Knochenmarkausstriche* sofort nach der Punktion mit denen unserer Normalfälle verglichen werden: Die Tabelle 1 zeigt oben die Differentialverteilung und die Mitoseindices der Erythropoese bei den Normalfällen und den Patienten mit Milztumor und unten dieselben Daten der Granulocytopoese.

Tabelle 1. *Differentialverteilung und Mitoseindices in vivo*[a]

Erythropoese

normal 19 Fälle	PE	bE	pE	oE	rE	Gesamt-Zellzahl
Zellzahl	208	695	2960	145	573	4581
%	5	15	65	3	12	100
Mitosen	8	36	25	0	—	69
$^0/_{00}$	38,3	51,9	8,4	0	—	14,7

splenogene Markhemmung 12 Fälle	PE	bE	pE	oE	rE	Gesamt-Zellzahl
Zellzahl	415	1301	1770	348	541	4375
%	9	30	42	8	11	100
Mitosen	11	20	18	0	—	49
$^0/_{00}$	26,0	15,4	10,2	0	—	11,1

Granulocytopoese

normal 24 Fälle	Mbl	Prom	Myel	eos. Myel	Meta-myel	Stab	Seg	eos. Seg	Gesamt-Zellzahl
Zellzahl	792	3236	4925	560	4244	4414	4639	538	23399
%	4	14	21	2	18	19	20	2	100
Mitosen	35	46	96	8			ges. weißer MI mit Metamyel 13,4		ges. weißer MI ohne Metamyel 19,4
$^0/_{00}$	44,2	14,2	19,5	14,3					

splenogene Markhemmung 12 Fälle	Mbl	Prom	Myel	eos. Myel	Meta-myel	Stab	Seg	eos. Seg	Gesamt-Zellzahl
Zellzahl	77	1109	1277	263	886	1681	2603	218	8114
%	1	14	16	3	11	20	32	3	100
Mitosen	2	10	16	3			ges. weißer MI mit Metamyel 8,6		ges. weißer MI ohne Metamyel 11,2
$^0/_{00}$	26,0	9,0	12,5	11,5					

[a] (Zeichenerklärung wie Abb. 1).

Die Proerythroblasten und die basophilen Erythroblasten sind bei den Patienten mit Milztumoren vermehrt, es liegt also bei insgesamt vermehrter Erythropoese — G/E-Index von 2,4 (normal 3,7) — eine Linksverschiebung vor. Der gesamte rote Mitoseindex ist etwas erniedrigt, stark der der basophilen Erythroblasten.

In der Granulocytopoese findet sich eine erhebliche, von uns noch nie gesehene Rechtsverschiebung mit 32% Segmentkernigen entsprechend den Ergebnissen JOMBRES' nach Pfortaderunterbindung bei Kaninchen. Die Regeneration, gemessen am Mitoseindex, ist reduziert, besonders die der Myeloblasten. Im Hinblick auf die verminderte Anzahl Segmentkerniger im peripheren Blut möchte man ihre Vermehrung im Knochenmark als Ausschwemmungshemmung auffassen, insbesondere weil der Pyrexaltest abgeschwächt bis negativ ausfällt (PRIBILLA; WEINREICH, 1963, 1969; BOLL u. MERSCH, 1968, 1969; BOLL, 1968; HEILMEYER, 1955, 1957; WEINREICH et al.; STREICHER u. SCHMIDT; SACCHETTI u. BOCCACCIO). Mit der DFP^{32}-Markierung fanden SACCHETTI und BOCCACCIO bei 3 Patienten mit Splenomegalie und normaler Gesamt-Granulocytenmenge einen auf die Hälfte verminderten zirkulierenden Granulocytenanteil und einen entsprechend erhöhten ‚marginal pool‘. Nach unseren Differentialzählungen befindet sich der ‚marginal pool‘ zum großen Teil im Knochenmark, nicht, wie SACCHETTI aufgrund seiner Mobilisierungsversuche mit Adrenalin annahm, in der Milz. Das Auftreten einer Leukocytose kurz nach der Splenektomie spricht auch gegen einen Randpool in der Milz. Beim Banti-Syndrom scheint also die Ausschwemmung der Segmentkernigen behindert.

Wenden wir uns nun den Ergebnissen zur *Proliferationskinetik* des Knochenmarkes beim Banti-Syndrom aus unseren Kulturversuchen zu: Die gemittelten Reifungskurven der Erythropoese (Abb. 1, links oben) zeigen bei den Patienten mit Milztumoren wie im normalen Knochenmark und auch sonst eine gute Ausreifung in vitro. Hier wird durch die Mittelung der Ergebnisse ein Befund verwischt, der bei über der Hälfte unserer Einzeldarstellungen deutlich wird, nämlich, daß in den ersten 24 Std keine Verschiebung der Differentialverteilung eintritt, obgleich die Erythropoese auch bei diesen Kulturen nach dem G/E-Index relativ stark zunimmt (G/E-Index 0,9). Als Beispiel sehen wir in der Abbildung unten die Darstellung der Kulturen von der Patientin mit der Hyperplasie der Milz, bei der mögliche toxische Beeinflussungen durch eine Lebererkrankung entfallen. Hier ist der Anteil reifer Erythroblasten mit pyknotischem Kern groß und 24 Std gleichbleibend. Später kommt es zur Reifung, aber nicht, wie bei den anderen Kulturen, zum Anstieg des G/E-Index als Ausdruck der Ausreifung der Erythropoese bis zu Erythrocyten. — Die Regeneration, gemessen an den Mitoseindices (Tabelle 2), geht in vitro, abgesehen von den polychromatischen Erythroblasten, wie bei der normalen Erythropoese zurück.

Scheinen unsere Befunde in vivo — Vermehrung und Linksverschiebung der Erythropoese bei Anämie — auf eine ineffektive Erythropoese beim Banti-Syndrom hinzuweisen, so lassen die Kulturversuche zusammen mit den vermehrten reifen Erythroblasten (JOMBRES) an eine Entkernungsstörung denken.

Betrachten wir nun die gemittelten Reifungskurven der Granulocytopoese (Abb. 1, rechts oben) oder die des Falles der Milzhyperplasie (unten), fällt neben der anfänglichen Rechtsverschiebung die reduzierte Reifungstendenz besonders unten ins Auge. Nach 24 Std sind die teilungsfähigen Granuloblasten vermehrt, später kommt es zu keiner nennenswerten Vermehrung der Segmentkernigen. Eine

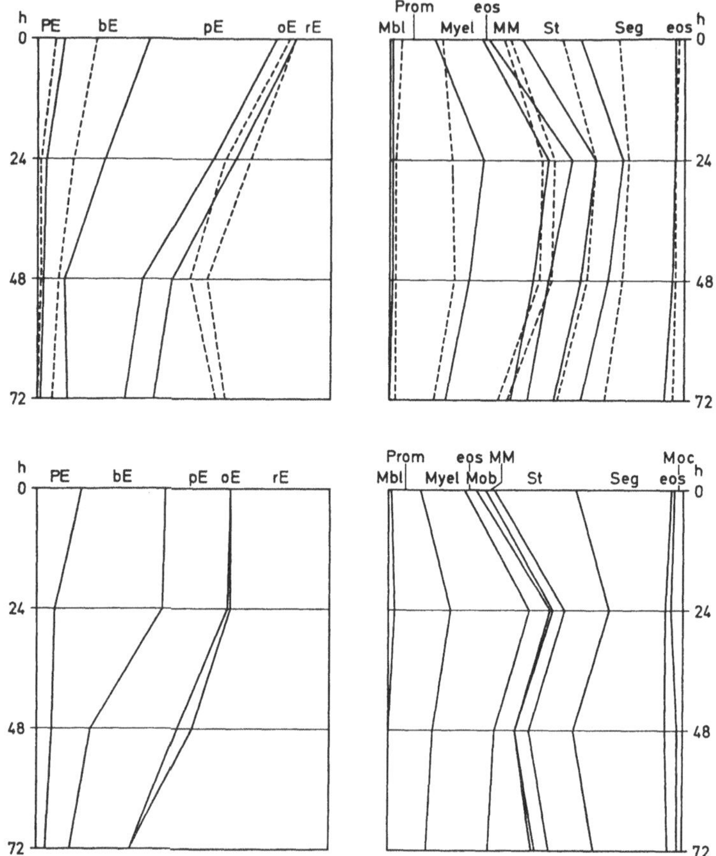

Abb. 1. Oben: Reifungskurven von 12 Patienten mit Banti-Syndrom (———) und von 19 bzw. 24 Normalfällen (-----); links Erythropoese, rechts Granulocytopoese. Unten: Reifungskurven der Patientin mit Splenomegalie ohne faßbare Ursache. *PE* Proerythroblasten, *bE* basophile Erythroblasten, *pE* polychromatische Erythroblasten, *oE* oxyphile Erythroblasten, *rE* reife Erythroblasten, *Mbl* Myeloblasten, *Prom* Promyelocyten, *Myel* Myelocyten, *MM* Metamyelocyten, *St* Stabkernige, *Seg* Segmentkernige, *eos* eosinophiler Myelocyt bzw. eosinophiler Segmentkerniger, *Mob* Monoblasten, *Moc* Monocyten

ähnliche Reifungsbehinderung zeigen die Fälle der chronischen Myelose und des Megaloblastenmarkes. — Die Regeneration der Granulocytopoese, gemessen am Mitoseindex (Tabelle 2), ist zwar nach 24 Std ein wenig stimuliert, am stärksten bei den in der Reifungskurve vermehrten Promyelocyten. Hier fällt ein gegensinniges Verhalten zur Infekt-Leukocytose auf, bei der wir eine beschleunigte Ausreifung in vitro und eine Verminderung des — übrigens in vivo nicht besonders erhöhten — Mitoseindex feststellen (Boll u. Mersch, 1969; Boll, 1968).

Möchten wir aufgrund unserer Befunde in vivo beim Banti-Syndrom auf eine Ausschwemmungshemmung der reifen Granulocyten aus dem Knochenmark schließen, so scheinen uns unsere Ergebnisse in vitro auf eine zusätzliche Reifungsverzögerung hinzuweisen, die sich nicht nur aus den Reifungskurven, sondern auch durch die bis 48 Std gut fortdauernde Regeneration ablesen läßt. Durch Extrakte

Tabelle 2. *Kinetik nach den Mitoseindices der Reifungsklassen in vivo und in vitro*

	Fall-zahl	Kultur-stunden	ges. r. MI	PE	bE	pE	oE
normale Erytho-poese	19	0	14,7	38,3	51,9	8,4	0,0
		24	6,8	31,7	21,3	3,3	5,2
		48	4,6	22,7	8,6	3,0	10,9
		72	2,2	0,0	19,6	0,5	8,5
splenogene Mark-hemmung	12	0	11,1	26,0	15,4	10,2	0,0
		24	7,8	14,3	8,8	8,1	4,2
		48	8,3	9,9	8,2	9,4	11,4
		72	4,0	16,7	12,5	1,6	2,3

	Fall-zahl	Kultur-stunden	ges. weißer MI ohne Metamyel	ges. weißer MI mit Metamyel	Mbl.	Prom.	Myel.	eos. Myel
normale Granulo-cytopoese	24	0	19,4	13,4	44,2	14,2	19,5	14,3
		24	18,9	15,0	34,1	20,0	17,1	20,4
		48	13,6	11,0	29,7	17,1	11,0	7,3
		72	7,1	5,0	0,0	10,9	5,7	6,3
splenogene Mark-hemmung	12	0	11,2	8,6	26,0	9,0	12,5	11,4
		24	13,3	11,8	(0,0)	15,9	7,8	14,0
		48	11,6	9,7	(52,5)	13,1	8,7	11,5
		72	6,8	5,7	(0,0)	8,2	3,5	13,9

von Hyperspleniemilzen erzeugte v. ALBERT (v. ALBERT, v. ALBERT u. ZICKGRAF) in Kulturen von normalem Knochenmark ebenfalls eine Reifungshemmung.

Aus unseren Untersuchungen ergibt sich für beide Reihen der Hämatopoese eine in der Coagulumkultur darstellbare Reifungsstörung bei in vivo eingeschränkter Regeneration. Die herabgesetzte Proliferation der Erythropoese und Granulocytopoese bei durchweg zellreichem Knochenmark, die beim Kaninchen schon JOMBRES durch Pfortaderunterbindung und COTTIER durch den wäßrigen Extrakt einer Hyperspleniemilz hervorriefen, läßt sich nicht durch die Kompensation eines vermehrten Zellunterganges im Milztumor erklären, spricht vielmehr für eine andersartige Beeinflussung des Knochenmarkes durch die Fibroadenie der Milz. Der erhöhte Bedarf an Erythrocyten bei der chronischen Blutungsanämie (BOLL, 1969a) und der erhöhte Bedarf an Segmentkernigen beim Infekt (BOLL u. MERSCH, 1969; BOLL, 1966; HEILMEYER, 1955) verändern die Kinetik des Knochenmarkes in unserer Versuchsanordnung jedenfalls in anderer Weise.

Literatur

ALBERT, H.-H. v.: Zur Frage einer depressorischen Knochenmarkwirkung „hypersplener" Milzen. I. Experimentelle Untersuchungen mit der Deckglaskultur-Methode. Blut 9, 405 (1963).
— ZICKGRAF, H.: Zur Frage einer depressorischen Knochenmarkwirkung „hypersplener" Milzen. II. Experimentelle Untersuchungen an der Flüssigkeitskultur. Blut 12, 104 (1966).
BOCK, H.-E., FRENZEL, B.: Splenogene Knochenmarkhemmung. (Tierexperimenteller Beweis.) Klin. Wschr. 17, 1315 (1938).

Boll, I.: Granulocytopoese unter physiologischen und pathologischen Bedingungen. Berlin-Heidelberg-New York: Springer 1966.
— Die Proliferationskinetik der normalen und angeregten Erythropoese nach morphologischen Kriterien. Hämatologie u. Bluttransfusion 8, 49 (1969a).
— Die Proliferationskinetik der normalen und leukaemischen Granulocytopoese. Folia haemat. (Lpz.) 91, 172 (1969b).
— Mersch, G.: Morphologische Untersuchungen zur Proliferationskinetik der normalen und pathologischen Erythropoese in vitro. Blut 17, 193 (1968).
— — Morphologische Untersuchungen zur Proliferationskinetik der normalen und pathologischen Granulocytopoese in vitro. Blut 19, 257 (1969).
Cottier, H.: Experimenteller Beitrag zur Frage der hypersplenischen Panhämocytopenien. Acta haemat. (Basel) 7, 303 (1952).
Heilmeyer, I.: Funktionsprüfung der Leukopoese des Knochenmarks. Dtsch. med. Wschr. 82, 644 (1957).
Heilmeyer, L.: Physiologische Beziehungen zwischen Milz und Knochenmark. Klin. Wschr. 33, 689 (1955).
Hittmair, A.: Heilmeyer-Hittmair, Handbuch der gesamten Hämatologie, Bd. 5/2, S. 192ff. München-Berlin-Wien: Urban & Schwarzenberg 1969.
Jombres, P.: Zur Frage der Hemmungswirkung der Milz auf das Knochenmark. Z. ges. exp. Med. 106, 457 (1939).
Pribilla, W.: Über einige Funktionen der Milz. Internist (Berl.) 8, 345 (1967).
Sacchetti, C., Boccaccio, P.: Riconoscimento del sequestro di granulociti nella milza. Minerva nucl. 9, 207 (1965).
Streicher, H. J., Schmidt, P. H.: Die Knochenmarkfunktionsprüfung unter besonderer Berücksichtigung der Milzexstirpation. Klin. Wschr. 40, 667 (1962).
Weinreich, J.: Milz und Leber in ihrem Einfluß auf das Blutbild. — Untersuchungsergebnisse zum Problem des „Hypersplenismus". Acta hepato-splenol. (Stuttg.) 10, 81 (1963).
— Knochenmarkfunktionsprüfung bei Patienten mit chronischen Lebererkrankungen. Acta hepato-splenol. (Stuttg.) 16, 18 (1969).
— Bussmann, J., Mappes, G.: Untersuchungen über die Beziehungen zwischen Milz und Knochenmark bei Ratten mit Hilfe einer Knochenmarkfunktionsprüfung. Z. ges. exp. Med. 133, 221 (1960).

„Hypersplenism" and Blood-Group

N. GINGOLD and AL. PAMFIL *

A few years ago, relations between blood groups in the ABO-system and some diseases have been established by various authors (LOBSTEIN, MANUILA). In our last material of splenectomized cases of „hypersplenism", we observed a significant correlation between this condition and blood group B (III). Indeed, in 18 cases splenectomized during the last 3 years, 7 patients ($= 39\%$) belonged to blood group B. In 10 of these cases there was no evidence of previous liver disease (viral hepatitis). In this group, the number of individuals belonging to group B was 5 ($= 50\%$). In the remaining 8 cases with "secondary" hypersplenism, the proportion was $2:8$ ($= 25\%$).

In our country, the distribution of the "classical" blood groups — in the ABO-system — is as follows (Table 1):

Table. *Distribution of blood groups in Rumania*

Blood group	GINGOLD (1940)	KONDI and POPESCU (1957)
0 (I)	39%	36%
A (II)	37%	41%
B (III)	20%	16%
AB (IV)	4%	7%

It must be added that in people of German origin living in Rumania, the proportion of group B is 12%, in that of Hungarian origin 22,2%, in Ukrainians 22.5 and in Jews 19,8% (GINGOLD, KONDI).

In our material the proportion of individuals belonging to group B is significantly higher than in the normal population, namely 39% in the whole group of 18 patients and 50% in the selected cases in which "secondary" hypersplenism could be ruled out.

The importance of our findings is quite clear, since while the other papers concerning the correlation between blood group and disease are referring both to very common diseases (gastric and duodenal ulcers) and to the most common blood groups (O or A) (C. OPROIU), in our material a highly significant coincidence has been found between a rather rare group of diseases (primary or secondary hypersplenism) and a rare blood group: B (III).

* Hematological and Surgical Dept., District Hospital "Dr. Stefan Stinca", Bucharest, Rumania.

The correlation found by us is yet more significant if we consider that one of the splenectomized patients was of German origin — the national group with the lowest incidence of blood group B —, and that none of the 18 patients referred to was of Ukrainian, Hungarian or Jewish origin.

It is beyond the scope of this paper to discuss genetical details. The authors only wish to call attention to a hitherto undescribed correlation, in the hope that others will, on a broader material, control whether this finding is reproducible or not.

References

Gingold, N.: Blood transfusion [Roumanian], in: Problems of war-medicine [Roumanian]. Bucharest: Official Bulletin 1940.

Kondi, V., Popescu, E.: Blood transfusion [Rumanian]. Bucharest: Edit. Medicala 1957.

Lobstein, E.: Strasbourg méd. **10**, 426 (1959).

Manuila, A.: J. Amer. med. Ass. **167**, 17, 2647 (1958).

Oproiu, C.: Relation between blood groups and gastro-duodenal ulcer [Roumanian]. Thesis for obtaining the degree of "Doctor of Medical Science", Bucharest, 1968.

V. Die Splenektomie und ihre Folgen
Splenectomy and it's Sequelae

Die Indikationen zur Splenektomie
The Indications for Splenectomy

H. Barkve *

Summary

As an introduction, splenectomy for hemolytic diseases is discussed briefly. The best results of splenectomy are seen in hereditary spherocytosis. The indications for surgery are clear when objective symptoms of the disease are evident. However, even in oligo-symptomatic carriers of this red blood cell abnormality splenectomy must be considered, since hemolytic crises may occur.

Only in the "major" forms of hereditary elliptocytosis splenectomy is indicated. In hereditary non-spherocytic hemolytic anemia, thalassemia major and sickle cell anemia splenectomy is of very limited value. The acquired hemolytic anemias represent a heterogeneous group and a precise diagnosis is essential in every case. When splenectomy is considered it should be preceded by isotope studies. As many as 50% of the patients with chronic, acquired, autoimmune hemolytic anemia can be clinically cured by splenectomy. The others may continue to hemolyze, with prednisone often being ineffective.

In essential thrombocytopenia in which the platelet levels are so low that danger of hemorrhage exists, the indication for splenectomy is clear. In order to exclude from surgery the post-infectious thrombocytopenias of short duration, it is worthwhile to observe the patients for a limited period of time. If the patient, however, still requires relatively high doses of steroids after 2 to 3 months, it is not wise to postpone the operation any longer.

Splenectomy for pancytopenia is indicated only when all other methods of treatment have been exhausted. The result of such an operation is not usually good.

Finally, a number of diseases which are associated with hypersplenism are briefly discussed. Special attention is devoted to two disorders in this group. These are the lympho-proliferative diseases and myelofibrosis.

Hitherto there is no evidence that a patient with a lymphoma of the spleen can be cured by splenectomy. However, in view of the hypersplenism that may occur in the later stages of the disease and because of the lack of response to any other forms of therapy, it is recommended that splenectomy be done early in the course of the disease.

Splenectomy is indicated in myelofibrosis in which thrombocytopenia is severe. In the event of added pronounced hemolysis one must carry out studies with ^{51}Cr-labeled red blood cells in order to determine whether red cell destruction in the spleen is greater than erythropoiesis. Early splenectomy should always be considered.

Über 100 Jahre sind vergangen, seit die erste Entfernung der Milz bei einer Blutkrankheit durchgeführt wurde.

In den 20er Jahren fing dieser Eingriff an, mehr Boden zu gewinnen, aber bis zum letzten Kriege waren die Auffassungen von dem Wert der Splenektomie noch verschieden. Seither sind die Indikationen bei den meisten Blutkrankheiten klarer geworden, bei einigen jedoch noch umstritten. Mit dieser kurzen Einleitung möchte ich zu den einzelnen Krankheiten übergehen.

---

* Med. Abt. A. Rikshospitalet, Oslo.

Die hereditäre Sphärocytose ist diejenige Krankheit, wo wir die unbedingt besten Resultate der Splenektomie erzielen. Fast alle Patienten werden klinisch geheilt. Bei Versagern müssen wir deswegen an der Diagnose zweifeln oder an eine Nebenmilz denken. Die zugrundeliegende Eigenschaft der Erythrocyten wird natürlich nicht beeinflußt, aber die Symptome (Anämie, Ikterus, Ulcera cruris) verschwinden. Ebenfalls bleiben die hämolytischen Krisen aus, was auch von der größten Bedeutung ist.

Der Grad der Krankheit kann verschieden sein. Eine klare Indikation zur Splenektomie liegt vor, wenn Anämie, Gallensteine oder Ulcera cruris vorliegen. Eine hämolytische Krise kann sich aber auch bei asymptomatischem Verlauf entwickeln. Eine genaue Untersuchung aller Familienmitglieder ist deswegen indiziert. In den letzten Jahren ist das Operationsalter bei Kindern allmählich gesenkt worden. Wenn keine dringliche Indikation vorliegt, sollte man aber die Splenektomie erst im 4.—5. Lebensjahr oder noch später empfehlen.

Bei der *hereditären Elliptocytose* haben wir nur bei der Majorform eine nennenswerte Hämolyse, und nur bei dieser Form ist die Splenektomie indiziert. Bei der *hereditären nichtsphärocytischen hämolytischen Anämie*, wo vorwiegend eine intravasale Hämolyse vorliegt, hilft die Splenektomie im allgemeinen nicht. Ausnahmsweise hat man jedoch einen gewissen Effekt erzielt (Gehrmann). Bei Patienten mit dieser Krankheit ist unbedingt eine Cr^{51}-Markierung der Erythrocyten durchzuführen und die Oberflächenaktivität über der Milz zu bestimmen. Die Splenektomie ist ebenfalls bei der Thalassaemia major, Sichelzellanämie und hereditären Heinz-Körperanämie von sehr begrenztem Wert.

Die erworbene hämolytische Anämie ist keine einheitliche Krankheit. Eine genaue Diagnose ist in jedem einzelnen Fall erforderlich. Vor allem ist es wichtig, die symptomatischen Formen zu diagnostizieren, da diese besondere Behandlung benötigen. Von diesen stehen bei uns die Kollagenosen, besonders der viscerale Lupus erythematosus, und die lymphoproliferativen Krankheiten im Vordergrund. Eine Splenektomie kommt zwar auch hier oft in Frage. Man muß aber diese Krankheiten von ihrem besonderen Gesichtswinkel aus betrachten.

Die Milzexstirpation ist bei dem chronischen Kälteagglutinationssyndrom gewöhnlich nicht indiziert (Dacie). Bei der paroxysmalen nächtlichen Hämoglobinurie ist ebenfalls kein guter Erfolg zu erwarten. Von einigen ganz wenigen Ausnahmen wird jedoch berichtet (Gehrmann, Wintrobe). Man muß aber mit einer bedeutend erhöhten Operationsgefahr bei dieser Krankheit rechnen. Bei der *chronischen, erworbenen, autoimmun-hämolytischen Anämie* kommt stets die Steroidtherapie zuerst in Frage. Diese hat zwei Vorteile: Erstens kann man Zeit gewinnen und dadurch sehen, ob die Krankheit wirklich chronisch verläuft. Zweitens kann sich während dieser Zeit eine Grundkrankheit manifestieren. Wie lange man warten soll, hängt in erster Linie davon ab, wie aktiv die Hämolyse ist, bzw. welche Dosen von Prednison der Patient benötigt, um die Hämolyse einigermaßen zu kompensieren. Im allgemeinen muß man einige Monate warten.

Eine genaue Prognose nach der Splenektomie ist im Einzelfall schwierig anzugeben, aber gut 50% der Operierten werden klinisch geheilt. Die Milz spielt eine Rolle in der Antikörperbildung, ist aber im allgemeinen auch die Hauptdestruktionsstelle der mit diesen Antikörpern beladenen Erythrocyten (Dacie). Isotopenstudien sind in jedem Fall angezeigt (Gehrmann).

Von 1952—1964 haben wir 18 Patienten mit einer erworbenen hämolytischen Anämie splenektomiert. Zehn davon hatten bei der Nachuntersuchung im Jahre 1967 ausgezeichnete Gesundheit; ein Patient benötigte jedoch kontinuierliche Steroidtherapie. Sieben Patienten starben 1—6 Jahre nach der Splenektomie. Bei 4 von diesen persistierte eine schwere Hämolyse, und sie reagierten nicht auf Prednison. Die übrigen 3 Patienten starben aus Gründen, die keine direkte Folge der Grundkrankheit waren (NORDÖY und NESET). Diese Resultate stimmen mit anderen Untersuchungen überein (WELCH and DAMESHEK, DACIE, GEHRMANN).

Bei der *essentiellen oder idiopathischen Thrombocytopenie* — also dem Mb. Werlhofi — ist die Splenektomie in den meisten Fällen indiziert. Die isolierten Thrombocytopenien machen eine heterogene Gruppe aus. Besonders soll auf die postinfektiösen, oft kurzdauernden Formen, hingewiesen werden. Sie benötigen bisweilen überhaupt keine Therapie. Für die mehr chronischen Formen stehen Steroide, Splenektomie und neuerlich auch die immunsuppressive Therapie zur Verfügung. Wenn die Steroidtherapie nach 2—3 Monaten nicht den erwünschten Effekt gezeigt hat und die Thrombocytopenie bedrohlich ist, muß man die Operation empfehlen. Das Endresultat ist hier gut: 60—85% der Operierten werden geheilt (NORDÖY und NESET, SANDUSKY et al., MEYERS, CARPENTER et al., DOAN et al.).

Die thrombotische thrombocytopenische Purpura ist eine sehr unklare Krankheit. Wir haben hier sowohl eine schwere Hämolyse als auch eine Thrombocytopenie. Eine Splenektomie ist gefährlich, und es ist sehr fraglich, ob diese bei den wenigen Patienten, die geheilt worden sind, überhaupt etwas dazu beigetragen hat (AMOROSI and ULTMANN).

Die Pancytopenien machen eine so heterogene Gruppe aus, daß die Beurteilung des angegebenen Wertes einer Splenektomie sehr schwierig ist. Bei der akuten schweren Aplasie des Markes ist sie nicht indiziert (CROSBY et al.). Bei der chronischen Hypoplasie, wo alle anderen Möglichkeiten erschöpft sind und der Patient häufige Transfusionen von Vollblut oder Thrombocyten benötigt, kann die Splenektomie helfen. Verschiedene Statistiken geben Besserungen in 20—50% der Fälle an (HEATON et al., FLATOW et al., NORDÖY und NESET, SANDUSKY et al.).

Der Begriff *Hypersplenismus* umfaßt eine große Anzahl von ganz verschiedenen Krankheiten. Die Anämie, die Thrombocytopenie und schließlich die Granulocytopenie lassen, je nach dem Grade, eine klare Indikation zur Splenektomie stellen.

Eine gewisse Hämolyse kommt hin und wieder noch hinzu. Obwohl diese Patienten öfters in schlechtem Allgemeinzustand sind, ist eine Operation nicht zu vermeiden. Das unmittelbare Resultat der Splenektomie ist aber meistens gut. Die Prognose quoad vitam hängt natürlich von der Grundkrankheit ab. Einen Hypersplenismus, bei welchem eine Splenektomie in Frage kommt, kann man bei folgenden Krankheiten sehen: Mb. Felty und andere Kollagen-Krankheiten, Milzvenenthrombose, Pfortader-Hochdruck, hämolytische Krankheiten mit Milzvergrößerung, Sarkoidose, Lipoidosen und schließlich verschiedene proliferative Krankheiten. Aus dieser letzten Gruppe möchte ich zwei Zustände hervorheben, weil diese uns bei der Stellungnahme zur Splenektomie immer besondere Schwierigkeiten bereiten.

1. Die lymphoproliferativen Krankheiten (einschließlich des Mb. Hodgkin).
2. Die Myelofibrose.

Zu 1. Zwei Hauptfragen treten hier in den Vordergrund. Erstens: Kann man einen Patienten mit einem auf die Milz beschränkten Lymphom durch die Splenektomie heilen? Leider haben wir keine Untersuchungsmethode, die uns sagen kann, ob eine Streuung vorliegt oder nicht. Soweit mir bekannt, ist noch keine wirkliche Heilung beschrieben worden. Die Angaben von Gupta und Hickling sind jedoch interessant, indem sie über einige Patienten berichten, die 10—12 Jahre nach der Splenektomie ohne Krankheitszeichen lebten (s. a. S. 352).

Die zweite Frage ist: Bietet die Splenektomie den Patienten ein längeres und vor allem besseres Leben als die konservative Behandlung? Mehrere Publikationen stützen diese Auffassung (Buchman und de Gruchy, Crosby et al., Fischer et al., Gall, Han et al., Holt und Witts, Mittelman et al., Molander und Pack, Nordöy und Neset, Smith und Klop, Strumia et al.). Aber eine sichere Antwort kann man z.Z. nicht geben, denn es liegen keine Arbeiten vor, wo wirklich vergleichbare Gruppen von Patienten vorhanden sind.

Seit 1952 haben wir 32 Patienten mit lymphoproliferativen Krankheiten splenektomiert. Das Resultat war insofern gut, als die Symptome, die für die Indikation maßgebend waren, bei fast allen Patienten abnahmen oder vorübergehend ganz aufhörten. Die meisten Patienten benötigten jedoch weitere medikamentöse Therapie.

Ein guter palliativer Effekt ist durch Steroide, cytostatische Mittel oder Röntgenbehandlung im allgemeinen zu erwarten. Alle Patienten gelangen jedoch zu einem Stadium, wo sie refraktär werden — und alle Symptome der großen Milz persistieren. Der Allgemeinzustand ist dann oft stark reduziert und die Operationsgefahr entsprechend groß. Diese Patienten wären besser daran, wenn die Splenektomie in einem früheren Stadium durchgeführt worden wäre. Sofern die Operationsgefahr als klein beurteilt wird, ist wahrscheinlich eine frühe Splenektomie bei allen lymphoproliferativen Krankheiten, die vorwiegend in der Milz lokalisiert sind, angezeigt.

Zu 2. Myelofibrose: Bis zum Anfang der 50er Jahre wurde die Splenektomie bei der Myelofibrose als kontraindiziert betrachtet. Seither hat sich aber diese Auffassung geändert, und mehrere Arbeiten zeigen, daß ein Teil dieser Patienten durch die Splenektomie gebessert wird (Jensen, Bouroncle und Doan, Silverstein et al., Fishman und Ballinger, Strumia et al.). Die bisher Operierten waren Patienten, die eine schwere Hämolyse, einen Hypersplenismus oder starke unbeeinflußbare Schmerzen hatten. Eine Voraussetzung war meistens, daß andere therapeutische Maßnahmen erschöpft waren.

Die Frage stellt sich auch hier: Soll man so lange warten, bis die oben erwähnten Kriterien vorliegen? Crosby hat die Konsequenz dieser Überlegungen gezogen: Er empfiehlt eine frühzeitige Splenektomie bei allen chronischen oder progredierenden Zuständen, die mit Hypersplenismus verbunden sind. Er sagt sogar: "In myeloid metaplasia splenectomy is recommended as soon as the diagnosis is established, whether or not there is overt hyperspenism".

So aktiv waren wir bisher nicht. Aber wir haben Splenektomien ausgeführt, wenn Hämolyse oder Thrombocytopenie vorhanden waren. Was die Hämolyse betrifft, muß man durch Isotopenstudien beweisen oder zumindest wahrscheinlich machen, daß die Milz die Hauptdestruktionsstelle der Erythrocyten ausmacht und daß die Destruktion in der Milz größer ist als die eventuelle Neubildung.

Literatur

AMOROSI, E. L., ULTMANN, J. E.: Thrombotic thrombocytopenic purpura: report of 16 cases and review of the literature. Medicine (Baltimore) 45, 139—159 (1966).

BOURONCLE, B. A., DOAN, C. A.: Myelofibrosis, clinical, hematologic and pathologic study of 110 patients. Amer. J. med. Sci. 243, 697—715 (1962).

BUCHMAN, J. G., DE GRUCHY, G. C.: Splenectomy in chronic lymphatic leukemia and lymphosarcoma. Med. J. Aust. 2, 6—12 (1967).

CARPENTER, A. F., WINTROBE, M. M., FULLER, E. A., HAUT, A., CARTWRIGHT, G. E.: Treatment of idiopathic thrombocytopenic purpura. J. Amer. med. Ass. 171, 1911—1916 (1959).

CROSBY, W. H., WHELAN, T. J., HEATON, L. D.: Splenectomy in elderly. Med. Clin. N. Amer. 50, 1533—1558 (1966).

DACIE, J. V.: The haemolytic anemias, part 2, 2nd ed. London: J. & A. Churchill Ldt. 1962.

DOAN, C. A., BOURONCLE, B. A., WISCMAN, B. K.: Idiopathic and secondary thrombocytopenic purpura: clinical study and evaluation of 381 cases over a period of 28 years. Ann. intern. Med. 53, 861—876 (1960).

FISHER, J. H., WELCH, C. S., DAMESHEK, W.: Splenectomy in leukemia and leukosarcoma. New Engl. J. Med. 246, 477—484 (1952).

FISHMAN, N., BALLINGER, W. F.: Splenectomy for agnogenic myeloid metaplasia and myelofibrosis. Arch. Surg. 90, 240—246 (1965).

FLATOW, F., FREIREICH, E. J.: Effect of splenectomy on the response to platelet transfusion in three patients with aplastic anemia. New Engl. J. Med. 274, 242—248 (1966).

GALL, E. G.: The surgical treatment of malignant lymphoma. Ann. Surg. 118, 1064—1070 (1943).

GEHRMANN, G.: Hämolyse und hämolytische Anämien, S. 1—323. Stuttgart: Georg Thieme 1969.

GUPTA, T. D., COOMBES, B., BRASFIELD, R. D.: Primary malignant neoplasma of the spleen. Surg. Gynec. Obstet. 120, 947—960 (1965).

HAN, T., EZDINLI, E. Z., SOKAL, J. E.: Complete remission in chronic lymphocytic leukemia and leukolymphosarcoma. Cancer (Philad.) 20, 243—253 (1967).

HEATON, L. D., CROSBY, W. H., COHEN, A.: Splenectomy in the treatment of hypoplasia of the bone marrow. Ann. Surg. 146, 637—660 (1957).

HICKLING, R. A.: Giant follicle lymphoma of the spleen — a condition closely related to lymphatic leukemia but apparently curable by splenectomy. Brit. med. J. 1964 II, 787—790.

HOLT, J. M., WITTS, L. J.: Splenectomy in leukemia and the reticuloses. Quart. J. Med., New Ser. 35, 369—383 (1966).

JENSEN, M. K.: Splenectomy in myelofibrosis. Acta med. scand. 175, 533—544 (1964).

MEYERS, M. C.: Results of treatment in 71 patients with idiopathic thrombocytopenic purpura. Amer. J. med. Sci. 242, 295—302 (1961).

MITTELMAN, A., STUTZMAN, L., GRACE, J. T.: Splenectomy in malignant lymphoma and leukemia. Geriatrics 23, 142—149 (1968).

MOLANDER, D. W., PACK, G. T.: Lymphosarcoma: choice of treatment and end-results in 567 patients. Role of surgical treatment for cure and palliation. Rev. Surg. 20, 3—31 (1963).

NORDÖY, A., NESET, G.: Splenectomy in hematologic diseases. Acta med. scand. 183, 117—126 (1968).

SANDUSKY, W. R., LEAWELL, B. S., BENJAMIN, B. J.: Splenectomy: indications and results in hematologic disorders. Ann. Surg. 159, 695—710 (1964).

SILVERSTEIN, M. N., GOMES, M. R., REMINE, W. H., ELVEBACK, L. R.: Agnogenic myeloid metaplasia. Natural history and treatment. Arch. intern. Med. 120, 546—550 (1967).

SMITH, D. F., KLOPP, C. T.: The value of surgical removal of localized lymphomas. Surgery 49, 469—476 (1960).

STRUMIA, M. M., STRUMIA, P. V., BASSERT, D.: Splenectomy in leukemia: hematologic and clinical effects on 34 patients and review of 299 published cases. Cancer Res. 26, part 1, 519—528 (1966).

WELCH, C. S., DAMESHEK, W.: Splenectomy in blood dyscrasias. New Engl. J. Med. 242, 601 (1950).

WINTROBE, M. M.: Clinical haematology, 5th ed. London: Lea & Febiger 1961.

Diskussion

A. Roux: Herr Dr. Barkve betonte in seinem Vortrag zu Recht, daß bei der kongenïtalen Sphärocytose die Splenektomie immer zu einer klinischen Heilung führt; bei Fortbestehen der Hämolyse muß jedoch, wenn eine Fehldiagnose ausgeschlossen ist, eine Nebenmilz vermutet werden. Wir möchten darauf hinweisen, daß mit Hilfe der Szintigraphie mit ^{51}Cr-markierten, wärmealterierten Erythrocyten die Diagnose einer Nebenmilz eindeutig zu stellen ist. In diesen Fällen ist, damit sich die Milzloge gut von der Leber abgrenzen läßt, das Szintigramm in Bauchlage des Patienten zu schreiben. Mit dieser Methode konnten wir wiederholt bei splenektomierten Patienten eine Nebenmilz nachweisen.

H. Heimpel: Bei der Indikationsstellung zur Splenektomie beim „Hypersplenismus" ist nicht nur die Erfassung der Erythrocytendestruktion in der Milz, sondern auch die Bestimmung des in der Milz reversibel gespeicherten Zellanteils von Bedeutung. Bei vielen Patienten mit Splenomegalie ist die Anämie ganz oder teilweise durch eine Konzentration von Erythrocyten in der Milz bedingt. Die Bestimmung des Erythrocytenvolumens ist mit der ^{51}Cr-Methode leicht möglich.

Zur Frage der Splenektomie bei Hämoglobinopathien und erythrocytären Enzymopathien

Splenectomy in Hemoglobinopathies and Erythrocytic Enzymopathies

L. Nowicki, H. Schubert und H. Martin *

Summary

Non-spherocytic hemolytic anemia due to enzyme defects and hemoglobinopathies are not curable by splenectomy. Indications for this procedure are limited since frequently the anemia is not severe enough that therapy appears necessary. On the basis of several cases (thalassemia, Hb S-thalassemia, Hb S combined with idiopathic thrombocytopenia, hemoglobinopathy secondary to an unstable hemoglobin, glucose-6-phosphate dehydrogenase deficiency combined with paroxysmal nocturnal hemoglobinuria and glutathione-reductase deficiency), it is discussed under which conditions splenectomy appears indicated from the viewpoint of the clinician. It is shown that in some instances anemia exceeding the usual degree is attributable to additional causes. It is concluded that in hemoglobinopathies and constitutional non-spherocytic hemolytic anemias splenectomy is only rarely indicated, namely when a marked decrease in red cell survival is associated with an erythroclastically active, large spleen. Investigations for possible additional causes of the anemia are necessary.

Die Frage, ob die Milzexstirpation bei Hämoglobinopathien und enzymopathisch bedingten hämolytischen Anämien therapeutisch eine wesentliche Rolle spielt, kann nicht bedingungslos mit ja oder nein beantwortet werden.

Bei der Thalassämie gehen die Meinungen auseinander. So hält beispielsweise Chernoff die Splenektomie für wertlos. Andererseits wurden vielfach Milzexstirpationen durchgeführt und selbst bei kritischer Wertung kann in manchen Fällen ein therapeutischer Erfolg nicht geleugnet werden. Penberthy und Cooley haben 1935 geäußert, daß sie einigen ihrer Patienten durch die Splenektomie eine Lebenserleichterung und -verlängerung ermöglichten. Heute wird — so u.a. auch von Dacie, Lehmann, Betke — die Auffassung vertreten, daß die Splenektomie in bestimmten Fällen angezeigt ist und zwar dann, wenn die Hämolyse stark ausgeprägt ist. Diese Auffassung wird durch die Ergebnisse vieler Autoren gestützt. So fanden u.a. Lichtman u. Mitarb., Glenn u. Mitarb., Smith u. Mitarb., Reemtsma und Elliot sowie Mainzer und O'Connor bei der Auswertung von mehr als 40 Fällen mit Splenektomie verschiedener Autoren, daß die Zahl der Bluttransfusionen zum Teil bis auf weniger als 50% der vorher notwendigen Menge reduziert werden konnte. Die Erfolge waren bei Erwachsenen besser als bei Kindern und bei Kindern unter 4 Jahren enttäuschend.

Die Frage der Splenektomie stellt sich naturgemäß bei der Thalassaemia major häufiger als bei der heterozygoten Minor-Form. Doch kann auch diese in un-

---

* Abteilung für Hämatologie (Direktor: Prof. Dr. med. H. Martin) des Zentrums der Inneren Medizin der Johann Wolfgang Goethe-Universität, Frankfurt a. M.

günstigen Fällen mit erheblicher Anämie, Milztumor und Ulcera cruris lebensbedrohliche Formen annehmen (vgl. Greppi u. di Guglielmo). Die Splenektomie
vermag dann eine anhaltende Besserung der Anämie und Rückbildung der Ge-
schwüre zu erzielen.

Wir konnten bei einer 38jährigen Sizilianerin eine Thalassaemia minor beobachten, die
mit schwerer Anämie einherging; sie war seit ihrer Kindheit immer in ärztlicher Behandlung
gewesen; in der Zeit von 1966—1968 waren wegen wiederholten Hb-Abfalls bis auf 7 g-%
immer häufiger Transfusionen erforderlich. Eine andere Anämieursache als die Thalassämie
konnte nicht eruiert werden. Die mittels ^{51}Cr-Markierung festgestellte T/2 der Erythrocyten betrug nur 18 Tage, und die Oberflächenaktivität war über der Milz 2mal höher als
über der Leber. Es wurde eine Splenektomie durchgeführt. In der Nachbeobachtungszeit
von rund 1 Jahr waren nur noch wenige Transfusionen erforderlich, der Hb-Wert hält sich
bei 10 g-%, und die Patientin fühlt sich leistungsfähiger.

Unter den Hämoglobinopathien ist neben der Thalassämie die Sichelzellanämie
auf Grund ihrer Morbidität an erster Stelle zu nennen. Es handelt sich um ein
— vor allem im Kindesalter — schweres Krankheitsbild, das allerdings milder wird,
wenn die Patienten die Pubertät erreichen. Ein Milztumor wird nur im Kindesalter
beobachtet, später schrumpft die Milz infolge wiederholter Infarkte. Dadurch geht
der Erythrocytenabbau in der Milz mehr und mehr zurück, so daß sich die Frage
der Splenektomie gar nicht mehr stellt. Das Risiko der Operation beim Vorliegen
von Sichelzellen ist groß; auch im Kindesalter sieht man — selbst bei großem
Milztumor — die Splenektomie nicht als indiziert an.

Heterozygote Hb S-Träger sind in der Regel klinisch gesund, und nur in Kombination
mit einer weiteren Anomalie, insbesondere mit Thalassämie, tritt ein schwereres Krankheitsbild auf. So beobachteten wir bei einem 17jährigen Patienten aus Sizilien eine deutliche
hämolytische Anämie. Wir fanden einen Hb S-Gehalt von mehr als 60%. Das Vorhandensein einer Hb A-Fraktion sprach gegen eine Homozygotie für Hb S, andererseits liegt bei
heterozygoten Hb S-Trägern der Hb S-Gehalt unter 50%. Unsere Vermutung, es könne
eine Hb S-Thalassämie vorliegen, wurde durch den bei dieser Kombination häufigen Befund
einer starken Hb F-Vermehrung bestätigt, der Hb F-Gehalt bei unserem Patienten betrug
13—15%. Eine auf dem Stärkeblock nicht einwandfrei vom Hb S abgesetzte Hb A$_2$-Fraktion
betrug rund 4%. Trotz der schweren Anämie und einem gering ausgeprägten Milztumor
schien uns die Splenektomie nicht indiziert. Daß auch bei Hb S-Thalassämie Milzinfarkte
zur sog. „Autosplenektomie" mit Besserung des Krankheitszustandes führen können, zeigte
sich bei dem nicht anämischen voll leistungsfähigen Onkel dieses Patienten: Wir fanden
bei ihm einen Hb S-Gehalt von 80—87%; das Hb F war auf rund 5% erhöht, der Sichelzell-
test fiel in nahezu allen Erythrocyten positiv aus. Auch bei ihm fand sich eine Hb A-Fraktion
von rund 15%. Unsere Annahme, daß hier ebenfalls eine Hb S-Thalassämie bestand, wurde
durch die Familienuntersuchung verifiziert: Die Ehefrau ist völlig gesund; 2 von 4 Kindern
haben eine Thalassaemia minor, 1 Kind ist Hb S-Träger. Wenige Tage nach der Untersuchung wurde es wegen linksseitiger „Nierensteinkoliken" in ein Krankenhaus einge-
wiesen. Es stellte sich heraus, daß keine Steinkolik, sondern ein Milzinfarkt abgelaufen war.
Der Patient gab an, mehrmals solche „Koliken" durchgemacht zu haben, und röntgenologisch fanden sich im Bereich der nicht vergrößerten Milz multiple kalkdichte Verschattungen.

Eine weitere 21jährige Patientin aus Sizilien kam zu uns wegen eines M. Werlhof mit
Milztumor. Sie hat aber auch eine hämolytische Anämie und erwies sich als Hb S-Trägerin
mit einem Hb S-Gehalt von 48% bei nicht erhöhtem Hb F und Hb A$_2$. Eine immunsuppressive Therapie hat bislang zu einer guten Besserung des M. Werlhof geführt; wir
haben dennoch in Anbetracht des jungen Alters der Patientin zur Splenektomie geraten,
zumal sich diese möglicherweise günstig auf die Hämolyse auswirken könnte.

Von der Vielzahl der anderen anomalen Hämoglobine lösen wenige Krankheitserscheinungen aus. Dazu gehört das Hb C, das nennenswerte Symptome erst in
Kombination mit einer weiteren Anomalie, sei es die Thalassämie oder das Hb S,

verursacht. Dazu gehört vor allem aber eine Gruppe von anomalen Hämoglobinen, die man als instabile Hämoglobine bezeichnet. Sie sind oxydativen Denaturierungsprozessen gegenüber leichter anfällig, präcipitieren in den Erythrocyten und führen über eine Innenkörperbildung zur Anämie. Eine solche Anämie wurde erstmals von CATHIE, später von einer Reihe von Autoren beschrieben; die Art der Anomalie ist teils unbekannt, teils konnte sie eruiert werden. So beim Hb Zürich, das erst nach Hinzukommen einer exogenen Noxe, etwa eines Sulfonamids, eine hämolytische Krise auslöst, beim Hb Köln, Hb Genova, Hb Torino, Hb Sydney, Hb Hammersmith, Hb Bibba, um nur einige zu nennen. Die Anämie kann verschiedene Schweregrade aufweisen. Die Splenektomie hat meistens eine Besserung gebracht. Vor der Splenektomie waren bei keinem der bislang beschriebenen Fälle Innenkörper nachweisbar, immer aber nach der Splenektomie. Einer der Gründe, wenn nicht *der* Grund, für die verschieden starke Ausprägung der Erkrankung liegt darin, daß die Denaturierungsanfälligkeit dieser Hämoglobine in Abhängigkeit von der Lokalisation der Anomalie in der Primärstruktur variiert.

Bei 4 Angehörigen einer deutschen Sippe konnten wir eine deutlich ausgeprägte hämolytische Anämie feststellen, deren Ursache ein instabiles Hb war. Die Analyse dieses Hb — des „Hb-Frankfurt" — ergab eine anomale Nicht-α-Kette, die gegenüber der normalen β-Kette eine Vielfalt von Abweichungen aufweist, u.a. enthält sie 3 Cysteinreste. Daraus dürfte sich die sehr erhebliche Denaturierungsanfälligkeit dieses Hb erklären: es fiel nicht nur bei Inkubation von 50° C aus, sondern präcipitierte auch ohne Hitzeeinwirkung als CO-Hb, wenn die Hb-Lösung bei —30° eingefroren und nach einigen Wochen wieder aufgetaut wurde, vor allem aber führte es zu einer Innenkörperbildung in den Erythrocyten bereits *vor* Splenektomie. Bei einer der Erkrankten fanden sich *vor* Splenektomie mehr als 400$^0/_{00}$ innenkörperhaltige Erythrocyten. Bei 2 der Patienten, einem 3jährigen Kind und dessen Mutter, wurde die Splenektomie durchgeführt; bei beiden war die T/2 nach ^{51}Cr-Markierung deutlich verkürzt und die Aktivität über der Milz höher als über der Leber. In der Nachbeobachtungszeit von 4 Jahren hat die Mutter immer Hb-Werte über 12 g-%; das Kind zeigte bislang eine nur geringe Besserung mit Hb-Werten um 10 g-%; in der Entwicklung ist es etwas zurückgeblieben. Bei Mutter und Kind ist die Zahl der innenkörperhaltigen Erythrocyten nach der Splenektomie auf rund 800$^0/_{00}$ angestiegen (vgl. NOWICKI u. MARTIN).

Nichtsphärocytäre hämolytische Anämien als Folge eines erythrocytären Enzymdefektes in der Glykolyse sind ebenfalls selten. Die häufigste Form, der Pyruvatkinase-Defekt, ist nach TANAKA bis 1967 etwa 95mal beobachtet worden. Die homozygote Form dieser autosomal recessiv vererbten Störung kann z.T. sehr ausgeprägte Anämien verursachen. In diesen Fällen bringt die Splenektomie insofern Besserung, als es zu einer ausreichenden Anhebung der Hb-Werte kommt, ohne daß Bluttransfusionen erforderlich sind. Gleiches gilt für Anämien infolge des viel selteneren Triosephosphatisomerase-Defekts, während Erfahrungen mit der Splenektomie beim Diphosphoglyceromutase-Defekt kaum vorliegen.

Häufiger sind Störungen im Hexosemonophosphat-Shunt der Erythrocyten. Dies gilt vor allem für den Defekt der Glucose-6-Phosphatdehydrogenase aber auch für die NADPH-abhängige Glutathionreductase. In beiden Fällen kommt es nach Einwirkung exogener Noxen zum GSH-Abfall und dadurch zur Denaturierung von Erythrocytenproteinen, so daß sich — meist krisenhaft — eine Innenkörperanämie ausbildet. Das primäre therapeutische Problem ist daher der Schutz des Patienten vor möglichen exogenen Noxen. Beim G-6-PDH-Defekt kommt es nach Ausschaltung der Noxe zu einer meist vollständigen, anhaltenden Remission, so daß die Milzexstirpation ausscheidet. Nicht immer ist diese Entscheidung so einfach.

L. Nowicki, H. Schubert und H. Martin

Tabelle 1. *Hämoglobin-Analysen bei 5522 Patienten mit Anämie. II. Med. Univ.-Klinik Frankfurt/M., 1960—1969*

Dabei gefunden:			Deutschen Ursprungs, Verwandtschaft mit Ausländern nicht bekannt	Ausländer	
Thalassaemia major	3		0	3	Italiener, Griechen, Perser
Thalassaemia minor	139		97	42	Italiener, Griechen, Perser
Hb D$_\beta$ (Frankfurt)	15	(2 Sippen)	15	0	
Hb Frankfurt	4	(1 Sippe)	4	0	
Hb S	7	heterozygot	0	7	Neger, Sizilianer, Griechen
	6	homozygot	0	6	1 Sizilianer, 5 Neger
Hb C	1	heterozygot	0	1	Ghanese
	1	homozygot	0	1	Ghanese
Hb S/C	1	doppelt heteroz.	0	1	amerik. Neger
Hb S/D	1	doppelt heteroz.	0	1	Nigerianer
Hb S/Thalassämie	3	doppelt heteroz.	0	3	Sizilianer, Griechen
Hb M	1		1	0	
zusammen	182		117	65	

Bei einem 30jährigen Mann aus einer deutschen Sippe, in welcher 13 Erbmalsträger mit einem G-6-PDH-Defekt gefunden wurden (vgl. Nowicki), entwickelte sich nach Einnahme von Grippemitteln eine schwere hämolytische Krise mit erheblicher Hämoglobinurie. Die G-6-PDH-Aktivität ist bei ihm auf Werte um 15% der Norm erniedrigt. Trotz Ausschaltung aller möglichen Noxen und vielfacher Transfusionen ist es im Verlauf von nun 2 Jahren zu keiner Besserung der Anämie — teilweise mit Hb-Werten unter 7 g-% — gekommen. Deshalb wurde in diesem Fall doch die Splenektomie erwogen. Weitere Untersuchungen haben jedoch ergeben, daß dieser Patient zusätzlich an einer paroxysmalen nächtlichen Hämoglobinurie leidet, die den ungünstigen Krankheitsverlauf erklärt. Von einer Operation wurde daraufhin abgesehen, da die Splenektomie bei der Marchiafava-Anämie meist keine Besserung, nicht selten aber eine Verschlechterung bringt.

Der Glutathionreductase-Defekt scheint in Mitteleuropa nicht so selten zu sein. Waller hat 1967 über 61 Patienten, darunter 55 aus dem deutschen Sprachraum, berichtet. Das Bemerkenswerte dieses dominant vererbten Leidens liegt darin, daß sich oft schwere Pancytopenien und neurologische Störungen entwickeln, obwohl die Enzymaktivität nur auf etwa 50% der Norm vermindert ist. Nach den bisherigen Erfahrungen ist von der Splenektomie nicht viel zu erwarten. Waller hat einmal eine Besserung nach Splenektomie beobachtet; in einem anderen Fall besserte sich nur die Thrombocytopenie. Bei zwei eigenen Beobachtungen brachte die Splenektomie in einem Fall einer 18jährigen Patientin mit hämolytischem Ikterus keine Besserung; bei einer anderen 24jährigen Patientin bestand eine schwere Pancytopenie mit neurologisch-psychischen Störungen; die als ultima ratio durchgeführte Splenektomie brachte nach wenigen Stunden einen Thrombocytenanstieg, die Patientin verstarb aber 36 Std nach der Operation.

Zusammenfassend läßt sich die eingangs gestellte Frage dahingehend beantworten, daß bei Hämoglobinopathien und konstitutionellen nichtsphärocytären hämolytischen Anämien die Splenektomie generell *nicht* indiziert erscheint. In einzelnen Fällen mit stark ausgeprägter Hämolyse und großem Milztumor kann die Operation eine Besserung bringen, sicher vorauszusagen ist sie nicht. Immer sollte — wenn die Hämolyse das bei diesen Störungen übliche Ausmaß überschreitet — nach weiteren Ursachen der Anämien gesucht werden.

Auch wenn diese Erkrankungen relativ selten sind, so sollte mit ihrem Vorkommen immer gerechnet werden. Im eigenen Krankengut fanden wir bei 302 Untersuchungen in bereits streng selektierten Blutproben 20mal einen G-6-PDH-Defekt, 7mal einen Glutathionreductase-Defekt, 6mal einen Pyruvatkinase-Defekt und 2mal einen Defekt der Diphosphoglyceromutase.

In 5522 ebenfalls ausgesuchten Blutproben anämischer Patienten, rund 4500 davon deutscher Abstammung, konnte 182mal, 117mal bei Deutschen, eine Hb-Anomalie bzw. eine Hämoglobinopathie nachgewiesen werden (Tabelle 1).

Literatur

Betke, K.: Die klinische Bedeutung der Blutfarbstoffanomalien und der Thalassämie. Almanach für Blutkrankheiten. München: J. F. Lehmann 1962.

Cathie, I. A. B.: Apparent idiopathic Heinz body anaemia. Great Ormond Str. J. 3, 43 (1952).

Chernoff, A. I.: The hemoglobinopathies and thalassemia. In: Cecil-Loeb textbook of medicine, XIIth ed., vol. II, p. 1049. Philadelphia and London: W. B. Saunders Co. 1967.

Dacie, J. V.: The haemolytic anaemias: Congenital and acquired, 2nd ed., part I, p. 215. London: Churchill 1960.

Glenn, F., Cornell, G. N., Smith, C. H., Schulman, I.: Splenectomy in children with idiopathic thrombocytopenic purpura, hereditary spherocytosis and Mediterranean anemia. Surg. Gynec. Obstet. 99, 689 (1954).

Greppi, E., di Guglielmo, R.: Die Thalassämien. In: Heilmeyer u. Hittmair, Handbuch der gesamten Hämatologie, Bd. III/1, S. 547f. München u. Berlin: Urban & Schwarzenberg 1960.

Lehmann, H., Huntsman, R. G.: Man's haemoglobins. Amsterdam: North-Holland Publ. Comp. 1966.

Lichtman, H. C., Watson, R., Feldman, F., Ginsberg, V., Robinson, J.: Studies in thalassemia. Part I. An extracorpuscular defect in thalassemia major. Part II. The effects of splenectomy in thalassemia major with an associated acquired hemolytic anemia. J. clin. Invest. 32, 1229 (1953).

Mainzer, R. A., O'Connor, W. J.: Evaluation of splenectomy in the treatment of Cooley's anemia. Ann. Surg. 148, 44 (1958).

Nowicki, L.: Zur Abgrenzung konstitutioneller hämolytischer Anämien: Enzymopenische Formen. Klin. Wschr. 46, 679 (1967).

— Martin, H.: Über ein neues instabiles Hämoglobin (Hb Frankfurt) mit multiplen Aberrationen in der Nicht-α-Polypeptidkette. Im Druck

Penberthy, G. C., Cooley, T. B.: Results of splenectomy in childhood. Ann. Surg. 102, 645 (1935).

Reemtsma, K., Elliott, R. H. E.: Splenectomy in Mediterranean anemia; an evaluation of longterm results. Ann. Surg. 144, 999 (1956).

Smith, C. H., Schulman, I., Ando, R. E., Stern, G.: Studies in Mediterranean (Cooley's) anemia. I. Clinical and hematologic aspects of splenectomy, with special reference to fetal hemoglobin synthesis. Blood 10, 582 (1955).

Tanaka, K. R., Valentine, W. N.: Pyruvate kinase deficiency. In: Beutler, Hereditary disorders of erythrocyte metabolism. New York and London: Grune & Stratton 1968.

Waller, H. D.: Glutathione reductase deficiency. In: Beutler: Hereditary disorders of erythrocyte metabolism. New York and London: Grune & Stratton 1968.

Diskussion

A. Roux: Wir haben bei 2 Fällen mit heterozygoter β-Thalassämie die Splenektomie durchgeführt. In einem Fall war eine anhaltende, im zweiten Fall eine nur vorübergehende Besserung der Anämie zu erreichen.

Fall 1: Eine 21jährige Patientin wurde wegen einer hämolytischen, hypochromen Anämie überwiesen. Die Hb-Elektrophorese zeigte typische Veränderungen im Sinne einer β-Thalassämie. Bei der Aussprache mit den Eltern wurde uns mitgeteilt, daß es sich um ein uneheliches Kind eines ausländischen Soldaten handelt, was der Patientin bis heute aber verheimlicht werden konnte. Das Hämoglobin schwankte zwischen 7,5 g-% und 9,5 g-%. Die mit der Radio-Chrom-Methode durchgeführte Bestimmung der Erythrocyten-Lebenszeit betrug 17 Tage. Szintigraphisch wurde ein Milzgewicht von 600 g ermittelt. Nach der Splenektomie besserte sich die Hämolyse; die Erythrocytenlebensdauer verlängerte sich auf 22 Tage. Das Hämoglobin stieg auf Werte zwischen 11,0 g-% und 12,8 g-% an und hält sich seit 2 Jahren in diesem Bereich.

Fall 2: Die Familienvorgeschichte der 58jährigen Frau ist insofern von Interesse, als der bis ins 17. Jahrhundert zurückreichende Ahnenpaß keine Hinweise über den Ursprung der kongenitalen Hämoglobinopathie ergab. Szintigraphisch wurde ein Milzgewicht von 525 g festgestellt. Die Hb-Werte lagen bei 10 g-%. Die Erythrocytenlebensdauer betrug 20 Tage. Nach der Splenektomie stieg das Hämoglobin zeitweilig auf maximal 13,6 g-% an.

Chirurgie der Milz

Splenic Surgery

G. Mappes *

Summary

This is a report about the results of splenectomy based on the experience with 234 patients who were treated during the past 5 years.

Indications for splenectomy were: rupture of the spleen, various cysts of the spleen, splenic tumors, aneurysm of the splenic blood vessels and the different aspects of abnormal splenic function. Though indications for splenectomy were considered very cautiously they were substantially extended as compared to the classical concepts. Splenectomy was carried out in patients with such diseases as chronic lymphatic leukemia, Hodgkin's disease, myelofibrosis and splenomegaly of unknown origin, in which a dyssplenic syndrome — secondary and hemolytic anemia, granulocytopenia and thrombocytopenia — was predominant.

Besides radioisotope investigations which are essential for an exact preoperative diagnosis, selective angiography of the celiac or splenic artery is an important diagnostic tool Planning of the operative procedure is essentially facilitated by this method. Both methods of investigation are important requisites of splenic surgery.

The operative procedure is almost standardized. Broad adhesions to the diaphragm, collateral circulation in portal hypertension and vascular malformations can yet make the operation very difficult.

The results show that in cases of isolated disorders of the spleen and damaged spleens the postoperative course is generally without complications. In generalized diseases, however, like in almost all hematological disorders, prediction is difficult and the postoperative course can be very complicated. Nevertheless, the results justify a broader indication for splenectomy particularly in this field.

Die Indikationsstellungen zur Splenektomie reichen heute von den chirurgischen Indikationen über die Gruppe der isolierten Milzerkrankungen bis zu internistischen, insbesondere hämatologischen Krankheitsbildern. Ihnen entsprechen die unterschiedlichsten morphologischen und funktionellen Befunde. Damit verglichen, erscheint die Chirurgie der Milz fast eintönig. Sie ist unabhängig von der Indikationsstellung, von wenigen Ausnahmen abgesehen, einzig auf die Totalexstirpation der Milz ausgerichtet und heute weitgehend standardisiert. Dennoch ist die Splenektomie kein einfacher chirurgischer Eingriff. Jede der eben genannten Indikationsstellungen hat ihre besondere Problematik. Diese demonstriert sich bei den chirurgischen Indikationen eindrucksvoll in der noch immer hohen Letalität, bei den isolierten Milzerkrankungen vorwiegend in diagnostischen, aber auch operativ technischen Schwierigkeiten. Die wesentlichen Probleme bei den internistischen und hämatologischen Krankheitsbildern liegen dagegen in der Abklärung der Indikationsstellung selbst mit der Hauptfrage nach der pathogenetischen Rolle der Milz. Damit

---

* Chirurgische Universitätsklinik Mainz (Direktor: Professor Dr. F. Kümmerle).

unterscheidet sich diese Indikationsstellung wesentlich von den beiden vorgenannten. Bedeutet bei der chirurgischen Indikation die Milzexstirpation gewöhnlich die Abwendung einer unmittelbaren lebensbedrohlichen Situation und bringt sie bei den isolierten Milzerkrankungen weitgehend eine klinische Heilung, so ist ein gleicher Erfolg bei internistisch-hämatologischen Erkrankungen nur bei wenigen genau definierten Krankheitsbildern zu erwarten. Viel häufiger besteht hier bei dem durch die Grundkrankheit ohnehin erhöhten Operationsrisiko nur die Hoffnung auf eine klinische Besserung des Krankheitsverlaufes.

Über einige, bei der Chirurgie der Milz auftretende Probleme der Diagnosestellung, des operativ-technischen Vorgehens und der Indikationsstellung soll im folgenden anhand von Beispielen aus dem eigenen Krankengut berichtet werden.

Zunächst eine Übersicht über das eigene Krankengut. Seit Oktober 1963 wurden an der Chirurgischen Universitätsklinik Mainz insgesamt 234 Splenektomien durchgeführt. Die zahlenmäßige Aufgliederung hierzu gibt die Tabelle 1 wieder. Sie zeigt in Übereinstimmung mit Mitteilungen anderer Autoren ein Überwiegen der hämatologischen Indikationsstellungen, während die isolierten Milzerkrankungen und die internistisch, nicht hämatologischen Krankheitsbilder weitaus seltener auftreten.

Tabelle 1. *Splenektomien. Chir. Univ.-Klinik Mainz. Oktober 1963 bis August 1969*

Chirurgische Indikationen	86
Isolierte Milzerkrankungen	15
Hämatologische Indikationen	112
Intern.-nichthämatologische Indikationen	21
	234

In der Gruppe der chirurgischen Indikationen (Tabelle 2) stehen zahlenmäßig die Splenektomien wegen Radikaloperationen bei Carcinomen im Bereich des Verdauungstraktes an erster Stelle. Bei ihnen bietet die Splenektomie kaum Schwierigkeiten. Ebenso selten ist sie als unmittelbare postoperative Todesursache anzusehen. Dagegen sind die Verletzungen der Milz auch heute noch, vor allem bei Kombinationsverletzungen, mit einer erschreckend hohen Mortalität zwischen 15—30% belastet. Bei akuten Milzrupturen ist die sofortige Operation vital indiziert und daher die Therapie der Wahl.

Tabelle 2. *Splenektomien aus chirurgischer Indikation*

Milzverletzungen	26 (4)
Carcinome im Bereich des Verdauungstraktes	59
Milznekrose	1
	86

Bei unvollständigen, zunächst abgekapselten Milzrupturen oder drohenden Spätblutungen mit unklarem klinischem Befund kann dagegen die schwierige Differentialdiagnose heute durch die Zuhilfenahme der Szintigraphie, besonders aber der Angiographie, wesentlich erleichtert werden.

So zeigte das Angiogramm eines Patienten, der 3 Wochen nach einem relativ geringen Unfall wegen unklarer Oberbauchbeschwerden ohne Blutungszeichen in die Klinik aufgenommen wurde, eine auffallende Diskrepanz zwischen dem klinisch palpablen Oberbauchtumor und einer szintigraphisch unscharf dargestellten kleinen Milz. Angiographisch imponierte eine breite Aufteilung des Milzstieles mit großem Füllungsdefekt im eigentlichen Milzlager. Die Operation bestätigte den Verdacht auf eine im Subphrenium abgekapselte Milzruptur.

Nicht selten führt eine solche symptomarme und daher unerkannte Milzruptur später zu abdominellen Massenblutungen mit tödlichem Ausgang. In günstigen Fällen kapselt sich das Hämatom in der Milz ab und imponiert dann als Milztumor unklarer Genese. Röntgenologisch findet sich hier die bekannte Verdrängung der linken Niere nach unten und eine Medialisierung und Ventralisierung des Magens.

In der Gruppe der isolierten Milzerkrankungen sind vier solcher zunächst unklarer Milzcysten aufgeführt (Tabelle 3), darunter einmal der seltene Befund einer Dermoidcyste der Milz.

Tabelle 3. *Splenektomien bei isolierten Milzerkrankungen*

Milzcysten	4
Sarkome der Milz	3
Milztuberkulose	2
Echinococcuscyste	1
Lues-Milz	1
M. Gaucher	1
Thorotrast-Milz	1
Milzarterienaneurysma	1
Milzvenenstenose	1
	15

Bei einem 30jährigen Patienten hatte seit 3 Jahren ein Milztumor unklarer Genese bestanden. Der Operationsbefund bestätigte die bereits szintigraphisch und angiographisch gestellte Diagnose einer großen gefäßlosen Milzcyste (Abb. 1). Sie war, retrospektiv gesehen, vor 3 Jahren im Anschluß an einen leichten Arbeitsunfall aufgetreten.

Besondere differentialdiagnostische Schwierigkeiten bieten die Krankheitsbilder, bei denen klinisch ein palpabler Milztumor gefunden wird, im Vordergrund der Symptomatik jedoch massive intestinale Blutungen stehen. Erfahrungsgemäß wird man hier zunächst an ein perforiertes Aneurysma, an arteriovenöse Fistelbildungen oder isolierte Milzvenenstenosen mit lokalem portalem Hochdruck denken. In diesen Fällen hat sich die Angiographie besonders bewährt.

So zeigt die Abb. 2 die isolierte Darstellung einer Milzarterie bei einer jungen Frau mit Milztumor und rezidivierenden unklaren intestinalen Blutungen. Dem Füllungsdefekt der Milz entsprach hier bei der Operation eine der Magenvorderwand breit aufsitzende Milzcyste, als Blutungsursache fand sich jedoch nicht — wie zunächst vermutet — eine Perforation dieser Cyste in die Magenwand, sondern ein großes, in das Pankreas penetrierendes Magenhinterwandulcus, das zusätzlich eine Magenresektion erforderlich machte.

Ein besonders seltenes Blutungsleiden fand sich bei einem Patienten mit ähnlichem klinischem Krankheitsbefund. Bei diesem Patienten war 1967 im Anschluß an eine schwere intestinale Blutung ein in das Duodenum perforiertes Aneurysma der A. gastro-duodenalis klinisch und angiographisch diagnostiziert und operativ beseitigt worden. Im Frühjahr diesen Jahres kam der Patient erneut mit einer unklaren Blutungsanämie zur Aufnahme. Noch während der Durchuntersuchung mußte er wegen einer massiven intestinalen Massen-

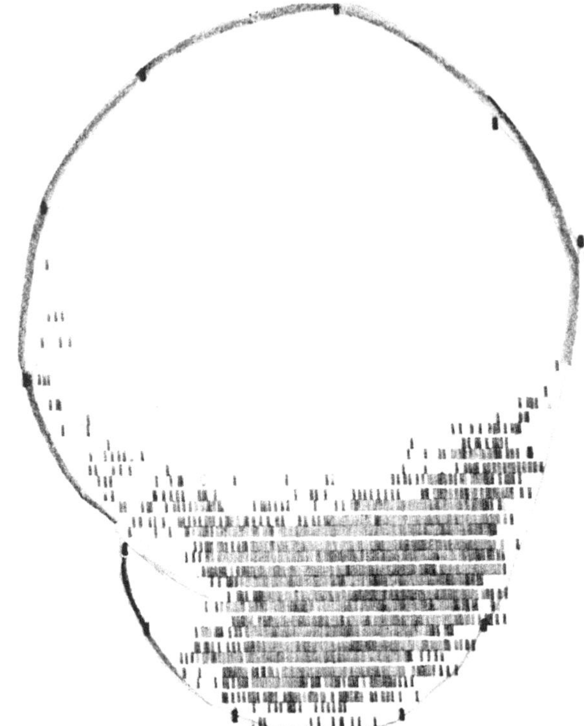

Abb. 1. Scintigraphie einer kindskopfgroßen posttraumatischen Milzcyste

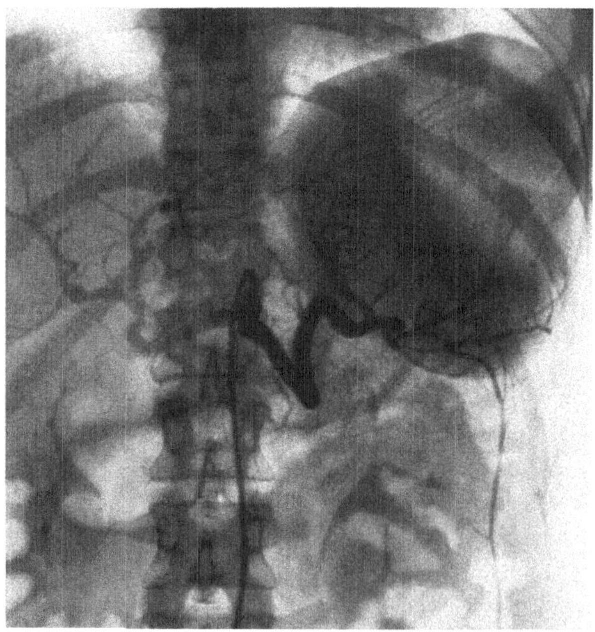

Abb. 2. Selektive Angiographie mit Darstellung einer Milzpolverdrängung bei Milzcyste

blutung aus vitaler Indikation operiert werden. Bei der Operation fand sich jetzt ein in die linke Colonflexur perforiertes Aneurysma der A. lienalis, das, retrospektiv gesehen, schon auf den angiographischen Aufnahmen vor 2 Jahren zu erkennen war. Es war damals unter dem Eindruck des großen Aneurysmas der A. gastro-duodenalis völlig übersehen worden. Bei der jetzigen Operation wurden das Aneurysma der A. lienalis ausgeräumt, die Milz exstirpiert und die Perforation in das Colon übernäht. Der postoperative Heilverlauf war komplikationslos.

Bei den internistischen und hämatologischen Indikationen zur Splenektomie liegen die Probleme weniger auf diagnostischem oder operativ-technischem Gebiet, sondern bei der Indikationsstellung. Hier kann der Chirurg mit der Frage der Splenektomie nicht nur bei hämatologischen Erkrankungen mit sicherer Indikationsstellung, wie der kongenitalen Sphärocytose oder der idiopathischen thrombopenischen Purpura konfrontiert werden, sondern auch mit Blutkrankheiten, bei denen die Indikation zur Splenektomie keineswegs gesichert erscheint. Der Entschluß zur Splenektomie kann bei diesen unorthodoxen Indikationen durch folgende Überlegungen erschwert werden:

1. Von der Splenektomie ist eine echte klinische Heilung nicht zu erwarten.

2. Auch unter Einsatz der modernsten hämatologischen Untersuchungsmethoden läßt sich der erwartete Erfolg der Splenektomie nicht mit Sicherheit vorhersehen.

3. Viele Kranke befinden sich nach monate- oder jahrelanger Krankheitsdauer, oft unter Anwendung von Corticoiden oder Cytostatica, in einer allgemein ungünstigen operativen Ausgangslage.

4. Die Folgen der Dyssplenie erhöhen das operative Risiko und

5. Bei der unterschiedlich bewertbaren Krankheitsdominanz der Milz, selbst innerhalb gleicher Krankheitsbilder, fehlt zur nötigen Abklärung des Therapieerfolges eine geeignete Vergleichsmöglichkeit zwischen splenektomierten und nichtoperierten Patienten, vor allem im Hinblick auf die Spätergebnisse.

In der Regel verlieren diese Bedenken jedoch um so mehr an Gewicht, wenn ein Milztumor oder ein Dyspleniesyndrom das Krankheitsbild so beherrschen, daß nicht nur die Grundkrankheit, sondern die durch die Milz hervorgerufenen Komplikationen so im Vordergrund stehen, daß sie das weitere Schicksal des Patienten unmittelbar bedrohen. Hierzu gehören die sekundäre hämolytische Anämie, die Granulocytopenie, die schwere Thrombocytopenie und nicht selten ein riesenhafter Milztumor mit seinen mechanischen Verdrängungserscheinungen.

Seit 1963 haben wir 112 Splenektomien mit hämatologischen Indikationen ausgeführt und über die dabei gewonnenen Erfahrungen und ihre Ergebnisse gemeinsam mit Herrn FISCHER[1] vor einigen Monaten berichtet (Tabelle 4). Grundsätzlich unterscheidet sich das chirurgische Vorgehen hier nicht von den Splenektomien aus anderer Indikation. Der Verlauf der Operation und der Erfolg der Splenektomie sind bei diesen Indikationsstellungen besonders eng mit einer gründlichen individuellen prä- und postoperativen Überwachung der Patienten verknüpft. Dank der Szintigraphie waren wir beim eigenen Krankengut stets schon präoperativ ausreichend über Form, Größe und Lage der Milz, sowie über fragliche, besonders durch Infarkte hervorgerufene Parenchymschäden der Milz informiert.

---

[1] G. MAPPES u. J. FISCHER: Erfahrungen mit der Splenektomie bei Blutkrankheiten. Dtsch. med. Wschr. **94**, 584—589 (1969).

Tabelle 4. *Splenektomien aus hämatologischer Indikation*

Kongenitale Erythropathien	16
Erworbene hämolytische Anämie	14 (2)
Idiopathische thrombocytopenische Purpura	23
Idiopathische thrombocytopenische Panmyelopathie	8 (1)
Idiopathische thrombocytopenische Myelofibrose	14 (1)
Chronische Lymphadenose	13 (2)
Lymphogranulomatose	6
Lympho- und Reticulosarkom	6
Chronisch-myeloische Leukämie	2
Splenomegalien unklarer Genese	7
Rezidivierende Leukopenie	1
M. Boeck	1
M. Wilson	1
	112

Über die Ergebnisse der Splenektomie bei chronischer aggressiver Hepatitis hat Herr Gramlich bereits berichtet. Splenorenale Shunt-Operationen führen wir bei Lebercirrhosen stets dann aus, wenn das Dysspleniesyndrom so krankheitsdominant geworden ist, daß die Splenektomie rasch angezeigt erscheint. Dem Nachteil häufigerer Blutungsrezidive steht in diesen Fällen der Vorteil der Beseitigung des Dysspleniesyndroms gegenüber. Splenorenale Anastomosen werden selbstverständlich bei den Formen der Milzvenen- oder Pfortaderstenose mit Oesophagusvaricenblutungen durchgeführt.

Als wichtigste postoperative *Komplikationen* erlebten wir in unserem Krankengut drei schwere Nachblutungen, die eine Revision des Milzlagers erforderlich machten, zweimal einen subphrenischen Absceß links und einmal einen kleinen Narbenbruch im medianen Wundwinkel. Sekundäre Wundheilungsstörungen traten nach Splenektomien nicht häufiger auf als nach anderen Operationen. In keinem Fall sahen wir die gefürchtete Komplikation einer postoperativen Pfortaderthrombose. Lediglich bei einem Patienten mußten wir 3 Monate nach der Splenektomie als Folge einer umschriebenen Mesenterialvenenthrombose ein 20 cm langes Dünndarmstück resezieren. Inwieweit hier ein Zusammenhang mit der vorausgegangenen Splenektomie vorhanden war, läßt sich nachträglich nicht mehr feststellen. Von den 234 operierten Patienten haben wir insgesamt 10 Patienten während der ersten 3 postoperativen Wochen verloren. 4 Patienten verstarben nach traumatischen Zerreißungen der Milz. Bei allen bestanden schwere Kombinationsverletzungen mit vielfachen Frakturen oder Schädelhirntraumen. Von den Patienten mit isolierten Milzerkrankungen und internistisch — nicht hämatologischen — Erkrankungen verloren wir keinen. 6 Patienten verstarben aus der Gruppe der hämatologischen Indikationen. Zwei davon an den Folgen schwerer unstillbarer Blutungen in der unmittelbaren postoperativen Phase, die übrigen 4 erlagen nach der Splenektomie den Folgen ihres Grundleidens. Im Hinblick auf die zum Teil sehr weit gesteckte Indikationsstellung in unserem Krankengut erscheint dieses Ergebnis vertretbar.

Zum Schluß ein Wort über die Zusammenarbeit auf diesem Gebiet zwischen Internisten, bzw. Hämatologen und Chirurgen. Sie ist für den Chirurgen nicht selten mit dem Odium belastet, er könne gerade bei den relativen hämatologischen Indikationen leicht zum blinden und kritiklosen Handlanger fremder Indikationsstellungen werden. Dieser Vorwurf erscheint nicht ganz berechtigt. Wenn heute schon im Rahmen der inneren Medizin die Hämatologie bereits eine Sonderstellung einnimmt, dann zeigt dies doch deutlich, wie speziell das Wissen auf diesem Gebiet geworden ist. Es ist für den Chirurgen nahezu unmöglich, die ganze Breite der hämatologischen Indikationsstellungen, die sich oft aus monate- oder jahrelangen Beobachtungen des Patienten ergeben, nachzuvollziehen. Er muß sich in diesen Fällen letztlich auf die durch Wissen und Erfahrung begründete Indikationsstellung des Hämatologen genauso verlassen, wie auch er seinerseits nur einen erfahrenen Chirurgen zu diesen Operationen heranziehen wird.

Literatur kann beim Verfasser angefordert werden.

Indikationen und Kontraindikationen zur Splenektomie vom Standpunkt des Chirurgen aus *

Indications and Contraindications for Splenectomy from the Surgical Point of View

H. J. Streicher**

Nach mehr als 12jähriger intensiver Beschäftigung mit den Problemen der Milz muß ich bekennen, daß trotz aller Fortschritte unserer Kenntnisse dieses merkwürdigen Organs Milz und trotz eigener Erfahrungen an nun fast 400 Splenektomien die Indikationsstellung zur Milzexstirpation mir heute nicht leichter, sondern eher schwerer fällt. Um eine Operationsindikation richtig stellen zu können, bedarf es der Kenntnis oder wenigstens der Abschätzung des wahrscheinlichen Verlaufs ohne Operation, der Kenntnis der aus der Pathogenese der vorliegenden Milzerkrankung voraussehbaren postoperativen Komplikationen, deren Vermeidbarkeit und Therapieaussichten, der Operationsletalität und des Ergebnisses unserer Bemühungen bei anderen gleichgelagerten Fällen. Nur exakteste Diagnostik und Klassifizierung der Milzkrankheiten sowie Ergebnisberichte mit schonungsloser Aufklärung, auch der Mißerfolge, machen das Abschätzen des Operationsrisikos gegen das Risiko der Nichtoperation für den einzelnen Patienten möglich. Ich kann Herrn Mappes nur zustimmen, wenn er sagt, daß die gute Zusammenarbeit zwischen Hämatologen und Operateur hierbei unabdingbar ist.

Bei der hereditären *Sphärocytose* ist der klinische Erfolg praktisch 100%ig, bei Mißerfolgen muß man an eine Fehldiagnose oder an zurückgelassene Nebenmilzen denken. Da die Milz so gut wie nie Verwachsungen aufweist, sind postoperative Komplikationen gering und die Operationsletalität dementsprechend — in neueren Statistiken — weit unter 1%. Lediglich bei Kindern würde ich — wegen der postoperativen Infektgefährdung — nur dann operieren, wenn schwere hämolytische Krisen aufgetreten sind. Was die Elliptocytose, nichtsphärocytische Anämien, Sichelzellanämie und die Thalassaemia major betrifft, so kann ich Herrn Barkve und Herrn Nowicki u. Mitarb. beipflichten. Ein zu rascher Erythrocytenabbau in der Milz mit der Notwendigkeit häufiger Bluttransfusionen und ihren Gefahren sowie ein schweres Hyperspleniesyndrom können in einzelnen Fällen eine Splenektomie nützlich erscheinen lassen.

Bei den erworbenen chronischen immunologisch verursachten hämolytischen Anämien ist die Splenektomie dann indiziert, wenn die szintigraphische Untersuchung die Milz als entscheidendes Erythrocytenabbauorgan entlarvt. Es gibt jedoch Fälle, die dennoch nach mehr oder minder langer Zeit rezidivieren und es gibt

---

* Aufgeforderter Diskussionsbeitrag.
** Chirurgische Klinik der Städt. Krankenanstalten Wuppertal-Elberfeld

auf der anderen Seite einzelne Kranke, die auf die Splenektomie günstig reagieren, obwohl dies szintigraphisch nicht zu erwarten war. Die Op.-Letalität ist größer als bei der Sphärocytose.

Bei der essentiellen *Thrombocytopenie* wird durch die Splenektomie in rund einem Drittel klinische Heilung erzielt, ein weiteres Drittel bleibt trotz erniedrigter Thrombocytenzahl blutungsfrei, und bei einem Drittel ist die Splenektomie wirkungslos. Wir erhoffen uns von der Möglichkeit, Thrombocyten radioaktiv zu markieren und den Thrombocytenhaushalt genauer zu studieren, eine Rationalisierung unserer Indikationsstellung. Ich muß sagen, daß es für einen Operateur schon sehr beruhigend ist, wenn er aufgrund des Isotopenstudiums weiß, daß bei einem 15jährigen Mädchen mit Steroidakne, Thrombocytenzahlen zwischen 0 und 5000 trotz höchster Cortisondosen die Thrombocyten innerhalb weniger Stunden ausschließlich in der Milz gespeichert werden. Über die ersten Stunden, bis die Thrombocytenzahl ansteigt, vermögen wir den Patienten dann hinwegzubringen. In diesem Fall betrugen sie nach 12 Std 19000.

Nun zum Problem des *Hypersplenismus*. Es handelt sich dabei um ein Syndrom, das gekennzeichnet ist durch eine pathologisch veränderte — meist auch vergrößerte Milz; 2. eine Zellzahlverminderung im peripheren Blut, 3. ein hyperplastisches Knochenmark und 4. schließlich durch das Schwinden dieser 3 Symptome nach Splenektomie. Ursachen können ganz verschiedene Milzerkrankungen wie chronische Entzündungen, Malaria, Kala-Azar, Morbus Boeck, eine Milzlues, Milztuberkulose, Stauungsmilzen, Morbus Hodgkin, Speicherkrankheiten, Leukosen und Tumoren sein. Bei einem Teil der Hyperspleniefälle läßt sich trotz intensiver Bemühungen die Grundkrankheit nicht diagnostizieren. Die Cytopenie kann — wir werden im Rundtischgespräch Näheres darüber hören — durch mehrere Mechanismen ausgelöst sein. Ob dabei Hemmsubstanzen eine Rolle spielen, ist nicht eindeutig geklärt. Parabioseversuche scheinen mir jedoch, da corpusculäre Blutelemente hierbei von einem zum andern Tier übergehen können, ein ungeeignetes Modell zum Studium dieser Substanzen zu sein. Die Beobachtung von Herrn MARTIN spricht für eine splenopathische Markhemmung. Wie sie zustande kommt, kann ich auch nicht erklären. Ob die sehr interessanten Untersuchungen von Frau BOLL nur die eine Deutung zulassen, scheint mir fraglich. Ganz offensichtlich sind die Blut-Milz-Knochenmarkbeziehungen durch Untersuchungen sehr schwer eindeutig zu klären. Für die Indikation zur Splenektomie kommt dem Hyperspleniesyndrom eine entscheidende Bedeutung zu. So wird man eine chronische Infektmilz, eine Hodgkin-Milz, eine Milzvergrößerung bei Lymphadenose — um nur einige Beispiele zu nennen — dann exstirpieren, wenn gleichzeitig ein Hyperspleniesyndrom besteht. Die Patienten werden oft wesentlich gebessert. Bei Stauungsmilzen mit Hypersplenismus ist die alleinige Milzexstirpation nur dann erlaubt, wenn eine isolierte Milzvenenthrombose besteht und Pfortader und Leber frei sind, beim Pfortaderverschluß mit Blutung aus Oesophagusvaricen nur die porto-cavale Anastomose. Besteht ein ausgeprägter Hypersplenismus, so ist eine Anastomose mit zusätzlicher Splenektomie indiziert. Besteht keine Oesophagusvaricenblutung, so scheuen wir uns nicht, bei Hypersplenie oder/und gleichzeitiger Hämolyse aus dieser Indikation zu splenektomieren. Die Möglichkeit des später auftretenden portalen Hochdrucks stellt keine Kontraindikation dar. Man wird trotzdem einen solchen portalen Hochdruck diagnostizieren und therapieren können. Die Komplikationshäufigkeit bei

Milzkrankheiten mit Hypersplreniesyndrom, vor allem bei generalisierten Erkrankungen, ist hoch. Ein M. Hodgkin kann progredient, eine chronische aleukämische Lymphadenose kann leukämisch werden. Auch die Operationsletalität ist hierbei wesentlich höher. Die Indikation muß in jedem einzelnen Fall exakt erarbeitet werden. Osteomyelofibrosen stellen nicht in jedem Falle eine Kontraindikation dar, zumal die funktionelle Leistung des metaplastischen Markgewebes in der Milz nicht allzu hoch veranschlagt werden darf. Sind die Fälle nicht weit fortgeschritten, und scheint das Mark noch regenerationsfähig, so raten wir zur frühzeitigen Splenektomie.

Last not least zum aufgeworfenen Problem zur prophylaktischen Splenektomie bei *chronischen progredienten Hepatopathien*. Wir haben bisher diese prophylaktische Indikation nicht gestellt, da die Ergebnisse von Gramlich u. Mitarb. die Stellung dieser Indikation auf breiter Basis m. E. noch nicht gestatten. Es würde sich ja um zahlreiche Patienten, die zu splenektomieren wären, handeln. Jedenfalls sollte Herr Gramlich diesem Problem weiter nachgehen, zumal für sein Vorgehen experimentelle (siehe Streicher u. Mitarb., S. 347 ff.) und klinische Beobachtungen sprechen. Die Schwierigkeit scheint mir in der Auswahl der Patienten zu liegen.

Schließlich ergibt sich gelegentlich auch aus der Größe einer Milz die Indikation zu deren Entfernung. Wir haben einige Patienten nach der Exstirpation einer *Riesenmilz* regelrecht aufblühen sehen, nachdem sie zuvor kachektisch waren.

Die Größe der Milz ist nicht entscheidend für die Schwierigkeiten und für die Komplikationsmöglichkeiten, die nach ihrer Entfernung auftreten, sondern die Oberflächenbeschaffenheit. Milzen, die mit der Umgebung, z. B. mit dem Zwerchfell, dem linken Leberlappen, Pankreasschwanz oder mit dem großen Netz verwachsen sind und zusätzliche Gefäßverbindungen zu diesen Organen entwickelt haben, sind vor allem dann, wenn gleichzeitig portale Stauungszustände oder Blutgerinnungsstörungen vorliegen, mit einem erheblichen Operationsrisiko behaftet. Bei Tumoren, Leukosen, Hodgkin, Speicherkrankheiten und auch bei chronischen Infektmilzen sind solche Adhäsionen häufig, also bei denjenigen Milzen, bei denen sich eine Indikation nur ausnahmsweise, z. B. beim Hypersplenismus oder Hämolysesyndrom, ergibt und bei denen die Aussicht auf Heilung der Grundkrankheit sehr gering ist.

Wenn ich kurz zusammenfassen darf, so kann man sagen, daß bei denjenigen Milzerkrankungen, die mit großer Aussicht auf Erfolg splenektomiert werden können (wie Sphärocytose oder Morbus Werlhof), auch das Operationsrisiko relativ klein ist, daß aber leider diejenigen Fälle, bei denen wir nur auf einen Palliativerfolg hoffen können, mit einem höheren Operationsrisiko verbunden sind.

Diskussion

H. Joist: Die Postsplenektomie-Thrombocytose stellt ohne Zweifel *die* wesentliche Komplikation dieser operativen Maßnahme dar. Hirsh, McBride u. Dacie haben kürzlich tierexperimentelle Befunde und Untersuchungsbefunde beim Menschen vorgelegt, wonach Höhe und Dauer der Plättchenvermehrung nach Splenektomie weitgehend von der nicht selten postoperativ bestehenden Anämie abhängig sind. Eine möglichst weitgehende, postoperative Korrektur der Anämie durch Transfusion sedimentierter Erythrocyten erscheint danach von Bedeutung zu sein.

Die prophylaktische Anwendung von Anticoagulantien, insbesondere des Heparins, hat die Häufigkeit thromboembolischer Komplikationen zwar verringern, diese jedoch bisher nicht ausschließen können. Da bei dieser immer bedrohlichen Erkrankung die Vermehrung der absoluten Plättchenzahl und insbesondere die relative Vermehrung junger, besonders adhäsiver Plättchen die wesentlichen ursächlichen Faktoren darstellen dürften, erscheint der Versuch einer medikamentösen Hemmung der Plättchenadhäsivität und Plättchenaggregation der logische therapeutische Ansatz zu sein. Möglichkeiten in dieser Richtung stehen seit einiger Zeit zur Verfügung. Unter den bisher bekannten Substanzen, die in vitro und in vivo die zweite Phase der Thrombocytenaggregation, die sog. ADP-Freisetzungsphase, zu blockieren vermögen, haben wir die Acetylsalicylsäure ausgewählt und bis heute 6 Patienten mit Postsplenektomie-Thrombocytose über einen Zeitraum von 4—10 Wochen behandelt. Die Dosierung erfolgte unter Kontrolle der Adhäsiv- und Aggregationsfunktion der Thrombocyten mit Hilfe der Hellem- bzw. der Bornschen Methode und lag zwischen 250 und 500 mg Aspirin täglich. Bei 5 Patienten traten nennenswerte Komplikationen während des Behandlungszeitraumes nicht auf. Ein Patient verstarb am 12. postoperativen Tage an einer massiven Blutung aus einem, wie wir annehmen, steroid-induzierten großen präpylorischen Ulcus.

Wir möchten die dargestellte Methode aufgrund dieser vorläufigen Befunde noch nicht generell empfehlen, wollten jedoch das Problem als solches zur Diskussion stellen. Wir hoffen, in absehbarer Zeit befriedigende Aussagen über Effektivität und Komplikationsrate der Aspirinbehandlung der Postsplenektomie-Thrombocytose machen zu können.

Zur Ätiologie der Wundheilungsstörung und vermehrten Infektanfälligkeit nach Splenektomie

Etiology of Altered Wound Healing and of Increased Susceptibility to Infections after Splenectomy

K. A. Lennert und W. Mondorf *

Summary

A postoperative disturbance of wound healing was found in sexteen cases (10.7 %) following splenectomy. It may be due to a diminution of IgM, since in 22 patients who underwent splenectomy either for traumatic rupture or for a cyst we found a significant decrease in IgM globulins. In addition lymphocytosis was found in 75 % of the patients. When lymphocytosis does not appear following splenectomy one may expect a subsequent systemic or wound infection.

Wundinfekte und Wunddehiszenzen stellen eine gefährliche und im Einzelfall nicht vorauszusagende Komplikation nach aseptischen Operationen dar. Die Häufigkeit der Wunddehiszenzen schwankt zwischen 0,57 und 1,75%. Selbst bei frühzeitiger Erkennung und chirurgischer Versorgung liegt die Letalität zwischen 22,3 und 57,3%. Die Erfahrung lehrt außerdem, daß Patienten nach Milzexstirpation besonders zu lokalen Wundheilungsstörungen neigen.

Eigenes Krankengut

Von 149 Splenektomien trat bei 16 Patienten, d.i. in 10,7% der Fälle eine *Wundheilungsstörung* auf. In Tabelle 1 sind Alter, Grad der Wundheilungsstörung, Zeitpunkt des Auftretens nach der Operation sowie der Grund für die Milzentfernung angegeben. Die Wundheilungsstörung reichte vom einfachen Wundinfekt (7mal) über Fasciendehiszenz (3mal) bis zur subcutanen (2mal) bzw. totalen Wunddehiszenz (4mal). Einmal war eine totale Wunddehiszenz mit einem massiven Wundinfekt kombiniert.

Als Ursache für die lokalen Wundheilungsstörungen nach Splenektomie werden Traumatisierung der Bauchdecken durch vermehrten Hakenzug und zu dichte Nähte angeführt. Streicher und Herion behaupten auf Grund ihrer Tierversuche, daß die Milz einen hemmenden Einfluß auf die Nebennierenrinde ausübe; nach Splenektomie käme es dann zu einer erhöhten Ausschüttung von Cortison, das die Kollagenbildung hemme.

---

* Chirurgische Universitätsklinik (Direktor: Prof. Dr. R. Geissendörfer) und Abteilung für Nephrologie des Zentrums für Innere Medizin der Universitätsklinik Frankfurt a. M. (Direktor: Prof. Dr. J. Frey).

Ätiologie der Wundheilungsstörung und vermehrten Infektanfälligkeit nach Splenektomie

Tabelle 1. *Postoperative Wundheilungsstörungen nach Splenektomie*

Lfd. Nr.	Alter Jahre	Grad der Wundheilungsstörung	Zeit nach Op.	Grundleiden
1.	28	Wundinfekt	10. Tag	Traumat. Milzruptur
2.	23	Wundinfekt	6. Tag	Traumat. Milzruptur
3.	6	Wundinfekt	9. Tag	Traumat. Milzruptur
4.	43	Wundinfekt	15. Tag	Milzcyste
5.	24	Wundinfekt	12. Tag	Pfortadertransformation
6.	14	Wundinfekt	7. Tag	Kong. hämol. Ikterus
7.	56	Wundinfekt	14. Tag	Felty-Syndrom
8.	36	Fasciendehiszenz	?	Traumat. Milzruptur
9.	24	Fasciendehiszenz	13. Tag	Traumat. Milzruptur
10.	2	Fasciendehiszenz	7. Tag	Traumat. Milzruptur
11.	65	Subcut. Wunddehiszenz	8. Tag	Traumat. Milzruptur
12.	25	Subcut. Wunddehiszenz	7. Tag	Kongen. hämol. Ikterus
13.	45	Totale Wunddehiszenz	8. Tag	Traumat. Milzruptur
14.	40	Totale Wunddehiszenz	7. Tag	Traumat. Milzruptur
15.	34	Totale Wunddehiszenz	13. Tag	Traumat. Milzruptur
16.	31	Totale Wunddehiszenz	13. Tag	Osteomyelosklerose

Als ursächlicher Faktor für die Wundheilungsstörung muß auch eine Veränderung der plasmatischen Gerinnungsfaktoren in Erwägung gezogen werden. Da gerade bei traumatischer Ruptur der Milz häufig große Blutverluste substituiert werden müssen, kann die gesteigerte Fibrinolyse als Folge einer Verbrauchscoagulopathie oder eines Faktor XIII-Mangels eine erhebliche Rolle spielen. Daneben werden immunologische Veränderungen vermutet, die bisher jedoch noch nicht bestätigt wurden.

Um die *immunologischen Bedingungen* nach Splenektomie festzustellen, untersuchten wir bei 22 Patienten, deren Milz infolge traumatischer Ruptur (19mal) bzw. wegen einer Cyste (3mal) entfernt werden mußte, die drei großen Immunglobulinklassen IgA, IgG und IgM mit Hilfe der radialen Immunodiffusion (Einzelheiten s. MONDORF et al., S. 162). Die Ergebnisse sind kurz in Tabelle 2 zusammengestellt. Daraus ist zu entnehmen, daß die Mittelwerte von IgA und IgG bei Splenektomierten nicht wesentlich von den Normalwerten abwichen, daß dagegen IgM deutlich vermindert war. Bei einem Mittelwert von 94 mg/100 ml bewegten sich die Einzelwerte zwischen 25 und 130 mg/100 ml. Dabei ließ sich eine Abhängigkeit des gefundenen

Tabelle 2. *Immunglobuline nach Splenektomie (wegen Ruptur oder Cyste)*

	Immunglobuline (mg/100 ml Behring-Standard)		
	IgA	IgG	IgM
Mittelwert Splenektomierter (n = 22)	215	1139	94
Standardabweichung	± 98	± 335	± 48
Normalwert (n = 67)	218	1220	159
Standardabweichung	± 99	± 423	± 74

IgM-Wertes vom Alter des Patienten oder vom Zeitraum, der zwischen Operation und Nachuntersuchung lag, nicht erkennen.

Bedeutsam ist in diesem Zusammenhang auch die Veränderung des *weißen Blutbildes* nach Splenektomie, insbesondere das Verhalten der Lymphocyten. Bekanntlich setzt unmittelbar nach Milzexstirpation eine Leukocytose ein. Diese ist durch eine Granulocytose bei niedriger Lymphocytenzahl gekennzeichnet. Zwischen dem 6. und 10. postoperativen Tag normalisieren sich dann die Segmentkernigen und die Lymphocyten, um später bei glatter Wundheilung in eine Lymphocytose bei relativer Granulocytopenie umzuschlagen. Im eigenen Krankengut wurde eine Lymphocytose bis zu 75% registriert. In Übereinstimmung mit anderen Autoren konnten wir beobachten, daß der postoperative Anstieg der Lymphocyten ausbleibt, wenn ein Allgemein- oder Wundinfekt auftritt. So sahen wir bei einem Patienten mit Abdomen apertum und anschließendem Wundinfekt, daß die Lymphopenie noch am 19. postoperativen Tag vorhanden war. Bei der Nachuntersuchung 6 Jahre nach der Operation war die für milzlose Menschen typische Lymphocytose wieder nachzuweisen.

Diskussion

Die Milz ist nach ihrem pathologisch-anatomischen Aufbau zur Induktion der Antikörperbildung und zur Phagocytose befähigt. Das Makrophagensystem der Milz dient hauptsächlich der Bakterienzerstörung und Aufbereitung der Antigene. Der Ausfall dieses Systems im Bereich der Milz kann eine vermehrte Infektanfälligkeit verursachen, die vor allem bei milzlosen Säuglingen und Kleinkindern, aber auch bei milzlosen Erwachsenen beobachtet wurde.

So sind HUME u. Mitarb. von der Splenektomie bei Nierentransplantationen wieder abgekommen, weil danach die Infektionsrate um das Doppelte anstieg und auch eine längere Überlebenszeit des Transplantates nicht erzielt wurde.

HORAN und COLEBATCH fanden bei 142 splenektomierten Kindern in 12% der Fälle Infekte. Als Erreger ließen sich in über 50% Pneumokokken kulturell nachweisen. Nach den Untersuchungen von WRIGHT ist die Phagocytose von Pneumokokken und anderen kapselbildenden Bakterien abhängig vom vorherigen Kontakt mit Opsoninen, d.h. die Opsonine bereiten die Erreger für die Phagocytose vor. Da diese Eigenschaften bei den Makroglobulinen sehr viel stärker ausgeprägt sind als bei den IgG-Globulinen, werden die Opsonine heute den IgM-Globulinen zugeordnet.

Neben der Fähigkeit zur Phagocytose gilt die Milz als ein Hauptbildungsort der Antikörper, u.a. der Gamma-M-Globuline. Diese sollen besonders stark zur Komplementbindung und Komplementaktivierung befähigt sein. Durch die gebildeten Immunkomplexe wird die Cytolyse und Bakteriolyse herbeigeführt. Dieser Vorgang spielt bei der Wundheilung eine wichtige Rolle. Wie unsere Untersuchungen ergeben haben, tritt offenbar kurz nach der Entfernung der Milz eine Erniedrigung von IgM auf, die im weiteren Leben vom Organismus nicht wieder vollständig ausgeglichen wird. Während und nach der Milzexstirpation gelingt es dem Organismus in manchen Fällen nicht, den akuten Mangel an Makroglobulinen und den Wegfall des Makrophagensystems ausreichend und rasch genug zu kompensieren. Dies kann sich klinisch als unklares Milzfieber, als Wundinfekt oder als Wundheilungsstörung in Form von Wunddehiszenzen manifestieren.

Literatur

HORAN, M., COLEBATCH, J. H.: Relation between splenectomy and subsequent infection. Arch. Dis. Childh. **37**, 398—414 (1962).

HUME, D. M., LEE, H. M., WILLIAMS, G. M., WHITE, H. J. O., FERRÉ, J., WOLF, J. S., PROUT, G. R., JR., SLAPAK, M., O'BRIEN, J., KILPATRICK, S. J., KAUFFMAN, H. M., JR., CLEVELAND, R. J.: Comparative results of cadaver and related donor renal homografts in man, and immunologic implications of the outcome of second and tired transplants. Ann. Surg. **164**, 352—397 (1966).

STREICHER, H. J., HERION, W.: Hat die experimentelle Splenektomie einen Einfluß auf die Wundheilung und Transplantation? Langenbecks Arch. klin. Chir. **292**, 302 (1959).

WRIGHT, H. D.: Experimental pneumococcal septicaemia and anti-pneumococcal immunity. J. Path. Bact. **30**, 185—255 (1927).

Diskussion

W. STICH: Es ist auffällig, daß die Herren LENNERT und MONDORF so lange Zeit nach der Splenektomie Immundefekte nachweisen konnten. Wir haben bisher bei der Begutachtung von gesunden Menschen, die wegen traumatisch geschädigter Milz splenektomiert wurden, gutachtlich eine Zeit von 2 Jahren anerkannt, in der ein Ausgleich von Splenektomiefolgen angenommen wird. Ist aufgrund Ihrer Untersuchung hier eine Revision unserer gutachtlichen Stellungnahme erforderlich?

K. A. LENNERT: Wegen der geringen Fallzahl ist eine endgültige Aussage z. Z. noch nicht möglich. Bisher haben wir eine zeitliche Abhängigkeit von IgM-Erniedrigung zwischen Operation und Nachuntersuchung nicht gefunden. Bei einem Patienten war noch nach 41 Jahren eine IgM-Verminderung vorhanden.

The Spleenless State in Man

A. Nordøy *

Until a hundred years ago the spleenless state was considered a condition shortening
the life-span and interfering with the well-being of man (Crosby, 1963). Numerous
clinical and experimental observations during the following years have given us
information about some of the functions of the normal spleen. However, today in
1969, as you have heard during this conference, many questions remain still to be
answered and the spleenless state still represents a challenge to medical science.

In the following I will discuss which conditions have been studied, which known
functions are lacking when the spleen is absent in man, how the diagnosis can be
made and finally the clinical significance of the spleenless state.

Spleenless states in man (Fig. 1)

Agenesis of the spleen has frequently been reported in the literature; the first
detailed description was given by Pohlius in 1740. In more than 80% of the cases
reported the condition has been associated with serious malformations of the heart

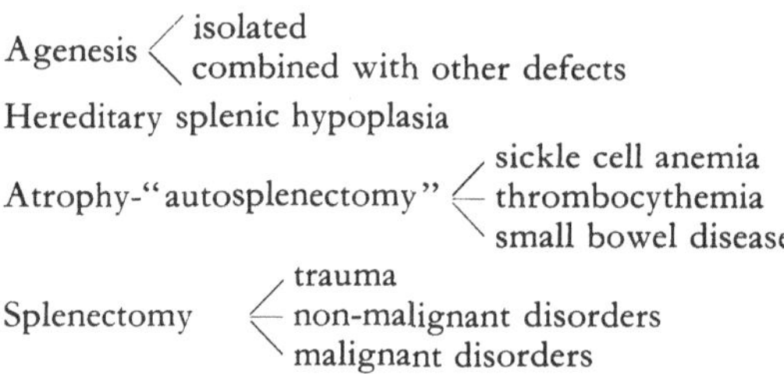

Fig. 1. Spleenless state in man

and anomalies of the abdominal viscera and the lungs (Ivemark, Putschar and
Manion, Gilbert et al.). Recently a hereditary form of splenic hypoplasia has been
reported which also provides information on the significance of the lack of splenic
tissue (Kevy et al.). Most spleenless subjects are represented by splenectomized
patients, and many reports have been made on the effect of the removal of the normal spleen (Ask Upmark, Breu et al., Ek et al., Pedersen and Videbaek) and the
removal of the spleen in non-malignant and malignant hematological disorders (for
review see Nordøy and Neset).

Atrophy of the spleen or "autosplenectomy" occuring in sickle cell anemia,
thrombocythemia, malabsorption and other diseases represents another condition
with absence of splenic function.

---

* Medical Department A, Rikshospitalet, University Hospital, Oslo, Norway.

Careful examination and follow-up of all these groups of patients have to be our main source of information, because experimental work, whatever its importance, is influenced by species variations in the function of the spleen (BLAUSTEIN).

The functional aspects

When the spleen is absent the organism lacks the most concentrated part of the lympho-reticuloendothelial system and an organ with a unique circulatory architecture (BLAUSTEIN, BJØRKMAN, McCORMICK et al.).

There is evidence for production of lymphocytes, plasma cells and probably monocytes in the spleen (CROSBY, 1963). Absence of the spleen is accompanied by loss of the immunoglobulin-producing function of these cells. This will induce a quantitative reduction but not a qualitative change in antibody formation (BALDINI) (see page 162, MONDORF et al.). Another globulin is probably also synthesized in the spleen. Many reports have given evidence that the spleen is a source of Factor VIII (antihemophilic factor) (see page 306, HARMS), either by storage and release or by affecting the release of Factor VIII from another organ (WEBSTER et al., LIBRE et al.,

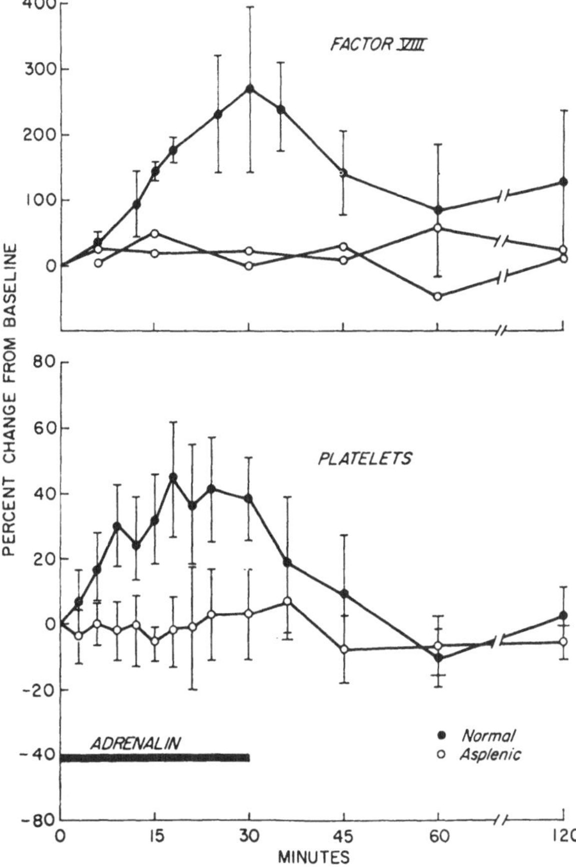

Fig. 2. Effect of adrenalin on factor VIII and platelet levels in normal and asplenic subjects (Reproduced with permission from LIBRE et al., 1968)

Norman *et al.*). The factor VIII level is normal in splenectomized subjects but fails to increase after injection of adrenalin as it normally does (Fig. 2). The clinical significance of this function is not known.

In fetal life production of the other blood cells also takes place in the spleen. In certain conditions in adult life this production can reoccur and the spleen may then represent a certain reservoir for hematopoiesis.

Culling and pitting according to Crosby (1959) are actions which the spleen may take against cells which circulate through it. The spleen represents a sequestring bed for damaged blood cells, and it is also able to remove inclusion bodies from red cells without damaging the cell. When the spleen is absent, damaged cells may live longer in the organism, and inclusion bodies may remain within the cells.

The spleen may destroy damaged cells as well as remove antigens from the circulation, particularly when no or only weak antibodies are present (Ellis and Smith, Cutbutch and Mollison). The lack of this function may represent one of the most serious side effects of the spleenless state.

A hormonal or humoral influence of the normal spleen on the bone marrow has been postulated and has intrigued investigators for many years. However, today it looks as if most of the changes believed to be caused by such a hormonal factor may be explained by events occurring within the splenic tissue (Crosby. 1963; Penny *et al.*; Aster).

In other species the spleen represents a significant reservoir for red cells, leukocytes and platelets. In the normal human spleen this reservoir-function seems to be significant only for the platelets. About one third of the total platelet mass is concentrated in the spleen and may be exchanged with the remaining two thirds of the platelets (Aster, Penny *et al.*, Kotilainen). Loss of this pooling effect may be responsible for the transient thrombocytosis most constantly occurring after splenectomy.

As destruction of aged red cells occurs in the spleen, red cell iron is collected for reutilization in the reticuloendothelial cells lining the splenic sinuses. Observations of Erslev *et al.* indicate that the sustained hypoferremia that can be seen after splenectomy may be caused by a quantitative reduction in available iron.

Diagnosis

Lack of dullness to percussion in the splenic area, X-ray examination of the left upper quadrant (Dell and Klinefelter) and scanning after intravenous injection of Au^{198} colloid or after injection of heterologous heat-damaged red cells tagged with Cr^{51} (Kevy *et al.*, Marsh *et al.*) may all give direct evidence for absence of the spleen. However, other signs occurring in the spleenless state should rise suspicion of the diagnosis.

The occurrence of Howell-Jolly bodies which are small nuclear fragments with a positive Feulgen-reaction and target cells are the most frequent signs of the absence of splenic tissue. At least 1 to 5 per thousand of Howell-Jolly bodies in the blood of non-anemic persons strongly indicate the diagnosis even if exceptions have been reported (Dameshek; Crosby, 1963; Mauck *et al.*). Target cells result from an increased surface/volume ratio. These target cells have an increased osmotic resistance and the Price-Jones curve is shifted to the right. Nucleated red cells in the peripheral blood usually disappear in days to weeks after splenectomy.

392

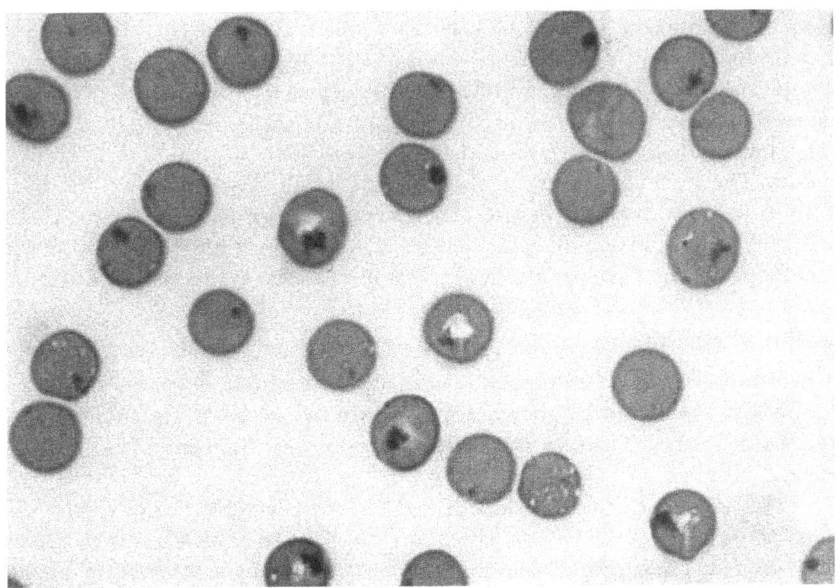

Fig. 3. Heinz bodies in a splenectomized patient

Pappenheimer bodies or siderocytes are present in 1 to 2 per cent of the circulating red cells after splenectomy in the absence of marrow disorders (Mills *et al.*).

Heinz bodies (Fig. 3) are red cell inclusions composed of degradation products of hemoglobin and red cell stroma. Vital staining is needed to demonstrate these inclusions. A small number (0.1—3%) of red cells with Heinz bodies were found in 55% of a group of splenectomized patients, and a small dose of phenacetin usually induced Heinz bodies in splenectomized subjects (Selwyn). All these changes in red cell morphology are probably caused by absence of the splenic "filter". Changes in leukocytes and platelets in spleenless subjects are usually inconsistent and do not add much to the diagnosis. Twenty-five per cent of splenectomized subjects have a moderate but persistent leukocytosis. Fifty per cent have a persistent lymphocytosis and a high percentage has a mild neutropenia (Crosby, 1963). The morphology of human platelets after splenectomy is abnormal showing anisocytosis and macrocytosis (Tenze). The platelet number usually shows a transient increase. Only in

Table 1. *Hematological findings before and approximately 8 years after splenectomy in patients with hereditary spherocytosis* (Nordøy *and* Neset)

	No.	Erythrocytes ($\times 10^6$/mm^3)	WBC (/mm^3)	Platelets (/mm^3)	Hb (g/100 ml)
Before operation	25	3.7 (2.0—5.2)	8,700 (1,400 to 36,000)	224,000 (128,000 to 480,000)	10.9 (3.8—15.2)
8.0 (3—12) years after operation	25	4.8 (4.0—5.4)	8,500 (4,500 to 14,600)	471,000 (182,000 to 842,000)	14.3 (11.5—18.4)

patients splenectomized because of hereditary spherocytosis a persistent thrombocytosis is often found (Nordøy and Neset) (Table 1).

In splenectomized normal subjects subnormal platelet counts have been reported occasionally (Ek *et al.*).

The immunological aspects of the spleenless state usually add little to the diagnosis. The diminished output of circulating antibodies after injection of 1 ml of a 2% solution of washed sheep erythrocytes to humans and the delayed clearing of virulent bacteria in rabbits when antibodies are present represent aspects which may in the future be developed to diagnostic tests (Rowley, Ellis and Smith).

The clinical significance

The hematological changes present in the asplenic human do not seem to interfere with the well-being of the subject. Reports of hematological follow-up observations of splenectomized subjects fully support this impression (Pedersen and Videbæk, Nordøy and Neset).

In 1952 King and Shumacker observed serious infections in five children who were splenectomized for hereditary spherocytosis when they were less than 6 months old. Subsequently many other clinical studies and experimental observations appeared in the literature, all designed to elucidate the role of the spleen in the defense mechanism of the body (see review by Horan and Colebatch, Erickson *et al.*). The most recent review by Erickson *et al.* in 1968 includes 1467 splenectomized children (Table 2).

Table 2. *Postsplenectomy infections in children related to the asplenic state* (Erickson *et al.*, Miller)

Indication for splenectomy	Patients	Infections	Per cent with infections
Spherocytosis	459	22	4.5
I.T.P.	359	2	0.6
Trauma and incidental	299	6	2.0
Thalassemia	74	3	4.1
Portal hypertension	77	4	5.2
Cong. hypoplastic anemia	14		
Acq. hemolytic anemia	45	2	4.4
Sickle cell anemia	29		
Gaucher's disease	12	2	16.6
Reticuloendothelial malignancy	19		
Other malignancy	7		
Splenomegaly	39		
Miscellaneous	34		
Total	1467	41	2.8
Control	847	6	0.7

In their composite series all cases with infections thought to be related to the patients underlying disease and with postoperative wound infections were excluded. Infections regarded as being related to the asplenic state were the following:

1. Infections associated with splenectomy after trauma.
2. Infections associated with diseases not known to predispose to infection.

3. Infections associated with hematological disorders that had been corrected by splenectomy.

4. Some infections associated with serious chronic diseases in patients who were in good condition at the time of infection.

The incidence of serious infections was 2.8% or four times the incidence found in the "Thousand Family Survey" which included 847 children (MILLER). The mortality rate for this group of 41 patients was 47% or far higher than the mortality

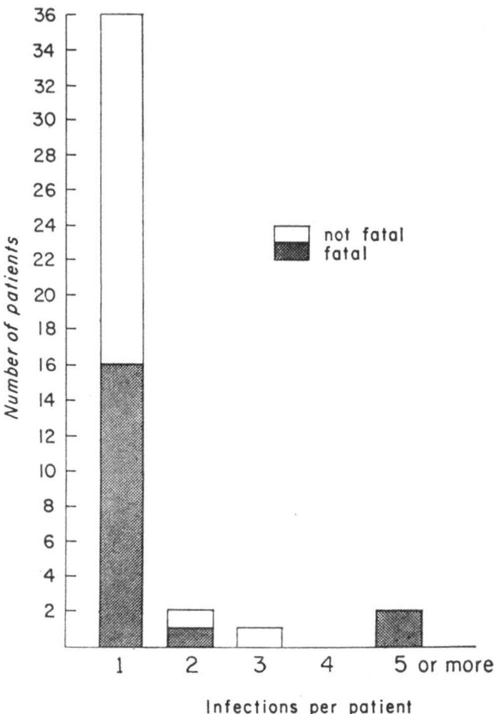

Fig. 4. Number of serious infections per patient after splenectomy (Reproduced with permission from ERICKSON et al., 1968)

rate for similar infections in the general population. The incidence of infections was much higher in those splenectomized before 1 year of age. However, the mortality rate of patients with meningitis and sepsis was 35% in those less than 1 year of age and 78% in the older patients. This is a very interesting and un-expected observation for which no good explanation exists.

Most patients have one infection (Fig. 4) and 76% become infected within 12 months after splenectomy (Fig. 5).

The most striking observation in the postsplenectomy infections and also in infections occurring in other spleenless states is the rapid fatal outcome which would not be expected in the normal population (Fig. 5).

Although we have observed this type of infections in adult splenectomized subjects (NORDØY and NESET), the incidence of such fulminant infections in this age group is probably not higher than in the normal population. The susceptibility to these serious infections has also been noticed in children with congenital splenic

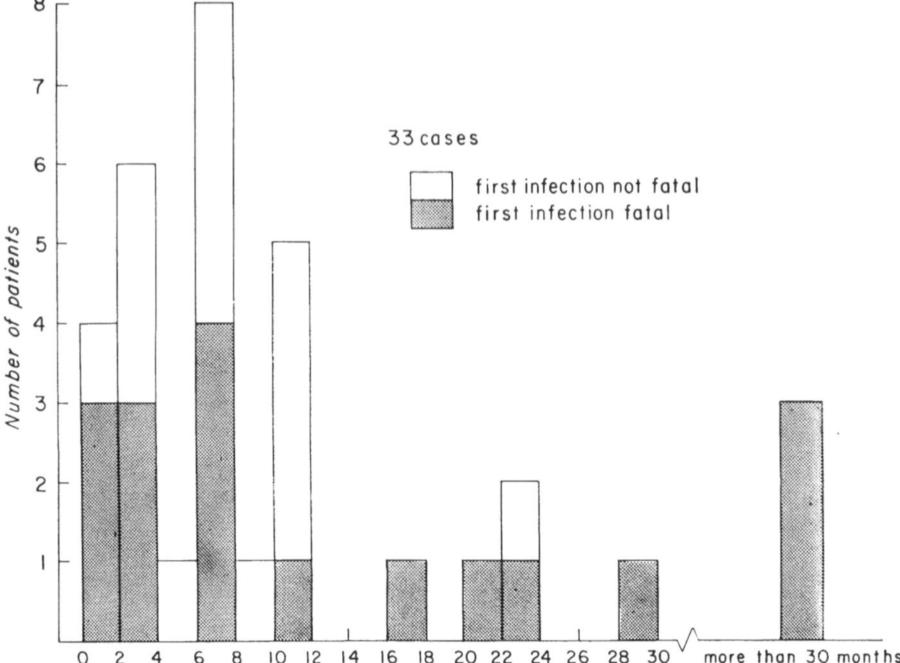

Fig. 5. Months between splenectomy and first serious infection (reproduced with permission from Erickson *et al.*, 1968)

hypoplasia and with agenesis of the spleen. In the latter group the coexistant serious cardiac anomalies often complicate the picture.

It seems obvious from the various reports that the child without a spleen is prone to serious infections. The appearance of bacteria in the circulation, particularly pneumococci and hemophilus, is very common (Horan, Erickson). Animal experiments indicate that young splenectomized organisms have a reduced antibody response to intravenous inoculation of certain bacteria. The delayed synthesis of γ-G and probably a reduced synthesis of γ-M immunoglobulins may, in addition to the lack of a splenic macrophage pool, be responsible for this situation (Corvallo *et al.*). In infancy the spleen thus seems to represent a more dominant part of the reticuloendothelial system than in later life.

The influence of splenectomy upon certain hematological diseases, malignant and non-malignant, as well as the effect of splenectomy upon transplantation of other organs will be discussed by others (Pierce and Hume). All these situations, however, also give valuable information about the function of the spleen in the normal human being and thus about the significance of the spleenless state.

Concluding remarks

Characteristically, however, non-specific hematological abnormalities are found in the spleenless state in man. These changes reflect some of the functions of the spleen, but they do not seem to be associated with serious hematologic dysfunction.

396

The abscence of the spleen represents a reduction of the reticuloendothelial system in quantity and, due to its localization in the circulation, probably also in quality. During infancy the spleen represents a more significant part of the body defense mechanism than in later life. An abnormally high incidence of serious, often life-threatening infections has been observed in children without a spleen.

Many open questions about the functions of the spleen in man and thus the complete significance of the spleenless state remain to be answered.

References

Ask Upmark, E.: The remote effects of removal of the normal spleen. Svenska Läk.-Sällsk. Förh. **61**, 137 (1935).

Aster, R. H.: Pooling of platelets in the spleen: Role in the pathogenesis of "hypersplenic" thrombocytopenia. J. clin. Invest. **45**, 645—657 (1966).

Baldini, M.: Idiopathic thrombocytopenic purpura. New Engl. J. Med. **274**, 1301—1306 (1966).

Bjørkman, S. E.: The splenic circulation, with special reference to the function of the spleen sinus wall. Acta med. scand., Suppl. **191** (1947).

Blaustein, A.: The spleen, pp. 1—18. New York: McGraw-Hill Book Comp. Inc. 1963.

Breu, H., Reimer, E. E., Schneider, R.: Spätuntersuchungen nach Milzentfernung beim Gesunden. Med. Klin. **47**, 1176—1182 (1952).

Corvalho, I. F., Borel, Y., Miescher, P. A.: Influence of splenectomy in rats on the formation of 19S and 7S antibodies. Immunology **12**, 505—515 (1967).

Crosby, W. H.: Normal functions of the spleen relative to red blood cells. Blood **14**, 399—408 (1959).

— Hyposplenism: An inquiry into normal functions of the spleen. Ann. Rev. Med. **14**, 349—370 (1963).

Cutbutch, M., Mollison, P. L.: Relation between characteristics of blood-group antibodies in vitro and associated patterns of red cell destruction in vitro. Brit. J. Haemat. **4**, 115—128 (1958).

Dameshek, W.: Hyposplenism. J. Amer. med. Ass. **157**, 613 (1955).

Dell, J. M., Jr., Klinefelter, H. F.: Roentgen studies of the spleen. Amer. J. med. Sci. **211**, 437—442 (1946).

Ek, J. I., Rayner, S.: An analytical study of splenectomized cases after traumatic rupture of healthy spleens. Acta med. scand. **137**, 417—435 (1950).

Ellis, E. F., Smith, R. T.: The role of the spleen in immunity. Pediatrics **37**, 111—119 (1966).

Erickson, W. D., Burgert, E. O., Jr., Lynn, H. B.: The hazard of infection following splenectomy in children. Amer. J. Dis. Child. **116**, 1—12 (1968).

Erslev, A. J., McKenna, P. J.: Effect of splenectomy on red cell production. Ann. intern. Med. **67**, 990—997 (1967).

Gilbert, E. F., Nishimura, K., Wedum, B. G.: Congenital malformations of the heart associated with splenic agenesis. Circulation **17**, 72—86 (1958).

Horan, M., Colebatch, J. H.: Relation between splenectomy and subsequent infection. Arch. Dis. Child. **37**, 398—412 (1962).

Ivemark, B. T.: Implications of agenesis of the spleen on the pathogenesis of cono-truncus anomalies in childhood. An analysis of the heart malformations in the splenic agenesis syndrome with fourteen new cases. Acta paediat., Suppl. 104, 44, (110 pp.) (1955).

Kevy, S. V., Tefft, M., Vawter, G. F., Rosen, F. S.: Hereditary splenic hypoplasia. Pediatrics **42**, 752—757 (1968).

King, H., Shumacker, H. B., Jr.: Splenic studies: I. Susceptibility to infection after splenectomy performed in infancy. Ann. Surg. **136**, 239—242 (1952).

Kotilainen, M.: Platelet kinetics in normal subjects and in haematological disorders. Scand. J. Haemat., Suppl. **5**, 45—65 (1969).

Libre, E. P., Corvan, D. H., Watkins, S. P., Jr., Shuhman, N. R.: Relationship between spleen, platelets and factor VIII levels. Blood **31**, 358—368 (1968).

Marsh, G. W., Lewis, S. M., Szur, L.: The use of ^{51}Cr labelled heat-damaged red cells to study splenic function. Brit. J. Haemat. **12**, 161—171 (1966).

Mauck, H. P., Segatol-Islami, Z., Lester, R. G.: Splenic agenesis associated with severe congenital heart disease. Long survival unassociated with pulmonary stenosis. Dis. Chest. **49**, 436—440 (1966).

McCormick, F. M., Kvashgarian, M.: The weight of the adult spleen. Amer. J. clin. Path. **43**, 332—333 (1965).

Miller, F. J. W.: Childhood morbidity and mortality in Newcastle-upon-Tyne: Further report on the thousand family study. New Engl. J. Med. **275**, 683—690 (1966) .

Mills, H., Lucia, S. P.: Familial hypochromic anemia associated with postsplenectomy erythrocytic inclusion bodies. Blood **4**, 891—904 (1949).

Nordøy, A., Neset, G.: Splenectomy in hematologic diseases. Acta med. scand. **183**, 117—126 (1968).

Norman, J. G., Covelli, V. H., Sise, H. S.: Transplantation of the spleen: Experimental cure of hemophilia. Surgery **64**, 1—14 (1968).

Pedersen, B., Videbaek, A.: On the late effects of removal of the normal spleen. Acta chir. scand. **131**, 89—97 (1966).

Penny, R., Rozenberg, M. C., Firkin, B. G.: The splenic platelet pool. Blood **27**, 1—16 (1966).

Pierce, J. C., Hume, D. M.: The effect of splenectomy on the survival of first and second renal homotransplants in man. Surg. Gynec. Obstet. **127**, 1300—1306 (1968).

Pohlius, J. C.: Casum Anatomicum de Defectu Lienis Sistitet de Liene. In Genere Quaedam Disserit Simulque Collegium Disputatorium Publicum Indicit, Lipsiae, 1740, p. 3.

Putschar, W. G. J., Manion, W. C.: Congenital abscence of the spleen and associate anomalies. Amer. J. clin. Path. **26**, 424—469 (1956).

Rowley, D. A.: The formation of circulating antibody in the splectomized human being following intravenous injection of heterologous erythrocytes. J. Immunol. **65**, 515—521 (1950).

Selwyn, J. G.: Heinz bodies in red cells after splenectomy and after phenacetin administration. Brit. J. Haemat. **1**, 173—183 (1955).

Tenze, L.: Modificazioni morfologiche delle piastrine indotte dalla splenectomia nel morbo di Werlhof e nei traumatizzati. Minerva med. **53**, 1049—1051 (1962).

Webster, W. P., Reddick, R. L., Roberts, H. R., Penick, G. D.: Release of factor VIII (antihaemophilic factor) from perfused organs and tissues. Nature (Lond.) **213**, 1146 (1967).

Discussion

H. J. Streicher: Die *Infekthäufigkeit* nach Splenektomie ist, wie aus der orientierenden Tabelle mit den Ergebnissen der Mayo-Klinik hervorgeht, bei den verschiedenen Indikationen unterschiedlich. Nach Splenektomie wegen Ruptur bei Kindern beträgt sie, wie wir gesehen haben, 2%. Auch in den ersten beiden Jahren nach Splenektomie ist nach Literaturangaben vor allem bei Kindern die Infekthäufigkeit deutlich erhöht. Darf ich Ihnen als Beispiel zwei eigene Beobachtungen schildern.

Ein 7jähriger Junge stirbt 1 Jahr nach Splenektomie wegen Milzruptur an einem sog. Waterhouse-Friderichsen-Syndrom etwa 16 Std nach Krankheitsbeginn, ein 6jähriger an einer Sepsis bei Pleuraempyem 8 Tage nach Krankheitsbeginn trotz einer am 4. Tag nach Krankheitsbeginn angelegten suffizienten Pleuradrainage und rationeller antibiotischer Therapie.

Die *Begutachtung* nach traumatischem Milzverlust ist schwierig. Die üblichen Einschätzungen der Erwerbsminderung stützen sich auf Vermutungen von Funktionsstörungen und nicht auf deren Messung.

Wir haben deshalb versucht, mittels des *Pyrexaltests* eine objektivierbare Grundlage zu gewinnen. Bei den von uns nachuntersuchten milzlosen Menschen, die ihre Milz wegen einer Ruptur verloren, waren die Kurven beim Pyrexaltest frühestens $1^1/_2$ Jahre nach der Splenektomie wieder normal. Bei vielen Patienten war auch nach diesem Zeitpunkt der Pyrexaltest gegenüber der Norm bei meist erhöhten Gesamtleukocytenzahlen noch wesentlich gesteigert. Es ist merkwürdig, daß trotz dieser Steigerung der „Mobilisierungsfunktion" der Leukocyten eine gesteigerte Infektanfälligkeit und eine erhöhte Letalität bei Infekten besteht.

Schließlich scheint mir die *Kreislauffunktion* der Milz zu wenig beachtet zu werden. Wir haben gestern gehört, daß das Minutenvolumen der Milz dasjenige der Nieren übersteigt und wesentlich höher ist als bisher allgemein angenommen wurde (siehe WOLF und FISCHER, S. 113). Das milzlose Versuchstier erliegt dem experimentellen Schock schneller als ein Tier mit Milz. Wir fanden, daß der O_2-Gehalt im Milzvenenblut im Schock anstieg und eine Druckerhöhung in der Pfortader eintrat. Meine Mitarbeiter, KÖBLER und ROGAUSCH, zeigten gestern (s. S. 109), daß in unserem Schockmodell (wiederholter Aderlaß und Ersatz des entnommenen Blutes durch Infusionsflüssigkeit) der Pfortaderfluß schließlich um mehrere 100% gegenüber dem Ausgangswert ansteigt. Beim milzlosen Tier fehlt dieser Anstieg. Es handelt sich bei diesem von uns früher als Schleusenmechanismus bezeichneten Effekt nicht um den von BARKROFT untersuchten bekannten Entspeicherungseffekt der Milz, der beim Menschen fast völlig fehlt und auch beim Hund nicht kreislaufeffektiv wird. Die Entspeicherung der Milz ist ganz offensichtlich die Voraussetzung dafür, daß die Milz kreislaufeffektiv werden kann. Durch die Entspeicherung wird ein rascherer Durchfluß durch die Milz möglich, so daß sie wie eine arterio-venöse Fistel wirkt. Ein weiteres Indiz scheint mir das sog. „Seitenstechen" nach Anstrengungen zu sein. Es handelt sich dabei ohne Zweifel nicht um einen Kontraktionsschmerz, sondern um einen Ischämieschmerz. Eine Ischämie tritt dadurch ein, daß das Capillargebiet durch Kurzschluß von AV-Anastomosen minderdurchblutet wird. Wenn wir noch hören, daß Partikel von der Größe bis zu 35 μ schon in Ruhe die Milz passieren können (siehe KÖBLER u. ROGAUSCH, S. 109), so müssen die arterio-venösen Anastomosen groß und zahlreich sein.

Ich vermag daher nicht mehr so ohne weiteres die von Splenektomierten gelegentlich geklagte Leistungsschwäche bei stärkeren Anstrengungen oder leichte Schwindelzustände als angeborene konstitutionelle Kreislauflabilität abzutun. Es ist nicht einzusehen, warum sich gerade unter den Splenektomierten so viele Kreislauflabile finden. Handelt es sich nicht vielmehr um eine erworbene Kreislauflabilität, die darauf beruhen könnte, daß der Splenektomierte bei Belastung nicht mehr die Möglichkeit der „Arterialisierung" seines Pfortadersystems besitzt? Der milzlose Mensch scheint uns noch eine ganze Reihe von Problemen zu stellen, die der Bearbeitung und Lösung harren.

G. GANDERT u. N. ÖZGE: Erlauben Sie uns, einen Fallbericht zum Thema „Der milzlose Mensch" vorzutragen, der besonders geeignet ist, die Möglichkeit der klinischen Diagnose einer Milzatrophie oder -aplasie zu unterstreichen.

Frau Dr. ÖZGE, die sich mit der Beobachtung von Howell-Jolly-Körperchen in Knochenmark und peripherem Blut und ihrer Beziehung zum Funktionszustand der Milz beschäftigte, stieß bei der Durchsicht unseres hämatologischen Materials der letzten Jahre auf einen äußerst interessanten Befund. Allein auf Grund der ihr vorliegenden Blut- und Knochenmarksausstriche stellte sie bei einer 62jährigen Frau die Verdachtsdiagnose einer Asplenie, die während eines späteren Klinikaufenthaltes durch die fehlende szintigraphische Darstellbarkeit der Milz erhärtet wurde.

Lassen Sie mich diesen Fall kurz skizzieren: Bei der minderwüchsigen Patientin fielen als wesentlichste klinische Befunde eine beiderseitige angeborene Fallhand und ein einseitiger Klumpfuß auf (aus der Familienanamnese ist zu berichten, daß der einzige Sohn taubstumm ist). Ferner bestanden eine mäßige Hyperthyreose bei toxischem Schilddrüsenadenom und rezidivierenden Ulcera crura seit 10 Jahren. — Hier das Blutbild: Hb 10,0 g-%, Ery 3,18 Mill., Leuko 8000 mit einer Lymphocytose von 49%; Aniso-, Makro-, Megalocytose. Thrombocytose von 448000. Am auffallendsten war jedoch der enorme Reichtum an verschiedenen corpusculären Elementen in den Erythrocyten. Es fanden sich

> Normoblasten bis 8%,
> Howell-Jolly-Körperchen bis 11,4%,
> Siderocyten bis 4,9%,
> Heinzsche Innenkörper bis 57,2%.

Das Sternalmark war zellreich und zeigte eine Linksverschiebung der Myelopoese zugunsten der Metamyelocyten und Promyelocyten sowie zahlreiche Riesenformen und hypersegmentierte Neutrophile. Die Erythropoese war auf $^1/_3$ der Norm vermindert, überwiegend normoblastär, mit einzelnen Megaloblasten, einer Makro- und Megalocytose. Auch im Mark fielen neben zahlreichen Karyorrhexisformen massenhaft Howell-Jolly-Körperchen auf. Reticulocytenzahl und Mitoseindex waren normal. Die Thrombopoese war reichlich vorhanden, und die Megakaryocyten zeigten z. T. eine Hypersegmentierung.

Schon 1924 diagnostizierte SCHILLING auf Grund der charakteristischen hämatologischen Befunde der Asplenie als erster eine Milzatrophie. Er gab an, daß eine auffallende Häufung von Howell-Jolly-Körperchen die klinische Voraussage einer Milzatrophie bzw. Milzschädigung mit partiellem funktionellem Ausfall erlaube. BOVERI (1942) ist der Ansicht, daß ein wiederholter Nachweis von 1—5$^0/_{00}$ Howell-Jolly-Körperchen im peripheren Blut nicht-anämischer Personen (bei Anämie $> 5^0/_{00}$) eine Milzatrophie diagnostizieren lasse. 1952 haben GASSER und WILLI erstmals die Diagnose einer Milzagenesie intra vitam gestellt. Sie fanden bei eineiigen Zwillingen, die am 3. Lebenstag verstarben, die typische Kombination von Mißbildungen im Sinne eines Ivemark-Syndroms (Angiokardiopathie, partieller oder totaler Situs inversus, Milzagenesie). Sie halten das Vorliegen einer Milzagenesie beim Säugling für wahrscheinlich, wenn sie im Blutbild $> 10^0/_{00}$ Innenkörper finden.

Mit letzter Sicherheit konnten wir die differentialdiagnostische Entscheidung, ob es sich bei unserer Patientin um eine Milzatrophie oder eine Milzagenesie handelt, nicht treffen. Leider wurden eingreifendere diagnostische Maßnahmen von ihr abgelehnt. Wir glauben aber, daß die begleitenden Mißbildungen die Annahme eines angeborenen Fehlens der Milz wahrscheinlich machen. Eine Kombination von Milzagenesie u. a. auch mit verschiedenartigen Mißbildungen des Skeletsystems und ZNS wurde in der Literatur wiederholt beschrieben.

N. SÖDERSTRÖM: Die Milz muß ein wichtiges Organ sein. Sonst wäre dieser Kongreß sinnlos. Doch wir splenektomieren ohne Bedenken, z. B. 20jährige Menschen, und rechnen damit, daß sie ein normales und glückliches Leben zu erwarten haben. Nur bei Kindern scheinen Splenektomien etwas gefährlicher zu sein, aber die Mortalitätszahlen sind gering.

Warum ist jedoch die Milz ein obligates Organ in allen Säugetieren? Eigentlich sollte doch das milzlose Individuum genug Zeit haben, um genauso viele Kinder zu bekommen wie seine Kameraden *mit* Milz, um eine milzlose Population gut Normalpopulationen gegenüber zu behaupten. Wie ist es aber damit? Ist der milzlose Mensch vielleicht weniger prokreativ als der Normalmensch?

K. LENNERT: Ich verdanke Herrn W. BENOIT den Hinweis, daß eine überaus seltene Zoonose auch beim Menschen beobachtet wird, wenn die Milz fehlt: Die Piroplasmose (Babesiose) ist bislang nur bei 3 Patienten, die vorher splenektomiert worden waren, beobachtet worden (FITZPATRICK, J. E. P., KENNEDY, C. C., McGEOWN, M. G., OREOPOULOS, D. G., ROBERTSON, J. H., SOYANNWO, M. A. O.: Nature **217**, No. 5131, p. 861—862, 1968).

K. A. LENNERT: Von 21 Patienten, die wegen einer traumatischen Milzruptur splenektomiert worden waren, gaben 2 Patienten eine postoperative Alkoholunverträglichkeit an. Möglicherweise spielt dabei der Wegfall einer etwaigen Entgiftungsfunktion der Milz eine Rolle.

Bei 13 milzlosen gesunden Menschen, die wegen traumatischer Ruptur splenektomiert worden waren, wurden die Gerinnungsverhältnisse zusammen mit Herrn BREDDIN bestimmt. Dabei wurde bei allen Patienten ein pathologischer Ausfall des Plättchenaggregationstestes gefunden. Eine Abhängigkeit von Alter und Zeitpunkt zwischen Operation und Nachuntersuchung bestand nicht.

A. NORDØY: The question of prophylactic antibiotic treatment after splenectomy in children should be seriously considered. My suggestion is that these children should be treated with penicillin up to two years after surgery.

Immunglobuline und Intracutanteste nach Splenektomie

Immunoglobulins and Cutaneous Tests after Splenectomy

F. Gramlich, J. Fischer und H. Blank *

Summary

A decrease of γ-M globulins is found only during the first 6 months following splenectomy after traumatic rupture of the spleen. After 6 months the γ-M values are normal. The anti-streptolysin titer and skin reactions to Candida albicans, streptokinase and old-tuberculin are unaltered after splenectomy.

Immunoglobulins are augmented in idiopathic thrombocytopenic purpura and considerably increased in chronic aggressive hepatitis and progressive liver cirrhosis, while they are diminished in chronic lymphocytic leukemia. Splenectomy in hepatic disorders produced a fall in immunoglobulins which, however, were still well above normal.

The antistreptolysin titer was raised in liver diseases. Conversely, the tuberculin reaction in idiopathic thrombocytopenic purpura, chronic hepatitis or liver cirrhosis and in chronic lymphocytic leukemia was depressed. The immediate response to Candida albicans was strongly positive only in ITP.

In more than 150 splenectomies performed during the last 5 years, however, we have not noted any susceptibility to infection which could be attributed to the lack of the spleen and could not be explained by the basic disease process.

Bei einigen Erkrankungen wurde nach der Splenektomie das Immunsystem getestet, und zwar durch quantitative Bestimmungen

1. der Serumkonzentrationen IgG, IgA und IgM mittels Immunpräcipitation (Partigenplatten der Behringwerke, Marburg),

2. des Antistreptolysintiters und durch

3. Hautreaktionen nach intracutaner Verabreichung von

a) 1 mg Candida albicans-Antigen,

b) 5000 E Streptase und

c) 10 IE Alt-Tuberkulin in jeweils 0,1 ml.

Die Reaktionsflächen wurden nach 30 min und 48 Std ausgemessen.

Untersucht wurden

1. Normalpersonen,

2. Patienten, die wegen einer traumatischen Milzruptur splenektomiert worden waren,

3. Patienten mit Morbus Werlhof nach Splenektomie,

4. Patienten, die wegen chronischer aggressiver Hepatitis bzw. florider Lebercirrhose splenektomiert worden waren und

5. Patienten nach Splenektomie wegen Riesenmilzen bei chronischer Lymphadenose.

---

* Rudolf Virchow-Krankenhaus Berlin und I. Medizin. Universitätsklinik Mainz

"

F. Gramlich, J. Fischer und H. Blank

Folgende Ergebnisse wurden erhoben:

1. Nach traumatischer Milzruptur Splenektomierte lassen im Vergleich zu Normalpersonen keine Unterschiede in der Immunglobulin-Ausstattung des Serums und bei den Hautreaktionen auf antigene Reize erkennen. Die von Lennert, Senger u. Mondorf festgestellte postoperative Verringerung der IgM-Konzentrationen fanden wir nur unmittelbar nach der Splenektomie. 6 Monate nach der Operation lagen die IgM-Werte wieder im Normbereich (s. Tabelle 1).

Tabelle 1. *Immunglobuline bei Splenektomierten nach traumatischer Milzruptur im Vergleich zu Normwerten*

	Monate nach Splenektomie	Geschlecht	Alter	IgG	IgA	IgM
1	51	w	28	1156	201	197
2	45	m	14	1080	248	61
3	41	m	39	1020	260	120
4	36	m	26	960	280	150
5	18	m	16	1320	132	210
6	18	m	63	1260	304	130
7	17	w	19	1280	163	157
8	8	w	23	800	111	110
9	7	m	61	850	208	102
10	6	m	10	900	128	61
11	5	m	56	1140	320	77
12	5	m	40	1120	236	54
13	5	w	63	720	67	72
Mittelwerte				1047	204	115
Standardabweichung				191	79	52
Standardabweichung der Mittelwerte				53	22	14
Mittelwerte bei Gesunden (n = 17)				1042	162	103
Standardabweichung				276	73	51
Standardabweichung der Mittelwerte				67	17	12

2. Die Immunglobuline und die Hautteste ließen zwischen den Krankheitsgruppen erhebliche Unterschiede erkennen:

Die Immunglobuline bei Morbus Werlhof, mehr aber noch bei chronischer Hepatitis und florider Lebercirrhose waren gegenüber der Norm signifikant vermehrt. Dagegen lagen die Werte bei der chronischen Lymphadenose unter der Norm. Vergleichskollektive vor und nach Splenektomie standen nur für die Lebererkrankungen und die Lymphadenose zur Verfügung. Nach der Splenektomie gehen zwar die extremen γ-Globulinvermehrungen bei hyper-γ-globulinämischen Lebererkrankungen zurück, aber auch postoperativ sind die Mittelwerte der drei Immunglobuline noch immer auf das Doppelte der Norm vermehrt. Die Splenektomie bei Lymphadenosen bewirkt dagegen keinen weiteren Rückgang der ohnehin schon erniedrigten Immunglobuline (Abb. 1, 2 und 3).

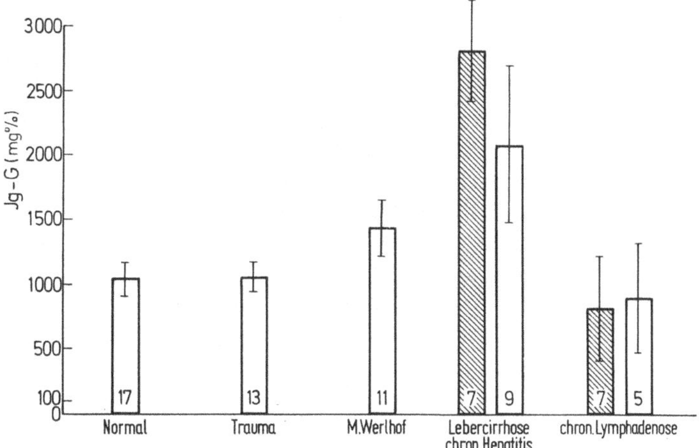

Abb. 1. IgG nach Splenektomie. Nicht splenektomiert

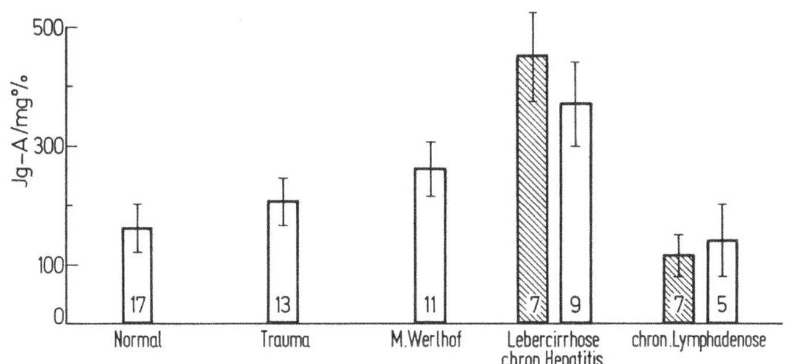

Abb. 2. IgA nach Splenektomie. Nicht splenektomiert

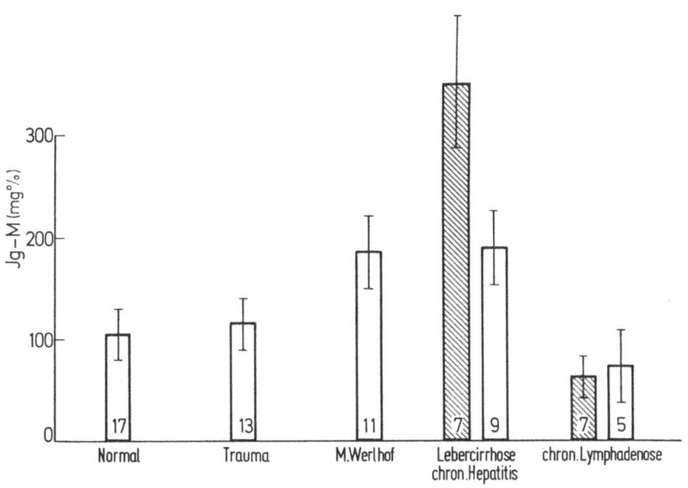

Abb. 3. IgM nach Splenektomie. Nicht splenektomiert

26*

Bei den Hauttesten zeichneten sich für die einzelnen Krankheiten charakteristische Reaktionstypen ab: Die Antistreptolysin-Reaktion war bei Lebererkrankungen gegenüber allen anderen Gruppen signifikant erhöht. Die Tuberkulinempfindlichkeit lag bei allen Krankheitsgruppen unter der Norm (s. Abb. 4). Der vermehrten Immunglobulinproduktion bei Morbus Werlhof und chronisch entzündlichen Lebererkrankungen entsprachen hohe Empfindlichkeiten in der 30 min-Hautreaktion gegen Candida albicans. Die in den Sofortreaktionen nur schwach anzeigenden Lymphadenosen gaben kräftige Spätreaktionen gegen Candida albicans und Streptase. Auffällig war ferner die geringe Empfindlichkeit der Leberfälle gegen Streptase.

Der Versuch einer Deutung dieser Befunde ergibt, daß beim Morbus Werlhof, mehr aber noch bei den chronischen Hepatitiden und floriden Lebercirrhosen, die

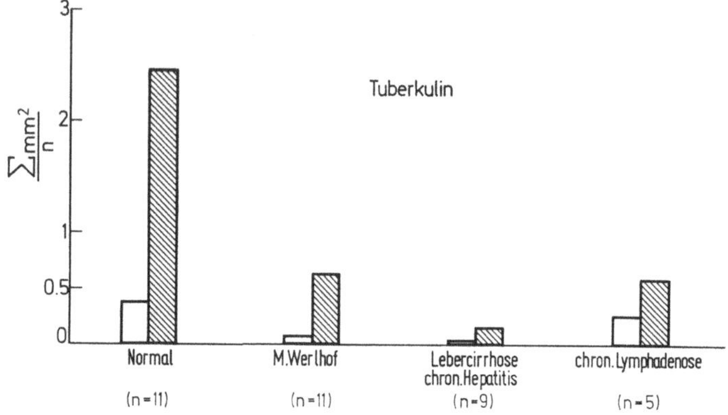

Abb. 4. Hautteste (□ 30 min und ▨ 48 Std nach Tuberkulin i.c.)

Produktion humoraler Immunkörper gesteigert ist. Die Zunahme betrifft alle drei Immunglobuline und kann als Hinweis für die Immungenese dieser beiden Erkrankungen gewertet werden. Aus dem nur unvollständigen und gleichmäßigen Rückgang aller Immunglobuline nach Splenektomie kann allenfalls der Schluß gezogen werden, daß die Milz, soweit es die pathologische Immunkörperproduktion anlangt, ein in das übrige reticulohistiocytäre System integrierter gleichwertiger Bestandteil ohne pathogenetische Prävalenz darstellt. Die alle drei Komponenten betreffende Hypo-γ-Globulinämie bei der chronischen Lymphadenose dürfte eine direkte Folge der Hypoplasie der immunglobulinbildenden Zellen durch die Grundkrankheit sein. Die bei den untersuchten Krankheitsgruppen qualitativ und quantitativ unterschiedlich gestörte immunologische Potenz wird, soweit bei dem relativ kleinen Zahlenmaterial übersehbar, vom jeweiligen Grundleiden bestimmt und durch die Splenektomie nur unwesentlich modifiziert. Danach ist auch für die Klinik eine vermehrte Infektanfälligkeit nach Splenektomie nicht zu erwarten. Davon ausgenommen könnten allenfalls die ersten Monate nach der Splenektomie durch die passagere Verminderung der makromolekulären Immunglobuline sein. In der Praxis allerdings haben wir bei mehr als 150 Splenektomien in den letzten 5 Jahren eine vermehrte Infektgefährdung über das durch die Grundkrankheit gegebene Maß hinaus nicht beobachtet. Daß entscheidende Änderungen der immunologischen Potenz nach der Splenektomie ausbleiben, ist ja auch von den erworbenen Autohämaggressionskrankheiten her bekannt. Dies läßt den Analogieschluß zu, daß auch bei chronisch entzündlichen Organerkrankungen, für die Autoaggressionen diskutiert werden, der Milz als Produktionsort von Immunkörpern eine krankheitsbestimmende Bedeutung nicht zukommt. Dennoch vermag die Splenektomie Autohämaggressionskrankheiten, aber auch chronisch aggressive Lebererkrankungen zu bessern.

Literatur

Lennert, K. A., Senger, M. D., Mondorf, W.: Splenektomie-bedingte Spätveränderungen. Münch. med. Wschr. **111**, 190 (1969).

VI. Tumormetastasen in der Milz

Tumor Metastases in the Spleen

Häufigkeit und Morphologie der Tumormetastasierung in der Milz *

Incidence and Morphology of Tumor Metastases in the Spleen

P. Sträuli **

Summary

Tumor metastases in the spleen are found in large autopsy series in 2 to 5% of all cases with malignant tumors. They are of the same order of frequency as renal metastases.

Lymphosarcoma and reticulosarcoma metastasize selectively to the spleen (histohomologous metastases).

Metastases in the spleen occur through the blood stream. The concept of afferent lymphogenous metastases in the spleen cannot be substantiated by the demonstration of corresponding lymph channels. After the transportation of tumor cells via the splenic artery, a diffuse dissemination in the sinuses of the red pulp may occur. There is evidence that this "leukotic" form may regress as well as be converted into a more nodular form of metastases. An antineoplastic function of the spleen is demonstrable only with respect to the participation of the organ in the formation of antibodies against tumor specific antigens. In contrast, clear-cut evidence for a significant destruction of tumor cells by the reticuloendothelial system of the spleen is lacking.

1. Anwendung des Metastasenbegriffes auf die Milz

Die Hauptphasen der Metastasierung können folgendermaßen umschrieben werden:

Gewebsfragmente oder Einzelzellen des Primärtumors gelangen durch *Penetration* (Invasion oder Infiltration) in die Lymph- und Blutbahn, wo sie einen *Transport* absolvieren, bis das Zusammenspiel verschiedener Faktoren zu ihrer *Arretierung* führt. Anschließend beginnt die *Proliferation* der Tumorelemente und leitet die Entstehung der eigentlichen Metastase ein.

Daraus ergibt sich, daß alle mit dem Primärtumor kontinuierlich zusammenhängenden Tumorherde nicht unter den Begriff der Metastase fallen. Bei der Milz betrifft dies vor allem Tumorgewebe, das durch *Permeation,* d.h. durch zusammenhängendes retrogrades Wachstum in Venen und Lymphgefäßen von einem benachbarten Primärtumor (Magen-, Dickdarm- oder Pankreascarcinom) oder von Lymphknotenmetastasen solcher Tumoren aus das Organ erreicht hat. Fälle dieser Art haben sich in die meisten kasuistischen Sammlungen von Milzmetastasen eingeschlichen. Im Interesse der Vergleichsmöglichkeiten hat deshalb Berge diese Konstellation in sein eigenes Material bewußt aufgenommen.

Nicht zum strengen Begriff der Metastase gehören ferner intravasculäre Tumorelemente, die sich noch im Stadium des Transportes befinden, also noch keine Anzeichen der Arretierung und vor allem auch keine der Proliferation erkennen

---

* Herrn Professor Erwin Uehlinger zum 70. Geburtstag gewidmet.

** Abteilung für Krebsforschung des Pathologischen Instituts der Universität Zürich (Leiter: PD Dr. med. P. Sträuli).

lassen. Wiederum auf die Milz angewendet, veranlaßt uns das zum Ausschluß aller Befunde mit frei flottierenden Tumorelementen ausschließlich in den Trabekelgefäßen. Andererseits gibt es bei der Milz reichlich Beobachtungen über eine diffuse Aussaat von Tumorzellen und Tumorzellgruppen in den Sinus der roten Pulpa. Hier ist ein Kompromiß angezeigt. Auch wenn die massenhaft ausgestreuten Tumorelemente häufig weder Haften an den Wandungen der Sinus noch Proliferation erkennen lassen, drängt sich die Annahme auf, daß solche Fälle das Ende der Transportphase und den Beginn der eigentlichen Metastasenbildung repräsentieren. Ihre Einbeziehung in die Sammelstatistiken ist deshalb gerechtfertigt.

2. Häufigkeit der Milzmetastasen

Die Häufigkeit der Milzmetastasen kann nur anhand der Sektionsstatistiken beurteilt werden. Auch das ist nur in der Größenordnung möglich, denn ganz abgesehen von der verschieden strengen Anwendung des Metastasenbegriffes belasten die Unterschiede in der Zusammensetzung des Autopsiegutes und in der Gründlichkeit seiner Auswertung alle Ansätze zu vergleichenden Analysen von vornherein mit großen Fehlermöglichkeiten.

Um die Häufigkeit bzw. Seltenheit von Metastasen in der Milz zu veranschaulichen, benutzten verschiedene Autoren Vergleiche mit anderen Organen. WALTHER prüfte Milz, Knochenmark und Leber, indem er die Summe der drei normalen Organgewichte als 100% annahm, ebenso die Summe der Krebssektionen mit Metastasen in den drei Organen (exklusive Lebermetastasen vom Pfortadertyp). Die Milz mit 5,1% vom gemeinsamen Organgewicht enthielt 6% der Metastasen; für das Knochenmark sind die Werte 44,0 und 44,5%, für die Leber 50,9 und 49,5% — also eine höchst auffällige Übereinstimmung. WARREN und DAVIS verglichen Milz und Nieren aufgrund ihrer ähnlichen kreislauftopographischen Situation, berücksichtigten aber die Organgewichte nicht. Sie fanden die Milz mit 4% an den Sektionsfällen mit Metastasen beteiligt, die Nieren mit 4,5%.

Die Gegenüberstellung von Milz und Nieren im Hinblick auf die Metastasenhäufigkeit wird aufschlußreicher bei Korrektur der Organgewichte. Am Pathologischen Institut der Universität Zürich wurden im Jahrfünft 1962—1966 2783 Menschen seziert, die an bösartigen Tumoren (exklusive Hämoblastosen) gestorben waren. Davon wiesen 78 = 2,8% Milzmetastasen entsprechend den vorhin gestellten Bedingungen auf. Bei 181 Sezierten = 6,5% wurden Nierenmetastasen gefunden (Tabelle 1).

Tabelle 1. *Milz- und Nierenmetastasen im Sektionsgut des Pathologischen Instituts Zürich 1962—1966*

Jahr	Bösartige Tumoren	Milzmetastasen		Nierenmetastasen	
		absolut	%	absolut	%
1962	485	18	3,7	39	8,0
1963	580	10	1,7	32	5,5
1964	536	24	4,5	41	7,6
1965	556	16	2,8	36	6,4
1966	626	10	1,6	33	5,3
1962—1966	2783	78	2,8	181	6,5

Das Häufigkeitsverhältnis der Milz- und Nierenmetastasen beträgt 1:2,3. Das Organgewicht der Nieren ist doppelt so groß wie das der Milz. Wir können also die grobe Aussage machen, daß *Metastasen in der Milz und in den Nieren im untersuchten Zürcher Sektionsgut ungefähr gleich häufig* sind.

Wenn wir einige andere Sektionsstatistiken mit genügend großen Zahlen heranziehen, so stellen wir in den Prozentsätzen der Milzmetastasen eine leidliche Übereinstimmung fest (Tabelle 2).

Tabelle 2. *Häufigkeit von Milzmetastasen im Sektionsgut*

		Bösartige Tumoren	Milzmetastasen	
			absolut	%
Di Biasi, Deutsche Sammelstatistik	1920—1921	9671	182	1,9
Walther, Zürich	1927—1941	3584	70	1,9
Berge, Malmö	1958—1965	3778	204	5,4
Zürich	1962—1966	2783	78	2,8

Die alte deutsche Sammelstatistik von Di Biasi ergab 1,9% Milzmetastasen. Der gleiche Wert findet sich im älteren Zürcher Material von Walther. Das bereinigte Verhältnis der Milz- zu den Nierenmetastasen ist in Walthers Untersuchungsgut allerdings 1:3 gegenüber 1:2,3 im neuen Zürcher Material. Berge, der die bisher sorgfältigste Studie über Milzmetastasen durchführte, ermittelte einen Prozentsatz von 5,4. Dieser höhere Wert ist teilweise zu erklären durch die absichtliche Einbeziehung derjenigen Fälle, in denen Tumorgewebe die Milz durch retrograde Permeation in Lymphgefäßen erreicht hatte. Dennoch weicht Berges Prozentsatz nicht grundsätzlich von den Resultaten der anderen großen Statistiken ab. Es erübrigt sich, die zahlreichen kleineren Kollektionen von Milzmetastasen zu berücksichtigen. Berge hat aus 26 Arbeiten, die zwischen 1907 und 1963 erschienen sind, den Durchschnittswert von 2,4% Milzmetastasen errechnet. Gesamthaft lassen sich die statistischen Ergebnisse folgendermaßen umschreiben:

Die Tumormetastasierung in der Milz ist von mittlerer Häufigkeit, auf keinen Fall ungewöhnlich selten.

Diese Tatsache geht deutlich hervor aus der Reihenfolge der Organe hinsichtlich des Befallenseins mit Metastasen, wie sie Berge unter Bezugnahme auf alle *metastasierenden* Tumoren seines Materials aufgestellt hat (Tabelle 3).

Tabelle 3. *Häufigkeit von Metastasen, Reihenfolge der Organe (Proz. Anteil an metastasierenden Tumoren).* (Berge, *Malmö 1958—1965*)

1.	Lymphknoten	87	7.	Nebennieren	19,1
2.	Leber	51,4	8.	Nieren	9
3.	Lunge	48,4	9.	Milz	7,9
4.	Skelet	33,2	10.	Gehirn	7,9
5.	Bauchfell	32	11.	Eierstöcke	7,1
6.	Brustfell	25,5	12.	Haut	5,5
38.	u.a. Kehlkopf	0,04			

Beschränken wir uns auf die rein hämatogene Metastasierung (zur Begründung vgl. Abschn. 3), so entnehmen wir BERGES Rangliste die folgende Aussage:

Im Anschluß an Leber, Lunge, Skelet und Nebennieren befindet sich die Milz in einer mittleren Gruppe zusammen mit Nieren und Gehirn. Eine sehr ähnliche Liste haben 1966 NASH und SAMPSON für Autopsiegut aus der Stadt Washington veröffentlicht.

Vor Abschluß des statistischen Teils ist eine wichtige Korrektur erforderlich. Im Zürcher Material so gut wie in den zitierten Sektionsstatistiken sind die *Hämoblastosen* und die *generalisierten Lympho- und Reticulosarkome* nicht berücksichtigt, da hier die Unterscheidung zwischen Primärtumor bzw. multizentrisch aufgetretenen Primärtumoren und Metastasen große Schwierigkeiten bereiten kann. Zweifellos bleiben aber bei diesem summarischen Vorgehen echte Milzmetastasen von Lympho- und Reticulosarkomen unerkannt. ROULET untersuchte die beim Retothelsarkom der Lymphknoten auftretenden reticuloseartigen Milzinfiltrate und trat für ihre metastatische Natur ein. Er benutzte dafür den von AHLSTRÖM eingeführten Begriff der *histohomologen Metastasierung*. Ohne Zweifel müssen wir mit einer selektiven Metastasierung in die Milz, ausgehend von Tumoren des lymphatischen und reticuloendothelialen Systems, rechnen. Wir besitzen dafür zahlreiche Belege aus dem experimentellen Arbeitsbereich. Ein gutes Beispiel hat soeben PILGRIM bekanntgegeben. Es handelt sich um ein von ileocöcalen Lymphknoten ausgegangenes transplantables Reticulosarkom der Maus, das immer in die Milz, aber nur ausnahmsweise in weitere Organe metastasiert. Bei direkter Injektion gleicher Mengen von Tumorzellen in Milz und Niere zeigte sich in ersterer ein völlig diffuses, in letzterer nur ein bescheiden herdförmiges Tumorwachstum. Der Mitoseindex des Sarkoms war jedoch in der Niere immer höher als in der Milz. Wurden Tumorzellen nur in eine Niere injiziert, so bildeten sich stets Milzmetastasen. PILGRIM nimmt deshalb an, daß das in der Niere lebhaft proliferierende Sarkom einen großen Teil seiner Zellpopulation in die Milz als den obligaten Kolonisationsort abschiebt.

Hat ein Tumor die Progression zu extremer Bösartigkeit vollzogen, so verliert sich das selektive Muster der histohomologen Metastasierung. Ein in der Leber entstandenes Reticulosarkom des Goldhamsters, das wir in Zürich seit mehreren Jahren serienmäßig transplantieren, metastasiert zwar immer noch obligat in die Milz, daneben aber in alle übrigen Organe mit Ausnahme von Gehirn und Gonaden. Beim Menschen spielt sich die im Tierversuch auf viele Transplantationsgenerationen verteilte Progression eines Reticulosarkoms unter Umständen im Verlauf ein und desselben Krankheitsfalles, in ein und demselben Organismus ab.

3. Morphologie der Milzmetastasen

Es kann sich in diesem Abschnitt nicht um eine makro- und mikroskopische Beschreibung der etablierten Milzmetastasen handeln. Hingegen sind Überlegungen erforderlich über den Weg der Tumorelemente zur Milz und in die Milz hinein. Für die Beurteilung der intralienalen Transportstrecke sind nur Frühstadien brauchbar, und auf sie beschränken sich deshalb die nachfolgenden Ausführungen. Als Frühstadien gelten dabei diejenigen Fälle, bei denen die Tumorelemente in einem bestimmten anatomischen Kompartiment lokalisiert sind, oder bei denen wenigstens der Einbruch in benachbarte Strukturen noch nicht zur Verwischung des morphologischen Ablaufs geführt hat. Im übrigen ist die Lokalisation der Tumorelemente in der Milz um so besser zu beurteilen, je diffuser deren Aussaat ist. Frühe Stadien der sog. *Milzcarcinose* sind deshalb am aufschlußreichsten. Sie liegen oft noch vor, wenn in anderen Organen bereits knotige Metastasen ausgebildet sind. Ob sich aus der diffusen Carcinose begünstigte Proliferationszentren entwickeln können, die zu knotigen Metastasen auswachsen, läßt sich aus dem Sektionsgut nicht eindeutig erkennen. Der Zusammenhang ist mindestens wahrscheinlich, wie es andererseits auch wahrscheinlich ist, daß knotige Metastasen auf einem von vornherein lokalen Geschehen beruhen können. Auf jeden Fall ist der Knoten in der Milz wie anderswo die häufigste Form der voll entwickelten Metastase. Die bindegewebige Abkapselung tritt in der weichen Pulpa oft besonders auffällig in Erscheinung.

Die *räumlich-zeitliche Konstellation von progressiven und regressiven Vorgängen an Milzmetastasen* ist sehr schwierig zu entziffern. Die Aufstellung bestimmter *Muster von Milzmetastasen*, wie dies Marymont und Gross, Berge u. a. versucht haben, ist deshalb wenig ergiebig. Es handelt sich dabei um eine Klassifizierung von Momentaufnahmen, die allerdings vom besonderen Moment des Todes stammen; da aber unkomplizierte Milzmetastasen nie die Todesursache darstellen, ist das terminale Tumormuster in der Milz für das Verständnis der Tumor-Wirt-Beziehung im Einzelfall und generell ohne größere Bedeutung.

Betrachten wir kurz die *Histologie der Frühstadien von Milzmetastasen*. Wir haben zunächst Fälle mit Tumorelementen ausschließlich in der *weißen Pulpa*; sie sind jedoch in allen Kollektionen von Metastasierungsmustern spärlich vertreten. Erheblich häufiger als in der weißen Pulpa allein werden neoplastische Elemente nur in der *roten Pulpa* gefunden.

Besonders typisch ist die schon früher erwähnte *diffuse Aussaat von Tumorzellen und kleinen Tumorzellaggregaten in den Sinus* (Abb. 1). Berge spricht von leukotischen Metastasen. Nur unscharf lassen sich diese Fälle abgrenzen von anderen, bei denen die Sinus an vielen Stellen solide und teilweise wandständige Tumorherde enthalten. In der Regel sind bei den Fällen mit kompakten Tumornestern in den Sinus auch die benachbarten Maschenmäntel der roten Pulpa neoplastisch infiltriert. Gelegentlich tritt dieses Muster mehr lokalisiert auf, und zwar in der Umgebung der Malpighischen Körperchen, die von den Tumorherden schalenförmig eingefaßt und von ihnen aus stellenweise angenagt sind.

Die Diskussion dieser morphologischen Befunde muß sich zunächst auf den *Metastasierungsweg* konzentrieren. In Übereinstimmung mit Berge finde ich keine Belege für einen retrograden Antransport von Tumorelementen im venösen Blut oder in der Lymphe. *Die metastatische Besiedlung der Milz erfolgt weit überwiegend, wenn nicht sogar ausschließlich, orthograd.* Wir haben uns zu fragen, ob dafür nur der Weg über die *A. lienalis* in Frage kommt. Die Literatur enthält Andeutungen über eine afferente lymphogene Metastasierung in die Milz. Damit würde sich die Milz in einer Situation befinden, wie sie sonst nur für die Lymphknoten vorausgesetzt wird. Unsere Kenntnisse über die *Lymphversorgung der Milz* sind allerdings noch mangelhaft. Keine Meinungsverschiedenheit besteht hinsichtlich des Vorkommens echter Lymphgefäße in der Kapsel und in den Trabekeln. Für das Parenchym dagegen gehen die Ansichten auseinander. Das Für und Wider kann hier nicht analysiert werden. In perivasculären Lichtungen tiefer Milzblutgefäße wurden Tumorzellen

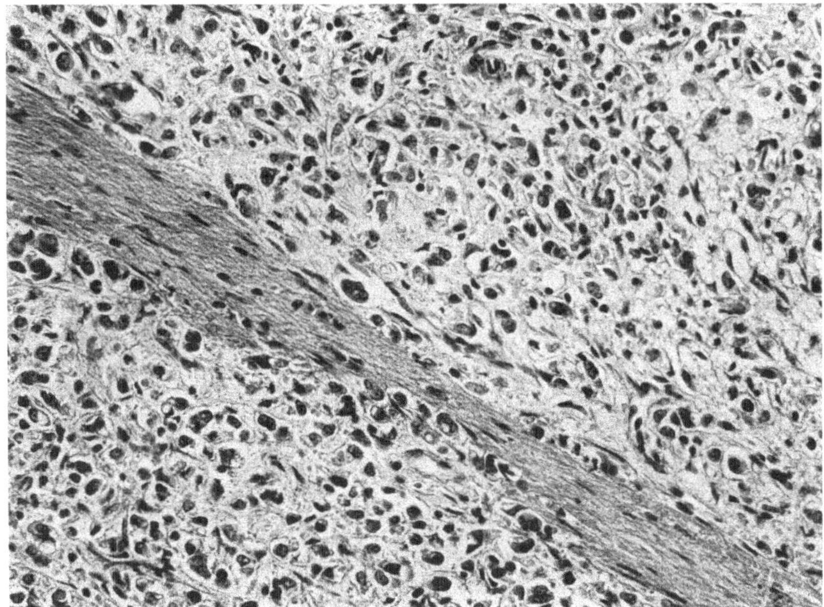

Abb. 1. Diffuse Milzcarcinose bei scirrhösem Carcinom der Brustdrüse. 54jährige Frau. Path. Inst. Zürich, SN 1132/62. HE, 175 ×

gefunden (JAEGER, GOLDBERG), was als Beweis für die Existenz intraparenchyma-töser Lymphbahnen herangezogen wurde. Nach TISCHENDORF ist aber die Natur der betreffenden Kanäle nach wie vor umstritten. Nun ist es für den Transport von Tumorzellen, mindestens über kurze Strecken, nicht von ausschlaggebender Be-deutung, ob die Lymphe in Gewebsspalten oder echten Gefäßen fließt. Wesentlich ist die *Strömungsrichtung,* und von ihr müssen wir annehmen, daß sie in der Milz im ganzen — wenn auch nicht in allen Teilstrecken — *nach außen* führt. Tumorzellen in perivasculären Lichtungen befinden sich also nicht auf einer „hitherto undescribed route of metastasis to the spleen" (GOLDBERG), sondern sie stehen im Begriff, die Milz zu verlassen. Sie stammen aus undiagnostizierten Milzmetastasen, oder sie haben eine Passage des Organs absolviert, wie das für experimentelle Tumoren nachgewiesen wurde (KORPASSY et al.).

Der Metastasierungsweg in die Milz führt somit über die A. lienalis. Wir müssen deshalb die *allgemeine Verhaltensweise von Tumorzellen in der Blutbahn* in Rechnung ziehen. Unmittelbaren Aufschluß darüber kann uns bisher nur *ein* experimentelles Verfahren geben, nämlich die Mikrokinematographie mit Hilfe der Ohrkammer-methode beim Kaninchen (WOOD et al.). Sie zeigt uns folgendes:

Nach provisorischer Adhäsion von Tumorzellen am Gefäßendothel bildet sich ein Mikrothrombus, der verhindert, daß die Tumorelemente vom Blutstrom ab-gerissen werden.

Die auf diese Weise abgeschirmten Tumorzellen beginnen sich entweder bereits im Gefäßinnern zu teilen, oder sie wandern zuerst durch die Gefäßwand und proliferieren erst im extravasculären Raum. Die beiden Möglichkeiten können auch kombiniert sein.

Bei der Traversierung der Gefäßwand dienen den Tumorzellen häufig Leukocyten als Pfadfinder.

Wir können nun mit Hilfe der dargestellten anatomischen und physiologischen Tatsachen eine *funktionell-morphologische Interpretation der Milzmetastasen* versuchen. Aus den Trabekelarterien als ersten Ästen der A. lienalis können Tumorelemente in die weiße Pulpa gelangen. Für eine lymphogene Entstehung von Metastasen in den Malpighischen Körperchen besitzen wir keine Unterlagen. Die Tumorzellen müssen also die Zentralarterien oder Knötchencapillaren verlassen, was grundsätzlich möglich ist. Es ist sogar denkbar, daß sich Tumorzellen ähnlich verhalten wie zirkulierende Lymphocyten, die nach den jüngsten Untersuchungen von Goldschneider und McGregor und von Ford in der Randzone der Malpighischen Körperchen aus der Blutbahn austreten. Allerdings sind Lymphocyten als Wegbereiter für Tumorzellen weniger geeignet als Granulocyten. Lymphocyten wandern *durch* Endothelzellen (Emperipolesis), während sich Tumorzellen, wie die mikrokinematographischen Dokumente beweisen, nach Granulocytenart *zwischen* den Endothelzellen durchzwängen.

Die Seltenheit isolierter Tumorherde in der weißen Pulpa spricht dafür, daß der Großteil der in die Milz eingeschwemmten Tumorzellen in die rote Pulpa gelangt, sei es durch Umgehung oder durch Traversierung der Malpighischen Körperchen. In der roten Pulpa finden wir die Tumorzellen vor allem in den Sinus, deren Gesamtheit für sie einen geräumigen Behälter bildet. Die geringe Affinität der neoplastischen Elemente zu den Sinuswandungen, die in vielen Präparaten auffällt, läßt daran denken, daß die Mikrocoagulation als Hauptvoraussetzung der Tumorzellarretierung in den Sinus verzögert abläuft oder fehlt. Wie lange Tumorzellen in den Milzsinus frei flottieren können, wissen wir allerdings nicht. Das diffuse, leukotische Muster der Tumorzelldissemination in der Milz wird gelegentlich als agonale Erscheinung gedeutet. Es ist aber anzunehmen, daß es auch intravitale Schübe intensiver Streuung in die Milz gibt. Die Folgen können verschieden sein. Auf eine Möglichkeit weisen Untersuchungen von Easty et al. über die Verteilung heterologer Tumorzellen im Hühnerembryo nach i.v. Injektion hin. Als Abfangorgan für Tumorzellen, d.h. mit Bezug auf die „tumor trapping capacity", steht die Milz nach der Leber an vorderster Stelle. Dieser Zustand dauert jedoch nur 3—4 Tage, und später, wenn in anderen Organen bereits kräftiges Tumorwachstum im Gang ist, enthält die Milz kaum noch Tumorzellen. Die Verfasser nehmen an, daß die Tumorzellen in der Milz zerstört werden, haben aber dafür keinerlei Beweise. Wahrscheinlicher ist wohl, daß die Tumorzellen die Milz wieder verlassen. Auf jeden Fall ist es denkbar, daß ein Tumorzellschauer in der Milz überhaupt keine Spuren hinterläßt.

Eine Zerstörung von Tumorzellen (Hoepke) müßte sich vor allem in den Billrothschen Strängen abspielen. Der Übertritt aus den Sinus in die Maschenplexus könnte in ähnlicher Weise erfolgen, wie dies Pictet et al. kürzlich für Erythrocyten gezeigt haben; wichtiger ist aber sicher die aktive Lokomotion, die allerdings die Adhäsion am Sinusendothel zur Voraussetzung hat. Im übrigen können Tumorzellen die Maschenmäntel auch über direkte Capillarverbindungen erreichen (vgl. den Beitrag von Stutte). Auf jeden Fall laufen die Tumorzellen in den Maschenplexus direkt in die Fänge der Makrophagen. Wir besitzen jedoch keine morphologischen Beweise, daß sie dadurch geschädigt werden. Wohl findet man im

Bereich etablierter Milzmetastasen mit Nekrosen gelegentlich Tumorzelltrümmer in Makrophagen. Intakte Tumorzellen werden aber offenbar nicht phagocytiert. Vieles spricht im Gegenteil dafür, daß mit der Besiedlung der Billrothschen Stränge die Proliferation einsetzt, falls sie nicht schon innerhalb der Sinus begonnen hat.

Am Schluß dieser Überlegungen zur funktionellen Morphologie der Milzmetastasierung ist ein wichtiger Vorbehalt zu erwähnen. Wie beim Lymphknoten spielt sich auch bei der Milz die Besiedlung mit neoplastischen Elementen meist nicht am Normalorgan ab. Die Anwesenheit eines bösartigen Tumors im Organismus kann reaktive Veränderungen in Lymphknoten und Milz auslösen, die der Einschwemmung von Tumorzellen vorausgehen und deren Ablauf tiefgreifend beeinflussen. An Normalstrukturen orientierte pathogenetische Vorstellungen werden dadurch in wechselndem Maße korrekturbedürftig.

4. Bemerkungen zur sog. antiblastischen Funktion der Milz

Der Überblick über Häufigkeit und Morphologie der Milzmetastasen erlaubt uns eine summarische Stellungnahme zum Problem der sog. antiblastischen Funktion der Milz. Hingegen ist eine Analyse der umfangreichen Literatur über das Thema an dieser Stelle nicht möglich. HITTMAIR hat kürzlich den ganzen Komplex zusammenzufassen versucht. Der Großteil der einschlägigen Veröffentlichungen ist vor der Mitte der 1950er Jahre erschienen. Darin drückt sich die Tatsache aus, daß seither entscheidende Erkenntnisse über die Tumorimmunität gewonnen wurden, die viele ältere Vorstellungen hinfällig machen. Beispielsweise wurden früher in großem Umfang die Reaktionen von Lymphknoten und Milz bei Tumortransplantationen in nicht-isologen Systemen als Tumorabwehr gedeutet, während es sich in Wirklichkeit um Erscheinungen der elementaren „homograft reaction" gegen Fremdgewebe handelt.

In den Publikationen über die antiblastische Funktion der Milz wird i.a. nicht unterschieden zwischen Abwehrleistungen gegen Tumoren irgendwo im Körper, gegen Primärtumoren in der Milz und gegen Metastasen in der Milz. Es kann jedoch kein Zweifel bestehen, daß die Bekämpfung der Metastasen bzw. eines metastasierenden Tumors für den Organismus eine ganz andere Aufgabe darstellt als die Verhütung der Entstehung eines Tumors. Wir haben hier in erster Linie eine allfällige *antimetastatische Privatfunktion der Milz* ins Auge zu fassen und können diesbezüglich den Ausführungen im 2. und 3. Teil folgende Ergebnisse entnehmen:

1. *In statistischer Hinsicht besteht kein zwingender Grund, der Milz eine antimetastatische Funktion zuzusprechen.*

2. *In morphologischer Hinsicht liegen keine Beweise vor, daß in der Milz eine Zerstörung von Tumorzellen stattfindet.*

Mit all dem ist nicht behauptet, daß die Milz keine antiblastischen Wirkstoffe produziert. Wenn in der Milz Tumorzellen angereichert werden und dann wieder verschwinden, so kann das theoretisch auf einem breiten Spektrum von Einflüssen auf die neoplastischen Elemente beruhen — von der Verhinderung ihrer Arretierung bis zu ihrer Zerstörung. Auf hypothetische humorale Milzfaktoren soll aber hier nicht eingegangen werden.

Auf dem Boden der Tatsachen stehen wir einzig bei den *Antikörpern*. Beim Vorhandensein tumorspezifischer Antigene beteiligt sich die Milz an der Produktion

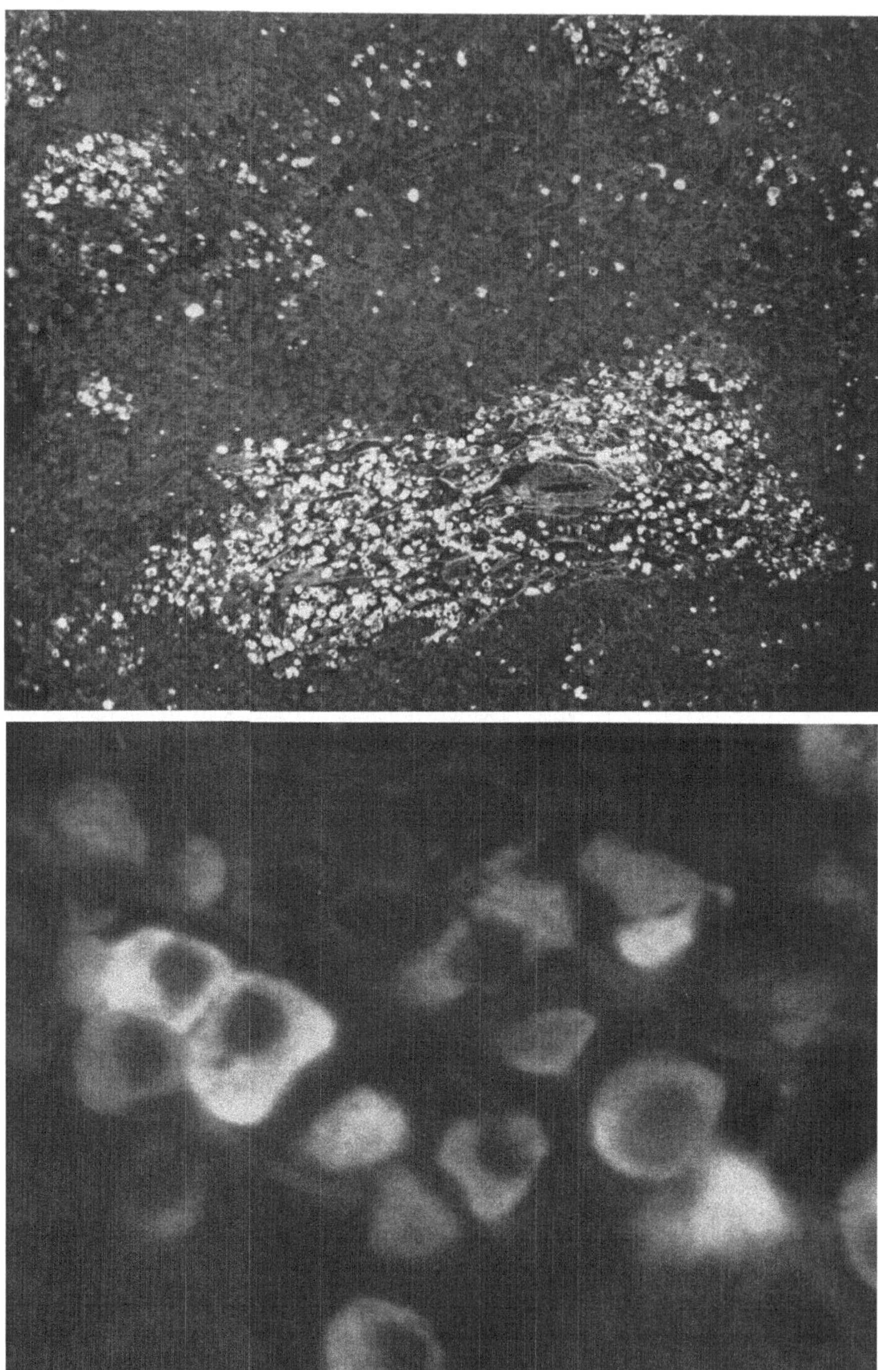

Abb. 2. Antikörperbildung in der Milz eines Goldhamsters mit Methylcholanthren-induzier-
tem subcutanem Sarkom. Darstellung der antikörperproduzierenden Zellen mit Anti-
hamstergammaglobulin-Immunserum vom Kaninchen, konjugiert mit Fluoresceinisothio-
cyanat. Präparat und Aufnahmen von Dipl.-Zool. R. LINDENMANN. a 280×, b 2500×

der entsprechenden Antikörper. Diese Konstellation liegt nachgewiesenermaßen bei vielen durch Viren und chemische Cancerogene induzierten Tiertumoren vor und ist auch beim Menschen zu erwarten. Als Beispiel aus dem experimentellen Bereich sei ein durch Methylcholanthren erzeugtes subcutanes Sarkom des Goldhamsters erwähnt, das R. LINDENMANN in der Abteilung für Krebsforschung in Zürich zu immuncytologischen Untersuchungen verwendet (Abb. 2). Die Bildung von γ-Globulin setzt in den regionalen Lymphknoten ein und springt später auf weitere Lymphknoten und die Milz über. Der Tumor wird dadurch allerdings nicht (auf jeden Fall nicht endgültig) aufgehalten: er erreicht nach und nach enorme Größe und metastasiert schließlich in die antikörperproduzierenden Lymphknoten und in die Lungen (dagegen nicht in die Milz).

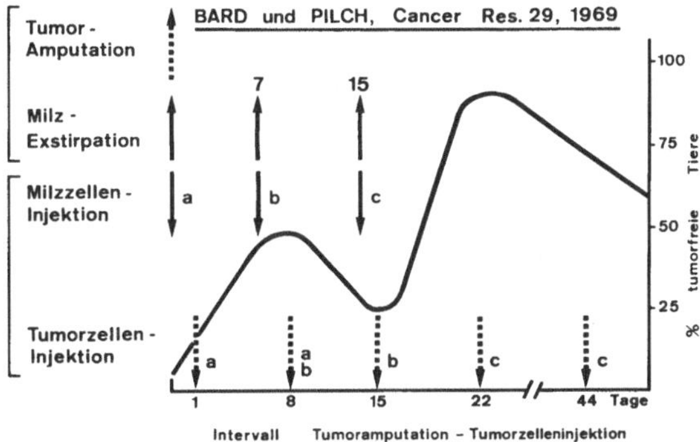

Abb. 3. Übertragung der Immunität gegen ein Methylcholanthren-Sarkom der Maus mit Milzzellen nach BARD und PILCH. Das Ausmaß der Immunität (Ordinate) ist abhängig vom Intervall zwischen Tumoramputation beim Spender der Milzzellen und Tumorzelleninjektion beim Empfänger der Milzzellen (Abszisse)

Mit geeigneten Versuchsanordnungen kann die *Hemmung isologer Tumoren durch zellständige lienale Antikörper* demonstriert werden. In diesem Zusammenhang soll zum Abschluß auf die eben veröffentlichten Untersuchungen von BARD und PILCH aufmerksam gemacht werden. Sie betreffen die Übertragung (adoptive transfer) der Immunität gegen ein Methylcholanthren-Sarkom eines ingezüchteten Mausstammes durch Milzzellen. Der Tumor wird in einem Bein erzeugt. Nach Amputation der tumortragenden Extremität sind die Mäuse gegen das Sarkom immun, und diese Immunität kann anderen Tieren durch Injektion von Milzzellen übermittelt werden. Entscheidend ist dabei allerdings das Intervall zwischen Tumoramputation im Spendertier der Milzzellen und Tumorzellinjektion im Empfängertier der Milzzellen (Abb. 3). Der zweigipfelige Verlauf der Immunität wäre bei weniger gründlich angelegten Experimenten nicht zum Ausdruck gekommen. In zeitlicher Hinsicht unvollständige Versuche hätten also je nachdem nur einen geringen oder nur einen ausgesprochenen antiblastischen Effekt der Milzzellen ergeben und so die Widersprüche vermehrt, von denen die experimentellen Studien über dieses Thema wimmeln.

Wir sind damit von der antimetastatischen Funktion der Milz zur antiblastischen Funktion schlechthin gelangt. Es ist unbestritten, daß die letztere beim Vorhandensein spezifischer Tumorantigene in Gang kommt. Ihre mutmaßlichen Erfolge in frühesten Stadien bleiben uns verborgen, auf jeden Fall beim Menschen. Was wir sehen, sind ihre Versager. Wieweit die allgemeine antiblastische Funktion der Milz auch einen antimetastatischen Effekt im Organ selbst ausübt, ist uns nicht bekannt. Die Lymphknoten, die für den Organismus antineoplastische Antikörper produzieren, sind selbst praktisch schutzlos. Die Milz unterscheidet sich jedoch morphologisch und funktionell so stark von den Lymphknoten, daß wir kein analoges Verhalten voraussetzen dürfen.

Literatur

Bard, D. S., Pilch, Y. H.: The role of the spleen in the immunity to a chemically induced sarcoma in C3H mice. Cancer Res. **29**, 1125—1131 (1969).

Berge, T.: The metastasis of carcinoma with special reference to the spleen. Acta path. microbiol. scand., Suppl. **188**, 1—128 (1969).

Biasi, W. di: Über Krebsmetastasen in der Milz. Virchows Arch. path. Anat. **261**, 885—918 (1926).

Easty, G. C., Easty, D. M., Tchao, R.: The distribution of heterologous tumour cells in chick embryos following intravenous injection. Europ. J. Cancer **5**, 297—305 (1969).

Ford, W. L.: The kinetics of lymphocyte recirculation within the rat spleen. Cell Tiss. Kinet. **2**, 171—191 (1969).

Goldberg, G. M.: Metastatic carcinoma of the spleen resulting from lymphogenic spread. Report of two cases. Lab. Invest. **6**, 383—388 (1957).

Goldschneider, I., McGregor, D. D.: Migration of lymphocytes and thymocytes in the rat. I. The route of migration from blood to spleen and lymph nodes. J. exp. Med. **127**, 155—168 (1968).

Hittmair, A.: Die Milz und ihre Funktionen im Spiegel des Schrifttums der letzten 20 Jahre. Handbuch der gesamten Hämatologie, Bd. V/2., Teil 3, S. 1—299. München-Berlin-Wien: Urban & Schwarzenberg 1969.

Hoepke, H.: Die Rolle des retikuloendothelialen Systems bei der Abwehr von Reiztumoren. Verh. dtsch. Ges. Path. **37**, 202—211 (1953).

Jaeger, E.: Milzbau und Kreislaufstörung. II. Teil. Über die Beteiligung der Lymphgefäße am krankhaften Milzbau. Virchows Arch. path. Anat. **299**, 552—572 (1937).

Korpassy, B., Kovacs, K., Tiboldi, T.: Transsplenic passage of tumor cell emboli. Acta morph. Acad. Sci. hung. **4**, 271—277 (1953).

Marymont, J. H., Jr., Gross, S.: Patterns of metastatic cancer in the spleen. Amer. J. clin. Path. **40**, 58—66 (1963).

Nash, D. A., Sampson, C. C.: Secondary carcinoma of the spleen. Its incidence in 544 cases and a review of the literature. J. nat. med. Ass. (N.Y.) **58**, 442—446 (1966).

Pictet, R., Orci, L., Forssmann, W. G., Girardier, L.: An electron microscope study of the perfusion-fixed spleen. I. The splenic circulation and the RES concept. Z. Zellforsch. **96**, 372—399 (1969).

Pilgrim, I. H.: The kinetics of the organ-specific metastasis of a transplantable reticuloendothelial tumor. Cancer Res. **29**, 1200—1205 (1969).

Roulet, F.: Das Verhalten der Milz beim Retothelsarkom der Lymphknoten. Schweiz. Z. Path. **10**, 88—101 (1947).

Tischendorf, F.: Die Milz. Handbuch der mikroskopischen Anatomie des Menschen, Bd. VI/6, Berlin-Heidelberg-New York: Springer 1969.

Walther, H. E.: Untersuchungen über Krebsmetastasen. V. Mitt. Die sog. „antiblastische Funktion" der Milz. Schweiz. med. Wschr. **24**, 907—909 (1943).

— Krebsmetastasen. Basel: Schwabe 1948.

Warren, S., Davis, H.: Studies on tumor metastasis. V. The metastases of carcinoma to the spleen. Amer. J. Cancer **21**, 517—533 (1934).

Wood, S., Jr., Baker, R. R., Marzocchi, Barbara: Factors influencing the spread of cancer: Locomotion of normal and malignant cells in vivo. In: Endogenous factors influencing host-tumor-balance. p. 223—237. Chicago: Chicago University Press 1967.

Diskussion

T. BERGE: In investigations of this type it is necessary to work with well-defined terms. The definitions and the methods used must be clearly described. I agree entirely with STRÄULI's definition of a metastasis, but must at the same time admit that it is sometimes very difficult, if not impossible to decide, whether a given lesion is a true remote metastasis or growth by extension. But this is probably not so very important in comparative studies, provided that the entire method is kept constant. If one wishes to compare, let us say, the frequency of metastases in two different organs or systems, it is not enough to examine one of the organs microscopically and the other one only macroscopically. Can such an error explain the difference in frequency between involvement of the spleen and the kidney in the Zürich material? In our series the incidence of metastasis in the spleen and the kidney were approximately 8% and 9%, respectively. But one cannot forthwith compare the absolute frequency in different materials. Such a comparison requires knowledge of the age distribution and the frequency of tumors having set up metastases. A material from a department especially interested in tumors will naturally contain many patients with malignant diseases and owing to a more active treatment also many in an advanced stage of metastasis. This naturally gives high frequencies for all organs, and especially for such organs where the frequency is generally low because metastases usually appear in a late stage of the disease.

When it comes to the morphological evaluation, it is obvious that a spleen that is macroscopically destroyed by tumor is of little use in explaining how the metastasis had developed. By microscopic examination of the spleen in all cases of tumours it is, however, possible to detect even the earliest stages and thereby form an idea of the route of involvement of the spleen and growth of the tumor there.

The retrograde growth in the lymphatics (and occasionally in veins) cannot, of course, be regarded as true metastases, for careful sectioning will often show a continuous growth over long distances. In such cases I have never been able to demonstrate lymphatics further than around the central artery in the malpighian bodies. In these cases with such continuous retrograde lymphatic growth, cancer of nearby organs such as the stomach and the pancreas is often detected.

Sometimes we see a diffuse, leukotic growth of tumor in the sinusoids. This is not only a terminal excretion of tumor cells because, if it were, one should find the same picture in all organs. The figure shows such a case with large proliferating clusters in the sinusoids and without cells adherent to the walls of the sinusoids. In such cases one can often see foci of blood-forming cells. In other cases the tumor cells grow diffusely without forming any clusters.

Sometimes one sees the first small metastatic foci localized in the malpighian bodies. A retrograde lymphatic spread is theoretically possible, but one should then, at least sometimes, find continuous growth in vessels situated centrally such as in trabeculae. Also this type of dissemination is not characteristic for cases with tumors of the pancreas or stomach. I therefore think that this type of metastasis is blood-borne.

In other cases we find nodular metastases in the red pulp.

That tumor cells sometimes grow in the white and sometimes in the red pulp might perhaps be due to a difference in the size of the cells or to other properties such as structural deformation, a possibility that would enable them to pass through narrow channels.

In all of these cases we are apparently dealing with a hematogenic spread via the splenic artery. I published the reasons for such an assumption in a thesis in 1967 and will therefore not repeat them here.

Finally, when it comes to the possible antitumor effect of the spleen, I must admit that during the last 2 years I have not been able to follow the literature so closely as I should have liked to. One must, however, be very cautious in the application of experimental observations to humans. If we use the same tumor in animals of different species the experimental results will often be different, just as they will be if we use different tumors in a single species. One should, above all, remember that in many experimental designs it is not possible to simulate the situation in man, that is, a slow development of cancer with gradual development of an infiltrating and metastazising tumor. As yet, we do not know what changes occur in the organism in this long period during which the body is exposed to carcinogens which finally leads to the development of cancer. But it is perhaps a question of some immunological disorder. It is, of course, difficult to imagine any antitumor effect of the spleen in such a system where the immunity has been more or less completely suppressed as it probably is in a subject with cancer.

Two of the most important elements in our immunological system are, as stated by Sträuli, the RES and the lymphocytes. Since the spleen contains an abundance of both, it is naturally possible to imagine that this organ may be of importance from a purely quantitative point of view. However, examinations of splenectomized patients have so far produced no evidence of any specific antitumor effect of the spleen.

A. Hittmair: Nieren- und Milzgewicht sind für Metastasierung unmaßgeblich. Viel wichtiger sind die Insudationsbedingungen für Tumorzellen in den verschiedenen Organen, also Durchblutungsgrößen, Verweildauer der Zellen in Blut- und Lymphbahnen der Vergleichsorgane.

H. Grunze: Wie ist das Verhältnis von mikroskopisch zu makroskopisch sichtbaren Milzmetastasen? Welche sind von größerer und gesicherterer klinischer Bedeutung? Ist das Verhältnis von mikroskopisch und makroskopisch sichtbaren Metastasen gleich, verglichen mit anderen Organen? So ließe sich eine Regressionsrate pro Einheit/Organgewicht berechnen und damit eine fragliche „Antitumoraktivität".

K. Lennert: Glauben Sie, daß freie Antikörper (Immunglobuline) im Blut oder Gewebe für die Abwehr maligner Geschwülste wirklich von Bedeutung sind? Oder müssen wir den malignen Tumor nicht in erster Linie als Homograft-Äquivalent ansehen, so daß die immunologischen Mechanismen, die zur Transplantat-Abstoßung führen, erforderlich sind? Damit wäre zunächst an die Lymphocyten und die zellständigen Antikörper zu denken, wogegen Plasmazellen und Keimzentren für die Bildung freier Antikörper verantwortlich zeichnen.

K. Hübner: Wir haben in den letzten Tagen gelernt, daß wir es in der Milz mit einem offenen und einem geschlossenen Blutkreislauf zu tun haben. Dabei sollen, wie wir gehört haben, mindestens 60% des Blutes durch das langsame Compartment der Pulpa fließen. Bei einer hämatogenen Metastasierung gelangen die Tumorzellen also unmittelbar an das Milzgewebe. Wenn die Tumorzellen hier wirklich nicht abgebaut werden sollten, ist eigentlich nicht zu verstehen, daß die Milz nicht ganz besonders häufig Metastasen aufweist.

P. Sträuli (Schlußwort):
Zu Berge: Die Beschränkung auf metastasierende Tumoren ist wünschenswert. Im gegenwärtigen Zeitpunkt ist es jedoch nicht möglich, auf dieser Grundlage größere Sektionsstatistiken zu vergleichen.
Zu Hittmair: Der Vergleich der Organgewichte ist ein grobes Verfahren, bei Organen in ähnlicher kreislauftopographischer Situation aber immerhin vertretbar. Dafür sprechen auch die Ergebnisse von Walther.
Zu Grunze: Makro- und mikroskopische Metastasen sind von Berge bei der Milz verglichen worden. Für andere Organe fehlen solche Untersuchungen. Die Gegenüberstellung, die tatsächlich eine Aussage über die antiblastische Funktion ergeben würde, ist also nicht durchführbar.
Zu Lennert: Gammaglobulinbildung ist hier als eine faßbare Antwort der Milz auf die Anwesenheit eines Tumors erwähnt worden, auch wenn ihre Bedeutung für die Tumorabwehr gering ist.
Zu Hübner: Nach den mikrokinematographischen Befunden ist die Arretierung von Tumorzellen nicht an Capillaren gebunden. In den Maschenmänteln ist sie allerdings zu erwarten. Wir besitzen aber keine Belege, daß damit eine nennenswerte Zerstörung von Tumorzellen verbunden ist.

VII. Rundtischgespräch
Round Table Discussion

Gibt es eine splenopathische Markhemmung und einen Morbus Banti?

Splenopathic Inhibition of Bone Marrow and Banti's Disease:
Do these Entities Exist?

Leitung:	R. Gross, Köln
Teilnehmer:	J. Cremer, Offenbach
	J. Fischer, Mainz
	A. Hittmair, Innsbruck
	K. Lennert, Kiel
	W. Pribilla, Berlin
	H. Rappaport, Chicago
	H. J. Streicher, Wuppertal-Elberfeld
	H. J. Stutte, Kiel
	und weitere Teilnehmer aus dem Auditorium
Berichterstatter:	R. Gross, Köln
	M. R. Parwaresch, Kiel

Gross Zwischen den beiden Themen bestehen Brücken: 70—80% der Banti-Syndrome gehen mit einem sog. Hypersplenismus einher, und umgekehrt kann der Hypersplenismus zu einem Banti-Syndrom führen. Wir wollen nicht von splenopathischer Markhemmung sprechen, sondern von Hypersplenismus als dem Oberbegriff. Bekanntlich gibt es vier *Grundtheorien des Hypersplenismus*:

1. Die Milz produziert ein markhemmendes Hormon.
2. Die Milz zerstört Knochenmark-stimulierende Stoffe, etwa (Hämato-)Poetine.
3. Die Milz wirkt durch vermehrte Sequestration und beeinflußt damit das Knochenmark nur reflektorisch.
4. Die Milz bildet (mit) vermehrt Antikörper.

Bei dieser Gelegenheit darf ich fragen: Wer von Ihnen hält es für wahrscheinlich, daß es eine humoral bedingte Hemmung des Knochenmarks durch die Milz gibt?

Aus dem Auditorium (von etwas über 100 Teilnehmern) melden sich 5 Personen (u.a. Boll, Martin, Ruhenstroth-Bauer).

Ruhenstroth-Bauer Nach meiner Meinung ist es wahrscheinlich, daß ein solcher Mechanismus in der Milz existiert. Zumindest fehlen Gegenbeweise. Geeignete Modelle für die experimentelle Untersuchung dieser Fragen sind bis jetzt nicht bekannt geworden. Ich glaube, daß dieses Problem nur durch biochemische Untersuchungen gelöst werden kann.

GROSS

Bevor wir in die Details gehen, müssen wir mit der *Definition des Hypersplenismus* beginnen. Hypersplenismus ist nach DAMESHEK und ESTREN eine auf das mehrfach gesteigerte Funktion der Milz, sowohl in qualitativer als auch in quantitativer Hinsicht, wobei unter Umständen neue Funktionen hinzutreten können.

Es stellt sich die Frage: Gibt es überhaupt einen primären Hypersplenismus? Darauf werden wir aus Gründen der Systematik später eingehen. Den Kliniker interessiert der Phänotyp, das Erscheinungsbild. Wir wollen daher zunächst die *klinischen Merkmale* des Hypersplenismus besprechen.

PRIBILLA

Bei folgenden klinischen Kardinalsymptomen denken wir an ein Hyperspleniesyndrom:

1. „Aplastisches“ Syndrom mit Granulocytopenie, Thrombocytopenie und Anämie. Hierbei bestehen wahrscheinlich gewisse Wechselbeziehungen zwischen der Anämie und der Milzgröße: Je stärker die Anämie ausgeprägt ist, desto größer erscheint die Milz.

2. Splenomegalie mit einer tastbaren Milz.

3. Zum sog. Hypersplenismus gehört ein hyperplastisches Knochenmark. Dieser Befund dient zur Abgrenzung gegenüber Krankheitsbildern mit Splenomegalie und einem aplastischen Syndrom, wie es z.B. bei der Makroglobulinaemia Waldenström und beim Plasmocytom vorkommt.

4. Schließlich darf eine gründliche allgemeine klinische Untersuchung nicht fehlen, um rheumatische Krankheitsbilder, Lupus erythematodes oder Sarkoidose auszuschließen. Jede Verdachtsdiagnose auf einen Hypersplenismus sollte ätiologisch geklärt werden.

FISCHER

Zu den Bemerkungen von Herrn PRIBILLA darf ich hinzufügen, daß es auch ein Hyperspleniesyndrom gibt ohne tastbare Milz und ohne besondere Milzvergrößerung. Anhand zweier Fälle können wir verschiedene Untersuchungsmöglichkeiten und *Labortests* angeben. Wir bedienen uns unter anderem der Isotopenmethode. Sie ist jedoch nur im Zusammenhang mit anderen Symptomen verwertbar und kann zum Teil nur zur Bestätigung der Diagnose herangezogen werden. Im einzelnen bestimmen wir: die Erythrocytenüberlebenszeit, die Thrombocytenüberlebenszeit, das Haptoglobulin, den Coombs-Test, das indirekte Bilirubin, die Erythrocytenzahl, den Milz-Leber-Quotienten.

Gross
Einige Fragen sind noch problematisch:
Besagt die *Aktivitätsmessung über der Milz* wirklich etwas?
Ist der Nachweis von Antikörpern relevant? Einmal sind
viele Fälle Antikörper-negativ, zum anderen können auch
nach Splenektomie weiterhin Antikörper nachgewiesen
werden. Dann sind noch drei Fragen zu diskutieren:
1. Kommt immer die Kombination von Hämolyse und
peripherer Cytopenie vor? Oder können diese beiden
Komponenten auch isoliert auftreten?
2. Gibt es einen primären Hypersplenismus?
3. Gehört die Lymphocytopenie zum Wesen des Hypersplenismus?

Cremer
Die Meinung, daß es einen primären Hypersplenismus gibt,
wurde zuerst von Banti vertreten. Ich glaube nicht, daß es
diesen Hypersplenismus gibt.

Rappaport
Ich glaube es auch nicht.

Söderström
20% aller Milztumoren können aber nicht erklärt werden.

Lennert
Ich möchte wissen: Ist das Mark beim Hyperspleniesyndrom wirklich hyperplastisch, und wie hat man das festgestellt? Der Ausstrich ist für eine solche Feststellung nicht
geeignet. Ich habe sog. Bantis mit *histologisch* normaler
Zellzahl im Knochenmark beobachtet. Was bedeutet aktives bzw. hyperplastisches Mark, wie es eben von Herrn
Pribilla gesagt wurde?

Pribilla
Zur Definition des Hypersplenismus gehört das aktive bzw.
hyperplastische Knochenmark, das normale Knochenmarkzellen enthält. Ich wundere mich, daß man die Osteomyelosklerose und die lymphatische Leukämie unter dem Begriff
des Hypersplenismus subsummieren will; denn dabei ist das
Knochenmark pathologisch verändert.

Rappaport
Zu den Ausführungen von Prof. Söderström möchte ich
bemerken, daß wir nicht 20% sondern 7,5% *ätiologisch ungeklärter Milztumoren* haben. Ferner halte ich den Begriff
„funktionelle Überaktivität" für besser als den Begriff
„Hypersplenismus". Wir wollen versuchen, die funktionelle
Überaktivität mit dem *morphologischen Substrat* zu erklären.
Das Blut und damit die cellulären Elemente des Blutes,
die durch die Arterien in die Pulpastränge gelangen, müssen bis zu den Sinus die gesamte Breite der Pulpastränge
durchqueren. Eine Verbreiterung der Pulpastränge bedeutet
eine Verlängerung der Wanderungsstrecke der Blutzellen.
Dies ist der *wichtigste morphologische Befund* bei der funktionellen Überaktivität der Milz, wie sie im Rahmen des
sekundären Morbus Banti gegeben ist. Die Blutzellen
kommen dabei mit einer vermehrten Anzahl von Makro-

phagen in Berührung und können leichter phagocytiert werden. Eine Verbreiterung der Pulpastränge und eine Zunahme der Makrophagenzahl kommt auch bei chronischer autoimmunhämolytischer Anämie oder bei der Thalassämie vor. In der Regel beginnt das Leiden extrasplenisch. Erst die Verbreiterung der Pulpastränge macht die Irreversibilität des Leidens oder der Krankheit aus, die sich selbst unterhält. Auch unter experimentellen Bedingungen kann man eine ähnliche Veränderung der Milz nach Applikation von Methylcellulose erzielen. Das morphologische Bild eines fortgeschrittenen Stadiums dieser Krankheit stellt die Fibrose der Markstränge dar. Dann sprechen wir von fibro-congestiver Splenomegalie.

GROSS   Schließt eine normale Milzstruktur einen Hypersplenismus aus?

RAPPAPORT   Ja.

STUTTE   Wir haben *biometrische Untersuchungen* durchgeführt, um den morphologischen Eindruck zu objektivieren. Dabei wurde besonders die quantitative Verteilung von Pulpasträngen und Sinus bei portalen Stauungsmilzen *ohne* Hämocytopenie und bei portalen Stauungsmilzen *mit* Hämocytopenie bestimmt. Wir sind zu folgenden Ergebnissen gekommen: Bei portalen Stauungsmilzen ohne Hämocytopenien haben wir ein prozentuales Volumenverhältnis von Sinus zu Mantelplexus von etwa 50:50 gefunden. Das gleiche Verhältnis findet sich übrigens auch bei der aktiven Hyperämie der Milz. Bei portalen Stauungsmilzen mit Hämocytopenie sind hingegen die Sinus prozentual vermindert, nämlich auf einen Volumenanteil von ca. 37% gegenüber einer Vermehrung der Pulpastränge auf ca. 60%.

Damit konnte gezeigt werden, daß *für den Hypersplenismus die absolute Vermehrung der Pulpastränge typisch* ist, und daß sich somit auch zahlenmäßig belegen läßt, daß die Blutzellen eine längere Strecke eines für sie metabolisch ungünstigen und mit stark phagocytose-aktiven Zellen angefüllten Raumes durchwandern müssen. Zur Definition sei noch ein recht pragmatischer und sehr anschaulicher Satz von CROSBY zitiert: "When a person is hematologically better off without his spleen he has hypersplenism". Meiner Meinung nach ist dieses die praktikabelste und vernünftigste Interpretation des Hypersplenismus.

HITTMAIR   Es ist gar nicht so unwahrscheinlich, daß humorale Wirkstoffe in der Milz gebildet werden. Heute wissen wir, daß es humorale Wirkstoffe gibt. Dafür sprechen unter anderem die Entwicklungsgeschichte der Milz und ihr Einfluß auf das Knochenmark und die Knochenmarkbildung. Bei der Milzagenesie handelt es sich nicht um ein Blutbild der 3. Blutbildungsgeneration, also des normalen Knochenmarks, sondern um ein Blutbild der 2. Blutbildungsgeneration, also um ein typisch embryonales Blutbild. Man sieht auch bei M. Werlhof die Hemmung der Megakaryocytenreifung. Auch steigt die Thrombocytenzahl in der Peripherie, sobald der Chirurg die Klammern an die Milzarterie anlegt. Schließlich wirkt eine Bestrahlung mit letalen Dosen nicht mehr tödlich, wenn man dem Tier vorher die Milz abdeckt. Auch verschwinden im Parabioseversuch bei der milzlosen Ratte die Jollykörperchen, wenn man ein milzhaltiges Tier anschließt. Geeignete Testmodelle werden wir noch lange nicht haben.

Gross

Wir wollen jetzt das heiße Eisen *„Morbus Banti"* anfassen. Dazu sollten wir uns vergegenwärtigen, was Banti in seinen Arbeiten darunter verstanden hat. Wir stellen fest, daß der Begriff „Morbus Banti" einen ständigen Wechsel durchgemacht hat. Die wichtigsten Arbeiten von Banti sind überschrieben:
„Anaemia splenica" (1884)
„La splénomegalie avec cirrhose du foie" (1894)
„Die sklerosierende Milzvenenthrombose" (1898)

Diese Arbeiten enthalten alles das, was man heute zu trennen versucht, nämlich den idiopathischen *„Morbus Banti",* den symptomatischen Morbus Banti oder das „Banti-Syndrom" (bevorzugt bei Krankheiten mit portaler Hypertension) und einen „Pseudo-Banti", der mit Milzvenenthrombose einhergeht. Die letztere Erkrankung führt sekundär zu krankhaften Veränderungen der Milz. Der Begriff des Banti-Syndroms wurde erstmals durch Cavalcani 1896 eingeführt. Banti hat in seinen Arbeiten *drei Stadien* unterschieden, die wir unserer Diskussion vielleicht zugrundelegen sollten. Er kennt ein

1. Stadium, bei dem es lediglich zu einem Schmerz in der Milzgegend, zu Verdauungsstörungen kommt. Dann treten allmählich ein Milztumor, eine Anämie, und schließlich eine Pancytopenie auf, also praktisch das, was wir alle als das eigentliche Banti-Syndrom bezeichnen. Das

2. Stadium wäre ein Übergangsstadium, in dem es nun zu den ersten Symptomen seitens der Leber kommt, d.h. einem Subikterus, einer zunehmenden Anämie, wobei auch wieder, jedenfalls in der Originalarbeit, nicht scharf getrennt wird zwischen hämolytischem Ikterus und hepatischem Ikterus. Schließlich kommt es zu einem, wie Banti sagte,

    3. ascitischen Stadium mit fortgeschrittener Lebercirrhose. Mit geringen Modifikationen liegen diese drei Stadien — das milzdominante Stadium, das Übergangsstadium und das Stadium der mehr oder minder ausgeprägten Lebercirrhose — auch heute noch unserer Systematik zugrunde.

CREMER   BANTI hat als erster darauf hingewiesen, daß es splenomegale Zustände gibt, bei denen die Milz primär erkrankt und sekundär die Leber mit folgender portaler Hypertension und Ascites. Das entscheidende ist die splenogene Cirrhose. Andererseits spricht BANTI in weiteren Arbeiten von einer interstitiellen Hepatitis, die zu einer Splenomegalie mit späterer Beeinträchtigung des Blutbildes führt.

GROSS   Im wesentlichen führen geographisch sehr unterschiedlich vorkommende *Infektionskrankheiten,* wie Malaria, Bilharziose, Lues und Tuberkulose, zum Banti-Syndrom. In unseren Breiten kommen, abgesehen von der Lues, diese Krankheiten nicht so häufig vor. Diskutiert wird seit EPPINGER und MORAWITZ eine allergische Thrombophlebitis der Milzvene. Wer von Ihnen kann zu dieser Frage der allergischen Vasculitis Stellung nehmen?

LENNERT   Zur *Vasculitis* kann ich leider gar nichts sagen, weil wir die Milzvene bei unseren 4 Banti-Fällen bisher nicht systematisch untersucht haben. Aber wenn ich doch ein Wort als „Advocatus Bantii" sagen darf: Es gibt immer wieder Fälle von Milztumoren mit Pancytopenie, die wir nicht erklären können. *Histologisch* findet man in der Milz das Bild wie bei einer Milzvenenthrombose, z. B. die von BANTI beschriebenen periarteriellen Fibrosen und Blutungen. Solche Veränderungen gibt es auch gelegentlich offenbar bei Hepatitis. Herr CREMER wird später noch von einem Fall berichten, den wir gemeinsam untersucht haben. Es handelte sich auch dort um eine Hepatitis, die gleichzeitig Banti-Veränderungen in der Milz hatte, ohne daß die Hepatitis aufgrund ihrer Morphologie bereits in der Lage war, etwa durch Stauung dieses Bild zu erzeugen. Einen zweiten Fall haben wir gesehen, der 14 Jahre nach Splenektomie starb. Er zeigte in der Milz das klassische Bild des sog. M. Banti, histologisch in der Leber keine Cirrhose, sondern eine geringe Fibrose und terminal eine akute gelbe Leberdystrophie. Hier kann man nicht sagen, die sog. Banti-Milz sei eine Folge der Lebercirrhose gewesen. Vielleicht war es damals auch eine Hepatitis, und es stellt sich die Frage: Wie ist die *Beziehung zwischen der Hepatitis, der sog. Endophlebitis und dem Morbus Banti?*

GROSS

Ich glaube, hier ist ein sehr wesentliches Gebiet angeschnitten. Wir wissen, daß praktisch die Hälfte aller Hepatitiden anikterisch verläuft. Wir alle kennen andererseits als Kliniker den *persistierenden Milztumor nach Hepatitis*. Man fragt sich: Gibt es nicht persistierende Milztumoren nach anikterisch verlaufenden Hepatitiden, wobei die Milz mehr oder minder krankheitsdominant im Sinne der Definition von Herrn HITTMAIR geworden ist. Ich glaube, daß die anikterische Hepatitis zumindest in unseren Breiten auf das Banti-Syndrom ein neues Licht wirft und eine neue Untersuchungsreihe in dieser Richtung veranlassen müßte.

Bevor wir jetzt noch etwas näher auf die Klinik eingehen wollen, sollten die *morphologischen Grundlagen* angesprochen werden. Ich darf Herrn RAPPAPORT bitten, uns zum M. Banti seine pathologisch-anatomischen Erfahrungen mitzuteilen.

RAPPAPORT

Ich werde Ihnen das klassische Bild der fibrocongestiven Splenomegalie aufzeigen. Wir verwenden den Namen „Banti" nicht als ein pathologisches Konzept. Wir bezeichnen die pathologischen Veränderungen rein deskriptiv als *fibrocongestive Splenomegalie*. Sie sehen auf einem Diapositiv, daß die Sinus erweitert, aber leer sind. Bei venöser Stauungsmilz sind die Sinus ebenfalls erweitert. Sie sind dabei stets stark hyperämisch. Die weiße Pulpa ist bei fibrocongestiver Splenomegalie atrophisch. Es besteht eine irreguläre Verdickung der Reticulumfasern. Wir finden in den Pulpasträngen eine Kombination von Hyperplasie der Phagocyten und einer Vermehrung der Gitterfasern. Das ist wahrscheinlich der Grund, der verhindert, daß die geformten Elemente des Blutes von den Pulpasträngen in die Sinus zurückkehren. Diese Verdickung wird mit einer Silberimprägnationsmethode besser als mit einer gewöhnlichen Kollagenfärbung dargestellt.

Weitere Befunde sind die typischen perifollikulären Blutungen und die starke Erweiterung der leeren Sinus. Daneben sieht man alte periarterielle Blutungen in einer Hämosiderin-Darstellung. Die Atrophie der weißen Pulpa ist hier sehr klar zu sehen. Außerdem finden wir die sog. Gandy-Gamnaschen Körperchen, die eine Eisenimprägnation der Arterienwände und Trabekel zeigen. Sie sind nicht absolut spezifisch für die fibrocongestive Splenomegalie, kommen aber relativ häufig vor. Das ist das klassische Bild der sog. Banti-Milz.

STUTTE

Wir haben auch zu diesem Thema *biometrische Untersuchungen* vorgenommen. Ich habe hier in einer Tabelle (Tabelle 1) die zusammen mit Herrn HEUSERMANN erarbeiteten Ergebnisse den Befunden eines japanischen Banti-Anhängers

(SEKI, 1965) gegenübergestellt. SEKI verfügt über zahlreiche Fälle von Morbus Banti und hat davon hier 30 Fälle aufgeführt. SEKI und wir haben mit verschiedenen Methoden gearbeitet. Deswegen haben wir in Tabelle 1 unsere Meßergebnisse an Kontrollmilzen den entsprechenden Meßergebnissen von SEKI gegenübergestellt. In der zweiten Spalte ist der relative Volumenanteil (%) der Sinus, bezogen auf die rote Pulpa, aufgeführt. Die Zahlen stimmen gut überein: Wir haben 42%, SEKI hat 43% Volumenanteil für die Sinus gefunden. Weiter haben wir die Sinuslänge gemessen; auch diese Zahlen stimmen mit 630 mm bzw. 711 mm bei SEKI in Anbetracht der biologischen Variationsmöglichkeiten gut überein.

Tabelle 1

Kontrollen	Fall-zahl	Sinus-Vol. %	Sinus-Länge mm	Sinus-Querschnitt μ^2
Nach SEKI (1965)	4	43	711	611
STUTTE u. HEUSERMANN	12	42	630	630

Schließlich haben wir den Sinusquerschnitt bestimmt — hier in der 4. Spalte in μ^2 angegeben — und haben auch dabei fast gleiche Werte gefunden. Aus dieser Übereinstimmung der biometrischen Befunde an Normalmilzen ist zu entnehmen, daß trotz unterschiedlicher Meßmethoden ein direkter Vergleich unserer Daten mit denjenigen SEKIS möglich ist. Wir haben Fälle von Milzvenenthrombose auf dieselbe Weise untersucht. Die Milzvenenthrombose war in sämtlichen Fällen histologisch gesichert. Die Befunde sind in Tabelle 2 dargestellt. Wir haben hier eine auffallende Übereinstimmung mit den Ergebnissen SEKIS bei M. Banti sowohl im Sinusvolumen als auch in der Sinuslänge und im Sinusquerschnitt. Man kann also sagen, daß das, was SEKI aufgrund seiner biometrischen Untersuchungen als Morbus Banti und vor allem als hochspezifisch für den Banti be-

Tabelle 2

	Fall-zahl	Sinus-Vol. %	Sinus-Länge mm	Sinus-Querschnitt μ^2
M. Banti (nach SEKI, 1965)	30	43	1541	354
Milzvenenthrombose				
(STUTTE u. HEUSERMANN)	5	40	1450	352

zeichnet hat, bei uns dem biometrischen *Substrat der Milz-venenthrombose* entspricht.

Die Milzvenenthrombose unterscheidet sich von der einfachen portalen Stauung dadurch, daß die Sinus relativ enge Querschnitte haben und stark verlängert sind. Viele enge lange Sinus sind charakteristisch für die Milzvenenthrombose. Dasselbe fanden neben SEKI auch andere japanische Untersucher als charakteristisch für den Morbus Banti. Ich meine also, daß von unseren biometrischen Untersuchungen her *Milzvenenthrombose und Morbus Banti nicht zu unterscheiden sind.* Ich schließe mich deshalb der Meinung von Herrn RAPPAPORT an, daß es einen Morbus Banti in dieser eigenständigen Form nicht gibt, sondern daß es sich meist um Fälle von Milzvenenthrombose bzw. um Abflußbehinderungen im Bereich der Milzvene oder der Pfortader handelt.

CREMER

Ein 1941 geborener Junge kam 1952 mit 11 Jahren in die klinische Behandlung. Er hatte einen Milztumor und war unter dem Bilde einer Purpura zur Aufnahme gekommen. Bei der näheren Untersuchung stellte sich eine Pancytopenie heraus. Die weitere klinische Untersuchung gab auch Veranlassung, an einen Leberschaden zu denken. Enzym- und Eiweiß-Analysen und bioptische Untersuchungen wurden damals nicht vorgenommen. Die aktuelle Situation war damals: Sollte man diesen 11jährigen Jungen an einer Pancytopenie zugrunde gehen lassen oder sollte man den Mut zur Splenektomie haben? Man hat sich damals für die Splenektomie entschieden. Wir konnten dann durch Excisionsmaterial sowohl die Leber als auch die Milz untersuchen.

LENNERT

Hier zeige ich Ihnen einen Leberschnitt dieses Falles mit breiten Periportalfeldern und einer Vermehrung des Bindegewebes. Weiterhin sieht man stark entzündliche Infiltrate, die auch in die Läppchen vordringen. Es handelt sich also um eine sehr schwere Hepatitis mit breiten Narbenfeldern. Die Veränderungen der Milz sind charakteristisch. Eine periarterielle Fibrose und Blutungen sind besonders ausgeprägt. Wahrscheinlich laufen hier die Lymphgefäße, die vermutlich bei Abflußbehinderung Blut führen. Es ist die Frage, ob diese Veränderungen etwas mit Hepatitis zu tun haben.

CREMER (ergänzend)

Der Patient lebt und ist z.Z. Lehrer. Seit der Splenektomie ist er regelmäßig untersucht worden. Das Blutbild hat sich vollständig normalisiert; die Leberfunktionsproben sind normal. Zwischenzeitlich hat er einen Diabetes bekommen; er ist familiär von zwei Seiten belastet. Im übrigen ist er völlig gesund.

GROSS

Wir haben soeben die Hepatitis in ihrer ikterischen und anikterischen Form stark in den Vordergrund gestellt. Wir wissen alle, daß das Hepatitisvirus keineswegs nur hepatotrop ist. Häufig beobachten wir bei der akuten Hepatitis Lymphknotenschwellungen. Auf der anderen Seite haben wir, z.B. bei der Mononukleose, Verlaufsformen wie bei echter Hepatitis (sog. hepatische Form). Nach allen Kriterien handelt es sich um Spielarten verwandter Viren. Es ist denkbar, daß das Hepatitisvirus in derselben Form, in der es etwa die Leber oder die Lymphknoten betrifft, auch die Milz betrifft. Haben Sie, Herr LENNERT, Erfahrungen mit Lymphknotenveränderungen bei Hepatitis?

LENNERT

Wir haben Erfahrungen mit *Lymphknotenveränderungen* bei *Hepatitis*, sie sind jedoch *gänzlich anderer Art*. Man findet eine Vermehrung von basophilen Stammzellen, sog. lymphatischen Reizformen und Plasmazellen. Bei Banti-Milzen beobachtet man an der weißen Milzpulpa selbst überhaupt keine cellulären Veränderungen. Dagegen sieht man hier bei Hepatitis ähnliche Veränderungen wie bei der Mononukleose, jedoch von geringerer Ausprägung. Bei Banti-Milzen sind entscheidende Veränderungen die periarteriellen Blutungen mit sekundären Fibrosen. Ich kann diese Veränderungen nicht ohne weiteres mit einem Hepatitisvirus in Zusammenhang bringen.

STUTTE

Es würde mich interessieren, ob im Rahmen einer Virushepatitis ein deutlicher Anstieg des *Blutdrucks in der Pfortader* bekannt ist.

STREICHER

Eine Zunahme des portalen Drucks bei einer akuten Hepatitis ist immer wieder diskutiert worden, aber ich kenne keine exakten Messungen. Druckmessungen durch Punktion der Milz liefern keine zuverlässigen Resultate. Im Rahmen einer solchen Untersuchung müßte man die Pfortader durch die mesenterialen Venen katheterisieren.

GROSS

Eine Frage an Herrn STREICHER: Gibt es im Rahmen der Banti-Syndrome Druckmessungen des Pfortadersystems?

STREICHER

Je genauer man einen Patienten untersucht, desto weniger Banti-Fälle findet man bei kritischer Durchsicht. Von meinem Patientengut bleibt ein einziger Fall übrig. Ich glaube, *ohne Splenoportographie und ohne Leberbiopsie, abgesehen von den biochemischen Methoden, kann man keinen Banti postulieren,* diese Untersuchungen sollte man als conditio sine qua non fordern.

Bei meinem einzigen Fall von Banti handelte es sich um eine 36jährige Krankenschwester, die nicht an einer Hepatitis litt. Sie zeigte ein Hyperspleniesyndrom mit normalem Pfortaderdruck. Wir haben sie damals wegen der Hypersplenie splenektomiert, daher die Histologie. Präoperativ entnahmen wir eine Leberstanze, intraoperativ eine mindestens 2 cm tiefe Excision aus dem Rand der Leber. An der Leber konnte bis auf eine ganz geringe Infiltration in einigen Periportalfeldern kein wesentlicher krankhafter Befund erhoben werden. Die Patientin ist wiederholt nachuntersucht worden; es sind bisher 8 Jahre vergangen; sie hat nach 7 Jahren (vor einem Jahr Leberbiopsie) weder biochemisch noch morphologisch an der Leber irgendwelche krankhaften Veränderungen entwickelt. Ich weiß nicht, ob noch etwas nachkommt oder ob man diese Patientin eventuell unter die Fälle einordnen muß, die nicht mit unseren heutigen Mitteln aufklärbar sind.

Die *Indikation zur Operation* ergibt sich daraus, daß die Leber intakt ist, daß kein portaler Hochdruck vorliegt, daß eine Hypersplenie und eine Cytopenie bestehen. Es erscheint mir zweifelhaft, ob ein Milztumor in solchen Fällen, zumindest in den Fällen der ausgeprägten Fibroadenie, spontan zurückgehen kann.

GROSS

Wir wenden uns damit den Problemen der *Therapie* zu. Es ist aus diesen Darlegungen wohl klar hervorgegangen, daß man die Milz möglichst frühzeitig entfernen sollte — und daß man lieber eine Milz zuviel als eine zu wenig herausnehmen sollte. Sehr eindrucksvoll hat dies Herr STREICHER in seiner Milzmonographie beschrieben.

Zum Schluß darf ich noch eine Frage an Herrn STREICHER stellen, die hier immer wieder anklingt, aber zahlenmäßig schwer zu belegen ist: Gibt es mögliche Hinweise — vielleicht mit Ausnahme des Falles, den Herr CREMER berichtet hat —, daß man durch eine frühzeitige Splenektomie im Stadium I oder vielleicht auch noch sogar im Stadium II die Entwicklung der deletären Lebercirrhose wirklich verhindert, oder ist das nur eine Frage der Nachbeobachtung? Es gibt eine Reihe von Darstellungen in der Literatur, nach denen es früher oder später doch zu einer chronischen Hepatitis oder Lebercirrhose gekommen ist. Ich frage: Hilft eine frühzeitige Splenektomie wirklich?

STREICHER

Um diese Frage zu beantworten, muß man Banti-Syndrome und primäre fibrocongestive Splenomegalien trennen. Anhand der Literatur ist eine solche Differenzierung schwer. Ich glaube, die Entfernung der Milz ist nicht dauerhaft wirksam, wenn die Leber zum Zeitpunkt der Operation pathologische Veränderungen aufweist. Bis das Gegenteil bewiesen ist, und dazu ist sicher eine lange Nachbeobachtung erforderlich, muß man die Fälle als geheilt ansehen, bei denen zum Zeitpunkt der Splenektomie an der Leber, der Vena lienalis und am gesamten Pfortadersystem keine krankhaften Veränderungen festgestellt werden, und bei denen sich die Laborwerte nach 5—7 Jahren immer noch normal verhalten. Es gibt allerdings einige Beobachtungen, nach denen die Leber und das Pfortadersystem bei der Operation unauffällig gewesen sein sollen — die aber trotzdem nach 10 Jahren eine Lebercirrhose entwickelten. Ich möchte hier eine Frage an die Pathologen richten: Läßt sich die Lebercirrhose nach einer Hepatitis und die

Lebercirrhose nach einer solchen in der Milz beginnenden fibrocongestiven Splenomegalie unterscheiden? Besteht ein grundlegender Unterschied zwischen einer Lebercirrhose und einer Leberfibrose?

RAPPAPORT

Die pathologische Erscheinung in der Milz wird durch die portale Stauung hervorgerufen. Die morphologischen Veränderungen der Milz erlauben dabei keine Aussage über die Genese der portalen Hypertension.

LENNERT

Es gibt Restzustände nach Hepatitis, die überhaupt keine funktionelle Bedeutung erlangen, und die nach 10, 30, 40 Jahren nicht die geringste Progression zeigen. Diese Zustände müssen wir ganz scharf von den progressiven Hepatitiden und den Cirrhosen unterscheiden. Bei der Cirrhose wird definitionsgemäß ein echter Umbau der Läppchen gefordert. Die Feststellung von flächenhaften Fibrosen in der Leber reicht für die Diagnose einer Lebercirrhose nicht aus. Solche Fibrosen finden wir als klinisch bedeutungslose Residuen schwerer abgelaufener Hepatitiden. Sie zeigen keine Neigung zum Fortschreiten. Ob solche Befunde eine portale Hypertension hervorrufen können, entzieht sich meiner Kenntnis.

GROSS

Ich habe noch eine Frage an Herrn STREICHER: Sie haben die Drucksteigerung stark in den Vordergrund gestellt, d.h. Sie haben gesagt, es gibt keine Banti-Diagnose ohne Angiographie bzw. ohne Druckmessung. Bedeutet das nun in therapeutischer Konsequenz, daß Sie die Splenektomie in jedem Fall mit einem Shunt verbinden, z.B. mit einem splenorenalen Shunt, oder führen Sie die Lienektomie auch ohne Shunt durch?

STREICHER

Ich würde sagen: Die geringste Drucksteigerung schließt die Diagnose eines Morbus Banti aus, es handelt sich dann um eine portale Hypertension. Die Therapie richtet sich dann nach der Lokalisation des Stops und danach, ob es sich um eine Milzvenenthrombose, eine Pfortaderthrombose oder einen intrahepatischen Stop mit oder ohne Hypersplenismus handelt. Bei einem intrahepatischen Stop wird man eine portocavale Anatomose anlegen. Ist ein ausgeprägtes Hyperspleniesyndrom vorhanden, wird man zusätzlich eine Splenektomie durchführen. Bei einer Druckerhöhung reicht eine Splenektomie allein sicher nicht aus. Die Splenektomie ist nur in den Fällen angezeigt, die — und ich habe nur einen einzigen — keine Druckerhöhung und keine Leberveränderung zeigen.

GROSS

Wir sind damit am Ende unseres Rundtischgesprächs. Ich darf noch eine *Zusammenfassung* des Wichtigsten geben. Es wurde hier der Hypersplenismus als Prinzip bejaht. Wir haben bisher keinerlei Beweise für eine humorale splenopathische Markhemmung im Sinne einer Hemmung durch ein Hormon oder durch die Zerstörung eines knochenmarkfördernden Stoffes, wenn auch einige klinische Phänomene dafür sprechen. Wir sind jedoch aufgefordert, uns vermehrt diesen Fragen zuzuwenden, um den Biochemikern, die heute über ganz andere Methoden verfügen als zu der Zeit, in der diese Begriffe geprägt wurden, zu einer Isolierung oder Charakterisierung eines solchen Hemmstoffes zu verhelfen. Bis heute ist jedoch keine der 4 Theorien des Hypersplenismus definitiv bewiesen und keine definitiv widerlegt. Man sollte den Morbus Banti nicht eo ipso über Bord werfen, wie es im Gegensatz zu den mediterranen Ländern z.B. in den nordischen Ländern gewöhnlich geschieht. Wir stellten fest, daß primäre congestive Fibroadenien der Milz existieren, daß sie bei einer rechtzeitigen Splenektomie vielleicht eine gute Prognose haben und zur Restitutio ad integrum führen können. Weiterhin stellten wir fest, daß die Diagnose eines Morbus Banti relativ schwierig ist, daß zu dieser Diagnose — jedenfalls im wissenschaftlichen Sinn — die Druckmessung und auch die entsprechenden morphologischen Korrelate gehören. Wir haben von den Herren LENNERT, RAPPAPORT und STUTTE gehört, daß das morphologische Korrelat des Morbus Banti bedeutend besser definiert ist als etwa das morphologische Korrelat des Hypersplenismus.

Sachverzeichnis

Subject Index